Jahrbuch der medizinischen Psychologie 3

Psychosoziale Onkologie

Herausgegeben von

R. Verres M. Hasenbring

Mit 14 Abbildungen und 21 Tabellen

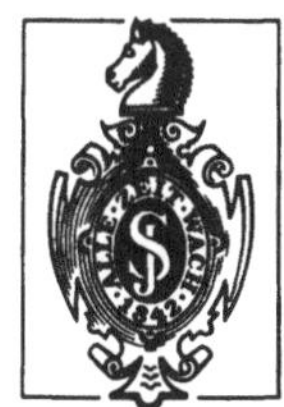

Springer-Verlag Berlin Heidelberg New York
London Paris Tokyo Hong Kong

Prof. Dr. med. Dipl.-Psych. Rolf Verres
Universitätskrankenhaus Hamburg-Eppendorf
Abteilung für Medizinische Psychologie
Martinistr. 52
D-2000 Hamburg 20

Dr. phil. Monika Hasenbring
Universitätsnervenklinik Kiel
Abteilung für Medizinische Psychologie
Niemannsweg 147
D-2300 Kiel 1

ISBN-13: 978-3-540-51519-7 e-ISBN-13: 978-3-642-74986-5
DOI: 10.1007/978-3-642-74986-5

2119/3140-543210 – Gedruckt auf säurefreiem Papier

Wir widmen dieses Buch

Margit von Kerekjarto

Die Herausgeber und Autoren

Editorial

Der vorliegende Band des Jahrbuchs der medizinischen Psychologie gibt einen Einblick in die Breite und die Tiefe der zwischenmenschlichen Probleme, die beim Umgang mit Krebserkrankungen auftauchen können. Die einzelnen Autoren bzw. Autorengruppen gehen alle auf ihre eigene Weise an ihre jeweilige Fragestellung heran. Die Unterschiedlichkeit bei den Problemdefinitionen und wissenschaftlichen Methoden, bei der Wahl von Begriffen und bei der wertenden Diskussion von Ergebnissen zeigt, wie wesentlich die Person jedes einzelnen Forschers den Gegenstand der psychosozialen Onkologie mitprägt.

Der Band hat einen Werkstattcharakter. Die Beiträge sollen exemplarisch zeigen, was in den letzten Jahren in der psychosozialen Onkologie geleistet wurde und in welchen Bereichen künftig weitere Anstrengungen notwendig sind.

Die Tatsache, daß kein einziger Beitrag zur primären Prävention und Früherkennung von Krebserkrankungen in diesem Band erscheint, spiegelt ein erhebliches und sehr bedauerliches Forschungsdefizit auf diesem Gebiet wider.

Wir wünschen uns, daß auch krebsbetroffene Menschen in diesem Buch lesen und den Autoren und uns Rückmeldung geben zu der Frage, ob bzw. inwieweit die hier publizierten Arbeiten als weiterführend empfunden werden.

Wie in jeder Folge des Jahrbuchs der medizinischen Psychologie sind die Abschnitte B (Forschungsstrategien) und C (Rezensionen) inhaltlich unabhängig vom Schwerpunktthema des Bandes.

In den Ausführungen von Dieter Beckmann und Peter Novak zum Thema „Hermeneutik" sowie im von Helmuth Zenz gestalteten Rezensionsteil sind besonders deutlich die sehr persönlich gehaltenen freien Meinungsäußerungen angesichts kontroverser Betrachtungsmöglichkeiten zu erkennen. Hierfür sollte ein Periodikum wie das vorliegende Jahrbuch unzensierte Freiräume im Sinne eines lebendigen Forums bereitstellen. Die viel zu häufig anzutreffende Sterilität wissenschaftlicher Publikationen kann so vielleicht ein Stück weit überwunden werden.

Den Autorinnen und Autoren, den Herausgebern der gesamten Jahrbuchreihe und den zuständigen Mitarbeitern des Springer-Verlags danken wir für die gute Zusammenarbeit.

Herbst 1989 Die Herausgeber

Verzeichnis der erstgenannten Beitragsautoren

R. Alting, Dr. med.
Dreikreuzweg 52, D-6903 Neckargemünd

D. Beckmann, Prof. Dr. phil.
Abteilung für Medizinische Psychologie, Zentrum für
Psychosomatische Medizin der Justus-Liebig-Universität Gießen
Friedrichstraße 36, D-6300 Gießen

A. Blaser, Priv.-Doz. Dr. phil.
Psychiatrische Universitätspoliklinik
Murtenstraße 21, CH-3010 Bern

M. Broda, Dr. phil.
Klinik Berus, Zentrum für Psychosomatik und Verhaltensmedizin
Orannastraße 55, D-6636 Überherrn-Berus

M. Bullinger, Dr. phil.
Biometrisches Zentrum für Therapieforschung
Pettenkoferstraße 25, D-8000 München 2

S.-H. Filipp, Prof. Dr. phil.
Fachbereich I - Psychologie, Universität Trier
D-5500 Trier

N. Gerdes, Dr., Dipl.-Soz.
Institut Schloß Reisensburg
D-8870 Günzburg

M. Hasenbring, Dr. phil.
Abteilung für Medizinische Psychologie, Universitätsnervenklinik Kiel
Niemannsweg 147, D-2300 Kiel

P. Herschbach, Dr. phil.
Institut und Poliklinik für Psychosomatische Medizin, Psychotherapie und
Medizinische Psychologie der Technischen Universität München
Langerstraße 3, D-8000 München 80

M. von Kerekjarto, Prof. Dr. phil.
Abteilung für Medizinische Psychologie, II. Medizinische Klinik
Universitätskrankenhaus Hamburg-Eppendorf
Martinistraße 52, D-2000 Hamburg 20

T. Küchler, Dr. phil.
Abteilung für Medizinische Psychologie
Universitätskrankenhaus Hamburg-Eppendorf
Martinistraße 52, D-2000 Hamburg 20

H. de Maddalena, Dipl.-Psych.
Universitäts-Hals-Nasen-Ohren Klinik und Poliklinik Tübingen
Silcherstraße 5, D-7400 Tübingen

P. Möhring, Priv.-Doz. Dr. med.
Zentrum für Psychosomatische Medizin der Justus-Liebig-Universität Gießen
Friedrichstraße 35, D-6300 Gießen

F. A. Muthny, Priv.-Doz. Dr. med. Dr. phil.
Lehrstuhl für Rehabilitationspsychologie
Belfortstraße 16, D-7800 Freiburg i. Brsg.

J. Neuser, Priv.-Doz. Dr. med., Dipl.-Psych.
Institut für Medizinische Psychologie, Universitätsklinikum Essen
Hufelandstraße 55, D-4300 Essen 1

P. Novak, Prof. Dr. med. Dr. phil.
Abteilung für Medizinische Soziologie, Universität Ulm
Am Hochsträß 8, D-7900 Ulm

H. Schmidt, Dr.
Sektion Psychologie, Karl-Marx-Universität Leipzig
Tieckstraße 2, DDR-7030 Leipzig

A. Schumacher, Dipl.-Psych.
Im Langgewann 4, D-6915 Dossenheim

R. Schwarz, Dr. med., Dipl.-Soz.
Psychosoziale Nachsorgeeinrichtung und Fortbildungsseminar
an der Chirurgischen Universitätsklinik Heidelberg
Im Neuenheimer Feld 155, D-6900 Heidelberg

H. Seemann, Dipl.-Psych.
Abteilung für Psychotherapie und Medizinische Psychologie
der Psychosomatischen Universitätsklinik
Landfriedstraße 12, D-6900 Heidelberg

A. Sellschopp, Dr. phil.
Institut für medizinische Psychologie und Therapie, Technische Universität
Langerstraße 3, D-8000 München 80

B. Siegrist, Dipl.-Psych.
Abteilung für Rehabilitationspsychologie
Psychologisches Institut der Universität Freiburg
Belfortstraße 16, D-7800 Freiburg i. Brsg.

A. Ullrich, Dr. med.
Gynäkologisch-onkologische Klinik Bad Trissl
D-8203 Oberaudorf

H. Zenz, Prof. Dr. phil.
Abteilung Medizinische Psychologie der Universität Ulm
Am Hochsträß 8, D-7900 Ulm

Verzeichnis der Gutachter

Folgende Kolleginnen und Kollegen haben sich freundlicherweise für dieses Jahrbuch als Gutachter/innen zur Verfügung gestellt:

H. D. Basler, Marburg
D. Beckmann, Gießen
C. Buddeberg, Zürich
B. Dahme, Hamburg
S. Davies-Osterkamp, Düsseldorf
G. Ehle, Berlin/DDR
I. Florin, Marburg
P. Jacobi, Homburg
B. F. Klapp, Berlin
S. Maes, Tilburg
P. Netter, Gießen
P. Novak, Ulm
H. P. Rosemeier, Berlin
J. W. Scheer, Gießen
L. R. Schmidt, Trier
H. Schröder, Leipzig
I. Seiffge-Krenke, Bonn
J. Siegrist, Marburg
H. Szewczyk, Berlin/DDR
M. Wirsching, Gießen
H. Zenz, Ulm
A. Zink, Berlin

Inhaltsverzeichnis

A. Psychosoziale Onkologie

B. Forschungsstrategien in der medizinischen Psychologie

C. Rezensionen

D. Historische Seiten

A. Psychosoziale Onkologie

I. Grundsatzprobleme

Die gegenwärtige Lage der Psychoonkologie

A. Sellschopp

Zusammenfassung

In den vergangenen Jahren hat die Psychoonkologie den Schwerpunkt ihrer Aktivitäten wesentlich verändert. Soweit der Bereich stationärer Arbeit davon betroffen ist, liegt dies am Charakter seines oft komplexen und unübersichtlichen Arbeitsfeldes, dessen Evaluation wissenschaftlich unbefriedigend geblieben ist. Viele Psychoonkologen spüren einen Konformitätszwang in bezug auf die Übernahme naturwissenschaftlicher Denk- und Verfahrensweisen.

Am Beispiel der (unreflektierten) Verwendung des Konzepts der Lebensqualität und des Copingansatzes läßt sich zeigen, daß dies auch für den Bereich der psychoonkologischen Forschung gilt.

An den Ergebnissen einer neuen Untersuchung an Krebspatienten, die ihre Krankheit überlebt haben, läßt sich das Dilemma zwischen Konformismus der Psychotherapeuten und Wohlergehen der Patienten sehr gut aufzeigen, ein Konflikt, der bisher in der praktischen Arbeit mit unseren Patienten zu sehr vernachlässigt wurde.

Summary

Over the past few years there has been a major shift in the areas psycho-oncology has been involved in.

For in-patient clinical work reasons can be found in the complex, partly confusing work, evaluation of which is not scientifically satisfactory. Many psycho-oncologists realize the enormous pressure to conform to somatic medicine, which forces on them models of health and disease.

In the field of psycho-oncological research a similar development can be observed from the way in which the concepts of life quality and of coping are applied in research.

Results of the current study of surviving cancer patients show that the dilemma between the wish for conformity and the well-being of individual patient results in a conflict which has hitherto been neglected in practical daily work with patients.

Einleitung

Seit einiger Zeit hat die Psychoonkologie an Attraktivität gewonnen. Ihre Dienste werden vielfach angefordert, zunehmend auch als Beratung der Lebensprobleme von Menschen, deren medizinische Behandlung abgeschlossen oder ausgeschöpft ist. Die Medizin hat verstanden, wie nötig es ist, den Kranken nicht nur „am", sondern auch „im" Leben zu halten. So fühlen sich nach längerem Katakombendasein die Psychoonkologen mehr beachtet und haben Aufwind. Politiker, Ärzte und Selbsthilfegruppen haben sich nach längerem Zögern entschlossen, die Psychoonkologen zur Kenntnis zu nehmen.

Wenngleich vordergründig auf diese Weise viel erreicht ist, fällt bei einer Bestandsaufnahme dennoch auf, daß von Zufriedenheit nicht die Rede sein kann. Denn nach wie vor sind Ärzte fassungslos, wenn ein Patient die Chemotherapie abbricht; nach wie vor werden Psychoonkologen - erstaunlicherweise vorerst immer noch nur Psychologen - als Störenfriede erlebt, und sie selbst suchen nach größerer medizinischer Kompetenz.

Da eine einfache Heilung des Krebses nicht in Aussicht ist, stellen die verlängerten Überlebenszeiten alle Beteiligten vor ganz neue Probleme, z. B. objektive Information über Krankheit mit einer dadurch dauerhaft veränderten seelischen oder sozialen Realität zu verbinden.

Schwerpunktverschiebung: Von der Krisenintervention zur poststationären Behandlung

Bei dem Versuch einer Bestandsaufnahme der psychoonkologischen Aufgaben begegnet man einem Dilemma. Denn die Situation einer Krebserkrankung stellt zum einen eine menschliche Extremsituation dar, die der Kranke und seine Familie bewältigen müssen. Hier hilft ihnen die Klinik, hier hilft auch die Routine des stationären Alltags - die ärztlichen und pflegerischen Beziehungen. Hier hat auch die Psychoonkologie, insbesondere in der Forschung, Modelle entwickelt, die dem Kranken Wege aufzeigen, die Situation zu meistern und einen Weg zurück ins Leben zu finden. Andererseits gibt es für einen Krebskranken, auch wenn er geheilt wird, nie wieder ein Leben so wie früher.

Wo findet nun in diesem Dilemma die psychoonkologische Praxis ihren Platz?

Die psychoonkologische Arbeit hat ursprünglich im stationären Bereich begonnen, der auch bis heute ihr Hauptarbeitsbereich geblieben ist. Das Grundprinzip der therapeutischen Arbeit des Psychoonkologen auf der Station ist dabei zweigleisig. Er sensibilisiert alle an der Behandlung des Patienten Beteiligten für dessen psychische und soziale Probleme und das Umfeld auf der Station. Zum anderen betreut er Problempatienten. Dadurch daß er das Personal im Sinne einer „therapeutischen Gemeinschaft" einbezieht, werden auch spezifische Belastungen weniger, die im Umgang mit Krebskranken bekannt sind und gefürchtet werden (Burnoutsyndrom).

So hat die Psychoonkologie im stationären Rahmen ihrer Arbeit im Laufe der Jahre *spezifische Angebote* entwickelt:

- Fortbildungsmodelle der Supervision (z. B. spezifische Teambesprechung, gemeinsame klinische Visite),
- stationär praktikable Form von Einzel- und Gruppensitzungen,
- Krisenintervention,
- Sterbehilfe,
- Körpertherapie (Entspannungs- und Visualisierungstechniken),
- Sozialberatung,
- kreative Therapie,
- Einbettung von Selbsthilfeinitiativen.

Betrachtet man diese Aufgabenentwicklung in historischer Perspektive, so stehen die Fortbildungsmodelle an allerletzter Stelle.

In jüngerer Zeit wird der Psychoonkologe auch immer häufiger zur Sterbehilfe gerufen. Hier geht es darum, daß Faktum zum Fatum werden zu lassen. Tatsachen in schicksalhaftes Erleben zu verwandeln. Hier war früher der Pfarrer selbstverständlicherer Begleiter.

In Deutschland wurden verschiedene Modelle mit unterschiedlichen Arbeitsschwerpunkten entwickelt (z. B. Hamburg, München, Heidelberg). Sie hatten sich rasch etabliert, bewährten sich und arbeiten bewußt eingebunden in den Stationsalltag.

Heute findet eine gewisse Schwerpunktverschiebung in Richtung einer Verlagerung der Arbeit auf konsiliarische Tätigkeit, auf Einzelfallhilfe in der Zeit nach der stationären Behandlung statt, wenn möglich unter Einbeziehung der Familien.

Für diese Schwerpunktverschiebung gibt es v. a. zweierlei Gründe:

Die nachhaltige Wirkung der Arbeit vieler Psychoonkologen – auch wenn sie oft nicht meßbar sichtbar wird – hat eine vergrößerte Sensibilisierung von Ärzten und Pflegepersonal ermöglicht. Menschliche „Zwischenfälle" im Rahmen z. B. von falscher Aufklärung als intitialer Diagnoseschock sind sehr viel seltener geworden.

Stellten solche Zwischenfälle früher die häufigste Indikation dar, um einen Psychoonkologen mit heranzuziehen, so geschieht dies heute kaum mehr. In eigenen Untersuchungen zu langzeitüberlebenden Krebskranken berichteten ca. 70% dieser Patienten, daß sie das Aufklärungsgespräch als überwiegend positiv, z. T. als sehr gelungen erlebten. Auf die Frage: „Wie empfanden Sie die Art und Weise der Mitteilung Ihrer Diagnose" berichteten viele, daß sie die Fähigkeit der Ärzte bewunderten und anerkannten, zuversichtlich zu bleiben, feinfühlig zu reagieren und den Mut zur Offenheit zu erhalten. So sagte eine Patientin: „Es war sachlich richtig und auf mich zugeschnitten und deswegen richtig. Ich finde, das lange Rumgerede, das bringt nichts, man möchte eine sachliche Auskunft haben." Ein männlicher Patient sagte: „Also – sie haben mir das schlagmäßig mitgeteilt, aber sofort auch tröstende Worte gesprochen. Ein Schock im Moment, aber das war sehr gut so gemacht, daß ich praktisch gleich wieder Hoffnung gehabt habe, daß das Leben weitergeht und alles nicht so schlimm ist."

Zur größeren Sensibilisierung, die z. B. Schockwirkungen der Diagnosemitteilung zu vermindern hilft, kommt noch hinzu, daß aufgrund besserer Heilungsaussichten und multimodaler Behandlungsmöglichkeiten schon zu Beginn der Aufklärung eine Situation geschaffen werden kann, in der ein ausgewogeneres und hoffnungsvolleres Erstgespräch mit dem Patienten und seiner Familie möglich ist.

Dennoch bleibt zu fragen, ob sich mit der Milderung des Diagnoseschocks durch vermehrte Sensibilität und verbesserte medizinische Angebote die Arbeit von Psychoonkologen erübrigt. Hat durch das Nachlassen der Bedrohung von Tod und Sterben die ärztliche Führung den ihr eigenen ursprünglichen Anspruch auf ganzheitlich-seelische Führung ihres Patienten wieder übernommen?

Es lohnt sich dieser Frage nachzugehen, indem die 2 verschiedenen Aspekte der Patientenaufklärung näher beleuchtet werden, weil sie sehr unterschiedliche Bereiche umfassen. Dabei wird auch das unterschiedliche Gewicht deutlich, das in der Beziehungskonstellation von Arzt, Patient und Psychoonkologe, je nachdem welchen Aspekt man betrachtet, liegen kann.

Aufklärung bedeutet einerseits Information über Diagnose, Therapieplan, eventuell Prognose und höchst selten mittelbare und unmittelbare Folgen für die Lebensführung. Meistens ist für mehr im medizinischen Betrieb kein Platz. Hier hat der Psychoonkologe die Aufgabe, in erster Linie die Arzt-Patient-Beziehung zu unterstützen. Er ist „Assistenz“, er steht neben und hinter dem Arzt. Dieser hat sehr deutlich im Gespräch die „Vorfahrt“. In gleicher Hinsicht unterstützt er auch die Arbeit des Pflegepersonals mit dem Patienten. Schwergewicht haben dabei alle Hilfen, die die Krankheitsverarbeitung verbessern. Neben der Verarbeitung der Diagnosemitteilung tritt heute häufiger das Complianceproblem, z. B. während der Chemotherapie, als Aufgabe an ihn heran (wie etwa Abbrüche der Chemotherapie, psychosomatische Unverträglichkeitsreaktionen der Therapie selber oder zweigleisige Behandlungswünsche durch Ergänzung mit alternativen Medikamenten).

Gelingt es, die ärztliche Führung in geeigneter Weise zu unterstützen, gibt diese den Patienten die entscheidende Kraftquelle, den in vieler Hinsicht beschwerlichen Weg der Behandlung zu bewältigen. Unbezweifelbar ist, daß der Glaube, das Vertrauen in die Sicherheit des behandelnden Arztes vor allem anderen hilft, die Schwierigkeiten der Krankheit durchzustehen. Damit verbindet sich v. a. auch die Hoffnung darauf, nach Beendigung der Behandlung und in der Zeit der Nachsorge das alte Leben wieder aufgreifen und die schreckliche Krankheit soweit als möglich vergessen zu können. Im Bereich der Unterstützungsarbeit vermeidet der Psychoonkologe, daß ein Patient bei seinem Erscheinen den Eindruck gewinnen könnte, psychisch nicht normal, dem Arzt lästig oder schwierig zu sein. So paßt er sich eher an und übernimmt in Beziehungskrisen die Sicht des Arztes oder des Patienten, je nachdem, mit welchem der beiden Beziehungspartner er sich unter dem Aspekt der Lösungsfindung stärker identifizieren muß (unter der Hand erscheint die Tendenz wohl zunehmend die einer Identifikation mit der Sicht des Arztes zu sein). Bei dieser Übernahme von „Ansichten“ ist der Psychoonkologe in Gefahr, für die Lösung von Verhaltensauffälligkeiten auch das somatische Modell der Körperstörung, die beseitigt werden muß, zu übernehmen. Etwa: haben wir den Diagnoseschock schon mildern geholfen, so müßte dies auch möglich sein bei Verhaltensauffälligkeiten infolge von Depression und Angstzuständen im Rahmen des Krankenhausaufenthaltes, bei Verzweiflung und Protest infolge Körpergliedverlust, bei auftauchenden Partnerproblemen, z. B. im Rahmen von Chemotherapie. Im Ergebnis kommt es zu einer Relativierung von Schmerz und Verzweiflung auf seiten des Psychoonkologen, die dann dasselbe Phänomen erzeugt wie es auf ärztlicher Seite entsteht, wenn angesichts der medizinischen Möglichkeiten, das Leben vieler Krebskranker zu verlängern, die Probleme dennoch reduzierter Lebensqualität für zweitrangig eingeschätzt werden.

Der 2. Aspekt, auf den im Rahmen der Aufklärung hingewiesen werden muß, ist die Tatsache, daß die Mitteilung von Fakten noch keine Wahrheit für den Patienten macht. Mitgeteilte Diagnose hat noch nie einen Menschen instand gesetzt, sie in seine persönliche Lebenswirklichkeit angemessen zu übertragen. Hier setzt die 2. Aufgabe des Psychologen ein. Hier tritt er aus seiner Assistentenrolle heraus, hier greift seine eigene Kompetenz Platz. Dies geschieht also immer dann, wenn „die Naturgeschichte der Krankheit mit der Lebensgeschichte des Kranken zu verbinden ist" (v. Rad, persönliche Mitteilung), eine Aufgabe, die Mediziner und Psychologen zusammenschweißt, ob sie wollen oder nicht. In diesem Zusammenhang gehören die Zeiten der Vergangenheit an, wo der Mediziner der Meinung war, medizinischer Sachverstand und Menschenverstand, der dann gewöhnlich in dem Zusammenhang auch „gesund" genannt wurde, erübrige den Psychoonkologen.

Anschaulich macht dies z. B. die Situation eines Patienten, der nach einer Magenoperation mit einem Abszess und einer Fistel, die nicht heilt, wochenlang im Bett liegen mußte. Er entwickelte eine schwere Depression. Hinweise des ärztlichen und pflegerischen Personals auf die verbesserten Überlebensaussichten nach der Operation und auf die Dankbarkeit, die er dafür empfinden könne, daß er das Schlimmste überstanden habe, sind zwar von ihrer Sicht aus verständlich, fruchteten aber bei ihm nicht. Das Personal empfand bei jenem 50jährigen Mann mit einem Magenkarzinom, daß jemand, der so gut medizinisch versorgt worden sei und solche Überlebenschancen hätte, sich nicht so fallen lassen dürfe. Eigentlich habe er vergleichsweise Grund, sich zu freuen. Erst das ausführlichere Gespräch konnte zutage fördern, daß die Depression eine andere, tiefere Ebene hatte, die mit seiner häuslichen Situation zusammenhing. Hier war ein wesentliches Element eine jahrelang gefängnisartig erlebte familiäre Situation durch die Rücksichtnahme auf ein von Geburt an schwer behindertes Kind. Im Vergleich dazu erschien dem Patienten die Krebskrankheit als eine Möglichkeit der Befreiung durch das Sterben. Viele Patienten haben assoziativ Phantasien, in denen die Krankheit als Chance zur Befreiung der als quälend erlebten persönlichen Situation aufgefaßt wird, und sei es durch das Sterben. Trotz der verbesserten Überlebenschancen taucht auch bei vielen onkologischen Mitarbeitern, gerade bei Ärzten, immer noch assoziativ die Phantasie des Sterbens im Zusammenhang mit der Krebskrankheit auf. Hier ist sie in bezug auf den Patienten mehr angstbesetzt und muß beschwichtigt werden.

Hinweise auf das Überlebendürfen bleiben in solchen Situationen, wie sie der oben erwähnte Patient auch verkörpert, vordergründig. Formen angestrengt wirkender Zuversicht und aufmunternde Gestik prallen ab an dem tieferen Bedürfnis, zu dem die Krankheit des Patienten die Tür geöffnet hatte. Die Beschwichtigung führt eher zu Angst und Depressionsverstärkung, der Patient fühlt sich nicht angenommen und in seiner feinfühligen Sensibilität, die viele Schwerkranke besitzen, verletzt. Eine andere Krebskranke drückte es einmal so aus: „... nicht verstehen ist eine Substanz, die strahlt wie Uran. Unser Strahlenschutz ist die körperliche Gesundheit. Ist sie nicht intakt, erreichen uns Strahlen, die der andere nicht einmal bewußt aussenden muß ..., deren innere Abwehr sich dem Kranken mitteilt und ihm das Gefühl gibt, elend zu sein, machtlos und allein" (Sandkorn 1987).

Spezifische Bedingungen des Arbeitsfeldes der psychosozialen Mitarbeiter

Die Psychoonkologie hat heute dazugelernt. Ihre Mitarbeiter fokussieren auf das unmittelbare Umfeld der Station, aber sie müssen sich meist anpassen. Anderes hat Priorität, der unvermeidbare Zeitdruck hat auch sie erreicht. Der stationäre Organisationsablauf ist der vorgeschriebene Rahmen. So wird auch für sie die Konzentration auf die Verbesserung somatischer Funktionen zum Parameter des Erfolgs. Psychoonkologische Befunde sollen auch in der Erwartung der übrigen Mitarbeiter einer Station rasch überfliegbar sein, die zugehörige Arbeit im Erfolg sichtbar. Fieber sollte verschwinden, wenn sie einen Patienten betreuen, nicht heilenwollende Fisteln sich schließen. Die Karikatur des Psychoonkologen, der, um eine Veränderung bei seinem Patienten zu erreichen, als Voraussetzung die Entwicklung einer tragfähigen Beziehung braucht, die Abgeschiedenheit eines Raumes, die Dauer von mindestens 4 Wochen, ist ein Anachronismus geworden. Die Veränderungen, die Psychoonkologen auf Stationen bewirken, sind daher oft kurzfristig. Sie sind im gegebenen Rahmen begrenzt und geringfügig gegenüber denen des Chirurgen, der etwa übernächtigt beim Gang über den Flur am Morgen den ausgeruhten Psychoonkologen Anteil nehmen läßt an dem, was sich nächtlich zwischen Leben und Tod abgespielt hat. Auch wenn es schwerfällt, von liebgewordenen Vorstellungen herkömmlicher Patientenbetreuung Abstand zu nehmen, weiß jeder: der Psychoonkologe verliert den Patienten nach der stationären Entlassung oft wieder. Er kann den Erfolg nicht kontrollieren. Die Befunde zur Bewältigung schwerer Lebensschicksale und Todesangst müssen in Kürzeln gut verständlich wiedergegeben und dokumentierbar sein. Er unterdrückt das ungemütliche Gefühl immer wieder, das diese Kürzel angesichts der oft nicht wiederzugebenden Lebensvielfalt und Konfliktverworrenheit vieler Schicksale seiner Patienten in ihm zurücklassen. Eine weitere Variante dieses Dilemmas wird für die psychosozialen Mitarbeiter untereinander sichtbar. Hier gibt es den an Masochismus grenzenden Sog, sich Leiden und Sterben zu widmen, der letztlich lebenshadernder Art ist, oder aber die massive Abwehr, hinter die kein Leid mehr durchdringt und die vordergründig wie eingeübte Patentheit und Versiertheit wirkt. Für Psychoonkologen wäre es daher oft hilfreicher, sie bekämen weniger Mitleid und dafür mehr Verständnis.

Was ist angesichts dieses Dilemmas zu tun?

Wenn jüngst ein bekannter Hämatologe emphatisch dafür plädierte, daß die Medizin nicht zuständig dafür sei, Psychologen das Feld zu bereiten, damit sie ihre Wirksamkeit nachweisen könnten, so ist das zwar einerseits richtig. Andererseits ist es auch grundlegend falsch und nicht nur, soweit es sich um den stationären Rahmen handelt. Die Chance, endlich über die wiederholten bloßen Deklarationen gemeinsamer Anstrengungen hinaus zu gehen, kann nur in einer gemeinsamen Aufbereitung des Arbeitsfeldes bestehen. Die Psychoonkologie hat hierfür im Laufe ihrer Entwicklung ein Fakten- und Begegnungswissen erworben, das ein eigenes Recht beansprucht, das gehört und umgesetzt werden muß. Jede recht verstandene Medizin wird sich dadurch nicht bedroht fühlen. Sie könnte es zulassen, daß ein Patient auf der Station nicht nur überleben muß und – wenn möglich – genesen, sondern auch krank sein darf. Sie kann auch zulassen, daß der Psychoonkologe sich dabei mit Äußerungen des Patienten solidarisch fühlen und diese im Rahmen der Station zur Sprache bringen kann, selbst wenn sie nach dem verständlichen Wunsch eines reibungslosen Stationsablaufes eher störenden Charakter haben, ohne daß er, der Psychoonkologe, dadurch selber zum Störenfried wird. Hier finden immer wieder rasche Etikettierungen statt, die psychosozialen Mitarbeitern und vielleicht der ganzen Psychosomatik anhaften und zu gereiztem Knurren der Mediziner („das geht mir auf die Nerven") als Ausdruck der Abwehr führen.

Werden persönliche Fragen der Lebensführung und Krankheitsverarbeitung bei Patienten anfänglich unterdrückt, so stellen sie sich mit größerer Intensität zum späteren Zeitpunkt, z. B. wenn ein Rezidiv da ist oder auch nur der Verdacht auf ein Rezidiv - eine Zeit zwischen Leben und Tod, für die eine Patientin ein Bild von Escher passend fand (vgl. folgende Übersicht; Sandkorn 1987, S. 28).

Hauptformen der Krankheitsverarbeitung:

a) aktive Konfrontation („fighting spirit", Mobilisierung aller Kräfte im Kampf gegen die Erkrankung, Suche nach umfassender Information, Aktivierung von Ressourcen usw.),
b) apathische Selbstaufgabe (Resignation, sozialer Rückzug, Hoffnungslosigkeit).

Zum Zeitpunkt der Entlassung aus der Primärbehandlung, wenn die Wirklichkeit, das sog. normale Leben wieder beginnt, werden Fragen ungleich drängender, die mit neuen Lebensproblemen angefüllt sind. Sie steigern sich dann oft im Verlauf des weiteren Lebens.

Kritik der Forschung zur Krankheitsbewältigung und zur Lebensqualität

Die zuletzt genannten Themen sind zunehmend Gegenstand intensiver Forschungsbemühungen in der Psychoonkologie (z. B. im Rahmen des Förderschwerpunktes Rehabilitation von Krebskranken des BMFT).

Hier verdankt die Theorie und Hypothesenbildung Gerdes (1987) entscheidende Gedanken. Er hat uns darauf aufmerksam gemacht, daß die Forschung eine Form der Bewältigung für uns darstellt, an die wir viele unserer ungelösten und ungeliebten Aufgaben der Psychoonkologie delegieren. Wir erwarten von der Forschung, daß sie uns Modelle entwickelt, mit deren hilfe Krebs seine negativen, schreckbringenden und lebenserschütternden Eigenschaften verliert. Sie soll uns Wege aufzeigen, wie Krankheit so bewältigt werden kann, daß dabei das vorherrschende Bild der normalen Wirklichkeit - eines zufriedenen Menschen, eines reibungslosen Weiterlebens - aufrecht erhalten werden kann.

Beispielhaft soll dies an der Forschung zur *Krankheitsbewältigung* und zur *Lebensqualität* gezeigt werden.

Unter dem Schlagwort Krankheitsbewältigung - aus dem Amerikanischen „coping with cancer" - sind uns Prozesse der Verarbeitung einer Krebserkrankung standardisiert beschrieben worden. Dabei werden „erfolgreiche" von „weniger erfolgreichen" Bewältigungsstilen unterschieden. Die diskutierten Ansätze laufen dabei auf eine Dichotomisierung zweier Grundeinstellungen hinaus, die von Betroffenen gegenüber der Bedrohung durch die Krankheit eingenommen werden können. Entweder sie kämpfen, oder sie geben auf. Vorliegende empirische Untersuchungen zeigen übereinstimmend, daß Patienten, die aktive Bewältigungsstile einsetzen, ihre Krankheit auch besser bewältigen und möglicherweise sogar länger leben als die, die sich selbst aufgeben. Daß manche der Studien gravierende methodische Mängel aufweisen, sei hier nur am Rande erwähnt; an dieser Stelle kann darauf nicht weiter eingegangen werden. Gerdes weist darauf hin, daß die Empfehlung zu einem aktiven, kämpferischen Bewältigungsverhalten eines der wenigen, relativ unbestrittenen Ergebnisse der psychosozialen Forschung im Bereich der Krebserkrankung darstellt. Die Botschaft der Forschung zur Krankheitsbewältigung ließe sich schlagwortartig in dem Satz zusammenfassen: „you can fight for your life" (LeShan 1982). Dies ist die Grundhaltung gegenüber der Wirklichkeit, die ganz allgemein in unserer Gesellschaft, der westlichen Industriegesellschaft, vorherrscht. Der Mensch begegnet der Wirklichkeit mit der Intention, sie unter Kontrolle zu haben, sie mit überlegener und kämpferischer Konfrontation und Selbstbehauptung in den Griff zu bekommen. So wichtig solche Haltungen in bestimmten Situationen sind: der Versuch, Leiden zu bekämpfen, darf nie aus dem Auge verlieren, daß dem Leiden wesensmäßige Aspekte von Ohnmacht innewohnen, deren Verleugnung zu einem Fortschrittsmythos führt, der zunehmend zu einer Flucht nach vorne werden kann. Ein solcher Fortschritt hat sein Ziel nur noch in bloßem Fortschreiten mit Durchhalteparolen. Er muß Ohnmacht und Schwäche verschütten und totschweigen (Richter 1986).

Der illusionäre Charakter der Kampfesaufforderung wird für den Patienten gerade dann deutlich, wenn sich dies im Verlauf seiner Erkrankung - im Fall der Metastasierung - als falsche Verheißung und Fehleinschätzung, vielleicht sogar als Täuschung von Psychologen oder bewußte Irreführung herausstellt. Sinnvolle Angebote zur Krankheitsbewältigung können daher nur die sein, die auch die Wechselfälle eines Krankheitsverlaufes in etwa angemessen umfassen und v. a. auch durchgehalten werden können. Die Alternative von kämpferischer Behauptung gegenüber apathischer Selbstaufgabe läßt zumindest eine - dritte - Alternative offen, die in den Zeiten stärkster Belastung da sein müßte. Dies ist gerade dann, wenn ein Verdacht auf ein Rezidiv besteht oder die Krankheit wirklich metastasiert. Sonst wird die Krankheit zu einer „seelischen Durststrecke - einer Wüste, soweit das Auge des Herzens reicht, wo keine Oase in Sicht ist" (Sandkorn 1987, S. 125). In diesem Grenzbereich des Lebens fehlen Bewältigungsformen und werden Ebenen aus der Forschung ausgeklammert. Hier bleibt es der Praxis und der Initiative vereinzelter Therapeuten überlassen, die letzte Verzweiflung angesichts der Existenzfrage, die zutiefst persönlich bleibt, mit ihren Patienten zu erfahren.

Gleichfalls am Konzept der Lebensqualität und der ihr zugehörigen Forschung läßt sich nachweisen, daß die zugrundeliegenden Wertvorstellungen sich eindeutig am gesellschaftlich verbreiteten Wunschbild unseres normalen Lebens orientieren. Am deutlichsten zeigt sich dies an den Meßinstrumenten, die zur Erfassung von Lebensqualität eingesetzt werden. Danach bedeutet Lebensqualität: So wenig Schmerz, Depressivität, Angst, Hoffnungslosigkeit und Verwundbarkeit wie nötig und soviel Aktivität, Funktionsfähigkeit, Selbständigkeit, Selbstbehauptung und soziale Integration wie möglich. Wenngleich dies sicher ebenso wie die kämpferische Haltung wünschenswerte Aspekte für die Lebensqualität sind, so gilt auch hier, daß die Eindimensionalität des Konzepts zurückbleibt hinter dem, worum es geht. In dieses Konzept ist regelrecht eingebaut, daß bei fortschreitender Erkrankung die

Lebensqualität immer niedriger wird, bis sie schließlich gegen Null geht. Andererseits vermehrt sich bei Überleben des Krebses die alte Lebensqualität, vielleicht sogar noch um das Bewußtsein ihres wiedererlangten Wertes. Ein Leben mit progredientem Krebs verliert immer an Qualität - Überlebende erhalten die Qualität zumindestens unversehrt zurück. Es fehlt in diesem Konzept sowohl die Dimension, daß das Leben sinnvoller werden kann, obwohl körperliche Verfassung und Funktionstüchtigkeit abnehmen und eher Schmerz, Trauer, Depression und Angst das Leben bestimmen. Es fehlt auch weiterhin die Dimension, die dem Erleben vieler Kranker eigentümlich ist, nämlich: daß das Erlebnis, krebskrank gewesen zu sein, den Wunsch nach einer Veränderung der Werte und der Lebensgestaltung nach sich zieht. Hier kann dann das reibungslose Wiedereinmünden in das alte Leben, die Aufnahme vorher bestandener Rollen - kurzum, das Zurückfinden in das sog. normale Leben, erheblich erschwert sein.

Es wäre daher sehr wünschenswert, wenn sich die Psychoonkologie in ihrer Forschung weniger an gesellschaftlich vorgefertigten Klischees von Bewältigung und Lebensqualität orientieren würde, sondern sich statt dessen mehr darum bemühte, die Wirklichkeit des Kranken und des Genesenden so zu sehen, wie sie ist, und ihre Konzepte danach zu richten. Vielleicht müßten wir dann feststellen, daß wir, die wir Forscher, aber auch Therapeuten sein möchten, von der Wirklichkeit der Kranken noch zu wenig wissen und erst von ihnen lernen müssen, bevor wir ihnen etwas Brauchbares anbieten können.

Soziale Umwertungen nach der Krebserkrankung: Ergebnisse einer empirischen Studie langzeitüberlebender Krebskranker*

Mit Hilfe vieler Kollegen des Klinikums rechts der Isar wurden langzeitüberlebende Krebskranke mittels retrospektiver Befragung und durch ein halbstandardisiertes Interview und Testinstrumente zu ihren damals gemachten Erfahrungen befragt. Eine im Vergleich zu anderen Studien vergleichsweise geringe Quote von Verweigerern unter den Patienten (5%) drückt die Langzeitaktualität aus, die das Problem des Weiterlebens für die ehemaligen Patienten besitzt. Einbezogen in die Untersuchung wurden Kranke 5 Jahre nach Krankheitsausbruch, im Falle von Hodenkarzinompatienten fallweise auch schon 2 oder 3 Jahre nach Krankheitsausbruch (Tabelle 1). Die Stichprobe zeigt eine unauffällige Verteilung, lediglich eine leichte Erhöhung der Altersgruppe der über 60jährigen.

Die Lebensqualität der Patienten wurde gemessen mit den „Fragen zur Lebenszufriedenheit“ (vgl. Huber et al., im Druck). In diesem Bogen wird nach der Bedeutung sowie der Zufriedenheit von 8 wichtigen Lebensbereichen gefragt (Tabelle 2). Die Befunde wurden verglichen mit einer Stichprobe der Durchschnittsbevölkerung sowie einer Stichprobe von Morbus-Crohn-Patienten (ebenfalls 5 Jahre ohne

* Erste Ergebnisse einer gerade abgeschlossenen empirischen Untersuchung langzeitüberlebender Krebskranker, gefördert durch die Wilhelm-Vaillant-Stiftung am Institut und Poliklinik für Psychosomatische Medizin der TU München (in Vorbereitung).

Tabelle 1. Stichprobe von ehemaligen Krebspatienten des Klinikums rechts der Isar, München (n = 155)

Alter	[%]	*Geschlecht*	[%]	*Diagnosen*	[%]
unter 30	(12,3)	m.	(45,2)	Mamma	(23,2)
31–40	(16,1)	w.	(54,8)	Hoden	(20,6)
41–50	(23,2)			Hodgkin	(14,2)
51–60	(17,4)			Cervix	(6,5)
über 60	(31,0)			Rectum	(5,8)
				Colon	(5,2)
				sonstige	(24,5)

Tabelle 2. Gruppenvergleich

	Krebs	Morbus Crohn	Gesunde (eigene)	Gesunde (Eichstichprobe)
Fragen zur Lebenszufriedenheit (Huber et al., im Druck)				
FWS - Summenwert -	64,55	49,55	56,75	-
Beschwerdeliste (von Zerssen) - Faktoren -				
BES-S1 - Psychische Spannung -	1,13	0,94	0,59	0,78
BES-S2 - Dystonie -	0,89	-	0,36	0,65
BES-S3 - Apathie -	0,91	-	0,63	0,67
BES-S4 - Schmerzen -	1,19	0,84	0,62	0,73
BES-S5 - Depression -	0,86	-	0,59	0,62

Befund).[1] Die Vergleichsgruppe ist nach Alter und Geschlecht parallelisiert. Die Abbildungen zeigen, daß die beiden Kollektive sich hinsichtlich ihres Ausmaßes an Lebenszufriedenheit sehr deutlich unterscheiden und daß der Gesamtwert der Krebsgruppe über dem der Normalpopulation liegt. Dieser Befund gewinnt an Gewicht, wenn gleichzeitig berücksichtigt wird, daß die ehemals Kranken im Vergleich mit der gesunden Bevölkerungsstichprobe durchschnittlich mehr funktio-

[1] Die Stichprobe wurde gewonnen durch einen Aufruf in der *Süddeutschen Zeitung*. Teilnahmebedingung war das Fehlen einer chronischen Erkrankung und derzeitige körperliche Gesundheit (keine ärztliche Behandlung oder Medikamenteneinnahme; Dr. Gerhard Henrich danke ich für seine Hilfe bei der Auswertung).

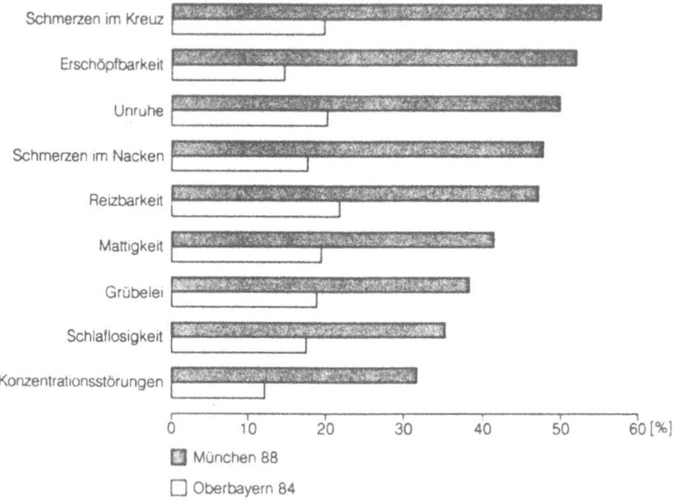

Abb. 1. Häufigkeit von Beschwerden bei einer Bevölkerungsstichprobe aus Oberbayern (n = 1527) und bei ehemaligen Krebspatienten des Klinikums rechts der Isar, München (n = 155)

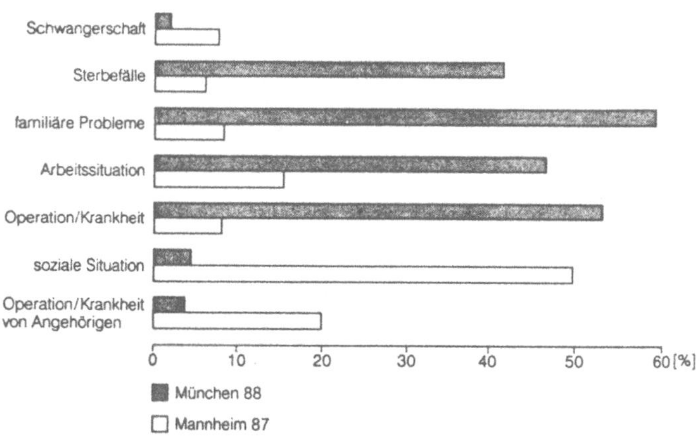

Abb. 2. Häufigkeit von belastenden Lebensereignissen (Stichprobe aus der Mannheimer Bevölkerung; n = 307) und Häufigkeit von Lebensereignissen als subjektive Krebsursachen (ehemalige Patienten des Klinikums rechts der Isar, München; n = 155)

nelle Beschwerden angeben (gemessen mit der Beschwerdeliste, von Zerssen 1976) und zusätzlich parallelisiert an der Eichstichprobe (Abb. 1).

Fragt man nach belastenden Lebensereignissen („Ereignisse, von denen Sie glauben, daß sie dazu beigetragen haben könnten, daß Sie krank geworden sind") fällt auf, daß sozioökonomische Faktoren für die Krankheitsauslösung in der Phantasie der Patienten eine untergeordnete Rolle spielen. Hierzu gehören z. B. finanzielle Probleme oder Wohnungssorgen. Keiner der ehemals Kranken gibt als

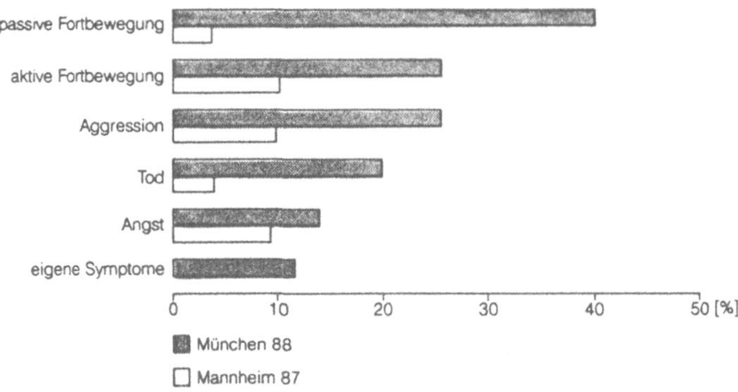

Abb. 3. Häufigkeit von Traummotiven in der Mannheimer Bevölkerung (n = 307) und bei ehemaligen Krebspatienten des Klinikums rechts der Isar, München (n = 87)

lebenswichtigstes Ereignis finanzielle Probleme an. In einer Umfrage in der Mannheimer Bevölkerung erhielt Schepank (1987) auf die Frage nach belastenden Lebensereignissen an Gesunden Anworten, bei denen jeder Dritte auch finanzielle Probleme anführte (Abb. 2). Die Patienten wurden ebenfalls nach Träumen befragt. Als Vergleich wurde wiederum die Traumanalyse herangezogen, die Schepank bei seinem Kollektiv im Anschluß an Jorswieck, Fahrig und Horn angewandt hat (Schepank 1987, S. 196). In unserem Kollektiv finden sich sehr viel mehr belastende Wiederholungsträume, in denen der Träumer passiv ihn bedrohenden Ereignissen ausgesetzt ist.[2] Solche Träume können als Alpträume verstanden werden und sind ein oft beschriebenes, typisches Merkmal bei Menschen, die ein lebensbedrohliches Ereignis durchgemacht haben (Leviton 1980). Verschlüsselt oder unverschlüsselt taucht die traumatische Krankheitssituation auf, deren Bewältigung auf diese Weise immer von neuem versucht werden muß (Abb. 3).

Die eingangs beschriebene Diskrepanz findet sich also der Tendenz nach auch im Patienten als Konflikt wieder. Es gibt nicht nur den unversöhnlich scheinenden Konflikt, der darin besteht, das persönliche Lebensschicksal eines Menschen mit der Notwendigkeit nach reibungslosem Alltagsablauf auf einer Station zu verbinden. Auch die Forschung steht mit ihrem Dilemma, einerseits gesellschaftlich vorgeprägte Konzepte zu vertreten, die andererseits aber auch verläßliche therapeutische Modelle für Patienten, die aus dieser Wirklichkeit herausgetreten sind, an die Hand geben, nicht allein dar. Selbst die Patienten - scheint es - tragen ein Dilemma in sich. Einerseits haben sie die Sehnsucht nach einer möglichst rasch wieder eintretenden Normalität, der Sehnsucht, „wieder banal sein zu dürfen", wie es eine Patientin ausdrückte. Unter diesem Aspekt bemühen sie sich um eine möglichst unauffällige Fortführung ihres alten Lebens, das ihnen bewährten Schutz geben kann vor einer

[2] Die Zuordnung der Träume fand im Raterverfahren mit Training und Feststellung der Interraterreabilität durch die obengenannte Forschungsgruppe statt.

neuerlichen Bedrohung durch die Extremsituation Krebs. Andererseits haben die oft über Jahre gehenden psychischen und sozialen Ausnahmesituationen in Krankheit und Behandlung meistens in allen Lebensbereichen Veränderungen bewirkt, die auch bei Langzeitüberlebenden und ihren Familien noch nach 10 oder 20 Jahren nicht verschwunden sind. Ist dies so, dann stellt es uns alle vor das Problem, ihnen bei der Integration zu helfen und die Annahme fallen zu lassen, daß bei ausreichender körperlicher Intaktheit das seelische und familiäre Leben seine Synthese von selbst bewerkstelligt.

Die Notwendigkeit dieser Aufgabe verbindet sich mit dem Vorschlag von mehr Erziehung zur Lebensführung von Krebskranken im Sinne einer besseren Gesundheitserziehung.

Über die Wahrnehmung angemessener Informationsaufgaben (z. B. durch den Heidelberger Krebsinformationsdienst), über die angemessene Berücksichtigung von Ernährungsproblemen und Fragen körperlicher Umstellung (z. B. Prothesenhilfe oder Wiederaufbau der Brust), über gezielte körperliche Trainingsübungen, berufliche und soziale Rehabilitationshilfen hinaus, sollten v. a. auch die genannten, für Patienten oft sehr drängenden, Fragen der seelischen Lebensführung in Angriff genommen werden. Wieviele Kranke stellen nicht täglich immer wieder die Frage, die im Grunde ratlos macht: Wie soll es weitergehen, wie soll ich weiterleben? Wieviele Angehörige, oft auch Männer fragen: Wie soll ich mit meiner Frau umgehen; was sage ich ihr, wenn sie Angst hat („ganz konkret")? Wieviele Kinder müssen ihre Traurigkeit und Hoffnungslosigkeit mit sich alleine ausmachen? Wieviele Frauen leben Jahre in der Rolle der Kranken für sich und der alten Rolle in der Familie, ohne sich gegen diesen Zwiespalt wehren zu können oder ihn zu überbrücken?

Selbsthilfegruppen, Elterninitiativen, Familienwochenenden (z. B. im Klinikum rechts der Isar)[3] tun hier Pionierarbeit für alle. Aber die Gefahr besteht auch hier, daß die Aufgabe, die alle angeht, an diese Gruppen delegiert wird und der Rückzug auf die oft auch nur finanzielle Expertenposition eine Gefahr darstellt. Die „wir/ihr"-Polarität sollte verlassen werden zugunsten eines wechselseitigeren Prozesses, in dem die Gesunden auf die Kranken und ehemals Kranken hören und auf ihre Illusion gesicherter Normalität verzichten. Leventhal (1986) faßt das Wesen und das Problem dieser Aufgabe, die uns alle angeht, in einer Frage zusammen. „How common is the uncommon?"

Sicher ist, daß dies nicht so einfach geht. Die Extremsituation für Kranke ist so stark, daß es einerseits kein einfaches Zurück gibt. Psychoonkologen können andererseits aber auch Patienten nicht dahin „zurückbiegen". Zusammen müssen alle an einer Vertiefung eines allzu flachen Gesundheitsverständnisses arbeiten und mithelfen, gemeinsam für die Qualität eines zukünftigen Lebens zu sorgen, in dem auch gerade die verborgene Ideologie der Illusion von Normalität nicht mehr so stark nötig ist.

---

[3] Gestützt durch die Robert-Bosch-Stiftung und das Bayerische Sozialministerium.

Literatur

Gerdes N (1988) Der Krebs als „Schatten“ des normalen Alltagsbewußtseins in der Industriegesellschaft. Medizinsoziologie 2:117–132

Huber D, Henrich G, Herschbach P (in press) Measuring the quality of life: A comparison between physically and mentally chronically ill patients and healthy persons

LeShan LL (1982) Psychotherapie gegen den Krebs. Klett Cotta, Stuttgart

Leventhal H (1986) Adaptation to chemotherapy, treatments. In: Andersen B (ed) Women with cancer. Springer, New York, pp 172–203

Leviton H (1980) The dream in traumatic states. In: Natterson JM (ed) The dream in clinical practise. Aronson, New York, pp 271–283

Richter H-E (1986) Die Chance des Gewissens. Erinnerungen und Assoziationen. Hoffmann & Campe, Hamburg

Sandkorn A (1987) Das Signal oder die Entfernung eines Knotens. Fischer, Frankfurt am Main

Schepank H (1987) Psychogene Erkrankungen der Stadtbevölkerung. Springer, Berlin Heidelberg New York Tokyo

Verres R (1987) Krebs und Angst. Springer, Berlin Heidelberg New York Tokyo

Zerssen D von (1976) Klinische Selbstbeurteilungsskalen (KSb-S) aus dem Münchener Psychiatrischen Informationssystem. Die Beschwerdeliste. Beltz, Weinheim

Zum Ergebnis

Die Medizin hat die Aufgabe, den Kranken nicht nur „am", sondern auch „im" Leben zu halten. Die Psychoonkologie konzentrierte sich in ihren Anfängen v. a. auf Mitarbeit im stationären Alltag der Kliniken. Inzwischen verlagerte sich der Schwerpunkt auf konsiliarische Tätigkeit und auf Einzelfallhilfe nach der stationären Behandlung; Fortbildungsmodelle stehen noch an letzter Stelle.

In den ersten Jahren der Psychoonkologie versuchten die meisten Psychoonkologen, sich den von Ärzten definierten Aufgaben anzupassen, also im Zweifel der Arztsicht den Vorrang einzuräumen und sich selbst auf eine auxiliäre Rolle bei der Betreuung Krebsbetroffener zu beschränken.

Eine eigenständige und ebenbürtige Rolle kann der Psychoonkologe jedoch dann übernehmen, wenn es darum geht, daß ein Mensch die Krebsdiagnose auf seine persönliche Lebenswirklichkeit und Lebensgeschichte zu beziehen hat.

Eine Spezialisierung auf Psychoonkologie bedeutet offensichtlich, sich hauptberuflich dem Leiden und dem Sterben zu widmen. Ist dies letztlich „lebenshadernd", gar masochistisch, oder ist es etwa ein Zeichen besonderer persönlicher Stärke? Was braucht ein Mensch, der sich diesen Aufgaben hauptberuflich widmet, um durchhalten zu können? Soll diese Art von Professionalisierung und Rollenverteilung überhaupt weiterbestehen?

A. Sellschopp betont, daß die Psychoonkologie inzwischen ein eigenständiges Fakten- und Begegnungswissen vorweisen kann, das die etablierte Medizin nicht bedrohen muß. Ein Patient im Krankenhaus muß nicht nur überleben, sondern er sollte auch krank sein dürfen. Die psychoonkologische Forschung kann nicht darauf hinauslaufen, Modelle zu entwickeln, mit deren Hilfe Krebs seine negativen, schreckbringenden und lebenserschütternden Eigenschaften verliert und der betroffene Mensch wieder reibungslos zufrieden weiterlebt.

Dem Leiden wohnen wesensmäßig Aspekte von Ohnmacht inne. Eine Medizin, die dies verleugnet, wird illusionär, und dies erkennen viele Patienten. Erst eine Aufhebung der Polaritäten zwischen Gesunden, Kranken und ehemals Kranken sowie zwischen Betroffenen und Professionellen wird dazu führen, daß sich anstelle des bisher zu flachen Gesundheitsverständnisses neue – vertiefte – Vorstellungen über die Qualität eines zukünftigen Lebens entwickeln können, die mit weniger Illusionen auskommen.

Die Redaktion

Grundlegende Aspekte zum Konzept der Lebensqualität

M. von Kerekjarto, K.-H. Schulz, C. Kramer, B. Fittschen, S. Schug

Zusammenfassung

Es wird der Versuch unternommen, den Terminus „Lebensqualität" zu definieren. Die für eine gute Lebensqualität notwendigen Lebensbedingungen und deren subjektive Bewertung werden diskutiert.

„Lebensqualität" ist kein statisches, sondern ein dynamisches Konzept, d. h. es verändert sich in derselben Person während des Lebens als Ausdruck eines Anpassungsprozesses in Interaktion mit den jeweiligen Lebensumständen. Dabei bestehen spezifische Unterschiede zwischen chronisch und akut Kranken.

Methoden zur Messung der Lebensqualität werden beispielhaft herausgestellt und minimale Erfordernisse, dieses Konzept zu erfassen, werden empfohlen.

Summary

An attempt is made to define the term „quality of life". The conditions necessary to produce a good quality of life for each human being are discussed and the subjective importance of this is described.

Quality of life is not a static but a dynamic concept, i.e., it changes during the course of life in one and the same person as an adaptational process interacting with life circumstances. There are specific differences between chronically and acutely ill patients.

Examples of approaches to measuring quality of life are given and minimal requirements for assessing this concept are proposed.

Einleitung

Obwohl die Lebensqualität von Patienten sicherlich immer implizit bei verantwortlichem ärztlichem Handeln berücksichtigt wurde, wird der Begriff „Lebensqualität" (LQ) erst seit Mitte der 70er Jahre (Cambell et al. 1976; Priestman u. Baum 1976) und vermehrt seit Anfang der 80er Jahre (Ware et al. 1980; Schmale 1980; Najman u. Levine 1981; v. Kerekjarto 1982a; Croog u. Levine 1982; Wenger et al. 1986; Croog et al. 1986; Ventafridda et al. 1986; Aaronson u. Beckmann 1987) explizit in der Forschung als für medizinisches Handeln relevanter Parameter formuliert.

Angesichts der Verknappung öffentlicher Mittel wächst einerseits der Druck, das Kosten-Nutzen-Verhältnis von Interventionen zu quantifizieren. Andererseits wächst auch die Kritikbereitschaft der Patienten gegenüber einer Medizin, die technisch Machbares mit wenig Rücksicht auf psychische und soziale Folgen unternimmt. Das Ausmaß, in dem z. B. Krebspatienten unwissenschaftlichen Therapiemethoden zuwandern, kann nicht länger mit einem gewissen Wohlwollen übergangen werden (Schraub u. Bernheim 1987). Unter diesen Rahmenbedingungen wird die ethische Notwendigkeit erkannt, außer der rein quantitativen Erhaltung von Personenjahren die Qualität des so gewonnenen Zuwachses an Lebenserwartung in die medizinische Effektivitätsforschung einzuführen (Bernheim 1987; Stjernsward et al. 1986).

Welche Bedeutung die Berücksichtigung von Facetten der LQ bei der Entscheidung für oder gegen eine Therapie spielt, zeigen z. B. Studien, die radio- und/oder chemotherapeutische Therapieprotokolle bei Tumorpatienten begleiten (Sugarbaker et al. 1982; Holland et al. 1986; de Haes et al. 1987; Tamburini et al. 1986; Coates et al. 1987) und Studien über die Wirkung verschiedener Antihypertensiva auf die LQ (Croog et al. 1986).

Bei Durchsicht der Literatur kann jedoch festgestellt werden, daß ein von der „scientific community" allgemein anerkanntes Konzept zur LQ nicht existiert. Dieser Zustand führt, wie in anderen Wissenschaftsbereichen auch (z. B. in der sog. „Streßforschung"), dazu, daß der Begriff inflationäre Verwendung findet und die je verwendeten Operationalisierungen einen einheitlichen Rahmen vermissen lassen (Meyerowitz 1980; van Dam 1986). Dies gilt nicht nur für Untersuchungen eines medizinischen Fachgebiets, etwa der Forschung im onkologischen Bereich, sondern um so mehr, wenn andere Krankheitsbilder in die Betrachtung miteinbezogen werden (Calman 1987; Schraub et al. 1987). Es ist andererseits jedoch durchaus anzustreben, den verschiedenen Aspekten der LQ angepaßt, unterschiedlich fokussierende und innerhalb der Dimensionen der LQ differenzierende Meßinstrumente für verschiedene Krankheitsbilder zu verwenden (Aaronson 1986). Für einen mit Chemotherapie behandelten onkologischen Patienten etwa stehen andere Aspekte der LQ im Mittelpunkt als beispielsweise für einen Herzinfarktrehabilitanden. Dennoch sollte eine Schnittmenge der Operationalisierung eine hohe Übereinstimmung zwischen Studien zur LQ verschiedener Disziplinen gewährleisten.

Subjektive und objektive Indikatoren der Lebensqualität

In der onkologischen und kardiologischen Literatur, hier erschien bis dato der weitaus größte Teil der Publikationen zur Lebensqualitätsforschung, findet sich ein breites Spektrum von Operationalisierungsversuchen zur Lebensqualität. Einige Autoren (Olsson et al. 1986) subsummieren unter LQ nach wie vor nur somatische Aspekte und lassen die psychosozialen Bereiche unberücksichtigt. Badura et al. (1987) beziehen sich auf ein Konzept von Bradburn (1969), das Lebensqualität in mehrere positive und negative Affektbereiche unterteilt, wobei Badura et al. (1987)

für Herzinfarktpatienten die protektive Wirkung des „social support" auf die Gesundung herausstellen. Egger (1982) legt seinen Schwerpunkt auf die subjektive Bewertung der Krankheit, der sozialen Umweltreaktion und der medizinischen Behandlungsmöglichkeiten. Najman u. Levine (1981) diskutieren den Stellenwert sog. objektiver und subjektiver Indikatoren der LQ. Als objektive Indikatoren werden hier nicht nur quantifizierbare Lebensumstände, wie etwa der sozioökonomische Status, die Wohnverhältnisse und Aspekte von Gesundheit/Krankheit verstanden, sondern auch Fremdbeurteilungen von Variablen der LQ des Befragten durch Experten, wie etwa die Erhebung des Karnofsky-Index in der Onkologie. (Der Karnofsky-Index gibt auf einer 10stufigen Guttman-Skala die körperliche Belastbarkeit des Patienten wieder.) Subjektive Indikatoren der LQ sind Selbsteinschätzungen der Befragten bezüglich z. B. der eigenen Befindlichkeit, emotionaler Zustände und sozialer Aktivitäten. Da objektive Lebensumstände nur gering mit der subjektiven Bewertung der LQ einhergehen - ein Problem, das in der psychologischen Meßtheorie bei der oft mangelnden Konvergenz von Selbstbeobachtungs- und Verhaltensebene von allgemeiner Bedeutung ist - plädieren Najman u. Levine (1981) für die Verwendung subjektiver Indikatoren. Als hauptsächliche Determinanten einer hohen subjektiven LQ stellen sie in ihrer Literaturübersicht heraus:

1) stabile soziale Beziehungen,
2) das Ausmaß der wahrgenommenen Differenz zwischen den subjektiven Ansprüchen und den „objektiven" Gegebenheiten.

Für den Bereich „Krankheit-Gesundheit" bestehe diese letztere Beziehung jedoch nicht. Lebenszufriedenheit ist nicht notwendig mit guter Gesundheit verbunden (Bulman u. Wortman 1977; Irwin et al. 1982; Glatzer u. Zapf 1984; de Haes u. Knippenberg 1985). Najman u. Levine (1981) sehen folgende Gründe für die mangelnde Konvergenz objektiver und subjektiver LQ-Indikatoren:

- *Gleichgewichtsmodell:* ungünstige Lebensumstände könnten durch günstigere in anderen Bereichen aufgewogen werden.
- *Anspruchsniveausetzung:* ein subjektiv geringes Anspruchsniveau als Ausdruck der Anpassung an ungünstige („objektive") Lebensumstände.
- *Zeitdimension:* Nach von Kerekjarto u. Schug (1987) kann die allgemeine Zufriedenheit unabhängig vom jeweils gegebenen somatischen Krankheitsgeschehen intraindividuell in der Zeit variieren.

De Haes u. Knippenberg (1985) favorisieren die letzteren Versionen. Externe Umstände würden die Norm dafür, was als „normal" empfunden wreden, verschieben und einen neuen Bewertungsanker manifestieren, von dem ausgehend zeitlich folgende Lebensumstände bewertet würden.

Divergenz- und Prozeßhypothese

Diese Ausführungen führen zu foglenden Hyptohesen:

1) Divergenzhypothese

Objektive und subjektive Indikatoren geben je für sich allein betrachtet nur einen begrenzten Zugang zur LQ des Befragten. Erst die Betrachtung der Art und Weise, wie objektive Zustände bzw. Veränderungen subjektiv bewertet werden, erlaubt die Beurteilung von gegebenen Lebensumständen.

2) Prozeßhypothese

Die Bewertung der LQ ist ein ständiger (Anpassungs-) Prozeß. So können z. B. durch den Eintritt von Lebensereignissen Neubewertungen notwendig werden, so daß die LQ unter Umständen erst nach mehrfachen Auslenkungen wieder stationär positiv eingeschätzt wird, u. a. je nach Persönlichkeitsstruktur (z. B. Extraversion und Neurotizismus) der Betroffenen aufgrund früherer Erfahrungen. Insbesondere bei vorhersehbaren Ereignissen ist auch eine antizipatorische Bewertung anzunehmen. Die empirische Erhebung der LQ erfordert demgemäß eine Prozeßdiagnostik, da permanente Bewertungsprozesse, wie sie etwa für den Bereich Coping von Lazarus u. Launier (1978) beschrieben wurden, für die Einschätzung der LQ eine entscheidende Determinante darstellen.

Zum genaueren Verständnis dieses kognitiven Bewertungsprozesses können Erkenntnisse aus der Coping- (vgl. Beutel 1988), Attributions- (Fiske u. Taylor 1984), Dissonanz- (vgl. Frey 1978) und Motivationsforschung beitragen. Dabei stellen die etwa von Maslow (1954) im einzelnen beschriebenen menschlichen Bedürfnisse als Impulse zur Aufrechterhaltung bzw. Erreichung positiver Emotionen und Kognitionen und zur Vermeidung von Frustrationen einen stets vorhandenen Antrieb zur Verwirklichung individueller Ziele und Befriedigung der Bedürfnisse dar. Physiologische Bedürfnisse (z. B. Nahrung) gelten danach als die wichtigsten Bedürfnisse und deren Befriedigung als lebensgrundlegend. Diesen Bedürfnissen untergeordnet sind in der Rangfolge Sicherheitsbedürfnis, Kontaktbedürfnis, Ich-Bedürfnis (Status, Anerkennung), Bedürfnis nach Selbstverwirklichung. Betrachtet man diese Aufteilung, so scheinen beispielsweise für einen in Remission befindlichen Krebskranken die Grundbedürfnisse recht gut über die Zeit konstant befriedigt zu sein. Die übrigen Bedürfnisse können jedoch über die Zeit, aber auch abhängig vom eigenen Lebensplan und vom momentanen Anspruchsniveau erheblich variieren.

Besondere Bedeutung kommt auch der Kontrollattribution und dissonanztheoretischen Überlegungen zu. So läßt sich etwa das Phänomen der Selbstbeschuldigung bezüglich der Entstehung der Erkrankung bei onkologischen Patienten (Bulman u. Wortman 1977) oft mit der Möglichkeit einer leichteren Bewältigung verstehen. Damit wird eine scheinbare Selbstkontrolle attribuiert, die eine mögliche Vermeidung der Erkrankung offen läßt. Rothbaum et al. (1982) sprechen hier auch von „sekundärer Kontrolle“ als Anpassung an ein unkontrollierbares Ereignis.

Klinische Beobachtungen (von Kerekjarto 1982b) legen nahe, daß onkologische Patienten ihre Lebensziele und damit die Möglichkeit einer positiven Bewertung der LQ für einen jeweils relativ kurzen Zeitabschnitt in der Zukunft festlegen. Ziele aus früheren, eher langfristigen Lebensplänen spielen nur noch eine untergeordnete Rolle. Das heißt, LQ konstituiert sich hier wesentlich aus dem Erreichen und der Befriedigung kurzfristiger Ziele und Bedürfnisse. Herzinfarktrehabilitanden versuchen oft, den durch das Ereignis des Infarkts entstehenden Kontrollverlust zunächst durch Verleugnung zu bewältigen. Durch weitere Anpassungsprozesse kann in der folgenden Auseinandersetzung mit der Erkrankung schließlich oft eine Reaktualisierung prämorbider Verhaltensweisen und Bedürfnisse festgestellt werden. Bei diesen Patienten sind es dann in hohem Maße oft wieder längerfristige Ziele (Streben nach Wiederherstellung der „alten" Belastbarkeit und sozialen Position), die die Bewertung der aktuellen LQ bestimmen. Dieses Beispiel läßt vermuten, daß in Abhängigkeit von Diagnose und Prognose eine unterschiedliche, krankheitsbezogene Anpassung entwickelt wird, die das Anspruchsniveau für eine zufriedenstellende Lebensqualität analog verschiebt.

Empirische Untersuchungen stützen beide Überlegungen.

Ad 1): Divergenzhypothese

Während z. B. Coates et al. (1983) und Yates et al. (1980) eine Kovariation subjektiver und objektiver LQ-Indikatoren hypostasieren und auch beobachten, berichtet Schmale (1980) von im Extremfall sogar inversen Beziehungen zwischen der Fremdeinschätzung z. B. des Karnofsky-Performanzstatus und der Selbsteinschätzung persönlichen Wohlbefindens. Selbst die Fremd- und Selbsteinschätzung allein auf der Karnofsky-Skala zeigt keine hohen Übereinstimmungen (Hutchinson et al. 1979). Gerade die mangelnde Kovariation objektiver und subjektiver Indikatoren ist für Schmale (1980) ein wichtiger Anhaltspunkt für eingehendere Studien. Besonders deutlich wird dies auch in den Falldarstellungen von v. Kerekjarto u. Schug (1987). Ganz entgegen ihren Erwartungen beobachten Sugarbaker et al. (1982), daß eine scheinbar objektiv für die Patienten günstigere, die Extremität erhaltende Therapie gegenüber einer Amputation von den Patienten bezüglich verschiedener psychosozialer- und Verhaltensvariablen nicht günstiger beurteilt wurde. Priestman (1987) und Holland et al. (1986) berichten, daß trotz fehlenden Therapieerfolgs (z. B. als objektive Verkleinerung der Tumormasse) bei Patienten oft eine Verbesserung des subjektiven Zustandes beobachtet wird, dies sogar bei terminal Kranken (von Kerekjarto u. Schug 1987). Jones et al. (1987), van Dam (1986) und Yancik (1986) kommen in ihren Übersichtsreferaten jeweils übereinstimmend zu dem Ergebnis, daß nur ein schwacher Zusammenhang zwischen objektiven Bedingungen und den subjektiven Wahrnehmungen der Patienten bestehe. Grundsätzlich können v. a. in onkologischen Studien immer auch direkte somatopsychische Rückwirkungen sowohl von der Erkrankung selbst, als auch von der Behandlung ausgehend, Kognition und Emotionalität der Patienten in ganz unterschiedlicher Richtung beeinflussen. Goldberg u. Cullen (1985) referieren Ergebnisse, die in diese Richtung weisen. Danach gibt es Hinweise, daß Einschränkungen in der kognitiven Informationsverarbeitung mit einer Minderung des Angstniveaus und einer höheren Schlaftiefe einhergehen können.

Ad 2): Prozeßhypothese
Eine Prozeßdiagnostik von LQ-Indikatoren führten de Haes et al. (1987) durch. Patientinnen zweier verschiedener Therapieprotokolle zur Behandlung von Ovarialkarzinomen wurden über 3 Therapiezyklen jeweils während der Behandlung als auch in den behandlungsfreien Intervallen untersucht. Eine Symptomliste, ein Aktivitätsindex und ein Globalstatement zum subjektiven Krankheitsgefühl wurde erhoben. Nur wenn die Ergebnisse über den gesamten beobachteten Verlauf berücksichtigt wurden, konnte eine Entscheidung bezüglich einer günstigeren LQ für eine der verglichenen Therapien getroffen werden. De Haes et al. (1987) kommen zu dem Schluß, daß Längsschnittdesigns in solchen Therapievergleichsstudien bezüglich der Auswirkungen der Therapien auf die LQ der Patienten unbedingt notwendig seien. Tamburini et al. (1986) untersuchten Hodentumorpatienten einer Therapievergleichsstudie von 4 verschiedenen Protokollen nach 3 und 6 Monaten nach Therapiebeginn. Sie planen weitere Erhebungen nach 1 und 2 Jahren nach Therapiebeginn. Während sich die Lymphadenektomie initial weniger traumatisch als die Chemotherapie für die Patienten auswirkte, kehrte sich dieses Bild später um. Darum seien die Folgeuntersuchungen für eine angemessene Beurteilung der Therapieergebnisse in Termini der LQ unbedingt erforderlich. Jones et al. (1987) entwickelten eine Tagebuchkarte als Begleituntersuchungsinstrument in Tumortherapiestudien. Diese soll von den Patienten täglich ausgefüllt werden, um sowohl kurzfristige, schnell einsetzende als auch länger währende und schleichend beginnende Nebenwirkungen der Therapie zu erfassen. Fünf Variablen werden so täglich über jeweils Dreiwochenperioden erfaßt: „sickness" („vomiting"), „activity", „mood", „anxiety", „overall condition". Die Patienten geben ihr Statement jeweils auf einer Fünfpunkteskala. Ergebnisse von Studien mit diesem Tagebuch sind bisher jedoch nicht publiziert.

Als Determinanten für sowohl die zeitliche Variabilität des Verlaufs der Indikatoren der LQ wie auch für Divergenzen in den Ergebnissen von Studien, die die Zusammenhänge zwischen psychischem Gesamtbefinden und körperlicher Funktionsfähigkeit untersuchen, können angesehen werden:

a) Unterschiedliche Verläufe von Erkrankung und Behandlung (Schipper u. Levitt 1986): diese Verläufe müssen bei der Wahl des Meßzeitpunktes der LQ berücksichtigt werden. So ist der Verlauf einer akuten Erkrankung und einer einmaligen Intervention wie z. B. einer Amputation schon auf der körperlichen Seite ein völlig anderer als der einer schubweise oder progredient verlaufenden Erkrankung oder einer in Zyklen durchgeführten Behandlung. Auch auf der Seite der psychischen Befindlichkeit liegt es daher nahe, einen anderen Verlauf anzunehmen. Die Wahl der Untersuchungszeitpunkte wäre hier von entscheidender Bedeutung.
b) Es ist der Einfluß von Anpassungsprozessen auf die subjektive Einschätzung somatischer und psychischer Befindlichkeit anzunehmen. Messungen, die den Zeitfaktor vernachlässigen, berücksichtigen diese Prozesse nicht und würden daher zu divergenten Ergebnissen führen.

Dimensionen der LQ

Das für kardiovaskuläre Erkrankungen am differenziertesten formulierte Konzept zur Lebensqualität (Levine u. Croog 1984) liegt mit der oben bereits erwähnten Studie zur Prüfung antihypertensiver Therapie auf die LQ vor (Croog et al. 1986). Hier wurde LQ in 8 Dimensionen unterteilt, nämlich in:

1) allgemeines Wohlbefinden,
2) körperliche Symptome,
3) Sexualfunktionen,
4) Arbeitsleistung und -zufriedenheit,
5) emotionaler Zustand,
6) kognitive Funktionen,
7) soziale Aktivitäten,
8) Lebenszufriedenheit.

Aaronson (1986) hält 6 Dimensionen zur Berücksichtigung in Tumortherapiestudien für relevant:

1) Krankheitssymptome und Behandlungsnebenwirkungen,
2) funktioneller Status („self-care activities“, „mobility“, „level of physical activity“, „role activities“),
3) psychische Belastung („psychological distress“),
4) soziale Interaktion,
5) Sexualität und Körperbild,
6) Zufriedenheit mit der medizinischen Behandlung.

In beiden Vorschlägen zur Erhebung der LQ wird diese als mehrdimensionales Konzept aufgefaßt, dessen Dimensionen nach rationalen Überlegungen festgelegt wurden. Eine item- oder faktorenanalytische Überprüfung der Dimensionen wird von den Autoren z. Z. durchgeführt (Aaronson 1989, persönliche Mitteilung). Eigene noch nicht beendete Untersuchungen zur Faktorenstruktur zweier LQ-Fragebögen[1] und eines selbstentwickelten Tagebuchverfahrens geben jedoch Hinweise darauf, daß einige der postulierten Dimensionen faktorenanalytisch nur in einem gemeinsamen Faktor laden. Andererseits bilden Aspekte, die in einer Dimension zusammengefaßt wurden, wie etwa Angst und Depression, verschiedene Faktoren. Dennoch erscheint uns die operationale Einteilung der Lebensqualität in Dimensionen für die Entwicklung von Erhebungsverfahren und die damit verbundene Berücksichtigung der festgelegten LQ-Aspekte durchaus sinnvoll und wichtig. Während in dem Konzept von Aaronson (1986) allein subjektive Indikatoren erhoben werden, erfassen Croog et al. (1986) auch objektive Variablen und werden damit einer der herausgestellten wesentlichen Forderungen an die Lebensqualitätsforschung eher gerecht. Doch unberücksichtigt bleibt die zu erwartende zeitliche Varianz der Variablen, durch die die LQ operationalisiert ist.

---

[1] Es handelt sich um die 1. Version eines von Junge u. Siegrist (1987) ins Deutsche übersetzten Kurzfragebogens aus der Studie von Croog et al. (1986) und um einen von der EORTC 1987 entwickelten Fragebogen zur LQ (s. Beitrag Küchler et al., S. 169ff.).

In der Klinik ergibt sich die Relevanz der LQ primär aus subjektiven Indikatoren, die mit verschiedenen Fremdeinschätzungen und objektiven Parametern verglichen werden sollten. Eine große Diskrepanz erscheint uns dabei stets als Indikation für ein klärendes Gespräch zwischen Patient und medizinischem oder psychologischem Personal. Da abhängig von individuell unterschiedlichen, kognitiven Wertesystemen der Patienten subjektive und objektive Einschätzungen erheblich differieren können, kann es in der konkreten Therapiesituation notwendig sein, vielleicht unrealistische Erwartungen seitens des Patienten einer realistischeren Einschätzung anzupassen. Dennoch sollte entscheidungsbestimmend stets die nach einem Gespräch eventuell revidierte Einschätzung von seiten des Patienten sein.

Die oben beschriebene zeitliche Instabilität von Meßdaten macht es wünschenswert, zur Beurteilung von Änderungen der individuellen LQ eines Patienten in kürzeren Intervallen (etwa wochenweise) Daten zu erheben. Diese Vorgehensweise entspricht der Konzeptualisierung von LQ als Ergebnis von Anpassungsprozessen.

Schlußfolgerungen

Im Bereich der psychologischen Forschung zeichnet sich eine Einigung auf wesentliche Indikatoren der LQ ab; diese sollten in Studien zur LQ mit dem Ziel der Vergleichbarkeit der Ergebnisse Berücksichtigung finden:

1) Emotionen,
2) physische Funktionen,
3) soziale Interaktion,
4) kognitive Funktionen,
5) allgemeine Lebenszufriedenheit;

als 6. Dimension sind krankheitspezifische Symptome noch am ehesten in Abhängigkeit von der spezifischen Fragestellung zu erheben.

Neben dieser inhaltlich begründeten Aufteilung in relevante Grunddimensionen sollten dimensionsanalytische empirische Untersuchungen weitere Impulse geben, die über Verbesserungen der Operationalisierung der LQ hinaus zu gültigen Konzepten führen.

Literatur

Aaronson NK (1986) Methodological issues in psychosocial oncology with special reference to clinical trials. IN: Ventafridda v. Dam FSAM von, Yancik R, Tamburini M (eds) Assessment of quality of life and cancer treatment. Excerpta Medica, Amsterdam, pp 29–41

Aaronson NK, Beckmann J (eds) (1987) The quality of life of cancer patients. Raven, New York (Monograph series of the European organisation for research on treatment of cancer, vol 17)

Badura B, Kaufhold G, Lehmann H, Pfaff H, Schott P, Waltz M (1987) Leben mit dem Herzinfarkt. Eine sozial-epidemiologische Studie. Springer, Berlin, Heidelberg New York Tokyo

Baltrusch HJF, Waltz EM (1987) Theoretical framework for developing measures of quality of life and morale. In: Aaronson NK, Beckmann J (eds) The quality of life of cancer patients. Raven, New York, pp 25–37

Barofsky I (1986) Quality of life assessment. Evolution of the concept. In: Ventafridda V, Dam FSAM van, Yancik R, Tamburini M (eds) Assessment of quality of life and cancer treatment. Exerpta Medica, Amsterdam, pp 11–18

Bernheim JL (1987) Measurement of quality of life: An imperative for experimental cancer medicine. In: Aaronson NK, Beckmann J (eds) The quality of life of cancer patients, Raven, New York, pp 11–19

Beutel M (1988) Bewältigungsprozesse bei chronischen Erkrankungen. VCH, Weinheim

Bradburn N (1969) The structure of well-being. Aldine, Chicago

Brickman P, Coates D (1978) Lottery winners and accident victims: Is happiness relative? J Pers Soc Psychol 36: 917–927 Bulman RJ, Wortman CB (1976) Attributions of blame and coping in the „real worls“: Severe accident victims react to their lot. J Pers Soc Psychol 35:351–363

Calman KC (1987) Definitions and dimensions of quality of life. In: Aaronson NK, Beckmann J (eds) The quality of life of cancer patients, Raven, New York, pp 1–18

Campbell A, Converse PE, Rodgers WL (1976) The quality of American life. Sage, New York

Coates A, Fischer Dillenbeck C, McNeil DR et al. (1983) On the receibing end. II. Linear analogue self-assessment (LASA) in evaluation of aspects of the quality of life of cancer patients receiving therapy. Eur J Cancer Clin Oncol 19:1633–1637

Coates A, Gebski V, Bishop JF et al. (1987) Improving the quality of life during chemotherapy for advanced breast cancer. A comparison of intermittent and continuous treatment strategies. N Engl J Med 317:1490–1495

Cohen C (1982) On the quality of life: some pholosophical reflections. Circulation [Suppl 3] 66:29–32

Croog SH, Levine S (1982) Life after a heart attack: social and psychological factors eight years later. Human Science Press, New York

Croog SH, Levine S, Testa MA et al. (1986) The effects of antihypertensive therapy on the quality of life. N Engl. J Med 314:1657–1664

Dam FSAM van (1986) Psychosocial research and cancer treatment. In: Ventafridda V, Dam FSAM von, Yancik R, Tamburini M (eds) Assessment of quality of life and cancer treatment. Excerpta Medica, Amsterdam, pp 79–87

De Groot AD (1986) An analysis of the concept of ‚quality of life‘. In: Ventafridda V, Dam FSAM van, Yancik R, Tamburini M (eds) Assessment of quality of life and cancer treatment. Exerpta Medica, Amsterdam, pp 65–76

De Haes JCJM, Knippenberg FCE (1985) The quality of life of cancer patients: A review of the literature. Soc Sci Med 20:809–817

De Haes JCJM, Raatgever JW, Burg MEL van der, Hamersma E, Neijt JP (1987) Evaluation of the quality of life of patients with advanced ovarian cancer treated with combination chemotherapy. In: Aaronson NK, Beckmann J (eds) The quality of life of cancer patients. Raven, New York, pp 215–256

Derogatis LR, Abeloff MD, Melisaratos N (1979) Psychological coping mechanisms and survival time in metastatic breast cancer. JAMA 14:1504–1508

Egger J (1982) Auswirkungen des Herzinfarktes auf die subjektive „Lebensqualität“ der Patienten. Rehabilitation 21:51–59

Fiske ST, Taylor SE (1984) Social cognition. Addison-Wesley, Reading/MA

Frey D (1978) Die Theorie der kognitiven Dissonanz. In: Frey D (Hrsg) Kognitive Theorien der Sozialpsychologie. Huber, Bern, 243–292

Glatzer W, Zapf W (Hrsg) (1984) Lebensqualität in der BRD. Objektive Lebensbedingungen und subjektives Wohlbefinden. Campus, Frankfurt am Main

Goldberg RJ, Cullen LO (1985) Factors important to psychosocial adjustment to cancer: A review of the evidence. Soc Sci Med 20:803–807

Holland JC, Silberfarb P, Tross S, Cella D (1986) Psychosocial research in cancer: The cancer and leukemia group B (CALGB) experience. In: Ventafridda V, Dam FSAM von, Yancik R, Tamburini M (eds) Assessment of quality of life and cancer treatment. Excerpta Medica, Amsterdam, pp 89–101

Hutchinson TA, Boyd NF, Feinstein AR (1979) Scientific problems in clinical scales, as demonstrated in the Karnofsky index of performance status. J Chronic Dis 32:661–666

Irwin PH, Gottlieb A, Kramer S, Danoff B (1982) Quality of life after radiation therapy: A study of 309 cancer survivors. Soc Indic Res 10:187–210

Jones DR, Fayers PM, Simons J (1987) Measuring and analysing quality of life in cancer clinical trials: A review. In: Aaronson NK, Beckmann J (eds) The quality of life of cancer patients, Raven, New York, pp 41–59

Junge A, Siegrist J (1987) Pretest: Fragebogen zur Lebensqualität unter antihypertensiver Medikation. Institut für Medizinische Soziologie, Universität Marburg (interner Abschlußbericht)

Karnofsky DA, Burchenal JH (1949) The clinical evaluation of chemotherapeutic agents in cancer. In: MacLeod CM (ed) Evaluation of chemotherapeutic agents. Symposium held at New York Academy of Medicine, New York, 1948. Columbia, New York, pp 191–205

Kerekjarto M von (1982a) Considerations for the impact of medical therapy on quality of life. In: Baum M, Kay R, Scheurlen H (eds) Clinical trials in early breast cancer. 2nd Heidelberger Symposium, Heidelberg, December 14–17, 1981. Birkhäuser, Basel (Experientia, Suppl vol 41)

Kerekjarto M von (1982b) Psychosoziale Faktoren bei der Therapie und Betreuung von Neoplasiepatienten. Med Klin 77:314–316

Kerekjarto M von, Schug S (1987) Psychosoziale Betreuung von Tumorpatienten im ambulanten und stationären Bereich. Zuckschwerdt, München (Akturelle Onkologie, Bd 37)

Lazarus R, Launier R (1978) Stress-related transactions between person and environment. In: Pervin LA, Lewis M (eds) Perspective in interactional psychology. Plenum, New York, pp 287–327

Levine S, Croog SH (1984) What constitutes quality of life? A conceptualization of the dimensions of life quality in healthy populations and patients with cardiovascular disease. In: Wenger NK, Mattson ME, Furberg CD, Elinson J (eds) Assessment of quality of life in clinical trials of cardiovascular therapies. LeJacq, New York, pp 46–58

Maslow AH (1954) Motivation and personality. Harper & Row, New York

Mendola WF, Pellegrini RV (1979) Quality of life and coronary artery bypass surgery patients. Soc Sci Med 13:457–461

Meyerowitz BE, Psychosocial correlates of breast cancer and its treatments. Psychol Bull 87:108–131

Najman JM, Levine S (1981) Evaluation of the impact of medical care and technology on the quality of life: A review and critique. Soc Sci Med 15:107–115

Olsson G, Lubsen J Es GA van, Rehnquist N (1986) Quality of life after myocardial infarction: effect of long term metoprolol on mortality and morbidity. Br Med J 292:1491–1493

Priestman TJ (1987) Evaluation of quality of life in women with breast cancer. In: Aaronson NK, Beckmann J (eds) The quality of life of cancer patients. Raven, New York, pp 193–200

Priestman TJ, Baum M (1976) Evaluation of quality of life in patients receiving treatment for advanced breast cancer. Lancet 24:899–901

Rogers CR (1959) A theory of therapy, personality and interpersonal relationships as developed in the elienteentered framework. In: Koch S (ed) Psychology. A study of science, vol 3. McGraw-Hill, New York, pp 184–256

Ross JK, Diwell AE, Marsh J (1978) Wessex cardiac surgery follow up survey: The quality of life after operation. Thorax 33:3–9

Rothbaum F, Weiß JR, Synder SS (1982) Changing the world and changing the self: A two-process model of percieved control. J Pers Soc Psychol 42:5–37

Schipper H, Levitt M (1986) Quality of life in cancer trials: What is it? Why measure it? In: Ventafridda V, Dam FSAm von, Yancik R, Tamburini M (eds) Assessment of quality of ife and cancer treatment. Exerpta Medica, Amsterdam, pp 19–28

Schmale AH (1980) Clinical trials in psycosocial medicine: Methodologic and statistical considerations. Cancer Treat Rep 64:441–443

Schraub S, Bernheim JL (1987) Quackery in the quest of quality: Reflections of the impact of unproven methods in the treatment of cancer. In: Aaronson NK, Beckman J (eds) The quality of life of cancer patients. Raven, New York, pp 275–282

Schraub S, Bransfield DD, Monpetit E, Fournier J (1987) Comparison of three methods to measure quality of life. In: Aaronson NK, Beckmann J (eds) The quality of life of cancer patients. Raven, New York, pp 83–92

Stjernsward J, Stanley K, Koroltchouk V (1986) Quality of life of cancer patients – goals and objektives. In: Ventafridda V, Dam FSAM van, Yancik R, Tamburini M (eds) Assessment of quality of life and cancer treatment. Exerpta Medica, Amsterdam, pp 1–8

Sugarbaker PH, Barofsky I, Rosenberg SA, Gianola FJ (1982) Quality of life assessment of patients in extremity sarcoma clinical trials. Surgery 91:17–23

Tamburini M, Filiberti A, Barbieri A, Zanoni F, Pizzocaro G, Ventafridda V (1986) Psychosocial measurement of testicular cancer therapy prelimery data of a prospective study. In: Ventafridda V, Dam FSAM van, Yancik R, Tamburini M (eds) Assessment of quality of life and cancer treatment. Excerpta Medica, Amsterdam, pp 167–173

Temoshok L, Heller BW (1984) On comparing apples, oranges and fruit salad: a methodological overview of medical outcome studies in psychosocial oncology. In: Cooper CL (ed) Psychosocial stress and cancer. Wiley & Sons, New York, pp 231–260

Ventafridda V, Dam FSAM van, Yancik R, Tamburini M (eds) (1986) Assessment of quality of life and cancer treatment. Exerpta Medica, Amsterdam

Ware JE (1984) Conceptualizing disease impact and treatment outcomes. Cancer 53:2316–2326

Ware JE, Brook RH, Davies-Avery A (1980) Conceptualization and measurement of health for adults in the health insurance study. Model of health and methodology. Rand, Santa Monica/CA

Wenger NK (1986a) Quality of life: Concept and approach to measurement. Adv Cardiol 33:122–130

Wenger NK (1986b) Quality of life concerns in the rehabilitation of patients with cardiovascular disease. Bibl Cardiol 40:109–128

Wenger NK, Mattson ME, Furberg CD, Elison J (1986) Assessment of quality of life in clinical trials of cardiovascular therapies. LeJacq, New York

Yancik R (1986) Parallels between research approaches to address problems of quality of life issues in the elderly and cancer patients. In: Ventafridda V, Dam FSAM van, Yancik R, Tamburini M (eds) Assessment of quality of life and cancer treatment. Excerpta Medica, Amsterdam, pp 51–64

Yates JW, Chalmer B, McKegney FP (1980) Evaluation of patients with advanced cancer using the Karnofsky performance status. Cancer 45:2220–2224

Zum Ergebnis

Dieser theoretische Beitrag behandelt eine Reihe von Grundsatzfragen zur Konzeptualisierung und Operationalisierung des Begriffes „Lebensqualität" (LQ). Ausgehend von der Feststellung, daß gegenwärtig kein allgemein anerkanntes Konzept zur LQ existiert, wird für die Verwendung eines mehrdimensionalen Ansatzes plädiert, in dem sowohl krankheitsspezifische als auch krankheitsübergreifende Aspekte erfaßt werden. Im Mittelpunkt der theoretischen Diskussion steht die Frage nach der Relation subjektiver und objektiver Betrachtungsebenen. Die häufigste Beobachtung zahlreicher empirischer Untersuchungen ist die einer geringen Konvergenz subjektiver und objektiver Parameter, unabhängig davon, ob die objektiven Aspekte sich auf physiologische oder Verhaltensmaße oder auch auf Fremdbeurteilungsdaten beziehen. Als mögliche Gründe für geringe Zusammenhänge werden 2 zentrale Hypothesen diskutiert: Die Divergenz- und die Prozeßhypothese. Für beide Annahmen werden empirische Befunde referiert.

Nach der *Divergenzhypothese* repräsentieren objektive und subjektive Indikatoren jeweils nur begrenzte Aspekte der Lebensqualität eines Patienten. Geringe Zusammenhänge ergeben sich aus der je unterschiedlichen individuellen Wahrnehmung und Verarbeitung der objektiven Gegebenheiten. Hier gilt es, die relevanten Verarbeitungsmuster und ihre krankheitsbedingten Veränderungen zu erfassen, von denen die Veränderung der subjektiven „Norm" zur Beurteilung der eigenen Lebensumstände bisher im Vordergrund des Interesses steht.

Die *Prozeßhypothese* kann diesbezüglich als Ergänzung verstanden werden. Die Bewertung der Lebensqualität wird als ein Prozeß verstanden, der sich im Verlauf krankheitsbedingter Ereignisse potentiell ständig verändern kann. Dies wird im wesentlichen auf situationsbedingte Veränderungen der individuellen Bedürfnishierarchie zurückgeführt. Erste empirische Untersuchungen, die eine Erfassung der LQ im Längsschnitt vorsahen, konnten den pragmatischen Nutzen im Rahmen von Therapievergleichsstudien belegen, ohne jedoch zur Klärung der zugrundeliegenden theoretischen Annahmen beizutragen.

Die Redaktion

Der Stand der Forschung zur sogenannten prämorbiden Krebspersönlichkeit

R. Schwarz

Zusammenfassung

Neben Verhaltensweisen, die unzweifelhaft das Krebsrisiko erhöhen, bleibt die Frage einer persönlichkeitsgebundenen Krebsanfälligkeit umstritten, trotz einer langen Tradition dieser Theorie. So homogen die historischen Vorstellungen einer „Krebspersönlichkeit" auch erscheinen, so verschieden erweisen sich bei näherem Hinsehen die im aktuellen Schriftum vertretenen Thesen und die erzielten Ergebnisse. Selbst die prospektiven Studien, denen aus methodischen Gründen ein hoher wissenschaftlicher Wert beigemessen wird, vermögen es nicht, Theorien zur Psychoätiologie onkologischer Erkrankungen zu belegen.

Summary

The question of whether cancer may be due to a certain type of personality and not just behaviour which undoubtedly increases the risk of developing cancer, remains a controversial subject. As homogenous as historical ideas about a "cancer-prone personality" might seem, these theses and results today appear inconsistent. Even prospective studies, which for methodological reasons are of considerable value, are inable to give evidence substantiating theories of a psychological etiology of cancer.

Einleitung

Die affektiv hochbesetzte Diskussion um das Wesen von Krankheit als ein anonymer biologischer Prozeß oder aber als „Reaktionsmöglichkeit des erlebenden Individuums in hilfloser Lage" (Mitscherlich 1966, S. 9) erfaßt immer wieder aufs neue auch die Onkologie, besonders im Hinblick auf ätiologische Aspekte.

Überlegungen, inwieweit in der Onkogenese psychosoziale Einflüsse eine Rolle spielen, lassen sich auf mehreren Ebenen anstellen. Ohne Zweifel gibt es Verhaltensweisen, die aus einem kulturellen oder individuellen Kontext motiviert sind und gleichzeitig kanzerogene Risiken in sich bergen – wie z. B. Abusus entsprechender Genußgifte, Exposition von UV-Licht, bestimmte Ernährungsweisen, etc. Auch

Krankheiten mit klarer körperlicher Manifestation und mit psychosomatischem Hintergrund können ein erhöhtes Krebsrisiko mit sich bringen, wie z. B. Colitis ulcerosa, Morbus Crohn und Ulcus ventriculi.

Sehr kontrovers diskutiert ist jedoch die Vorstellung, daß in der Entstehung von Krebsleiden besondere persönlichkeitsgebundene Wesensmerkmale - die „Krebspersönlichkeit" - ausschlaggebend seien. Wenngleich Vertreter dieser Theorie auch eine historische Eindeutigkeit postulieren, lehrt ein geschichtlicher Rückblick, daß die psychosomatische Betrachtung von Krebsleiden keineswegs aus einem Guß ist.

Psychosoziale Kanzerogenese aus historischer Sicht

Ein Zusammmenhang zwischen gestörtem seelischem Befinden und der Erkrankung an einem bösartigen Tumor wird seit der Antike (Hippokrates; Galenus) betont und von vielen Rezipienten als historischer Beleg für eine seelische Verursachung von Tumorleiden gewertet (vgl. u. a. Kowal 1955; Baltrusch et al. 1963/64; LeShan 1977; Bahnson 1986).

Ein bis in das aktuelle Schrifttum tradiertes und explizit auf die Antike bezogenes Krankheitsbild, die Melancholie, nimmt in der Reihe der als karzinogen eingestuften seelischen Verfassungen eine Schlüsselstellung ein, ungeachtet der Tatsache, daß die antiken Ärzte unter diesem Syndrom ganz andere leib-seelische Zustände verstanden, als sie heute mit Melancholie assoziiert sind (vgl. Schwarz 1987).

Trotz des durch die Jahrhunderte gewandelten Melancholiebegriffs müssen schon seit dem Mittelalter bei seinerzeit maßgeblichen Ärzten bis heute Hippokrates und Galenus als Gewährsleute für „Krebs durch Melancholie" herhalten (vgl. Kowal 1955). Der durch ein Überwiegen der „schwarzen Galle" hervorgerufene Krankheitskomplex reduzierte sich in der Folgezeit auf ein ausschließlich seelisches Leiden, das durch Furcht, heftige Trauer, nervöse und hysterische Beschwerden gekennzeichnet war - und nun seinerseits Krebs erzeugen soll.

In der Zeit nach der industriellen Revolution galt Krebs als Folge seelischer Überlastung, was, durch W. Meyer auf den Streßbegriff gebracht, als eine Krebsursache in die Literatur einging (Sohl 1975). Später gerieten die onkologischen Leiden in Verbindung mit depressiven Zuständen im Sinne einer „Erschöpfungsdepression".

In der Erklärungsabfolge von psychosomatischen Krebsursachen wurde also das Verständnis einer leib-seelischen Koinzidenz abgelöst durch eine Persönlichkeitstheorie, die sich schließlich unter der gleichen Begrifflichkeit in ein Überlastungsmodell wandelte, um dann im Schrifttum der vergangenen 50 Jahre wieder in eine Persönlichkeitstheorie, die von der „Krebspersönlichkeit", überzugehen. Das heißt allerdings nicht, daß damit die anderen theoretischen Konzepte verlassen wären. In der aktuellen Literatur werden die verschiedenen Ansätze parallel vertreten - was Sontag (1979) Recht gibt, die alle diejenigen kritisiert, die für ihre psychosoziale Krebstheorie eine gradlinige historische Unterstützung in Anspruch nehmen: „Die Beobachtungen des 19. Jahrhunderts unterminieren die Anschauung des späten 20. Jahrhunderts jedoch eher, als daß sie sie unterstützen."

Eine systematische und an wissenschaftlichen Methoden orientierte psychosoziale Erforschung Krebskranker setzte etwa in der Zeit um den 1. Weltkrieg ein - in einer wissenschaftsgeschichtlichen Epoche, die sich besonders um die Klärung forschungslogischer Fragen bemühte. Im Gefolge der verschiedenen „Methodenstreits" (Albert u. Topitsch 1979) fächerten sich die wissenschaftlichen Paradigmen auf, die sich auch quer durch das psychosomatische Wissenschaftsverständnis ziehen (Hahn 1979).

Somit verzeichnen wir auch bei den psychoonkologischen Studien einen theoretischen und methodischen Pluralismus, der eine eindeutige Zuordnung der Autoren zu abgrenzbaren Schulen, d. h. Erklärungsmodellen mit einheitlicher methodischer Ausrichtung erschwert.

Aktuelle Forschungsansätze und theoretische Bezüge

Der Konstruktion eines Idealtypus - hier des „Typus carcinomatosus" (Typ „C" nach Baltrusch et al. 1988) - liegen im Bereich der deskriptiven Persönlichkeitsforschung 2 Arten von Strategien zugrunde. Auf der einen Seite steht die Eindrucksbildung eines Beobachters in einer unstrukturierten Szene - hier verkürzend „Phänomenologie" genannt (vgl. Bacon et al. 1952; Plügge 1956; Neumann 1959); den Gegenpart spielt die Testpsychologie, die mit experimentellen Methoden die Situation gestaltet, um mittels standardisierter Testreize verallgemeinerbare, typische Reaktionen zu provozieren. Vertreter beider Vorgehensweisen versuchen mit ihren Mitteln, ein typisches Portrait des Krebskranken zu zeichnen.

In der länger als 50jährigen Geschichte der testpsychologischen Erforschung des Krebsproblems sind eine Fülle von Verfahren bei den verschiedensten Patientengruppen angewandt worden (vgl. Gosslar 1980; Ziegler 1983; Helmkamp u. Paul 1984; Cooper et al. 1986; Pohler 1986; Scherg 1986; Köpp 1987).

Die überwiegende Zahl der Studien zur Krebspersönlichkeit bedienen sich mehrerer methodischer Ansätze; meist werden Skalen oder Tests kombiniert mit halbstrukturierten oder freien Interviews zur Biographie, der speziellen Krankheitsvorgeschichte etc.

Zur Diagnostik der „Krebspersönlichkeit" werden sowohl projektive als auch sog. objektive Testverfahren verwendet. An projektiven Tests wurden eingesetzt der Rorschach-Test, der TAT, der Rosenzweig-Test, der Wartegg-Test, der Szondi-Test, der Szenotest und diverse Zeichentests sowie die Handschriftenanalyse.

Bei einer Durchsicht der verschiedenen Studien zur Krebspersönlichkeit fällt jedoch auf, daß - ungeachtet der jeweiligen Methode der Datengewinnung und übrigens auch der Tumorlokalisation - recht gleichlautende Charakteristika berichtet wurden:

- Verleugnung und Verdrängung,
- verminderte Selbstwahrnehmung und Kapazität zur Introspektion,
- verminderte Gefühlsabfuhr,
- verminderter Ausdruck von Ärger und Wut,
- Selbstaufopferung und Selbstbeschuldigung, Altruismus,
- starrer, konformer Lebensstil,
- Autoritätsgläubigkeit, Religiosität und Moralität,
- flache, verwundbare zwischenmenschliche Beziehungen,

- gehemmte Sexualität,
- Neigung zu Hoffnungslosigkeit und Verzweiflung,
- reduzierte Symptomaufmerksamkeit, ungünstiges Gesundheitsverhalten,
- Verlust signifikanter Objektbeziehungen und pathologische Trauer

(Zusammenstellung nach Hürny u. Adler 1981).

Auch wenn cum grano salis dasselbe Bild von den wo auch immer wissenschaftlich beheimateten Vertretern der Theorie einer „Krebspersönlichkeit" beschrieben wird, darf das nicht über die Widersprüchlichkeit der empirischen Grundlage hinweg täuschen. Wir kennen kaum ein (auch signifikantes) Ergebnis, für das nicht ein (ebenfalls signifikantes) Gegenergebnis zu finden wäre (vgl. Gosslar 1980; Hürny u. Adler 1981). Bemerkenswert ist dabei die nahezu fehlende Rezeption „negativer", d. h. hypothesenwidriger Resultate oder kritischer Stimmen. Statt dessen erschöpft sich die forscherische Kreativität in - je nach wissenschaftlicher Provenienz - charakteristischen Erklärungen oder Deutungen des onkologischen Geschehens.

Auf Reich (1948) stützen sich beispielsweise Büntig (1982), Lermer (1982) und Heinerth (1987), indem sie „fehlgeleitete Lebenskraft" für die Krebserkrankung verantwortlich machen, die durch entsprechende Therapieverfahren (Simonton et al. 1982; LeShan 1982; Büntig 1980) rekanalisierbar wäre. Als gehemmte sexuelle und aggressive Energie werden die Krebserkrankungen bei Grossarth-Maticek (1979), bei Eicher et al. (1977) und auch bei Greer u. Morris (1975) verstanden. Im Sinne eines Konversionssymptoms deuten Bacon et al. (1952), Beck et al. (1975), Jonas (1986) - um nur einige zu nennen - das maligne Tumorwachstum, und Pöldinger (1986) schließlich interpretiert die Krebserkrankung als Aggressionsumkehr gegen die eigene Person.

Seitdem die Bedeutung frühkindlich erlittener Verlusterlebnisse im Entstehungszusammenhang von Konversionssymptomen erkannt war, fand man auch in der Anamnese von Krebskranken solche Traumatisierungen (Bahnson 1986; LeShan 1982). In Anknüpfung an Engel u. Schmahle (1969) gelten schließlich solche Verluste als pathogen, die von Hoffnungs- und Hilflosigkeit gefolgt sind und so zu einer Somatisierung konflikthaft erlebter Verluste führen (vgl. Schmahle u. Iker 1971).

Während in diesem motivationalen Kontext die Krebserkrankung als „Triebschicksal" gedeutet wird, verstehen gelegentlich sogar dieselben Autoren an anderer Stelle (Bahnson 1986, Baltrusch et al. 1963/64, Grossarth-Maticek 1979, Lermer 1982) die Krebserkrankungen als Abwehrdefekt im Simme einer „psychosomatischen Persönlichkeit" oder eines „Alexithymiesyndroms" (Sifneos 1973). Aus dieser Sicht heraus wird prognostiziert, daß körperliche und seelische Symptome einander ausschließen. Bestätigt sehen diese Hypothese Kissen u. Eysenck (1962), die einen geringeren Neurotizismuswert bei Krebspatienten als bei einer Kontrollgruppe finden, ebenso Bahnson (1986), der schlußfolgert, das sich die Erkrankung an einer paranoiden Psychose und an Krebs gegenseitig ausschließen müßte. Entgegengesetzte Ergebnisse erzielten allderdings Petschke (1956), der gerade unter paranoiden Psychotikern besonders viele Krebspatienten fand, sowie Watson u. Schuld (1977), Black u. Winokur (1986/87) die ebenfalls maligne Erkrankungen bei psychiatrischen und paranoiden Patienten beobachteten.

Eine Entsprechung der Verlusthypothese bei psychodynamisch orientierten Autoren findet sich bei Medizinsoziologen und Sozialpsychologen im Konzept der belastenden Lebensereignisse. Auch hier werden von zahlreichen Forschergruppen Kumulationen von Belastungen durch Verluste im Vorfeld von Krebserkrankungen gefunden (Grissom et al. 1975; Blohmke et al. 1976; Neumeyer 1978; Bahnson 1986). Allerdings bleiben auch diese Befunde nicht unwidersprochen - so beispielsweise von Muslin et al. (1966) und von Helmkamp u. Paul (1984). In komplementärer Weise gilt soziale Unterstützung als protektiver Faktor gegen Erkrankungen und somit auch gegen Krebs. Kissen (1966), Neumeyer (1978) und Wirsching et al. (1981) finden - im Gegensatz beispielsweise zu Joffres et al. (1985) -, daß Krebspatienten weniger soziale Unterstützung erfahren als Kontrollpatienten, wobei Wirsching feststellt, daß inbesondere Frauen, die an einem Mammakarzinom erkrankt sind, aufgrund ihrer altruistischen Persönlichkeit eher anderen soziale Unterstützung anbieten, als diese selber annehmen zu können.

Beides, die Belastungen durch widrige Lebensereignisse und die Wirkung von sozialer Unterstützung, bezieht sich auf das subjektive Belastungserleben. Nachdem als Moderator des individuell wirksamen „Streß" die Bewältigungsmöglichkeiten (Coping) des einzelnen erkannt waren, ergab sich ein Perspektivenwechsel von der Belastungs-, also der Anforderungsseite, zur Reaktionsseite des Individuums; gleichzeitig änderte sich das Verständnis menschlichen Verhaltens (wozu in diesem Kontext auch Krankheiten zählen), das nicht mehr, wie bei den behavioristischen Verstärkertheorien, als Maximierung von belohnenden Ereignissen verstanden wurde, sondern eher einen Sinn in der Aufrechterhaltung einer durch Regelkreise bestimmten Homöostase erhielt.

Der Begriff der *Homöostase*, des Gleichgewichts zwischen belastenden und neutralisierenden Kräften, spielt in der Onkogenese eine große Rolle, v. a. da sich hier eine Brücke zwischen den seelischen und körperlichen Vorgängen schlagen läßt. Gemäß der Immunüberwachungstheorie (Burnet 1970) stören Beeinträchtigungen der körpereigenen Abwehr das Gleichgewicht zwischen universell im Organismus entstehenden malignen Zellen und deren Elimination; somit könnte auch „Streß", soweit er Einfluß auf die Immunfunktionen hat, das Risiko erhöhen, an Krebs zu erkranken.

Im körpereigenen Abwehrsystem sehen viele Forscher eine letzte gemeinsame Endstrecke psychosensibler endokriner und zentralnervöser Einflüsse. Eine relativ junge Spezialdisziplin, die „Psychoneuroimmunologie", widmet sich mit zunehmender Intensität diesen Fragen (Ader 1981; Schultz u. Raedler 1986; v. Kerekjarto 1987). In der Tat steht inzwischen außer Frage, daß Immunfunktionen durch seelische Mechanismen beeinflußbar sind. Insbesondere nach starken Belastungen, z. B. durch Verlusterlebnisse, wurde eine Immunsuppression beobachtet (Bartrop et al. 1977; Schultz u. Raedler 1986). Nach Totman et al. (1980) scheint zudem der Zusammenhang zwischen Streßbelastungen, beeinträchtigter körperlicher Immunantwort und dem Auftreten von Infekten wahscheinlich zu sein. Die Beobachtung, daß Aids-Kranke oder Patienten, die im Zusammenhang mit einer Organtransplantation immunsuppressiv behandelt wurden, eine höhere Tumorinzidenz aufweisen, spricht für die Relevanz des Immunsystems bei der Kontrolle maligner Prozesse.

Es stehen nun im Bereich der Karzinogenese wie auch des Tumorwachstums zwar plausibel erscheinende Denkmodelle zur Verfügung, diese konnten bisher jedoch nicht durch empirisch überzeugende Befunde am Menschen bestätigt werden. Eine Überprüfung des Modells der psychosozialen Kanzerogenese anhand konkreter Daten wird sich somit einstweilen auf die unmittelbar aus der Beschreibung der „Krebspersönlichkeit" ableitbaren Hypothesen beschränken müssen.

Die empirische Prüfung von Theorien einer psychosozialen Kanzerogenese

Forschungsresultate sind bestimmt von dem Studienaufbau und von den eingesetzten Meßverfahren und erhalten auf diesem Hintergrund erst ihre logische und praktische Bedeutung. Die referierten methodischen Ansätze werden demzufolge daraufhin zu untersuchen sein, inwieweit generalisierende Aussagen gemacht werden und wie diese begründet sind.

Einen relativ geringen Aufwand verspricht die retrospektive Befragung von krebskranken Menschen bezüglich ihrer Erfahrungen und Eigenschaften vor Erkrankungungsbeginn. Inwieweit jedoch selbst verhältnismäßig „harte" Fakten, wie belastende und lebensverändernde Ereignisse oder als situationsstabil erachtete Persönlichkeitsmerkmale im lebensgeschichtlichen Rückblick und unter der aktuellen Krankheitsbedrohung zuverlässig erfaßbar sind, ist schwer abschätzbar. Kaum einschätzbare Verzerrungen sind zu erwarten durch die krankheitsdependenten Befindlichkeitsveränderungen und durch psychisches und soziales Bewältigungsverhalten, die gerade symptomzentrierte Befragung in Richtung auf Depressivität, Hoffnungslosigkeit und soziale Anpassung verfälschen.

Seelische Alterationen als Folge des Krankheitsgeschehens sind außerdem denkbar im Zusammenhang eines paraneoplastischen Geschehens oder als Reaktion auf körperliche Veränderungen. Diese methodenbedingten Fehlerquellen schlagen zu Buche, wenn keine Kontrollgruppe herangezogen wird wie z. B. in den älteren Studien von Evans (1926), Bacon et al. (1952), aber auch in jüngerer Zeit bei Jenner (1981) und Holzbauer (1981).

Die Wirkung von Störvariablen auf das zu untersuchende Kriterium auszuschalten, ist das Anliegen eines jeden Studienprotokolls. Der querschnittliche Vergleich von Patienten mit einer bekannten Krebserkrankung mit Gesunden kann keinen Anspruch auf krebsätiologische Ergebnisse erheben wegen der Unkalkulierbarkeit sekundär psychischer Rückwirkungen auf das Befinden. Je heterogener die jeweiligen Kombinationen von Kontrollgruppen, um so differenzierter, widersprüchlicher und schwerer interpretierbar werden die Ergebnisse. Vor allem dann, wenn exakte Parallelisierungen vorliegen (vgl. Gosslar 1980), verlieren sich die charakteristischen Eigenschaften der „Krebspersönlichkeit" oder verdünnen sich auf einige Tendenzen (Watson u. Schuld 1977). Welche Ergebnisse solche retrospektiven Kontrolluntersuchungen auch immer liefern, es bleibt die Frage offen, inwieweit sich aus dem querschnittlichen Vergleich zwischen Krebspatienten und Kontrollpersonen für die Karzinomgenese bedeutsame Faktoren ableiten lassen. Verschiedene Alternativerklärungen für differente Merkmalsausprägungen zwischen den Gruppen wären plausibel:

Unterschiede zwischen Experimental- und Kontrollgruppe können auf Eigenschaften der letzteren zurückgehen, insbesondere dann, wenn es sich bei den

Kontrollen um schwere, chronisch verlaufende Krankheiten handelt mit womöglich psychogener Komponente oder starker seelischer Beteiligung; so verglichen beispielsweise Kneier u. Temoshok (1984) wie auch Egger u. Maier (1986) Patienten mit Myokardinfarkt und Melanom. Herzinfarkt- und dazu noch TBC-Kranke bildeten die Kontrollen bei Seth u. Saksena (1977).

Auch bei größter methodischer Umsicht ist es zweifelhaft, ob sich krankheitsdependente von ätiologisch relevanten Faktoren durch Kontrollgruppendesigns „herauspartialisieren" lassen. Wenngleich es Krankheiten gibt, die objektiv gesehen ähnlich bedrohlich sind, ist die psychische Repräsentanz von „Krebs" diagnosespezifisch und insofern nicht kontrollierbar; d. h. ätiologisch wirkende psychische Phänomene sind in unkalkulierbarer Weise verwoben mit seelischen Ausdrucksformen der Krankheitsbewältigung.

Um zu vermeiden, daß die bereits eingetretene Krankheit das Studium ihrer vermuteten Ursachen erschwert oder unmöglich macht, werden in prospektiven Studien gesunde Personen untersucht und bezüglich hypothetischer Risikofaktoren eingeschätzt. Einem solchen Vorgehen stehen im Falle von malignen Erkrankungen zahlreiche Schwierigkeiten entgegen. Wenn sich eine Studie, gemäß den theoretischen Erfordernissen, auf eine Tumorart konzentrieren würde, dann würde eine ausreichende Stichprobe nahzu unbewältigbar groß. Nach einer groben Hochrechnung von Koch (1982) erforderte eine auf 10 Jahre angelegte prospektive Untersuchung von ca. 200 brustkrebskranken Frauen eine Eingangsstichproben von 40000–50000. Dabei wäre zu fordern, daß bereits bei Studienbeginn eine Falldefinition des prospektiven Krebspatienten getroffen ist.

Von den wenigen vorliegenden prospektiven Untersuchungen erfüllt keine diese Kriterien. Mit Ausnahme einiger Arbeiten von Grossarth-Maticek et al. (1988) stützen sich die vorliegenden Studien auf Daten, die im Zusammenhang mit anderen Fragestellungen erhoben wurden und die erst nachträglich für die Prüfung psychoätiologischer Krebstheorien in Dienst gestellt wurden, angepaßt auf die zur Verfügung stehenden Testergebnisse.

So zog Hagnell (1966) die 1947 anläßlich der psychiatrischen Feldstudie in der schwedischen Stadt Lundby erhobenen Daten zur Vorhersage auf Erkrankungs- und Todesfälle an malignen Tumoren heran. Das Merkmal „Substabilität" nach Sjöbring erwies sich für die 22 an Krebs erkrankten bzw. verstorbenen Frauen als signifikanter Prädiktor – nicht aber für die 21 von Krebs betroffenen Männer. Die Beschreibung dieser Persönlichkeitskategorie: „Warm, herzlich, direkt, arbeitsam, interessiert an Menschen, sozial, pflegt zwischenmenschliche Beziehungen, nimmt affektiv Anteil am täglichen Geschehen, bei Depression Tendenz zum Rückzug und Hemmungen" läßt sich allerdings nur schwer mit den bisher angenommenen Merkmalen der „Krebspersönlichkeit" in Einklang bringen.

Zur Identifikation von Risikofaktoren für Suizidalität unter Studenten, später auch für Bluthochdruck und koronare Herzerkrankung, führten Thomas et al. die Johns Hopkins Precursors Study durch als Totalerhebung von Medizinstudenten, die in den Jahren 1948–1964 die Abschlußklasse der medizinischen Fakultät besucht hatten (n = 1337). Die Auswertung bezog dann auch später auftretende psychiatrische Leiden und Tumorerkrankungen ein. Angefangen von der ersten Auswertung (Thomas u. Greenstreet 1973) mit 9 Tumorerkrankten bis zu 48 Krebsfällen im Jahre 1979 (Thomas et al. 1979) blieb als Besonderheit einzig erhalten, daß die zukünftigen

Krebspatienten sich von den anderen Erkrankungsgruppen durch die Eigenschaft „Nähe zu den Eltern" unterschieden. Andere Unterschiede nivellierten sich mit zunehmender Dauer der Studie und wachsender Zahl der Erkrankten (vgl. Thomas 1981; Ziegler 1983).

Angesichts der großen Variablenzahl in dieser Studie erfordert der teststatistische Umgang mit den Ergebnissen besondere Beachtung. Wenn die Datenerhebung nicht von Beginn an auf die Überprüfung einer psychoonkologischen Theorie ausgelegt ist, müssen 2seitige Signifikanztests angewandt werden. Aus den Veröffentlichungen geht die Form der Hypothesenprüfung nur selten hervor. Außerdem unterblieb in allen Fällen die notwendige statistische Korrektur zum Ausschluß von Zufallssignifikanzen (α-Adjustierung).

Einer solchen Korrektur wären v. a. auch die signifikanten Ergebnisse der Wertern Electric Health Study (Shekelle et al. 1981) zum Opfer gefallen. Zur Identifikation von Risikofaktoren für koronare Herzerkrankungen waren 2107 Männer im Alter von 40–55 Jahren mit dem MMPI getestet worden. Im 17jährigen Untersuchungszeitraum erkrankten bzw. verstarben 82 Personen an Krebs, die gegenüber dem Restkollektiv eine geringe Mittelwertserhöhung des Depressivitätswertes aufwiesen ($p = 0{,}025$). Die Werte verbesserten sich auch nicht bei der weiterführenden Auswertung nach 20 Jahren durch Persky et al. (1987), jetzt auf der Basis von 212 diagnostizierten Karzinomen. Erkrankungsfälle an Hauttumoren, die die Mittelwertsunterschiede vollends ausgeglichen hätten, wurden ohne einleuchtende Begründung ausgeschlossen.

Erniedrigte Depressivitätswerte erzielten Dattore et al. (1980), ebenfalls auf Basis der MMPI-Depressivitätsskala.

Zur Überprüfung der Ergebnisse von Shekelle et al. werteten Kaplan u. Reynolds (1986) Daten der Alameda County Study bezüglich Krebsletalität und Depression aus. Sie fanden keine höheren Depressionswerte bei den nach 17 Jahren an Krebs Erkrankten ($n = 446$) Personen.

Genausowenig unterschieden sich spätere Krebskranke von der Durchschnittspopulation bei der Walnut Creek Contraceptive Drug Study an 8932 Frauen (Hahn u. Petiti 1988).

Einer psychosomatischen Krebstheorie eher zuwiderlaufende Resultate erzielten Joffres et al. (1985), die bei ihrer transkulturellen Studie an 4581 Japanern ursprünglich kardiovaskuläre Risikofaktoren erfassen wollten. Hier korrelierte die Krebsinzidenz mit besserer sozialer Unterstützung und geringerer Streßbelastung, was zumindest dem Sinn nach auch den Ergebnissen von Thomas et al. (1979) widerspricht.

Ohne im Detail auf die Studien zur Exzeßmortalität unter psychiatrisch Erkrankten eingehen zu können, läßt sich zusammenfassend feststellen, daß die prospektiven Studien, die von psychiatrisch Erkrankten ausgehen, kein erhöhtes Krebserkrankungsrisiko verzeichnen konnten (Black u. Winokur 1986/87; Keehn et al. 1974) - auch nicht bei Depressiven, was als Kreuzvalidierung die Gültigkeit z. B. der Ergebnisse von Shekelle et al. (1981) erneut in Frage stellt.

Einzig Grossarth-Maticek kann in seinen theoriegeleiteten prospektiven Studien - hier beziehe ich mich auf die Repräsentativerhebung an 1353 Personen aus Crvenka/Jugoslawien - definierte Risikofaktoren aus dem psychosozialen Bereich identifizieren. Von den 204 Personen, die nach 10 Jahren an Krebs erkrankt waren, hatte er 37 als potentielle „Fälle" eingestuft, was bei 167 falsch-negativen Voraussagen jedoch eine Relativierung erfährt. Die Voraussagen wurden aufgrund des selbsterstellten Fragebogens zur Erfassung von „exponierendem Verhalten" gemacht, worunter zu verstehen ist: „Hyperaktivität, ununterbrochener Arbeitseinsatz ohne Fähigkeit sich auszuruhen und zu entspannen; Ignorieren vorhandener Krankheitssymptome; erhöhter Mißbrauch von Genußmitteln und Medikamenten, falsche Ernährung etc.; erhöhte Bereitschaft, sich der Summe aller ungünstigen Umweltbedingungen auszusetzen" (Grossarth-Maticek 1978). Die enge Verknüpfung zwischen „exponierendem Verhalten" und späterer Krebserkrankung sieht Grossarth-Maticek in mehreren Folgestudien bestätigt (vgl. Hestermann 1988; Grossarth-Maticek et al. 1988). Er geht dabei allerdings nicht von einer reinen Persönlichkeitstheorie aus, sondern postuliert einen Synergismus zwischen verschiedenen, auch medizinischen Variablen.

Abgesehen davon, daß bislang keine Studie diese Ergebnisse repliziert hat, ist kritisch anzumerken, daß weder die Studien von Grossarth-Maticek noch die meisten anderen (Ausnahme: Kaplan u. Reynolds 1986) zwischen Krebsmorbidität und Letalität in ihren Stichproben unterscheiden. Wenn Voraussagen gemacht werden, dann beziehen sich diese möglicherweise auf Todesfälle an Krebs, nicht auf das Erkrankungsrisiko. Da die gemessenen Zusammenhänge ohnehin meist schwach sind, mag die häufig diskutierten Beziehung zwischen Depression und vorzeitigem Tod hier eine Korrelation zwischen Depression und Krebs vortäuschen.

Als idealer Kompromiß zwischen dem Kontrollgruppendesign und einer Längsschnittuntersuchung erschien eine Erhebungsstrategie, die sich auf offensichtliche Risikogruppen richtete, also z. B. auf Patienten, die wegen einer krebsverdächtigen Symptomatik zur diagnostischen Abklärung kamen. Je nach Resultat der Diagnostik teilte sich dann die Ausgangsstichprobe in 2 Gruppen, eine krebskranke „Untersuchungsgruppe" und die gutartig erkrankte „Kontrollgruppe". Unterschiede zwischen den Gruppen lassen sich dann als ätiologische Merkmale von Krebskrankheiten deuten, wenn weder Patient noch Interviewer die Diagnose erahnen können; dieses Vorgehen ist als bedingt prospektives oder präbiotisches Verfahren in die Literatur eingegangen. Auch hier waren keineswegs einhellige Ergebnisse zu verzeichnen, wie die Übersichten bei Gosslar (1980), Hürny u. Adler (1981) und Scherg (1986) zeigen. Der vielfach geäußerte Verdacht (Fox 1979; Koch 1982; Ziegler 1983; Helmkamp u. Paul 1984 etc.),daß in der prädiagnostischen Situation schon zutreffende Vermutungen über die Art der Erkrankung - sowohl bei Arzt als auch bei Patient - vorliegen, konnte durch die Untersuchung von Schwarz u. Geier (1984) empirisch bestätigt werden. Bei einer Befragung an 81 Patientinnen mit einem karzinomverdächtigen Mammabefund ließ sich nachweisen, daß bereits vor der entscheidenden, die Diagnose sichernden Biopsie 80% der Fälle korrekt gemäß der Dignität des Befundes klassifizierbar waren. Somit ist die Annahme, daß in der präbioptischen Situation noch prospektive Verhältnisse gegeben seien, nicht mehr haltbar, und die solchermaßen erzielten Ergebnisse müssen gleichgestellt werden mit denen aus retrospektiven Untersuchungen.

Wenngleich die bisher vorliegenden Ergebnisse kaum geeignet erscheinen, die Hypothese einer prämorbiden Krebspersönlichkeit zu stützen, sind wir dennoch weit davon entfernt, seelische Einflüsse auf die Kanzerogenese ausschließen zu können. Weitere Untersuchungen, die sich von dem - und das darf wohl inzwischen als gesichert gelten – zu undifferenzierten Stereotyp „Krebspersönlichkeit" lösen sollten, wären wünschenswert.

Literatur

Ader R (ed) (1981) Psychoneuroimmunology. Academic Press, New York

Albert H, Topitsch E (Hrsg) (1979) Werturteilsstreit. Wissenschaftliche Buchgesellschaft, Darmstadt

Bacon CL, Renecker R, Cutler M (1952) A psychosomatic survey of cancer of the breast. Psychosom Med 14:453–460

Bahnson CB (1986) Das Krebsproblem in psychosomatischer Dimension. In: Uexküll T von (Hrsg) Lehrbuch der psychosomatischen Medizin. Urban & Schwarzenberg, München Wien Baltimore, S 889–909

Baltrusch HJF, Austarheim K, Baltrusch E (1963/64) Psyche – Nervensysteme – Neoplastischer Prozeß (I–III.) Z Psychosom Med 9: 229ff; 10: 1ff; 157ff

Baltrusch HJF, Stangel W, Waltz ME (1988) Cancer from the biobehavioral perspective: the type C pattern. Act nerv Super 30:18–21

Bartrop RW, Lazarus L, Luckhorst E, Kiloh LG, Penny R (1977) Depressed lymphocyte function after bereavement. Lancet I:834–836

Becker D, König U, Blaser P, Meyer R, Styk J, Ryhiner O (1975) Zur Psychosomatik des Mamma-Carzinoms. Z Psychosom Med Psychoanal 21:101–117

Black DW, Winokur G (1986/87) Cancer mortality in psychiatric patients: The Iowa Record-Linkage Study. Int J Psychiatry 16:189–197

Blohmke M, Dillenz M, Stelzer O (1976) Soziale und psychosoziale Bezüge in der Krebsgenese. MMG 1:32–38

Büntig WE (1980) Krebsheilung durch Psychotherapie? Ärztl Prax 32:908–910

Büntig WE (1982) Das Werk von Wilhelm Reich und seinen Nachfolgern. In: Eicke D (Hrsg)Tiefenpsychologie, Bd 3: Die Nachfolger Freuds. Beltz, Weinheim Basel, S 254–296

Burnet FM (1970) Immun surveillance. Pergamon, Sydney

Cooper CL, Cooper RD, Faragher B (1986) Psychosocial stress as a precursor to breast cancer: A review. Current Psychol Res Rev 5:268–280

Dattore PJ, Shontz FC, Coyne L (1980) Premorbid personality differentiation of cancer and noncancer groups: A test of the hypothesis of cancer proneness. J Consult Clin Psychol 483:388–394

Egger J, Maier J (1986) Myokardinfarkt und Malignom. Psycho 12:763–771

Eicher W, Herms V, Kubli F, Meinel A, Reverey C (1977) Soziale, sexuelle und psychosomatische Aspekte beim Mammakarzinom. Med Welt 28:1631–1634

Engel GL, Schmale AH (1969) Eine psychoanalytische Theorie der somatischen Störung. Psyche 23:241–261

Evans E (1926) A psychological study of cancer. Dodd, Mead, New York

Fox BH (1979) Issues in research on premorbid psychological factors and cancer incidence. Cancer Detect Prev 2:257–279

Galenus (1913) Über die krankhaften Geschwülste. Barth, Leipzig

Gosslar H (1980) Untersuchungen zur Krebspersönlichkeit. Fischer, Frankfurt am Main

Greer S, Morris T (1975) Psychological attributes of women who develop breast cancer: a controlled study. J Psychosomat Res 19:147–153

Grissom JJ, Weiner BJ, Weiner EA (1975) Psychological correlates of cancer. J Consult Clin Psychol 43:113

Grossarth-Maticek R (1978) Wer sich exponiert, ist gefährdet. Psychol heute 5:32–39

Grossarth-Maticek R (1979) Krankheit als Biographie. Kiepenheuer & Witsch, Köln

Grossarth-Maticek R, Eysenck HJ, Vetter H (1988) Personality type, smoking habit and their interaction as predictors of cancer and coronary heart disease. Pers Individ Diff 9:479–495

Hagnell O (1966) The premorbid personality of persons who develop cancer in a total population investigated in 1947 and 1957. Ann NY Acad Sci 125:846–855

Hahn P (1979) Interdisziplinarität und psychosomatische Medizin. In: Hahn P (Hrsg) Kindlers „Psychologie des 20. Jahrhundert": Psychosomatik, Bd 1. Kindler, Zürich, S 296–300

Hahn RC, Petiti DB (1988) Minnesota Multiphasic Personality Inventory-rated depression and the incidence of breast cancer. Cancer 61:845–848

Heinert K (1987) Über Grundlagen einer klientenzentrierten Krebspsychotherapie: zur Notwendigkeit einer Onkopsychologie. Z Personenzentrierte Psychol Psychother 6:193–198

Helmkamp M, Paul H (1984) Psychosomatische Krebsforschung. Huber, Bern Stuttgart Toronto

Hestermann S (1988) Psychoonkologische Ätiologieforschung in ihrer Bedeutung für die ärztliche Praxis. Diplomarbeit, Hamburg

Holzbauer S (1981) Zur Persönlichkeitsstruktur des Blasenkrebspatienten. Dissertation, Universität Salzburg

Hürny C, Adler R (1981) Psychoonkologische Forschung. In: Meerwein F (Hrsg) Einführung in die Psycho-Onkologie. Huber, Bern Stuttgart Wien, S 10–63

Jenner C (1981) Zur Frage einer persönlichkeitsspezifischen Disposition zum Magen-Carzinom. Z Psychosom Med 27:73–83

Joffres M, Reed DM, Nomura AMY (1985) Psychosocial processes and cancer incidence among Japanese men in Hawai. Am J Epidemiol 121:488–500

Jonas AD (1986) Krebs aus paläophysiologischer Sicht. In: Ringel E, Frischenschlager O (Hrsg) Vom Überleben zum Leben. Psychische und soziale Aspekte der Krebserkrankung. Maudrich, Wien München Bern, S 71–78

Kaplan GA, Reynolds P (1986) Depression and cancer mortality and morbidity. J Behav Med 11:1-13

Keehn RJ, Goldberg JD, Beebe GW (1974) Twenty-four year follow-up of army veterans with disability separations for psychoneurosis in 1944. Psychosom Med 36:27–45

Kerekjarto M von (1987) Psychoneuroimmunologie: Grundzüge eines neuen Verständnisses der Beziehung zwischen Psyche und Soma. Sandorama 4:4–7

Kissen DM (1966) The significance of personality in lung cancer in men.Ann NY Acad Sci 125:820–826

Kissen DM, Eysenck HJ (1962) Personality in male lung cancer patients. J Psychosom Res 6:123–127

Kneier AW, Temoshok L (1984) Repressive coping reactions in patients with malignant melanoma as compared to cardiovascular disease patients. J Psychosom Res 28:145–155

Koch U (1982) Möglichkeiten einer Erforschung der psychosozialen Bedingungen der Krebserkrankung. Med Klin 77:326–330

Köpp W (1987) Die Rolle seelischer Faktoren bei Entstehung und Verlauf von Krebserkrankungen. Prax Psychother Psychosom 32:250–257

Kowal SJ (1955) Emotions as a cause of cancer: 18th and 19th century contributions. Psychoanal Rev 42:217–227

Lermer S (1982) Krebs und Psyche. Causa, München

LeShan L (1982) Psychotherapie gegen den Krebs. Klett-Cotta, Stuttgart

Mitscherlich A (1966) Krankheit als Konflikt. Studien zur psychosomatischen Medizin I. Suhrkamp, Frankfurt am Main

Muslin HL, Gyarfas K, Pieper WJ (1966) Separation experience and cancer of the breast. Ann NY Acad Sci 125:802–806

Neumann C (1959) Psychische Besonderheiten bei Krebspatientinnen. Z Psychosom Med 5:91–101

Neumeyer M (1978) Psychosoziale Aspekte des Mammacarzinoms. Dissertation, Universität Gießen

Persky VW, Kempthorne-Rawson J, Shekelle RB (1987) Personality and risk of cancer: 20 year follow-up of the Western electric study. Psychosom Med 49:435–449

Petschke H (1956) Psychosomatische Faktoren und Neoplasien. Z Psychosom Med 3:41–45

Plügge H (1956) Phänomenologische Voraussetzungen zur Therapie unheilbar Kranker. Ärztl Wochenschr 11:337–341

Pohler G (1986) Testpsychologische Befunde von Krebskranken. In: Ringel E, Frischenschlager O (Hrsg) Vom Überleben zum Leben. Psychische und soziale Aspekte der Krebserkrankung. Maudrich, Wien München Bern, S 34–60

Pöldinger W (1986) Psyche und Krebs. In: Jungi WF, Senn HJ (Hrsg) Krebs und Alternativmedizin. Zuckschwerdt, München Bern Wien San Francisco, S 353–356

Reich W (1948/1981) Die Entdeckung des Orgon II. Der Krebs. Fischer, Frankfurt am Main

Scherg H (1986) Zur Kausalitätsfrage in der psychosozialen Krebsforschung. Psychother med Psychol 36:98–109

Schmale AH, Iker H (1971) Hopelessness as a predictor of cervical cancer. Soc Sci Med 5:95–100

Schultz K-H, Raedler A (1986) Tumorimmunologie und Psychoimmunologie als Grundlagen für die Psychoonkologie. Psychother Med Psychol 36:110–113

Schwarz R (1987) Melancholie und Krebs: Wandel der psychosomatischen Deutung von Krebserkrankungen aus medizinisch-historischer Sicht. Z Psychosom Med 33:101–110

Schwarz R, Geyer S (1984) Social and psychological differences between cancer and noncancer patients: Cause or consequence of the disease? Psychother Psychosom 41:195–199

Seth M, Saksena NK (1977) Personality of patients suffering from cancer. Indian J Clin Psychol 4:135–140

Shekelle RB, Raynor WJ, Osterfeld AM et al. (1981) Psychological depression and 17-year risk of death from cancer. Psychosom Med 43:117–125

Sifneos PE (1973) The prevalence of „alexithymic“ characteristics in psychosomatic patients. Psychother Psychosom 22:255–263

Simonton OC, Matthews-Simonton S, Creighton J (1982) Wieder gesund werden. Rowohlt, Reinbek

Sohl PA (1975) Psychogenic factors in the etiology of cancer. Smith Coll Stud Soc Work 45:109–136

Sontag S (1978) Krankheit als Metapher. Hanser, München Wien

Thomas CB (1981) Stamina: The thread of human life. J chronic Dis 34:41–44

Thomas CB, Greenstreet RL (1973) Psychobiological characteristics in youth as predictors of five disease states: Suicide, mental illness, Hypertension, coronary heart disease and tumor. J Hopkins Med J 132:16–43

Thomas CB, Duszynski KR, Shaffer JW (1979) Family attitudes reported in youth as potential predictors of cancer. Psychosom Med 41:287–302

Totman R, Kiff J, Reed SE, Craig JW (1980) Predicting experminetal colds in volunteers from different measures of recent life stress. J Psychosom Res 24:155–163

Watson CG, Schuld D (1977) Psychosomatic factors in the etiology of neoplasms. J Consult Clin Psychol 45:455–461

Wirsching M, Stierlin H, Weber G, Wirsching B, Hoffmann F (1981) Brustkrebs im Kontext – Ergebnisse einer Vorhersagestudie und Konsequenzen für die Therapie. Z Psychosom Med 27:239–252

Ziegler G (1983) Psychosomatische Aspekte der Onkologie. Institut für Psychosomatische Forschung, Tübingen

Zum Ergebnis

Der Autor stellt einige Kriterien vor, anhand derer Theorien zu psychosozialen Einflüssen auf die Entstehung von Krebserkrankungen beurteilt werden können. Da diese Theorien durch einige Autoren recht plakativ verbreitet wurden und auch in der Laienwelt eine starke Resonanz gefunden haben, wirken sie sich in manchen Fällen im Sinne einer zusätzlichen psychosozialen Stigmatisierung von Krebsbetroffenen aus.

Die wichtigsten Hinweise von Schwarz zur Methodik der Forschungsarbeiten über mögliche psychosoziale Einflüsse auf die Entstehung von Krebserkrankungen sollen hier noch einmal zusammmengefaßt werden:

- Bestimmte Verhaltensmuster bringen kanzerogene Risiken mit sich: Dann ist nicht die Persönlichkeitsstruktur als solche, sondern das spezifische Expositionsverhalten in seiner ätiopathogenetischen Bedeutung für toxisch mitbedingte Krebserkrankungen relevant.
- Bestimmte Erkrankungen,die mit chronisch entzündlichen Proliferationen einhergehen und z. T. einen psychosomatischen Hintergrund haben, wie z. B. die Colitis ulcerosa oder das Ulcus ventriculi, können ein erhöhtes Krebsrisiko bedeuten.
- Zur sog. Krebspersönlichkeit ist die Forschungslage so zu charakterisieren: Wir kennen kaum ein (auch signifikantes) Ergebnis, für das nicht ein (ebenfalls signifikantes) Gegenergebnis zu finden wäre.
- Von der Psychoneuroimmunologie sind langfristig Erkenntnisforschritte zu erwarten.
- Im einzelnen wurde v. a. einer Kumulation von Belastungen durch Verluste eine pathogene Wirkung für die Entwicklung einer sog. Krebspersönlichkeit zugeschrieben.
- Retrospektive Befragungen von krebskranken Menschen sind zur Klärung dieser Zusammenhänge ungeeignet, selbst wenn Kontrollgruppenvergleiche durchgeführt werden.
- Prospektive Studien erfordern Stichproben von einer Größe, die nahezu unbewältigbar sind.
- Selbst die bisherigen Ergebnisse verschiedener prospektiver Studien haben keine konvergierenden Ergebnisse gebracht.
- Bedingt prospektive bzw. präbioptische Erhebungsstrategien können als Kompromiß zwischen dem Kontrollgruppendesign und einer Längsschnittuntersuchung verstanden werden; doch auch hier ist mit systematischen Fehlerquellen zu rechnen, da sowohl der Arzt als auch der Patient in der prädiagnostischen Situation schon zutreffende Vermutungen über die Art der Erkrankungen haben können. Dieser Forschungssatz ist also dem retrospektiven Forschungsansatz nicht prinzipiell überlegen.
- Weiterführende Studien erscheinen nur dann sinnvoll, wenn sie mit einem überaus großen Aufwand durchgeführt werden, da eine kaum überschaubare Fülle von potentielllen Einflußfaktoren kontrolliert werden muß.

Die Redaktion

II. Methoden zur Erfassung von Lebensqualität und Krankheitsverarbeitung

Forschungsinstrumente zur Erfassung der Lebensqualität bei Krebs – ein Überblick

M. Bullinger

Zusammenfassung

Die zunehmende Anerkennung psychosozialer Aspekte der Krebsbehandlung hat zur Entwicklung einer Reihe von Ansätzen zur Erfassung der Lebensqualität in Therapiestudien geführt. Diese Ansätze beinhalten Fragebögen zur Einschätzung der Lebensqualität und ihrer Komponenten (körperliche Verfassung, psychisches Wohlbefinden, soziale Beziehungen und Funktionsfähigkeit im Alltag) durch Patienten und medizinisches Personal.

Auf der Grundlage konzeptueller, methodischer und praktischer Kriterien wird die Eignung dieser Meßinstrumente für die Therapieforschung diskutiert, mit speziellem Bezug zur Übersetzung und Testung der Skalen für deutschsprachige Patienten. Zur Auswahl von Skalen für spezifische Studienzwecke werden Empfehlungen, und für weitere zu bearbeitende Problembereiche werden Hinweise gegeben.

Summary

The increasing recognition of psychosocial aspects of cancer treatment has resulted in multiple approaches to measuring quality of life in therapeutic studies. These approaches include checklists and questionnaires based on physician and patient ratings of global quality of life and its components, i.e. physical state, psychological well-being, social relationships and functions of every day life. Available instruments range from general assessments of quality of life across diseases to cancer-specific approaches.

Based on conceptual, methodological and practical criteria, the appropriateness of these instruments for research purposes is discussed with special reference to their translation and testing for use with German-speaking patients. Recommendations for the selection of scales for specific study purposes are given, and problem areas requiring further investigation are identified.

Ziele und Probleme der Lebensqualitätsforschung

In der Medizin hat sich in den letzten Jahren eine Diskussion über die Auswirkungen von Behandlungen auf die Lebensqualität der Patienten angebahnt (Najman u. Levine 1981; Read 1988; Patrick u. Erickson 1988). Diese Diskussion wird besonders intensiv in der Onkologie (Aaronson u. Beckmann 1987; Ventafridda et al. 1986), zunehmend aber auch in der Kardiologie (Fletcher et al. 1987; Wenger 1986), in der Chirurgie (O'Young u. McPeek 1987; Troidl et al. 1987) geführt.

Die Hinwendung zur Lebensqualität in der Onkologie spiegelt nicht nur die allgemeine Sensibilisierung für die psychosoziale Dimension von Erkrankung und Behandlung wider, sondern reflektiert auch eine wachsende Skepsis gegenüber der Aussagekraft von Überlebenszeit und Symptomatik als Kriterien des Therapieerfolgs (Greer 1984; Tannock 1987; Wood-Dauphinee u. Troidl 1986).

Vor dem Hintergrund der klinischen Äquivalenz und den unerwünschten Wirkungen vieler onkologischer Therapien erscheint es angebracht, anhand subtiler psychosozialer Kriterien einzelne Behandlungsstrategien zu bewerten, zwischen Therapiealternativen zu entscheiden und die Betreuung der Patienten u. a. durch das Angebot psychologischer Hilfen zu verbessern (Margolese 1987; van Dam et al. 1984).

Daraus ergibt sich die Notwendigkeit einer Erfassung der Lebensqualität onkologischer Patienten in Therapiestudien: ein neues Gebiet, das konzeptuelle methodische und praktische Anforderungen an die Evaluationsforschung stellt (Aaronson 1986; Bullinger u. Pöppel 1988; Hürny u. Bernhard 1986). Im Unterschied zu den klassischen Zielkriterien ist die Lebensqualität der Patienten nicht direkt beobachtbar - sie stellt in psychologischer Terminologie ein *Konstrukt* dar.

Konzeptuelle Probleme bestehen demzufolge in der Definition, theoretischen Fundierung und Operationalisierung dessen, was unter Lebensqualität zu verstehen ist (Calman 1987; Levine u. Croog 1984, s. auch v. Kerekjarto in diesem Band).

Methodische Probleme beziehen sich auf die Identifikation geeigneter Verfahren zur Messung der Lebensqualität, ihren Einsatz in klinischen Studien und auf ihre statistische Auswertung auch bezüglich klinischer Daten (Guyatt 1987; Schipper u. Clinch 1988).

Praktische Probleme ergeben sich aus der Durchführung von Lebensqualitätserhebungen im klinischen Kontext und schließen Motivation der Beteiligten, Organisation der Untersuchungen, Monitoring und Dokumentation des Datenflusses ein (van Dam u. Aaronson 1987).

Um diesen Anforderungen gerecht zu werden, sollte ein ideales Instrument zur Erfassung der Lebensqualität in Therapiestudien folgende *Merkmale* besitzen:

a) es sollte konzeptuell fundiert sein, d. h. den Gegenstandsbereich Lebensqualität durch einen empirisch induktiven oder theoretisch-deduktiven Zugang adäquat abdecken,
b) es sollte testtheoretischen Gütekriterien genügen, d. h. reliabel (zuverlässig), valide (gültig) und sensitiv sein (d. h. therapieinduzierte Veränderungen abbilden),
c) es sollte praktikabel sein, d. h. kurz, einfach verständlich, akzeptabel und leicht auswertbar (Spitzer 1987; Ware 1984b, 1987).

Grundlagen der Lebensqualitätsmessung

Trotz weitgehender Zurückhaltung in der konzeptuellen Klärung des Konstrukts Lebensqualität besteht Übereinstimmung dahingehend, daß es sowohl von den Befragten global beurteilbar ist, als auch über mindestens *4 Komponenten* operationalisiert werden kann. Diese sind

a) die körperliche Verfassung,
b) das psychische Befinden,
c) die sozialen Beziehungen und
d) die Funktionsfähigkeit im Alltag (Aaronson et al. 1988; Furberg 1985; Ware 1984a).

In der angloamerikanischen Literatur finden sich verschiedene Verfahren, die zur Messung der Lebensqualität bzw. ihrer Komponenten herangezogen werden können. Diese Verfahren entstammen vorwiegend der Gesundheitsforschung (Walker u. Rosser 1988; Teeling-Smith 1988; McDowell u. Newell 1987), aber auch der Psychiatrie (Biefang 1985) und der Wohlbefindensforschung (Diener 1984). Gesundheitsindikatoren wurden v. a. in der Kardiologie eingesetzt (Wenger et al. 1984). In der Onkologie wurden vorwiegend krankheitsbezogene Skalen entwickelt (zum Überblick s. Clark u. Fallowfield 1986; de Haes u. van Knippenberg 1987; Jones et al. 1987; Selby 1988).

Diese Verfahren lassen sich nach folgenden Gesichtspunkten klassifizieren:

a) *generelle vs. krankheitsspezifische Vefahren,* d. h. Instrumente, die die Lebensqualität der Patienten über verschiedene Erkrankungen und Therapien hinweg oder spezifisch dafür erfassen;
b) *einzelne vs. multiple Komponenten der Lebensqualität,* d. h. Verfahren, die die Lebensqualität auf einer einzigen Skala abbilden gegenüber Profilen von verschiedenen Lebensqualitätsdimensionen;
c) *Selbst- vs. Fremdbeurteilung,* d. h. Verfahren, bei denen die Patienten ihre Lebensqualität selbst beurteilen (Fragebögen oder Interviews) gegenüber Fremdeinschätzungen z. B. durch Ärzte (Ratingskalen);
d) *verhaltensnahe vs. bewertungsbezogene Instrumente,* d. h. Verfahren, die Verhaltensweisen abbilden gegenüber Verfahren, die eine Beurteilung der biopsychosozialen Verfassung der Patienten erfordern.

Die *Güte* der publizierten Verfahren läßt sich nach ihrer Praktikabilität und ihren psychometrischen Eigenschaften beurteilen. Es sollten Ergebnisse von Reliabilitätsuntersuchungen (interne Konsistenz, „split-half"-, „test-retest"- bzw. „inter-rater"- Reliabilität), Validitätsprüfungen (Kriteriums- bzw. Konstruktvalidität) und v. a. Sensitivitätsanalysen an genügend großen Patientenstichproben vorliegen. Vor dem Hintergrund dieser Kriterien geht der folgende Überblick über Meßinstrumente zur Erfassung der Lebensqualität von Krebspatienten zunächst auf krankheitsspezifische, d. h. in der Onkologie verwandte Skalen ein und prüft dann die Einsetzbarkeit genereller, d. h. krankheitsübergreifender Skalen.

Krankheitsspezifische Skalen

Funktionseinschätzungen

Die älteste und weit gebräuchlichste Skala zur Fremdbeurteilung von Behandlungseffekten ist der Karnofsky-Index (KPS, Karnofsky u. Burchenal 1949), der in 11 Kategorien den Grad der Funktionseinschränkung hinsichtlich Gesundheitszustand, körperlicher Aktivität, Arbeit und Selbstversorgung auf einer Skala von 0 (tot) - 100 (normal) abbildet. Wegen ihrer Kürze und guten Übereinstimmung mit anderen Arztbeurteilungen des Gesundheitszustands eines Patienten (Validität) ist die Skala ein Standardinstrument für klinische Studien, wenn auch die geringe „Inter-rater"-Reliabilität der Skala kritisiert wurde (Hutchinson et al. 1979). Der Interpretationsspielraum für Fremdeinschätzung ist bei der 5stufigen WHO-/ECOG-Skala geringer (Miller et al. 1981); sie stellt deswegen eine Alternative zum KPS dar. Beide Verfahren sind aber, obwohl häufig als solche eingesetzt, keine Lebensqualitätsinstrumente, weil sie primär den Funktionszustand des Patienten abdecken und dies aus ärztlicher Sicht (Orr u. Aisner 1986).

Spitzer Quality of Life Index (QLI)

Der Spitzer-QLI (Spitzer et al. 1981) ist ein kurzes, gebräuchliches Fremdbeurteilungsinstrument (eine Selbstbeurteilungsversion ist vorhanden), das in 3 Beurteilungskategorien auf 5 Komponenten der Lebensqualität eingeht: „Aktivität, Alltagsleben, Gesundheit, Unterstützung und Zukunftsperspektive" und diese in einem ungewichteten Summenscore zusammenfaßt. Die interne Konsistenz der Fremdratingform ist akzeptabel ($\alpha = 0{,}77$), ebenso die „Inter-rater"-Reliabilität ($r = 0{,}80$) und die Korrelationen mit anderen Lebensqualitätsskalen (z. B. mit dem KPS um $r = 0{,}80$). Die Stärke des Instruments liegt in der ökonomischen Erfassung (Ausfüllzeit 3 min) multipler Aspekte der Lebensqualität für unterschiedliche Patientengruppen; die Schwäche in dem Interpretationsspielraum und in der vergröbernden Formulierung der Kategorien. Eine deutsche Version liegt aus einer Magenkarzinomstudie vor (Rohde et al. 1984).

Anamnestic Comparative Self Assessment (ACSA)

In der 11stufigen ACSA-Skala (Bernheim et al. 1985) beurteilen die Patienten ihre momentane Lebensqualität in bezug auf die „schönste" (+5) vs. „schlimmste" (−5) Zeit ihres Lebens. Obwohl die Skala psychometrisch kaum untersucht wurde, ist sie wegen der individuellen Erfassung der Lebensqualität der Patienten mit nur einem Skalenwert interessant.

Symptomlisten

Symptomlisten wurden meist ad hoc für spezifische Fragestellungen in klinischen Studien entwickelt und sind psychometrisch meist wenig untersucht. Eine Ausnahme bildet die Rotterdam Symptom Checklist (RSCL) für Brustkrebspatientinnen, die psychische gastrointestinale Symptome, Schmerz und Müdigkeit mit 34 Likert-skalierten Items aus der Patientenperspektive erfaßt. Die interne Konsistenz der 4 Subskalen ist hoch ($\alpha = 0,72 - \alpha = 0,94$ für psychische Symptome), Konstruktvalidität sowie Sensitivität sind nachweisbar (de Haes et al. 1986).

Linear Analog Self Assessment (LASA) Scales

Die Notwendigkeit, verschiedene Komponenten der Lebensqualität mit einfachen Skalen zu erfassen, führte zum Einsatz von selbst zu beurteilenden Visualanalogskalen, d. h. 100 mm langen Linien mit beschrifteten Polen (z. B. gar nicht vs. sehr stark). Priestman u. Baum (1976) setzten ein solches Instrument als erste bei Brustkrebspatienten ein, das 25 Komponenten der Lebensqualität, gruppiert in die Bereiche „Symptome und unerwünschte Wirkungen der Therapie" (z. B. Übelkeit), „psychisches Befinden" (z. B. Depression), „körperliche Verfassung" (z. B. Bewegungsfähigkeit) und „soziale Beziehungen" (z. B. Partner) erfaßt. Während die Angaben zu psychometrischen Eigenschaften dieses Instruments spärlich sind, zeigte die von Padilla et al. (1983) entwickelte LASA-Skala akzeptable Test-Retest-Reliabilitäten ($r = 0,61$ - $r = 0,91$), allerdings weniger befriedigende Validierungsergebnisse. Die Skala deckt mit 14 Items folgende Komponenten der Lebensqualität von Krebspatienten ab: Schmerz, Übelkeit, Erbrechen, Schwäche, Appetit, Arbeit, Essen, Sexualität, Selbstwertgefühl, Schlaf, Freizeitaktivitäten, Kosten der Behandlung, Lebenszufriedenheit und Lebensqualität.

Fundiertere Validitätsangaben ergeben sich aus einer Studie an 110 Krebspatienten (Coates et al. 1983). Mit den verwandten 5 LASA-Skalen (u. a. „Schmerz", „Wohlbefinden") ließ sich zwischen 31% und 54% der Varianz des WHO-„performance-rating" abdecken, die Vorhersagekraft der Skalen für die therapeutische „response" war geringer (10%). Weiterhin zeigte sich eine Parallelität in den Verläufen von LASA- und ärztlichen Funktionsbeurteilungen mit therapieinduzierten Zustandsverschlechterungen, die auf die Sensitivität der Skala hinweisen.

Die bestuntersuchte LASA-Skala stammt aus einer Untersuchung zur Lebensqualität von 231 Brustkrebspatientinnen im Therapieverlauf (Selby et al. 1984). Die Autoren formulierten die Subskalen des Sickness Impact Profile (SIP, Bergner et al. 1981) in LASA-Skalen um und bezogen neue Items zu klinischen Problemen bzw. unerwünschten Wirkungen der Therapie ein. Das 31 Items umfassende Instrument wurde auf Akzeptanz, Itemrepräsentativität, Reliabilität, Validität und Sensitivität getestet. Die Ergebnisse zeigten (bei einer geringen Ausfülldauer von ca. 4 min) eine hohe Test-Retest-Reliabilität der an das SIP angelehnten Items ($r = 0,78$ - $r = 0,96$); bei krankheitsspezifischen Items lag sie etwas niedriger. Faktorenanalytisch ergaben sich die Subskalen „funktionale Kompetenz", „generelle Symptome", „psychisches Befinden", „allgemeine" und „spezielle" Chemotherapieeffekte. Sowohl mit dem SIP als auch mit dem KPS korrelierten die Funktionsfähigkeitsitems und die klinischen

Symptomangaben hoch (r = 0,69 – r = 0,97), die Befindensitems allerdings niedriger. Mit dem Instrument ließen sich, klinischen Daten entsprechend, Unterschiede zwischen Gruppen und therapiebedingte Veränderungen über die Zeit abbilden.

Obwohl LASA-Skalen in der psychoonkologischen Forschung favorisiert wurden, ist ihr Einsatz nicht unkritisiert geblieben: Patienten müssen klar über den Gebrauch der Skalen instruiert werden, die testtheoretische Fundierung steht noch aus, die Auswertung ist zeitintensiv, und die Skalen sind weniger für Querschnittstudien als für intraindividuelle Veränderungen im Rahmen von Längsschnittuntersuchungen geeignet (Aaronson 1986; Ware 1984a).

Lebensqualitätsfragebogen der European Organization for Research and Treatment of Cancer (EORTC)

Der von der Arbeitsgruppe Lebensqualität der EORTC entwickelte Fragebogen besteht aus einem Kern- („core"-)Instrument und einer lungenkrebsspezifischen Zusatzskala (Aaronson et al. 1987, 1988). Im Kerninstrument werden mit 36 Gutman- bzw. Likert-skalierten Items folgende für Krebserkrankungen generell relevante Komponenten („Module") der Lebensqualität erfaßt: „funktionaler Zustand", „krankheits- und therapiebezogene Symptome", „psychische Belastung", „soziale Interaktion", „finanziell-ökonomische Probleme" und „generelle Gesundheits- und Lebensqualitätsbeurteilung". Die Zusatzskala erfaßt mit 13 Items Symptome und unerwünschte Wirkungen der Lungenkrebsbehandlung. Nach Übersetzung in 11 Sprachen (auch in die deutsche) wird das Instrument derzeit in einer internationalen Studie auf Reliabilität, Validität und Sensitivität getestet; parallel dazu wird an Zusatzskalen für verschiedene Krebserkrankungen gearbeitet (Aaronson et al. 1988).

In einer Studie mit der Vorform des Fragebogens ergaben sich zufriedenstellende interne Konsistenzen der Module ($\alpha = 0{,}69$ – $\alpha = 0{,}82$), faktorenanalytisch konnte die Subskalenstruktur bestätigt werden. Darüber hinaus bestand eine nur geringe Überlappung der Items zwischen den Skalen (paarweise Faktorenanalyse). Allerdings lagen die Korrelationen mit dem WHO-Rating nur zwischen r = 0,21 und r = 0,54 (Aaronson et al. 1987). Eine deutsche Vorform des EORTC-Fragebogens wurde mit zufriedenstellenden psychometrischen Ergebnissen in einer klinischen Lungenkrebsstudie eingesetzt (Schuster et al. 1986).

Functional Living Index Cancer (FLIC)

Der FLIC erfaßt über 7stufige Antwortskalen (mit Benennung nur der beiden Endpole) mit 22 selbst zu beurteilenden Items funktionale, psychische, soziale und körperliche Beeinträchtigungen durch Krebs (Schipper et al. 1984). Der ursprüngliche Pool von 250 aus Expertenbefragungen gewonnenen Items wurde in Vorstudien über Faktorenanalysen reduziert. In psychometrischen Studien mit dem Summenscore zeigten sich hohe Reliabilitäten (r = 0,90) und hohe Korrelationen mit anderen Skalen zu Komponenten der Lebensqualität. Die Skala differenzierte zwar gut zwischen verschiedenen Gruppen von Krebspatienten, die Sensitivität der Skala ist allerdings nach neuesten Ergebnissen gering (Ganz et al. 1988).

Cancer Inventory of Problem Situations (CIPS)

Das CIPS (Schag et al. 1984) eignet sich zur Einschätzung der psychosozialen und physischen Effekte der Behandlung speziell im Hinblick auf Betreuungsbedürfnisse der Patienten. Es besteht aus 141 verhaltensnahen Items, die in 21 Kategorien zusammengefaßt und auf einer 5stufigen Likert-Skala selbst zu beurteilen sind. Zusätzlich können die Patienten angeben, ob sie Hilfe benötigen. Die Test-Retest-Reliabilität ist hoch (r = 0,90), Validitätsprüfungen stehen noch aus, Hinweise auf Sensitivität liegen vor, und eine Kurzform von 40 Items ist in Bearbeitung.

Krankheitsübergreifende Skalen

Angloamerikanische Verfahren aus Gesundheitsforschung und Psychiatrie beziehen sich sowohl auf einzelne Gesundheitsindikatoren (wie funktionaler Zustand, psychologisches Wohlbefinden, soziale Beziehungen) als auch auf die integrative Erhebung der Komponenten im Form von Profilen und Indizes (Hunt 1988). Wegen ihres Umfangs, meist deskriptiv bevölkerungsbezogenen Charakters und des Fehlens spezifischer Symptomangaben sind die meisten Skalen für die onkologische Therapieforschung nur bedingt geeignet (Ciampi et al. 1983; Orr u. Aisner 1986), wenn auch psychiatrische Skalen in der Krebsforschung schon eingesetzt wurden (Holland et al. 1980). Einige generelle Skalen sind aber auch für Krebspatienten geeignet.

Sickness Impact Profile (SIP)

Das SIP (Bergner et al. 1981) mißt in 12 Kategorien über 136 verhaltensnahe Items funktionale und psychosoziale Aspekte der Auswirkung von Krankheit auf den Patienten und kann als Interview oder Selbstbeurteilung durchgeführt werden. Es wurde in vielen Studien und für verschiedene Erkrankungen psychometrisch mit exzellenten Ergebnissen untersucht und ist seit seiner Konstruktion zum Standardinstrument der Evaluationsforschung geworden, wenn auch die Sensititvität des SIP noch diskutiert wird (MacKenzie et al. 1986). Eine deutsche Version existiert, ist aber noch nicht genügend psychometrisch untersucht (Potthoff, persönliche Mitteilung).

Psychological General Well-Being Index (PGWB)

Der PGWB (DuPuy 1984) eignet sich zur Erfassung der psychischen Dimensionen der Lebensqualität. Er erfaßt mit 22 Items die Subskalen „Angst“, „Depression“, „Vitalität“, „Wohlbefinden“, „Selbstkontrolle“ und „Gesundheit“ und hat ebenfalls ausgezeichnete psychometrische Eigenschaften. Eine deutsche Version wurde an einer Studentenpopulation mit guten Ergebnissen testtheoretisch untersucht (Bullinger et al., im Druck).

Profile of Mood States (POMS)

Ausgezeichnete psychometrische Eigenschaften zeigten sich für die 35 Items umfassende Kurzform der im englischen Sprachraum gebräuchlichen Befindlichkeitsskala POMS (McNair et al. 1971), die die Bereiche „Angst/Depression", „Müdigkeit", „Tatendrang" und „Mißmut" abdeckt. Bei Gesunden sowie kardiologisch und onkologisch Kranken ergaben sich gleiche Faktorenstrukturen sowie hohe Reliabilitäten (Bullinger et al., im Druck a, b).

Affect Balance Scale (ABS)

Die ABS (Bradburn 1969) ist eine kurze 10 Item umfassende Skala, die positive und negative Affekte und ihre Balance in einem Skalenwert erfaßt, eine deutsche Version wurde von Badura u. Waltz (1987) bei Herzinfarktpatienten eingesetzt. Die Skala ist leicht beantwort- und auswertbar und korreliert hoch mit Lebenszufriedenheitsratings (Bullinger et al., im Druck).

Quality of Well-Being Scale (QWB)

Die QWB (Kaplan et al. 1976) stellt einen neuen Zugang zur Lebensqualitätsmessung dar, in dem per Interview verschiedene Lebensqualitätsbereiche erhoben, dann gewichtet und zu einem Indexwert für den biopsychosozialen Gesundheitszustand zusammengefaßt werden. Dieser Index, der inzwischen zum Standardinstrument für die Gesundheitsökonomie arriviert ist, aber in deutscher Übersetzung noch nicht vorliegt, eignet sich besonders für die Kosten-Nutzen-Analysen im Vergleich von Therapien innerhalb und über verschiedene Krankheiten hinweg (Lane 1987). SIP und QWB wurden mit befriedigenden Ergebnissen auf ihre Anwendbarkeit in der onkologischen Therapieforschung geprüft (Greenwald 1987).

Diskussion

Bei der Planung einer Lebensqualitätsstudie stellt sich das Problem der Auswahl eines Instruments aus der Vielfalt der Verfahren, die sich in Gegenstandsbereich, Gebräuchlichkeit, Umfang und psychometrischen Eigenschaften stark unterscheiden (Dean 1985; Frank-Stromborg 1984). Solche Entscheidungsschwierigkeiten verführen zur Konstruktion einer eigenen Skala, was angesichts der vorwiegend angloamerikanischen Instrumente und des Fehlens eines idealen Standardinstruments nachvollziehbar ist. Dennoch sollten solche Eigenentwicklungen nicht ad hoc, sondern nur dann durchgeführt werden, wenn das neue Instrument an einer genügend großen Patientenpopulation in fundierten Vorstudien und unter Heranziehung gängiger Verfahren zur Messung von Komponenten der Lebensqualität psychometrisch untersucht werden kann. Im deutschen Sprachraum liegen solche gängigen Instrumente v. a. im Bereich der Befindlichkeitsmessung aus Psychiatrie und klinischer Psychologie vor (Biefang 1985); zudem existieren Skalen zur Messung der Lebenszufriedenheit (Fahrenberg et al. 1986).

Jenseits neuer Skalenentwicklungen im Brustkrebsbereich (Muthny et al. 1986; Olschewski 1985) und den in diesem Band vorgestellten Ansätzen gibt es bisher in Deutschland weder generelle noch spezifische Instrumente zur Erfassung der Lebensqualität. Die vorliegenden angloamerikanischen Skalen sind meist weder übersetzt noch an deutschen Patientengruppen psychometrisch genügend untersucht worden.

Die Situation für den an der Lebensqualitätsmessung Interessierten ist daher betrüblich - aus dem Angebot an angloamerikanischen, z. T. gut untersuchten Instrumenten können nur wenige in Betracht gezogen werden. Die Auswahl wird erschwert durch die Frage, inwieweit die publizierten Skalen sich zur Untersuchung der spezifischen Fragestellungen vor dem Hintergrund der Patientengruppe und des Designs einer Therapiestudie eignen. Das Erkenntnisziel der Studie bestimmt im wesentlichen die Auswahl eines generellen vs. krankheitsspezifischen Verfahrens (Guyatt et al. 1986) bzw. eines zur Deskription, Prädiktion oder Evaluation geeigneten Verfahrens (Kirshner u. Guyatt 1985). Bei multizentrischen Studien ist das Praktikabilitätsproblem von Bedeutung, bei Untersuchungen an kleinen Fallzahlen ist der Einsatz eines Standardinstruments notwendig, selbst wenn es nicht alle interessierenden Aspekte der Lebensqualität abdeckt.

Vor dem Hintergrund solcher Einschränkungen ist die Besinnung auf die für Studienfragestellung wesentlichen Lebensqualitätskomponenten empfehlenswert, die dann mit den gängigsten Instrumenten bzw. Subskalen davon erfaßt werden sollten (z. B. deutsche Befindlichkeitsskala). Je nach Möglichkeit der fallzahlabhängigen Durchführung psychometrischer Analysen können dann weitere übersetzte oder eigene Verfahren eingesetzt werden. Generell ist in Therapiestudien der Einsatz von Selbstbeurteilungsverfahren sinnvoll, die mit wenigen Items multiple Komponenten der Lebensqualität aus der Sicht des Patienten sowohl krankheitsspezifisch als auch krankheitsübergreifend erfassen, z. B. entsprechend eines Modulmodells.

Im neuen Gebiet der Lebensqualitätsforschung ist noch einige Entwicklungsarbeit zu leisten (Katz 1987); das gilt auch für Deutschland. Wünschenswert aus methodischer Sicht ist zunächst eine *Grundlagenforschung* zu Modellen der Lebensqualität, relevanten Komponenten und ihren Beziehungen zueinander, zu individuellen Gewichtungen, zu Veränderungen des kognitiven Bezugsrahmens der Patienten im Krankheitsverlauf und zu krankheitsspezifischen Verarbeitungsstrategien. Weiterhin ist eine Auseinandersetzung mit *psychometrischen Problemen* der Lebensqualitätsmessung erforderlich, besonders bezüglich Validierung (Welche Referenzdaten eignen sich zur Kriteriumsvalidierung, und auf welche theoretischen Annahmen bezieht sich die Konstruktvalidierung?) und zur Veränderungssensitivität der Verfahren (Deyo u. Innui 1984; Guyatt et al. 1987). Und nicht zuletzt verdient das Problem der *statistischen Auswertung multipler Lebensqualitätsdaten* im Zusammenhang mit klinischen Zielkriterien Beachtung (Olschewski 1985).

Wenn auch das ideale Meßinstrument zur Erfassung der Lebensqualität - im Sinne eines „Goldstandards" - vielleich nie existieren wird, ist ein Konsens über konzeptuelle, methodische und praktische Richtlinien der Lebensqualitätsmessung international und national erforderlich (Rosser 1988). Durch Untersuchungen zu impliziten Theorien der Lebensqualität, durch Entwicklung eigener Skalen einschließlich der Adaptation angloamerikanischer Verfahren und durch praktische Erfahrungen in der Durchführung von Therapiestudien versucht unsere Arbeitsgruppe in München, dazu einen Beitrag zu leisten (Bullinger et al., im Druck; Bullinger u. Hasford, im Druck).

Literatur

Aaronson NK (1986) Methodological issues in psychosocial oncology with special reference to clinical trials. In: Ventafridda V, Dam FSAM van, Yancik R, Tamburini M (eds) Assessment of quality of life and cancer treatment. Excerpta Medica, Amsterdam, pp 29–41

Aaronson NK, Beckman J (1987) Quality of life of cancer patients. Raven, New York

Aaronson NK, Bakker W, Stewart AL, Dam FSAM van, Zandwijk N van, Yarnold JR, Kirkpatrick A (1987) Multidimensional approach to the measurement of quality of life in lung cancer clinical trials. In: Aaronson NC, Beckman J (eds) The quality of life of cancer patients. Raven, New York, pp 63–82

Aaronson NK, Bullinger M, Ahmedzai S (1988) A modular approach to quality of life in cancer clinical trials. Springer, Berlin Heidelberg New York Tokyo (Recent results in cancer research, vol 111)

Badura P, Waltz M (1987) Leben mit dem Herzinfarkt. Springer, Berlin Heidelberg New York Tokyo

Bergner M, Bobbit RA, Carter WB, Gilson BS (1981) The sickness impact profile development and final revision of a health status measure. Med Care 19:787–805

Bernheim J, Avonts G, de Schampheleire D, Gelissen I, Sauer AM (1985) Anamnestic comparative self assessment (ACSA) to correlate medical and psychosocial variables with subjective quality of life of cancer patients. Proc Am Soc Clin Oncol 4:248

Biefang S (1985) Messung psychosozialer Erfolgs- und Prädiktorvariablen. Habilitationsschrift, Universität Ulm

Bradburn N (1969) The structure of psychological well-being. Aldine, Chicago

Bullinger M, Hasford J (im Druck) Testing and evaluating quality of life measures for German clinical trials. Controlled clinical trials,

Bullinger M, Pöppel E (1988) Lebensqualität in der Medizin: Schlagwort oder Forschungsansatz. Dtsch Ärztebl 85:679–680

Bullinger M, Heinisch M, Ludwig M, Geier S (in Druck a) Studien zur Erfassung des Wohlbefindens - psychometrische Analysen zum Profil von Mood States (POMS) und zum Psychological General Well-Being Index (PGWBI). Z Diff Diagn Psychol

Bullinger M, and the Quality of Life Study Group (in Druck b) Quality of life research in West-Germany - the Munich experience. In: Shuhmaker S, Fruberg C, Czajkowski S, Schron E (eds) Quality of life and cardiovascular disease, Springer, New York

Calman KC (1987) Definitions and dimensions of quality of life. In: Aaronson NK, Beckman JG, Bernheim JL, Zittoun R (eds) The quality of life of cancer patients. Raven, New York, pp 1–10

Ciampi A, Silberfeld M, Till JE (1983) Health status indices: Some approaches and their limitations for oncology. Inter Psychol 15:4–14

Clark A, Fallowfield LJ (1986) Quality of life measurements in patients with malignant disease a review. J R Soc Med 79:165–169

Coates A, Dillenbeck CF, McNeil R et al. (1983) On the receibing end --II. Linear analogue self-assessment (LASA) in evaluation of aspects of the quality of life cancer patients receibing therapy. Eur J Cancer Clin Oncol 19:1633–1637

Dam FSAM van, Aaronson N (1987) Practical problems in conducting cancer psychosocial research. n: Aaronson N, Beckman J (eds) The quality of life of cancer patients. Raven, New York, pp 111–119

Dam FSAM van, Linssen CA, Couzijn AL (1984) Evaluating quality of life in cancer clinical trials. In: Buyse ME, Staanet MJ, Sybester RJ (eds) Cancer clinical trails. Methods and practice. Oxford University Press, New York

Dean H (1985) Choosing multiple instruments to mesure the quality of life. Oncol Nurs Forum 12 5:96–100

De Haes JCJM, Knippenberg FCE von (1987) Quality of life of cancer patients. Review of literature. In: Aaronson NK, Beckmann JH (eds) The quality of life of cancer patients. Raven, New York, pp 167–183

De Haes JCJM, Osterom MA van, Welvaeert K (1986) The effect of radical mastectomy and conserving surgery on the quality of life of early breast cancer patients. Eur J Oncol 12:337–342

Deyo RA, Inui TS (1984) Toward clinical applications of health status measures: sensitivity of scales to clinically important changes. Health Serv Res 19 3:275–289

Diener E (1984) Subjective well-being. Psychol Bull 95 3:542–575

DuPuy HJ (1984) The Psychological General Well-Being (PGWB) Index. In: Wenger NK, Mattson ME, Furberg CD, Ellinson J (eds) Assessment of quality of life in clinical trials of cardiovascular therapies. LeJacq, New York, pp 170–183

Fahrenberg J, Myrtek M, Wilk D, Kreutel K (1986) Multimodale Erfassung der Lebenszufriedenheit: Eine Untersuchung and Herz-Kreislauf-Patienten. Psychother Med Psychol 36 11:347–354

Flechter AE, Hunt BM, Bulpitt CJ (1987) Evaluation of quality of life in clinical trials of cardiovascular disease. J Chronic Dis 40:557–566

Frank-Stromborg M (1984) Selecting an instrument to measure quality of life. Oncol Nurs Forum 11:88–91

Furberg CD (1985) Assessment of quality of life. In: Friedman L, Furberg C, Demets D (eds) Fundamen tals of clinical trials. PSG Publishing Co, Littletown, pp 161–170

Ganz P, Haskell CH, Figglin R (1988) Estimating the quality of life in a clinical trial of patients with metastatic lung cancer using the Karnowsky Performance Index and the Functional Living Index Cancer (FLIC). Cancer 61:849–856

Greenwald PHD (1987) The specificity of quality-of-life measures among the seriously ill. Med Care 25:642–651

Greer S (1984) The psychological dimension in cancer treatment. Soc Sci Med 18 4:345–349

Guyatt GH (1987) Measuring quality of life. A review of means of measurement in clinical trials of new medicines. Pharm Med 2:49–60

Guyatt GH, Bombarier C, Tugwell PX (1986) Measuring disease-specific quality of life in clinical trials, Can Med Assoc J 134:889–895

Guyatt G, Walter S, Norman G (1987) Measuring change over time: Assessing the usefullness of evaluative instruments. J Chronic Dis 40:171–178

Holland JC, Bahna G, McKegney P, Silberfarb P, Tross S, Glidewell O (1980) Psychiatric research in multimodal cancer clinical trials in CALGB (Meeting abstract). Proc Am Assoc Cancer Res 21:354

Hunt S (1988) Measuring health in clinical care and clinical trials. In: Teeling-Smith G (ed) Measuring health – a practical approach. Wiley, Chicester, pp 7–23

Hürny C, Bernhard J (1986) Methodische Probleme bei der Messung von Lebensqualität bei Krebskranken in klinischen Studien. Schweiz Rundsch Med Prax 75 28:845–846

Hutchinson TA, Boyd NF, Feinstein AR (1979) Scientific problems in clinical scales as demonstrated in the Karnofsky index of performance status. J Chronic Dis 32:661–666

Jones DR, Fayers PM, Simons J (1987) Measuring and analyzing quality of life in cancer clinical trials: A review. In: Aaaronson NK, Beckman JH, Bernheim JL, Zittoun R (eds) The quality of life of cancer patients. Raven, New York, pp 41–62

Kaplan RM, Bush JW, Berry CC (1976) Helath status: types of validity and the index of well-being. Health Serv Res 11:478–507

Karnofsky DA, Burchenal JH (1949) The clinical evaluation of chemotherapeutic agents in cancer. In: MacLeod CM (ed) Evaluation of chemotherapeutic agents. Columbia University Press, New York

Katz S (1987) The science of quality of life. J Chronic Dis 40:459–463

Kirshner B, Guyatt G (1985) A methodological framework for assessing health indices. J Chronic Dis 38:27–36

Lane DA (1987) Utility, decision, and quality of life. J Chronic Dis 40 6:585–591

Levine S, Croog SH 81984) What constitutes quality of life? A conceptualization of the dimensions of life quality in healthy populations and patients with cardiovascular disease. In: Wenger NK, Mattson ME, Furberg CD, Ellison J 8eds) Assessment of quality of life in clinical trials of cardiovascular therapies. LeJacq, New York, pp 46–66

MacKenzie CR, Charlson MG, Di Gioia D, Velley V (1986) Can the sickness impact profile measure change? An example of scale assessment. J Chronic Dis 39 6:429–438

Margolese RG (1987) The place of psychosocial studies in medicine and surgery. J Chronic Dis 40:627–628

McDowell I, Newell C (1987) Measuring health: A guide to rating scales and questionnaires. Oxford University Press, New York

McNair D, Lorr M, Droppleman LF (1971) EITS manual for the profile of mood states. Educational and Industrial Testing Service, San Diego/CA

Miller AB, Hoogstraaten B, Staquet M, Winkler A (1981) Reporting results of cancer treatment. Cancer 47:207–214

Muthny FA, Koch U, Spaete M (1986) Psychosoziale Auswirkungen der Mastektomie und Bedarf an psychosozialer Versorgung – eine empirische Untersuchung mit Mammakarzinompatientinnen. Psychother Med Psychol 36:240–249

Najman JM, Levine S (1981) Evaluating the impact of medical care and technology on the quality of life. A review and critique. Soc Sci Med 15F:107–115

Olschewski M (1985) Möglichkeiten der Evaluierung und Analyse von Lebensqualität im Rahmen klinischer Studien. EDV Med Biol 16:8–16

Orr ST, Aisner J (1986) Performance status assessment among oncology patients: a review. Cancer Treat Rep 70 12:1423–1429

O'Young J, MxPeek B (1987) Quality of life variables in surgical trials. J Chronic Dis 40:513

Padilla GV, Presant C, Grant NM, Metter G, Lipsett J, Heide F (1983) Quality of life index for patients with cancer. Res Nurs Health 6:117–126

Patrick DL, Erickson P (1988) Assessing health-related quality of life for clinical decision making. In: Walker SR, Rosser RM (eds) Quality of life: assessment and application. MTP Press, Lancaster, pp 9–50

Priestman TJ, Baum M (1976) Evaluation of quality of live in patients receibing treatment for advanced breast cancer. Lancet I:899–901

Read JL (1988) The new area of quality of life assessment. In: Walker SR, Rosser RM (eds) Quality of life: assessment and application. MTP Press, Lancaster, pp 1–8

Rohde H, Rau E, Gebbensleben B (1984) Ergebnisse der Bestimmung des Lebensqualitätsindex nach Spitzer in der multizentrischen Magenkarzinom TNM-Studie. In: Rohde H, Troidl H (Hrsg) Das Magenkarzinom. Thieme, Stuttgart, S 63–74

Rosser R (1988) Quality of life: consensus, controversy and concern. In: Walker SR, Rosser RM (eds) Quality of life: assessment and application. MTP Press, Lancaster, pp 297–305

Schag CC, Heinrich RL, Ganz PA (1984) Cancer inventory of problem solving functions (CIPS) an instrument for assessing cancer patients rehabilitation needs. J Psychosoc Oncol 11–24

Schipper H, Clinch J (1988) Assessment of treatment in cancer. In: Teeling-Smith G (ed) Measuring health: a practical approach. Wiley, Chicester, pp 109–156

Schipper H, Clinch J, McMurray A, Levitt M (1984) Measuring the quality of life of cancer patients: The functional living index cancer: Development and validation. J Clin Oncol 2 2:472–483

Schuster S, Heim ME, Andres R, Queißer W (1986) Lebensqualität von Karzinom-Patienten unter Chemo- und Radiotherapie. Onkologie 9:172–180

Selby PJ (1988) Measuring the quality of life of patients with cancer. In: Walker SR, Rosser RM (eds) Quality of life: assessment and application. MTP Press, Lancaster, pp 181–204

Selby PJ, Chapman JA, Etazadi-Amoli J, Dalley D, Boyd NF (1984) The development of a method for assessing the quality of life of cancer patients. Br J Cancer 50 1:13–22

Spitzer WO (1987) State of science 1986: Quality of life functional status as target variables for research. J Chronic Dis 40 6:465–471

Spitzer WO, Dobson AJ, Hall J et al. (1981) Measuring the quality of life of cancer patients. A concise QL-index for use by physicians. J Chronic Dis 34:585–597

Tannock IF (1987) Treating the patient, not just the cancer. N Engl J Med 317:1534–1535

Teeling-Smith G (1988) Measuring health – a practical approach. Wiley, Chicester

Troidl H, Kusche J, Vestweber KH, Eypasch E, Koeppen L, Bouillon B (1987) Quality of life: An important endpoint both in surgical practice and research. J Chronic Dis 40:523–528

Ventafridda V, Dam FSAM van, Yancik R, Tamburini M (eds) (1986) Assessment of quality of life and cancer treatment. Elsevier, Amsterdam

Walker SR, Rosser RM (1988) Quality of life assessment and application. MTP Press, Lancaster

Ware JE (1984a) Methodology in behavioral and psychosocial cancer research. Conceptualizing disease impact and treatment outcomes. Cancer [Suppl 10] 53:2316–2326

Ware JE (1984b) Methodological considerations in health status assessment procedures. In: Wenger NK, Mattson ME, Furberg CD, Elinson J (eds) Assessment of quality of life in clinical trials of cardiovascular therapies. LeJacq, New York, pp 87–117

Ware JE (1987) Standards for validating health measures: Definition and content. J Chronic Dis 40:503–512

Wenger NK (1986) Quality of life: concept and approach to measurement. Adv Cardiol 33:122–130

Wenger NK, Mattson ME, Furberg CD, Elinson J (1984) Assessment of quality of life in clinical trials of cardiovascular therapies. Am J Cardiol 54:908–913

Wood-Dauphinee S, Troidl H (1986) Endpoints for clinical studies: Conventional and innovative variables. In: Troidl H, Spitzer WO, McPeek B, Mulder DS, McKneally MF (eds) Principles and practice of research strategies for surgical investigators. Springer, New York, pp 53–68

Zum Ergebnis

Derzeit verwendete Instrumente zur Erfassung von Lebensqualitätsparametern bei Krebspatienten werden anhand folgender Leitlinien dargestellt: konzeptuelle Fundierung, testtheoretische Absicherung und Praktikabilität. In den Überblick werden krankheitsspezifische sowie -übergreifende Verfahren einbezogen, darüber hinaus Selbst- und Fremdbeurteilungsinstrumente sowie verhaltensnahe vs. eher bewertungsbezogene Verfahren. Es zeigt sich, daß unter den psychometrisch gut untersuchten Skalen die angloamerikanischen deutlich überwiegen. Deutsche Übersetzungen liegen teilweise vor, sie sind jedoch meist noch nicht ausreichend an deutschen Stichproben psychometrisch abgesichert. Besonders betont wird die Notwendigkeit einer Überprüfung der Validität sowie der Veränderungssensitivität der Skalen. Darüber hinaus wird für mehr Grundlagenforschung plädiert, in denen eine theoretische Fundierung des Konstruktes Lebensqualität gefordert wird. Insbesondere Fragen der individuellen Gewichtung einzelner Komponenten der Lebensqualität, Veränderungen des kognitiven Bezugsrahmens der Patienten im Krankheitsverlauf sowie die Beziehungen zu krankheitsspezifischen Verarbeitungsstrategien bedürfen einer Klärung durch differenzierte Forschungsarbeiten.

Die Redaktion

Erfahrungen mit einem freien Gespräch mit Krebspatientinnen und -patienten: Das Freiburger Inventar zur Bewältigung einer chronischen Krankheit (FIBECK)

M. Broda

Zusammenfassung

Ausgehend von den Modellüberlegungen der Lazarus-Gruppe wird die Krankheitsbewältigung von Krebspatienten in verschiedenen Lebensbereichen untersucht. Dazu wird ein Ratingverfahren entwickelt, das aus den Angaben in einem frei geführten Gespräch Einschätzungen zu verschiedenen Dimensionen wie Bedeutungseinschätzung, Kontrollierbarkeit, Ambiguität usw. erfragt. Diese Dimensionen werden auf unterschiedliche Lebensbereiche bezogen (Krankheitsverlauf, Familie, Beruf, Zukunftssicht usw.). Dabei wird deutlich, daß große Unterschiede in der Einschätzung der Auswirkungen in den einzelnen Lebensbereichen bestehen und daß auch die verschiedenen Dimensionen sich je nach Lebensbereich unterschiedlich zueinander verhalten. Es wird dabei auf den Informationsverlust durch eine Integration, beispielsweise der Situationseinschätzung, über verschiedene Lebensbereiche hinweg, hingewiesen und gefordert, sich die Auswirkungen der Erkrankung nicht pauschal, sondern genau in den einzelnen Lebensbereichen differenziert anzusehen. Zum Schluß werden die Krebskranken mit anderen chronisch körperlich kranken Patienten verglichen.

Summary

This study focuses on coping with cancer, based on the conceptual framework of the Lazarus group. A rating procedure is being developed which enables us to rate certain dimensions of a freely conducted interview (e. g., appraisal, controllability, ambiguity). These dimensions are rated for different areas of life (course of illness, family, job, future etc.). They clearly show that there are considerable differences in the appraisals of the effects of illness in these different areas and that some dimensions are even inversely correlated. This demonstrates the need of differential studies of the coping process instead of simply compiling information from different situations. Finally, the way in which cancer patients cope with this disease is compared with how they cope with other chronic illnesses.

Organisatorischer Rahmen

Ziel der Gesamtstudie, aus der hier ein Teilprojekt vorgestellt werden soll, war die Identifikation von Gemeinsamkeiten und Unterschieden der subjektiv empfundenen Belastung durch eine chronische Erkrankung und Möglichkeiten ihrer Bewältigung (Broda 1987). Dabei wurden Patienten unterschiedlicher Krebserkrankungen, Patienten mit terminaler Niereninsuffizienz (alle hämodialysepflichtig), Patienten nach Apoplex, Patienten mit chronischer Polyarthritis sowie Patienten einer inneren und chirurgischen Station eines Allgemeinkrankenhauses bezüglich ihres Krankheitserlebens und ihrer Krankheitsverarbeitung miteinander verglichen. Dabei sollte mehreren Zielvorgaben Rechnung getragen werden:

- Die Datenerhebung sollte sich möglichst nah am Erleben des Patienten bewegen und daran, was für den Patienten in seiner momentanen Situation belastend ist. Die Patienten sollten die Möglichkeit erhalten, Belastungen in ihrer subjektiven Wertung frei darzustellen, ohne durch ein vorgegebenes Frageraster oder zu skalierende Dimensionen auf ein bestimmtes Erleben festgelegt zu werden.
- Erfaßt werden sollten Bewertungsprozesse im Zusammenhang mit den Auswirkungen und dem Erleben der chronischen Erkrankung sowie das Bewältigungsverhalten bezüglich eines spezifischen belastenden Ereignisses.
- Der Patient/die Patientin sollte im Gespräch möglichst viel Steuerungsanteile übernehmen können, um somit subjektiv empfundener Wichtigkeit von Belastung besser Ausdruck geben zu können.

Konzeptioneller Rahmen

Dieser Vergleich fand innerhalb des theoretischen Modells statt, das die Lazarus-Gruppe seit Ende der 70er Jahre vorgestellt und weiterentwickelt hat (Lazarus u. Launier 1978; Lazarus u. Folkman 1984). Die theoretischen Arbeiten der Lazarus-Gruppe, die man als inzwischen breit akzeptiert bezeichnen kann (Pervin 1978; Turk 1979, Meichenbaum u. Turk 1983; Beutel 1988), basieren auf expliziten Vorannahmen: Sie betrachten die Bewältigung als prozessualen Ablauf, der durch die Individuum-Umwelt-Relation bestimmt wird. Nicht das Bewältigungsergebnis steht im Mittelpunkt der Betrachtung, sondern die Anstrengungen, die das Individuum zur Aufrechterhaltung der inneren Balance unternimmt. Mittelpunkt des Modells sind Bewertungsvorgänge äußerer und innerer Reize, die als auslösend für kognitive und behaviorale Handlungen angesehen werden und gleichzeitig emotionale Zustände entstehen lassen. Durch eine Einschätzung, daß eine Situation bedrohlich sei, gerät die Balance zwischen den Anforderungen der Umwelt und den Ressourcen des Individuums in ein Ungleichgewicht, das im Sinne eines Regelkreismodells durch Handlungen des Individuums wieder aufgehoben werden soll. Als beeinflussende Faktoren dieses Geschehens werden die durch Lebenserfahrung gebildeten „wenn-dann“-Überzeugung sowie die „commitments“, die das bezeichen, was für ein Individuum in einer Situation auf dem Spiel steht, sowie situative Faktoren wie Kontrollierbarkeit der Situation oder die Mehrdeutigkeit, eingeführt.

Diesem Modell nach würde die Bewältigung einer chronischen Krankheit wie Krebs eine ständige Auseinandersetzung mit den sich ändernden Anforderungen, Einschränkungen und Bedrohungen durch die Krankheit bedeuten. Zwar ist die Anpassung und Bewältigung der Krebserkrankung und Effektivität im Zusammenhang mit Überlebensrate sowie bezüglich hilfreicher oder schädlicher Strategien inzwischen gut erforscht und dokumentiert (Weisman u. Worden 1976/77; Temoshok et al. 1985; Heim 1988; Beutel 1988); wenig Aufmerksamkeit wurde hingegen bislang der Frage der Wahrnehmungsfaktoren und Situationseinschätzungen gewidmet.

Die sich daraus ergebende Fragestellung heißt: Welchen Bewertungsvorgängen unterliegt die Situationseinschätzung des Individuums der sich durch die Krankheit ergebenden Belastungen, und welchen Einfluß üben diese Bewertungprozesse auf den Umgang und auf Bewältigungsprozesse mit dem Krankheitsgeschehen aus?

Methodische Überlegungen

Die in der Copingforschung zur Verfügung stehenden Meßinstrumente konzentrieren sich auf die Erfassung der Reaktionen des Individuums auf Belastungen. Deswegen mußte ein Vorgehen entwickelt werden, mit dem die im Zusammenhang mit einer Krankheitsbelastung eingesetzten Kognitionen erfaßt werden können. Da auch aufgrund der Arbeiten der Lazarus-Gruppe nicht davon ausgegangen werden kann, daß es sich bei diesen Bewertungsvorgängen um zeitlich oder transsituational stabile Konzepte handelt, mußte diese Erfassung bezogen auf eine konkrete Belastungssituation im Zusammenhang mit der Erkrankung vorgenommen werden. Ein direkte schriftliche oder mündliche Abfrage von Bewertungsdimensionen erschien dabei keinesfalls sinnvoll zu ein. Dieses Vorgehen hätte die Gefahr beinhaltet, durch die Vorgabe bestimmter Dimensionen „künstliche Informationen" zu produzieren und/oder andere wichtige Bewertungsvorgänge unberücksichtigt zu lassen. Die Methode des halbstrukturierten Interviews wurde zwar in mehrjähriger eigener Projektarbeit (Koch u. Muthny, in Vorbereitung) erprobt, aus folgenden Gründen aber nicht in Erwägung gezogen: Das halbstrukturierte Interview beläßt die Gesprächsführung in den Händen des Interviewers und gestattet es nicht, daß Informationen, die über die vorgegebenen Fragebereiche hinausgehen, verwertet werden. Dies bildete die Rationale für das Führen eines freien Gespräches, in dem dem Patienten die Initiative überlassen wird, um damit seine subjektive Schwerpunktsetzung kennenzulernen.

Praktisches Vorgehen

Das Freiburger Inventar zur Bewältigung einer chronischen Krankheit (FIBECK, Broda et al. 1985, unveröffentlicht) entstand als Gruppenarbeit in einer einjährigen Entwicklungsphase.

Gesprächsbereiche und Interviewdimensionen

Der Interviewer hat die Aufgabe, im Gespräch eine Reihe von Auswirkungsbereichen der Erkrankung anzusprechen. Dabei soll dem Patienten die Möglichkeit gegeben werden, differenziert über Erleben und Bewertung seiner Krankheit in diesem Bereich zu berichten. Die Abfolge der Bereiche ist fakultativ, die Fülle der Informationen in diesen Bereichen kann stark, je nach subjektiv eingeschätzter Bedeutung, variieren. In diesen Gesprächsbereichen wie Erkrankungsbeginn und Diagnosemitteilung, Partnerbeziehung und Familie, Beruf und Leistungsvermögen sollen Informationen zu spezifischen psychologischen Dimensionen gesammelt werden. Diese Dimensionen orientieren sich an den Vorgaben der Lazarus-Gruppe (s. folgende Übersicht).

Gesprächsbereiche des Interviews

- Medizinische und Sozialanamnese
- Erkrankungsbeginn und Diagnose
- ein spezifisches belastendes Ereignis
- System der sozialen Unterstützung
- Partnerbeziehung und Familie
- Beruf und Leistungsvermögen
- Auswirkung auf Selbstkonzept
- weiterer Krankheitsverlauf
- Zukunftsplanung

Interviewerratingdimensionen

a) Personenfaktoren
  - Bewertungsvorgänge
  - „beliefs“
  - „locus of control“
  - „commitment“
b) wahrgenommene Situationsfaktoren
  - Kontrollierbarkeit
  - Antizipationszeit
  - Ambiguität
c) Gesprächsatmosphäre
d) Bewältigungsstrategien des Patienten

Aufgabe des Interviewers war es nun, in den einzelnen Gesprächsbereichen Informationen zu den Ratingdimensionen zu bekommen. Diese Ratingdimensionen waren stark untergliedert und mußten von den Interviewern für das Gespräch auswendig gelernt werden. Um nicht durch unterschiedliche Nachfragearten systematische Fehler einzugehen, wurden für den Fall, daß vom Patienten keine spontanen Informationen zu einzelnen Dimensionen gegeben wurden, Fragemöglichkeiten für alle Gesprächsbereiche zu den einzelnen Dimensionen festgelegt. Darüber hinaus wurde jede Dimension genau definiert und die möglichen Skalierungsschritte festgelegt. Die Definitionen enthalten Abgrenzungen zu ähnlichen Dimensionen und mußten von den Interviewern für die Ratingprozeduren als Grundlage für das Rating verwendet werden.

Durch die Aufzeichnung auf Tonband wurde die gesamte Ratingprozedur auf einen Zeitpunkt nach Ende des Gesprächs verlagert. Hier gab es spezifische Anweisungen, wie welche Informationen des Patienten eingeschätzt werden sollen, wie der klinische Eindruck verwertet wird und welche formalen Schritte der Rater bei seinem Arbeitsgang zu absolvieren hat.

Interviewertraining

Über den Zeitraum eines halben Jahres wurden 6 Interviewer systematisch mit Hilfe von Videotraining auf die Interviewaufgabe vorbereitet. Abweichende Einschätzungen wurden diskutiert und vereinheitlicht. So konnte im Verlauf des Trainings jede Dimension und Unterdimension inhaltlich und formal übereinstimmend festgelegt werden.

Selbsterfahrungsaspekte

Ein weiterer sehr wichtiger Bereich der Vorbereitung war das Einbringen eigener Erfahrungen mit chronisch lebensbedrohlicher Krankheit. Manche der Interviewer hatten unmittelbar oder mittelbar in den letzten Jahren Erfahrungen mit einer solchen Erkrankung gesammelt. Zum einen erwies sich dieses Vorgehen als wichtig, um die von uns aus der Theorie abgeleiteten Dimensionen auf Relevanz und Vollständigkeit zu überprüfen, zum anderen sollten diese eher selbsterfahrungsbezogenen Sitzungen dazu dienen, mögliche Ängste gegenüber belastenden Themen abzubauen, um im Gespräch mit dem Patienten „blinde Flecken“ zu vermeiden.

Akzeptanz durch die Patienten

Die mit 171 Patienten unterschiedlicher Krankheitsbilder geführten Gespräche wurden von diesen fast ausschließlich als sehr positiv eingeschätzt. Viele Patienten berichteten, daß noch kaum jemand mit ihnen über ihre Krankheiten auf so intensive Weise gesprochen hätte. Die Interviewer selbst fühlten sich bei dem Vorgehen frei und konnten das Gespräch mit eigenem inhaltlichem und persönlichem Engagement führen. Gesprächsatmosphäre und Gesprächsverhalten wurden sehr positiv eingeschätzt. Interviewer schätzten die Gesprächsatmosphäre bei 94% der Patienten als angstfrei ein, stellten bei 76% der Patienten keine oder wenig Unsicherheit oder Nervosität (75%) fest. Dies kann als Hinweis gewertet werden, daß die durch Setting und Gesprächsvorgehen verursachten Einflüsse auf Atmosphäre und damit vermutlich auch auf Gesprächsinhalte gering gehalten werden konnten.

Ausgewählte Ergebnisse und Diskussion

Die Teilstichprobe der Krebspatienten bestand aus 49 Patienten im Alter von 28–78 Jahren ($\bar{x} = 51$ Jahre). Es wurden Gespräche mit 35 Frauen und 14 Männer geführt. Dabei waren 18 Patientinnen mit Brustkrebs, 8 Patienten/Patientinnen mit Darmkrebs und 7 Patientinnen mit Gebärmutterkrebs. Weitere Krebsformen waren Hautkrebs, Hodenkrebs, Nierenkrebs, Schilddrüsenkrebs, Magenkrebs, Lungenkrebs und Morbus Hodgkin. Die Patienten und Patientinnen befanden sich zum Zeitpunkt des Gespräches in einer stationären Nachsorgekur. Der Erkrankungsbeginn lag 1/2–3 Jahre zurück.

Im folgenden soll nun dargestellt werden, wie sich die Stichprobe der Krebspatienten in den wesentlichen erfaßten Dimensionen verhielt und wie sie im Vergleich zu anderen chronisch körperlich kranken Patienten und Patientinnen liegt.

Betrachtet man die *„commitments“* (das, was für die einzelnen Patienten und Patientinnen auf dem Spiel steht) in den einzelnen Lebensbereichen, so zeigt es sich, daß für die Krebspatienten in nahezu allen Lebensbereichen, verglichen mit Patienten anderer chronischer Erkrankungen, überdurchschnittlich viel auf dem Spiel stand.

Stellt man dem nun die *Bewertungseinschätzung* der Patienten über die verschiedenen Lebensbereiche hinweg gegenüber, so zeigen sich bei den Krebspatienten deutliche Differenzierungen. Die Bedrohungseinschätzung ist, verglichen mit anderen Krankheitsgruppen, auffällig unterdurchschnittlich, ausgenommen die Einschätzung der Bedrohung durch den weiteren Krankheitsverlauf, während die Einschätzung der Krankheit als Herausforderung in fast allen Lebensbereichen, verglichen mit anderen Krankheitsgruppen, überdurchschnittlich ausgeprägt ist.

Die Aspekte der Erleichterung durch das Krankheitsgeschehen sind jedoch bei den Krebspatienten/innen höher als in den anderen Gruppen. Deutlich wird, daß die Bewertungseinschätzungen in den unterschiedlichen Lebensbereichen auch sehr unterschiedlich ausfallen - ein möglicher Beleg für die Notwendigkeit der stärkeren Miteinbeziehung der Situation (Tabelle 1).

In der *Kausalattribution* übernahmen zwei Drittel der Patienten internale Verantwortungszuschreibungen, die am stärksten mit der Einschätzung als Bedrohung und fast in gleichem Maße mit Herausforderung verbunden wurden. So wurde

Tabelle 1. Mittlere Ausprägung der Bewertung der Auswirkung der Krankheit in den verschiedenen Lebensbereichen der Krebspatienten ($\bar{x}$ 5stufige Likert-Skala)

Bewertung	Familie	Soziale Aktivitäten	Beruf	Selbstbild	Verlauf	Zukunft
Bedrohung	1,9	1,6	1,9	2,0	3,1	2,4
Herausforderungen	3,4	3,1	2,6	3,5	3,3	3,5
Schaden	2,0	1,8	2,4	2,5	2,5	2,3
Erleichterung	3,9	3,7	3,5	3,6	3,3	3,5

hauptsächlich „seelische Belastung" für die Entstehung der Krankheit verantwortlich gemacht. Externale Attributionen nahmen weniger als ein Drittel der Patienten vor. Bei denjenigen, die external attribuieren, ist dies jedoch, im Unterschied zu anderen Attributionsformen, eng mit einem Gefühl der Erleichterung verbunden (Pearson-r = 0,71). Schicksals- oder Zufallsattributionen spielten so gut wie keine Rolle.

Auch bei der Betrachtung der *Kontrollattribution* zeigte es sich, daß internale Attributionen weit überwiegen (88%). Hier gehen diese Attributionen fast ausschließlich mit einem Gefühl der Herausforderung einher (Pearson-r = 0,72).

Wie in Tabelle 1 gezeigt, überwog in den Auswirkungsbereichen der Erkrankung die Bedeutungseinschätzung der Erleichterung. Dieses zunächst überraschend erscheinende Ergebnis ist offensichtlich durch Kognitionen erklärbar wie „die Therapiemaßnahmen sind überstanden", „das Allgemeinbefinden ist gut" und „die Krankheitsentwicklung verläuft nicht progredient" (s. auch Maacks 1986). Die wahrgenommene Ambiguität, also die Mehrdeutigkeit der Erkrankungsimplikationen, erreicht praktisch nur im Zusammenhang mit der Diagnosemitteilung überdurchschnittliche Werte, was dafür spricht, daß der Grad der Informiertheit über den Krankheitsverlauf bei den Patienten relativ hoch ist.

Bezüglich der Frage, wieviel Einfluß die Bewertungsfaktoren auf die Bewältigung haben, kann bei der Population der Krebspatienten kein substantieller Einfluß identifiziert werden. Im Unterschied zu anderern Krankheitsgruppen, bei denen z. T. über 50% der Varianz eines Bewältigungsfaktors aus einem multiplen Prädiktor von Bewertungsvariablen vorhergesagt werden konnte, läßt sich dies für die Gruppe der Krebspatienten nicht auffinden. Dies mag auch damit zusammenhängen, daß in der Gesamtsicht bei den Krebspatienten im Vergleich zu anderen Patientengruppen der Eindruck einer nur mittelstarken Belastetheit durch die Erkrankung und sogar einem Überwiegen von Gefühlen der Erleichterung in vielen Auswirkungsbereichen festgestellt werden kann. Inwieweit dies schon als Ausdruck erfolgreicher Bewältigungsprozesse interpretiert werden kann, kann hier nicht beantwortet werden.

Zu diskutieren bleibt auch, ob die Methode des freien Gesprächs die Patienten zu einer solchen Selbstdarstellung verleitet hat und ob nicht mit anderen methodischen Zugangsweisen auch andere Aspekte des Erlebens hätten gefunden werden können. Maacks (1986) zeigt, daß sie mit Methoden der Satzergänzung, der freien Assoziation sowie dem Malen von Bildern relativ hohe Einschätzungen in allen Bereichen (Bedrohung, Herausforderung, erlittener Schaden, Erleichterung) bei diesen Patienten findet. Dies mag als Anregung für ein multimodales Vorgehen gewertet werden. Eine weitere Möglichkeit, diese Ergebnisse zu erklären, besteht darin, das besondere Setting (Nachsorgeklinik) dafür verantwortlich zu machen. Sicherlich wurden dort vom therapeutischen Bereich eher Schwerpunkte auf aktive Krankheitsbewältigung gelegt, die die Patienten dann im Gespräch mit dem Interviewpartner besonders betonten. Zudem besteht auch die Möglichkeit, daß ein schon länger zurückliegendes Ereignis, das keine konkreten Folgeerscheinungen wie Schmerz oder andere körperliche Leiden akut nach sich zieht, als nicht so bedrohlich erlebt wird wie der starke Schmerz bei Polyarthritis oder das Erleben von Funktionseinschränkungen wenige Wochen nach einem Apoplex.

Das Vorgehen des freien Gesprächs als Methode kann zwar unter methodischer Hinsicht wegen Vergleichbarkeit, Variablen der Interaktion, Intersität und Dauer der Gespräche kritisiert werden, die klinische Relevanz der erhaltenen Informationen scheint jedoch sehr hoch. Da auch eine durchgeführte Interraterstudie befriedigende Ergebnisse brachte (Broda 1987), kann diese Methode der Datengewinnung durchaus eine Ergänzung zu traditionell elaborierteren Vorgehensweisen darstellen. Zu vermuten bleibt aber weiterhin, daß in einem Querschnittsvergleich, so wie er in der hier vorliegenden Studie vorgenommen wurde, der mögliche Vorteil dieses Vorgehens gar nicht richtig zur Geltung kommen kann, weil sich die im Feinraster erfaßten interindividuellen Unterschiede im Mittelwert wieder nivellieren.

Zu fordern wäre, auch im Sinne des Modells der Lazarus-Gruppe, demgegenüber ein Vorgehen, das über mehrere Meßzeitpunkte intraindividuelle „Einschätzstile" identifiziert und erst dann über den Weg einer Gruppenbildung zu Vergleichen kommt. Ein solches Vorgehen könnte es auch ermöglichen, bei einzelnen Patientinnen und Patienten maladaptive oder defizitäre Bewertungs- und Bewältigungsvorgänge zu identifizieren und einem therapeutischen Einwirken zugänglich zu machen.

Literatur

Beutel M (1988) Bewältigungsprozesse bei chronischen Erkrankungen. edition medizin, Weinheim

Broda M (1987) Wahrnehmung und Bewältigung chronischer Krankheiten. Deutscher Studienverlag, Weinheim

Heim E (1988) Coping und Adaptivität. Gibt es geeignetes oder ungeeignetes Coping? Psychother Med Psychol 38:8–18

Koch U, Muthny FA (in Vorbereitung) Die Rehabilitation nierentransplantierter Patienten. Endbericht an die Robert-Bosch-Stiftung, Stuttgart

Lazarus RS, Folkman S (1984) Stress, appraisal, and coping. Springer, New York

Lazarus RS, Launier R (1978) Stress related transactions between person and environment. In: Pervin LA, Lewis M (eds) Perspectives in interactional psychology. Plenum, New York, pp 287–327

Maacks S (1986) Subjektive Bedeutung von Krebs und Krankheitsbewältigung. Diplomarbeit, Universität Freiburg

Meichenbaum D, Turk D (1983) Stress, coping, and disease: A cognitive-behavioral perspective. In: Nerfeld RW (ed) Psychological stress and psychopathology. McGraw-Hill, New York, pp 289–305

Pervin LA (1978) Theoretical approaches to the analysis of individual – environment interaction. In: Pervin LA, Lewis M (eds) Perspectives in interactional psychology. Plenum, New York, pp 67–85

Temoshok L, Heller BW, Sagebiel RW, Blois MS, Sweet DM, DiClemente RJ, Gild ML (1985) The relationsship of psychosocial factors to prognostic indicators in cutaneous malignant melanoma. J Psychosom Res 29 2:139–153

Turk D (1979) Factors influencing the adaptive process with chronic illness. In: Sarason JG, Spielberger CD (eds) Stress and anxiety, vol 6. Wiley, New York, pp 291–311

Weisman AD, Worden JW (1976/77) The existential plight in cancer. Significance of the first 100 days. Int J Psychiatry Med 7:1–15

Zum Ergebnis

Es wird ein Interviewverfahren vorgestellt, das in Form eines freien Gespräches 9 krankheitsbezogene Themenbereiche enthält, die in freier Reihenfolge und mit offenen Antwortformen vorgegeben werden. Die Auswertung erfolgt über ein an das Gespräch anschließendes Interviewerrating. Die Ratingdimensionen beziehen sich auf u. a. aus der Theorie von Lazarus u. Launier abgeleitet personenbezogene und situative Faktoren, auf die Gesprächsatmosphäre sowie auf die Bewältigungsstrategien der Patienten im Umgang mit Belastungen. Die hier dargestellten Ergebnisse beziehen sich auf die Praktikabilität des Verfahrens sowie auf erste inhaltliche Befunde einer retrospektiven Studie an 49 onkologischen Patienten mit unterschiedlichen Krebslokalisationen, die sich in einer stationären Nachsorgeeinrichtung befanden.

Die Vorbereitung zur Datenerhebung umfaßte ein 6monatiges Interviewertraining, das neben der Einübung von Gesprächsführung und Rating Raum für die Bearbeitung von Selbsterfahrungsanteilen bieten sollte. Die Akzeptanz des Verfahrens wurde über ein Interviewerrating der Gesprächsatmosphäre eingeschätzt: 94% der Patienten wurden als angstfrei beurteilt, 76% als frei von Unsicherheit oder Nervosität.

Die inhaltlichen Ergebnisse beziehen sich v. a. auf verschiedene Aspekte der subjektiven Bewertung des Krankheitsgeschehens durch die Patienten: die Krankheit wurde mit ihren Anforderungen weit eher als „Herausforderung" und „Erleichterung" denn als „Bedrohung" erlebt. Sowohl in der Kausal- als auch in der Kontrollattribution dominierte die Dimension „internal". Bewältigungsstrategien konnten entgegen den Erwartungen nicht aus den subjektiven Bewertungsprozessen vorhergesagt werden. Die Ergebnisse werden zur spezifischen Situation der Patienten (Nachsorgebehandlung mit weitgehender Reduktion der akuten Bedrohung) in Beziehung gesetzt.

Die Redaktion

Erfahrungen mit dem Kieler Interview zur subjektiven Situation (KISS)

M. Hasenbring, B. Kurtz, G. Marienfeld

Zusammenfassung

Einer kurzen Ausführung der dem Verfahren zugrundeliegenden theoretischen Modellvorstellungen folgt die Darstellung einiger methodischer Anforderungen, die für die Entwicklung maßgebend waren: die Gewinnung qualitativer und quantitativer Daten, eine weitgehende Standardisierung der Datenerhebung sowie die Eignung zur Zustands- und Veränderungsmessung. Die einzelnen Bestandteile des Interviews werden im Überblick dargestellt. Erste Erfahrungen mit dem Verfahren werden im Hinblick auf folgende Themen diskutiert: Ökonomie, Akzeptanz von seiten des Interviewers wie des Befragten, Testgütekriterien der Reliabilität und Validität, systematische Fehlerquellen wie Reaktivität und Kontextabhängigkeit der Messung, ethische Überlegungen zur Invasivität der Messung sowie der Nutzen einer Einbeziehung positiver Erlebensaspekte.

Summary

After a short discussion of the underlying theoretical model, methodological issues are considered: the collection of qualitative and quantitative data, standardization of the assessment procedure, and the applicability for measuring states and changes. The different parts of the interview are then presented. First experiences with the instrument are discussed with regard to the following topics: economy, acceptance by interviewer and respondent, reliability and validity, systematic bias like reactivity and context dependence of the measurement, ethical reflection about invasive measurement, and the possible benefit of including positive aspects of experience.

Einleitung

Mit dem Kieler Interview zur subjektiven Situation (KISS) entwickelten wir ein standardisiertes Interviewverfahren zur theoriegeleiteten Erfassung von Belastungen, positiven Veränderungen und Aspekten der Krankheitsverarbeitung, die

Personen bei sich beobachten können, wenn sie mit einer chronischen oder schweren organischen Erkrankung konfrontiert werden. Einzelne Versionen dieses Interviews wurden für Patienten mit unterschiedlichen Krebserkrankungen (Magen- und Bronchialkarzinom, Lymphome) sowie für Patienten mit chronischen Schmerzsyndromen entwickelt. Das Instrument ist vorgesehen für einen Einsatz im Rahmen kombinierter Quer- und Längsschnittuntersuchungen zur Erfassung von Bewältigungsanforderungen, die im Falle chronisch kranker Patienten unter dem Stichwort „Lebensqualität" zusammengefaßt werden, darüber hinaus zur Untersuchung der Adaptivität von Verarbeitungsstrategien sowie zur Evaluation von Behandlungsmaßnahmen. Bevor die jeweiligen Bestandteile des Verfahrens im folgenden aufgeführt werden, sollen einige theoretische und methodische Voraussetzungen, die für die Entwicklung des Instrumentes maßgebend waren, kurz skizziert werden. Die anschließende Diskussion unserer Erfahrungen bezieht sich auf die Anwendung des Verfahrens im Bereich der Psychoonkologie.

Theoretische Modellvorstellungen

Das zugrundeliegende theoretische Modell wurde an anderer Stelle ausführlich beschrieben (Hasenbring 1987a, 1988a), hier soll es lediglich in seinen Grundzügen charakterisiert werden. Basierend auf dem transaktionalen Streßkonzept von Lazarus u. Launier (1981) sowie den sozialpsychologischen Konzepten der Ursachen- und Kontrollattribution wurde ein kognitiv-behaviorales Modell der Krankheitsverarbeitung entwickelt, das in seiner gegenwärtigen Form *phänomenologischen* Charakter hat (s. Abb. 1). Es dient v.a. einer qualitativen und quantitativen Konzeptualisierung von krankheits- und/oder behandlungsbedingten Veränderungen und ihrer Verarbeitung. Genetische Überlegungen, in die v.a. lerntheoretische Faktoren der klassischen und operanten Konditionierung sowie des Modellernens eingehen, werden an entsprechender Stelle ausgeführt (Hasenbring 1987a).

Nach diesem Modell unterscheiden wir zuerst *objektive,* mit einer Krankheit und/oder Behandlung einhergehende Stressoren von ihrer *subjektiven Repräsentanz,* die über die von Lazarus u. Launier beschriebenen Stufen primärer und sekundärer Bewertung kognitiv vermittelt sind. Das Interview richtet sich auf eine Erhebung der jeweils subjektiv wahrgenommenen Situation. Darüber hinaus beziehen wir neben *Stressoren* auch *positive Veränderungen* als prinzipielle Ressourcen konzeptuell mit ein. Dies auf jeder Ebene, d.h. sowohl auf der Ebene *primärer Veränderungen* (körperliches Befinden, emotionale Befindlichkeit) als auch auf der Ebene *sekundärer Veränderungen* (in Partnerschaft, Familie, Beruf etc.). Die Einbeziehung positiver Veränderungen in den Krankheitsverarbeitungsprozeß ist u.E. besonders bei der Erfassung der Situation Krebskranker vernachlässigt worden, möglicherweise, weil Forscher aus der Sicht des Gesunden beim Gedanken an das Leben mit einer Krebserkrankung *ausschließlich* Belastendes vor Augen haben. Nachdem wir jedoch erste Interviews mit Krebspatienten durchgeführt hatten, halten wir es mittlerweile für unabdingbar, die Seite des positiven emotionalen Erlebens einzubeziehen, nicht zuletzt, um der Situation der Betroffenen eher gerecht werden zu können.

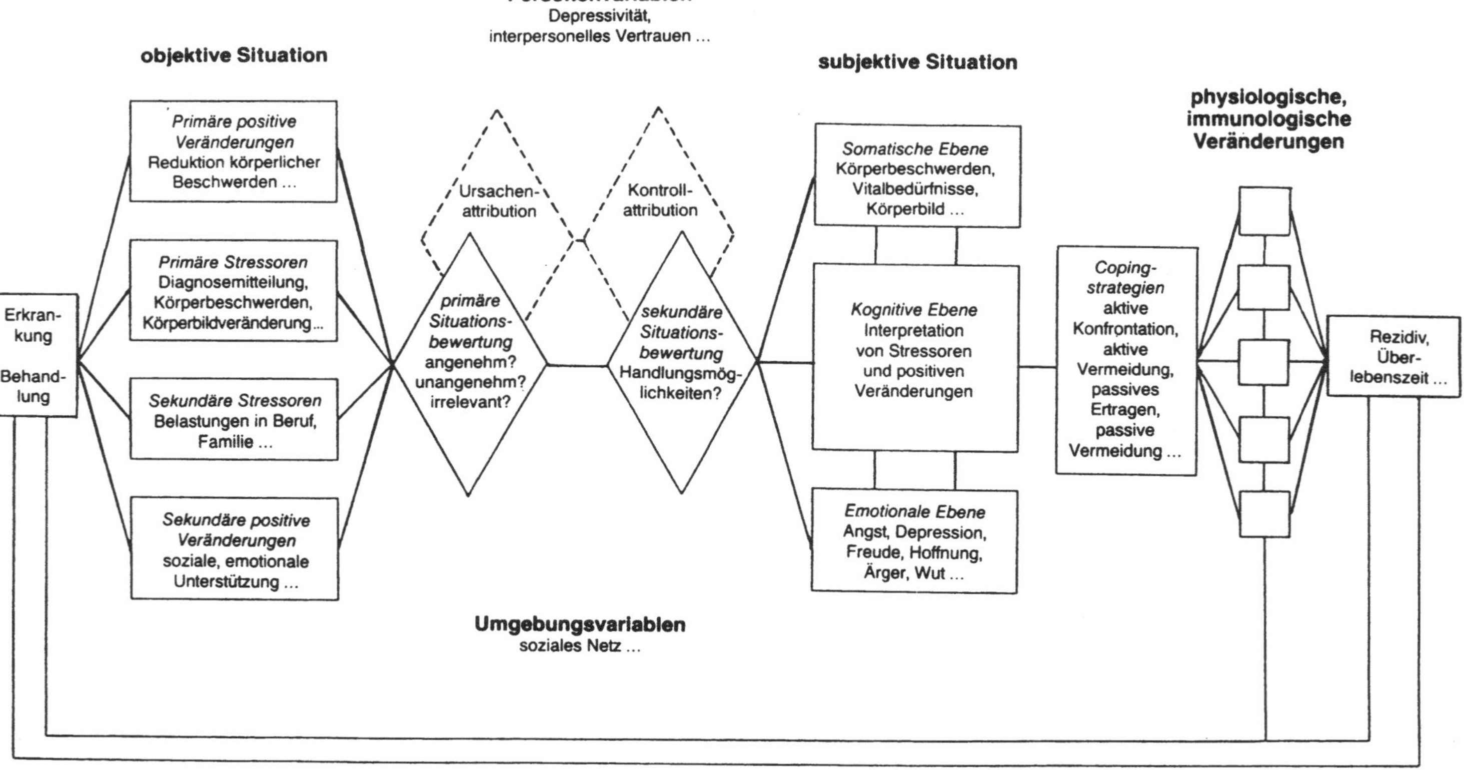

Abb. 1. Kognitiv-behaviorales Modell der Krankheitsverarbeitung

Die Termini Krankheitsverarbeitung und Krankheitsbewältigung verwenden wir nicht synonym (vgl. Beutel 1985; Gaus u. Köhle 1986; Heim 1985; Beutel u. Muthny 1988), sondern wir verstehen Bewältigungsaspekte als eine Untergruppe der allgemeiner gefaßten Krankheitsverarbeitungsprozesse. In Anlehnung an Lazarus u. Launier (1981) definieren wir *Krankheitsbewältigung* als bewußte und zielgerichtete Versuche, erwartete oder bereits bestehende krankheitsbedingte Belastungen auf der kognitiven und/oder Verhaltensebene zu bewältigen. Diese Versuche können auf eine eher intrapsychische Anpassung an die Situation oder auf eine Änderung der Situationsgegebenheiten ausgerichtet sein.

Unter *Krankheitsverarbeitung* werden dagegen alle bewußten und unbewußten Reaktionen subsummiert, die auf krankheitsbedingte Belastungen hin erfolgen und auf der emotionalen, kognitiven und Verhaltensebene beschreibbar sind (Hasenbring 1987, 1988a).

Unter den Aspekt der Krankheitsverarbeitung fallen somit sowohl konkrete Kognitionen im Sinne primärer und sekundärer Situationseinschätzungen als auch generalisierte Kognitionen wie im Falle der Ursachen- und Kontrollattributionen (vgl. Hasenbring 1989).

Methodische Anforderungen

Das Interview wurde aus einer früheren Vorform weiterentwickelt, die zur Erfassung von Alltagsbelastungen und ihrer Verarbeitung erstellt worden war und in einer Untersuchung an Ulkuspatienten zur Anwendung kam (Hasenbring 1983, 1987b).

Bei der Konzipierung des neuen Verfahrens, mit der wir 1983 begonnen haben, waren neben den oben genannten inhaltlichen Aspekten die im folgenden aufgeführten methodischen Anforderungen maßgebend.

Gewinnung qualitativer und quantitativer Daten

Als Alternative zu den damals vorliegenden diagnostischen Instrumenten zur Erfassung von Lebensqualität (vgl. Sellschopp 1984) sowie von Prozessen der Krankheitsverarbeitung (vgl. Hasenbring 1987a) planten wir ein Verfahren, mit dem teils hypothesengerichtet, teils hypothesengenerierend die Situation von Krebskranken sowohl qualitativ als auch quantitativ beschrieben werden kann. Besonders für die uns interessierenden Patientengruppen (Magenkarzinompatienten, Lymphompatienten) war und ist noch immer wenig bekannt über typische krankheits- und behandlungsbedingte Belastungen sowie über möglicherweise typische positive Veränderungen im körperlichen, emotionalen oder sozialen Erleben. Auch in bezug auf Krankheitsverarbeitungsprozesse wissen wir kaum etwas über die Bedeutung subjektiver Krankheitstheorien (u. a. über Fragen der Ursachen- und Kontrollattribution), möglicher, daraus erwachsender intrapsychischer Probleme (vgl. Hasenbring 1989) sowie über die Adaptivität von Bewältigungsstrategien in diesen spezifischen Patientengruppen. Untersuchungsergebnisse zum Einfluß von Bewältigungsstrategien auf den weiteren Krankheitsverlauf basieren zum großen Teil auf heterogenen, nicht vergleichbaren Stichproben (z. B. Gruppen unterschiedlichster Krebslokalisationen bei Weisman 1979 oder in sich homogene Gruppen von Brustkrebspatientinnen u. a. bei Rogentine et al. 1979) sowie auf ungnügenden Operationalisierungen (vgl. die kritische Zusammenfassung bei Filipp u. Klauer 1988).

Die Möglichkeit der qualitativen Datenerhebung dient v. a. einer inhaltlich differenzierten Erfassung subjektiver Belastungen sowie der Hypothesengenerierung. Die gleichzeitig erfolgende quantitative Datenerhebung, die durchgehend über numerische Selbstratingskalen erfolgt, dient im Wesentlichen intra- und interindividuellen statistischen Vergleichen sowie in einzelnen Aspekten der Hypothesenüberprüfung.

Standardisierung der Datenerhebung

Als Voraussetzung für eine möglichst hohe Durchführungsobjektivität wurde das Interview weitgehend standardisiert. So sieht es einen festgelegten Wechsel offener Gesprächsabschnitte zur Erhebung der qualitativen Daten mit gebundenen Abschnitten (Selbstratingskalen) vor. Sowohl die Übergänge zwischen verschiedenen Interviewabschnitten als auch jeweils einführende Erläuterungen und Fragen werden in standardisierter Form vorgegeben. Für jede Frage bzw. Erläuterung des Interviewers ist dem Befragten genügend Zeit und Raum gegeben, Verständnisfragen zu stellen, anhand derer die Bedeutung möglicher unklarer Instruktionen geklärt werden kann. Damit soll die Ambiguität der jeweiligen Zielfrage, die für eine Reihe von verfälschenden Kontexteinflüssen verantwortlich ist (vgl. Strack u. Martin 1987), möglichst gering gehalten werden. Die offenen Gesprächsabschnitte werden weitgehend nach den Grundlagen der nichtdirektiven Gesprächsführung ausgerichtet, die hier primär aktives Zuhören sowie die Verbalisierung von Patientenäußerungen umfassen.

Der Ablauf des Interviews einschließlich der Instruktionen ist in einem Interviewmanual dokumentiert. Für das Erlernen des Verfahrens ist ein eingehendes Training notwendig, u. a. mit der Zielsetzung, die standardisierten Instruktionen organisch in das eigene, persönliche Gesprächsverhalten zu integrieren.

Zustands- und Veränderungsmessung

Im Rahmen des zugrundeliegenden theoretischen Modells der Krankheitsverarbeitung sind sowohl die Variablen der Anforderungsseite (negative und positive primäre und sekundäre Veränderungen) als auch die Faktoren der Verarbeitung prinzipiell als veränderliche Zustandsvariable definiert. Mit Lazarus u. Launier (1981) wird das Geschehen als prozeßhaft verstanden, die Frage der Stabilität einzelner Faktoren wird empirisch über Längsschnitterhebungen geklärt.

Infolgedessen wurden alle interessierenden Faktoren als Zustandsvariable definiert und im Sinne einer möglichst hohen Änderungssensitivität für eine *direkte* Veränderungsmessung mit entsprechenden zeitbegrenzten Instruktionen versehen. Die teststatistische Überprüfung der Reliabilität erfolgt vorerst über Konsistenzanalysen (bezüglich der Selbstratingskalen) sowie über die Interraterübereinstimmung (bezüglich der qualitativen Daten). Verfahren der deskriptiven und inferenzstatistischen Bestimmung der Änderungssensitivität zur Itemselektion werden derzeit überprüft (vgl. Krauth 1983). Darüber hinaus wird die direkte Veränderungsmessung in einzelnen Aspekten durch *indirekte* Maße ergänzt, in denen der Patient aus seiner Sicht rückblickend das Ausmaß einer Veränderung angibt (vgl. die Diskussion direkter vs. indirekter Veränderungsmessung bei Baumann et al. 1980).

Bestandteile des Interviews

Die folgende Darstellung der einzelnen Interviewaspekte entspricht dem chronologischen Ablauf der Gespräche mit dem Patienten. Wir beginnen mit einer Erhebung der Bewältigungsanforderungen (positive und negative primäre und sekundäre Veränderungen im Laufe einer Erkrankung) und schließen die Erhebung von Aspekten der Krankheitsverarbeitung daran an. Damit folgen wir zum einen unseren theoretischen Modellvorstellungen, zum anderen hatten wir die Erwartung, daß die Thematisierung unmittelbarer Krankheitsfolgen auf der körperlichen Ebene den Gesprächsbeginn v. a. mit solchen Patienten erleichtert, die es nicht gewohnt sind, über sich und ihr Erleben mit einem anderen Menschen zu sprechen.

Primäre Veränderungen

Die Erfassung von Bewältigungsanforderungen beginnt mit einer Erhebung primärer Veränderungen, die im Laufe einer Erkrankung auftreten. Wir fassen darunter unmittelbar mit einer Erkrankung und/oder Behandlung auftretende Veränderungen der körperlichen und emotionalen Befindlichkeit sowie Veränderungen des Körperbildes.

Somatische Ebene
Die Erhebung der *körperlichen Befindlichkeit* erfolgt in 2 Schritten. Im 1. Schritt (KBS-O; Körperbeschwerden-offene Antwort) werden körperliche Beschwerden in offener Form erfragt. Auf einer 7stufigen Belastungsskala mit den Polen „0" und „6" werden die Patienten gebeten, den Grad subjektiver Belastung jeder Beschwerde anzugeben. In einem 2. Schritt (KBS-SR; Körperbeschwerden im Selbstrating) werden dem Patienten 34 standardisierte Items vorgegeben, für die sie auf jeweils 2 Skalen die *Auftretenshäufigkeit* (mit den Polen „0" = gar nicht und „6" = sehr häufig) sowie das *subjektive Erleben* (mit den Polen „– 3" = sehr belastend über „0" - „3" = sehr wohltuend) angeben. Über 24 Items werden allgemeine Störungen des Körperempfindens erfaßt, vergleichbar zu den traditionellen Skalen wie Gießener Beschwerdebogen (GBB; Brähler u. Scheer 1983) oder Beschwerdeliste (BL; v. Zerssen 1976), über 10 Items werden jeweils krankheitsspezifische Items erfaßt. Für den Abschnitt KBS-SR wird gegenwärtig eine faktorenanalytische Abklärung der Dimensionalität vorgenommen.

Mit dieser doppelten Erfassung über offene Fragen und über standardisierte Selbstratingskalen soll primär überprüft werden, ob eine offene Befragung ausreichen würde, jeweils relevante Körperbeschwerden zu erfassen. Die offene Befragung ist hinsichtlich des Zeitaufwandes deutlich ökonomischer.

Die 2polige Erfassung des subjektiven Erlebens im KBS-SR dient einer umfassenden Beschreibung, die wir v. a. im Verlauf einer Behandlung für wichtig erachten. Uns interessiert nicht nur, ob Belastungen reduziert werden, sondern auch, ob das subjektive Wohlbefinden gestärkt wird.

Die Beantwortung der Items bezieht sich jeweils auf den Zeitraum einer zurückliegenden Woche, es handelt sich somit in allen Fällen um eine direkte Veränderungsmessung.

Die Erfassung von krankheits- und/oder behandlungsbedingten Änderungen im *Körperbild* erfolgt in Form einer indirekten Veränderungsmessung über den Abschnitt KB-O (Körperbild-offene Antworten). Hier werden 4 Themen (das Beachten von Körpervorgängen, daß Vertrauen in den eigenen Körper, die äußere Erscheinung und die körperliche Leistungsfähigkeit) mit der Frage vorgegeben, ob sich (jeweils seit der letzten Befragung) Veränderungen eingestellt haben. Anschließend wird jede Veränderung auf einer 13stufigen Skala mit den Polen „− 6" (sehr belastend) und „+ 6" (sehr wohltuend) eingeschätzt. Pro Veränderung erfolgt zudem eine subjektive Ursachenzuschreibung auf die beiden vorgegebenen Aspekte (Behandlung/Erkrankung).

Emotionale Ebene

Die emotionale Befindlichkeit wird über den Abschnitt EMO 14 erfaßt. Dabei handelt es sich um ein von der Eigenschaftswörterliste EWL (Janke u. Debus 1978) abgeleitetes und modifiziertes Kurzverfahren (Rösler et al. 1980). Für jede der 15 Skalen der EWL-Normalform sind jeweils 4 Adjektive ausgewählt, zu einem Begriffsfeld zusammengefaßt und auf einer 20stufigen Skala hinsichtlich des Zutreffens für das Befinden in einer Situation zu beurteilen. Wir verwenden diese Skala mit 14 Items, 2 Items (Extra-, Introversion) wurden entfernt, 1 Item (Hoffnung) wurde neu hinzugenommen. Auch hier wird gegenwärtig eine faktorenanalytische Untersuchung der Dimensionalität vorgenommen.

Wir verwenden hier ausschließlich ein standardisiertes Selbstratingverfahren aus 2 Gründen: zum einen geht es im Zusammenhang mit Fragen der emotionalen Befindlichkeit meist um hypothesenprüfende Fragestellungen, zum anderen gewannen wir den Eindruck, daß es unseren Patientengruppen (z. B. männliche Magenkrebspatienten) leichter fällt, sozusagen halb anonym (in Anwesenheit des Interviewers, aber dennoch für sich) so differenziert über die eigenen Gefühle zu kommunizieren, als im direkten Kontakt darüber zu sprechen. Diese Gespräche ergaben sich teilweise im Anschluß spontan vom Patienten aus.

Kognitive Ebene

Auf der kognitiven Ebene werden im Sinne primärer Veränderungen Fragen und Probleme erhoben, die eine Person in unmittelbarem Zusammenhang mit ihrer jeweils gegenwärtigen Situation beschäftigten. Wir nannten den Abschnitt BELKSP-O (Belastungen, krankheitsspezisch-offene Antworten), da wir auch hier primär an belastende Faktoren dachten. Im Laufe der ersten Erhebungen zeigte sich, daß eine Reihe von Patienten auch hier die positiven Aspekte ihrer Situation betonten. Unter den offenen Antworten fanden sich häufig Aussagen wie „ich bin voller Hoffnung, daß es besser wird" anstelle der Aussage „ich befürchte, daß es nicht besser wird". Eine Auswertung dieser offenen Antworten wird zum einen *formal* über die von Lazarus u. Launier (1981) formulierten Kategorien der primären Situationsbewertung vorgenommen, zum anderen werden anhand der Antworten *inhaltliche* Kodierungen entwickelt. Jede offene Antwort wird darüber hinaus auf einer 7stufigen Ratingskala mit den Polen „−3" (sehr belastend) und „+3" (sehr wohltuend) eingeschätzt.

Sekundäre Veränderungen

Unter sekundären Veränderungen verstehen wir Belastungen und stützende Faktoren im beruflichen und privaten Umfeld einschließlich der sozialen Beziehungen. Sie werden über den Interviewabschnitt BELARES (Belastungen/Ressourcen) erfaßt, der auch schon in der Vorform des Interviews Verwendung fand.

Insgesamt werden hier 15 verschiedene Lebensbereiche mit den Aspekten Arbeit/Berentung, Hausarbeit, Partnerschaft und Familie, Beziehung zu Verwandten und Freunden, Freizeit und finanzielle Situation vorgegeben. Pro Bereich erfolgt eine standardisierte Abfolge von Selbsteinschätzungen hinsichtlich des subjektiven Befindens in diesem Lebensbereich mit offenen Gesprächsabschnitten. Über die freie Beschreibung der jeweiligen Situation hinaus werden im Falle von Belastungen folgende Aspekte weiter erfragt: seit wann die Belastung bereits andauert, ob sie auf ein spezifisches Lebensereignis zurückgeht (nur zu Beginn), ob sie auf die Erkrankung und/oder Behandlung zurückgeführt wird, ob ein Ende der Belastung abzusehen ist und welche Lösungsmöglichkeiten der Betreffende für sich sieht.

Aspekte der Krankheitsverarbeitung

Generalisierte Ursachenzuschreibungen

Im Rahmen generalisierter Ursachenkognitionen werden die 3 Aspekte *Ursachenattribution, Frage der Vermeidbarkeit* und *„Why-me"-Frage* erhoben. In dem entsprechenden Interviewabschnitt (UA) wird zuerst eine offene Frage nach möglichen Ursachen gestellt, wobei mehrere Ursachennennungen möglich bzw. erwünscht sind. Bei mehreren Nennungen gibt der Patient an, welche der Ursachenmöglichkeiten für ihn augenblicklich die „subjektiv naheliegendste" ist. Die Auswertung dieser freien Antworten erfolgt zum einen hinsichtlich der formalen Dimensionen „Internalität" und „Stabilität" sowie nach verschiedenen inhaltlichen Kategorien, die mit ersten Ergebnissen an anderer Stelle beschrieben sind (s. Hasenbring 1989). Wir entschieden uns hier für eine offene Form der Datenerhebung, obwohl eine Reihe von Selbstratingverfahren hierzu vorliegen (vgl. Überblick bei Bischoff u. Zenz 1989), da wir schauen wollten, ob sich bei den bisher selten untersuchten Patientengruppen (Magen- und Bronchialkarzinom) weiterführende Dimensionen ergeben.

Im Anschluß daran erfolgt eine Einschätzung der Erkrankung als „eher vermeidbar" oder „eher unvermeidbar", eine Einschätzung, die nach unseren theoretischen Erwartungen mit der Dimension „Stabilität" korrelieren sollte. Stabile

Ursachenzuschreibungen sollten eher als unvermeidbar eingeschätzt werden, variable Zuschreibungen dagegen als prinzipiell vermeidbar.

Für die Frage „Warum trifft es gerade mich?“ wird auf einer 7stufigen Skala mit den Antwortpolen „0“ (beschäftigt mich gar nicht) bis „6“ (beschäftigt mich sehr stark) das Ausmaß der inneren Auseinandersetzung mit dieser Thematik angegeben. Falls der Befragte angibt, diese Frage beschäftige ihn gegenwärtig nicht, wird exploriert, ob ihn die Frage jemals vorher beschäftigt habe, wie lange sie ihn beschäftigt habe und wie er zu einem Abschluß gekommen sei.

Generalisierte Kontrollüberzeugungen

Laeinhafte Vorstellungen darüber, welchen Personen oder Umständen ein Einfluß auf den Krankheitsverlauf zukommt, werden über einen Interviewabschnitt erfaßt, der mittlerweile auch als eigenständiger Kurzfragebogen (Gesundheitsbezogene Kontrollüberzeugungen GKÜ) Verwendung findet. In Anlehnung an den von Wallston u. Wallston (1978, 1982) entwickelten, ebenfalls bereichsspezifischen Fragebogen MHLC (Multidimensional Health Locus of Control) formulierten wir 9 Items, die in Anlehnung an die Skala EMO 14 mit einer 21stufigen Antwortskala und den Polen „+ 10“ (kann ich voll zustimmen) und „– 10“ (kann ich überhaupt nicht zustimmen) beantwortet werden. Die Durchführung einer explorativen Faktorenanalyse (Hauptkomponentenanalyse mit Varimaxrotation) an einer Stichprobe von 78 Patienten mit unterschiedlichen organischen Erkrankungen ergab eine klare Dreifaktorenlösung, mit der 63,7% der Varianz aufgeklärt werden konnte. Es zeigte sich, daß die angenommene Faktorenstruktur mit den Faktoren „internal“, „external-powerful others“ und „external-Schicksal“ bestätigt wurde. Lediglich ein Item, in dem der Einfluß von Zufallsfaktoren erfaßt wird, bildet einen eigenen weiteren Faktor, der jedoch nicht mehr interpretiert wird.

Strategien der Krankheitsbewältigung

Zur Erfassung von Krankheitsbewältigungsstrategien liegen 2 Interviewabschnitte vor, eine standardisierte *Situationsanalyse* sowie ein Abschnitt mit 65 Items, die über Selbstratingskalen zu beantworten sind. Für den 2. Abschnitt wurden 2 getrennte Versionen entwickelt, wovon sich eine auf den Umgang mit einer schweren, teils lebensbedrohlichen Erkrankung bezieht, die 2. auf den Umgang mit Schmerzen. In unseren Untersuchungen an Krebspatienten verwenden wir bisher die 1. Version. Während sich die Situationsanalyse auf jeweils ausgewählte Fokusse der aktuellen Lebenssituation der Patienten bezieht, konzentriert sich der 2. Interviewabschnitt damit in eher unspezifischer Weise auf krankheitsbedingte Belastungen, wobei unausgesprochen die potentielle Lebensbedrohlichkeit im Mittelpunkt steht. Beide Abschnitte werden ebenfalls bereits als eigenständige Verfahren in anderweitigen Studien verwendet.

Situationsanalyse

Die Situationsanalyse, die an anderer Stelle bereits eingehender beschrieben wurde (Hasenbring 1987b) bezieht sich jeweils auf einen sehr spezifischen Fokus, der sich entweder individuell in den vorangegangenen Interviewphasen ergeben hat oder der vorher für alle Patienten einer Untersuchung festgelegt wurde. Im Rahmen unserer Studie an operierten Magenkrebspatienten ist der Fokus beispielsweise auf den

Bereich „Probleme mit der Nahrungsaufnahme“ festgelegt, in einer Studie an Lymphompatienten, die sich einer Chemotherapie unterziehen, wählten wir als Fokus die häufig aufgetretene Belastungssituation „Liegen am Tropf“ (Hasenbring et al. 1986).

Anhand eines ganz konkreten, für den Patienten gut erinnerbaren Momentausschnittes, der typisch ist für den jeweiligen Problembereich, werden nacheinander Aspekte der kognitiven und emotionalen Verarbeitung sowie aktuelle Bewältigungsversuche analysiert. Sowohl kognizierte Handlungsmöglichkeiten für die Bewältigung einer solchen Situation als auch die aktuell in der Situation ausgeführten Handlungen werden offen erfragt und anschließend von Fremdratern kodiert. Die Kodierung orientiert sich vorerst an einer theoretisch, in Anlehnung an Ray u. Baum (1985) gebildeten Klassifizierung von Copingstrategien, die sich an den Dimensionen „aktiv vs. passiv“ und „Konfrontation mit den Bewältigungsanforderungen vs. partielles Ausblenden der Anforderungen“ orientiert. Eine detallierte Beschreibung findet sich bei Hasenbring (1988a).

Fokusübergreifende Copingstrategien

Über 65 Items werden möglichst verhaltensnahe Versuche beschrieben, die Situation, mit einer sehr schweren Erkrankung konfrontiert zu sein, zu bewältigen. Auswahl und Formulierung der Items orientierte sich im wesentlichen an dem Verfahren von Penman (1979) sowie an offenen Antworten, die wir bereits in einigen Pilotstudien über die Situationsanalyse gewonnen hatten. Die Auswertung erfolgt über die oben genannte theoretisch gebildete Klassifikation.

Zu den *aktiven* Versuchen, *sich mit Anforderungen auseinanderzusetzen,* zählen im wesentlichen folgende: Informationssuche, Problemanalyse, sich auf eigene Leistungen besinnen, positive Phantasien, Sinngebung, Religiosität, konstruktive Aktivitäten, aktive Compliance, Suche nach sozialer Unterstützung, Suche nach emotionaler Entlastung. Zu den *aktiven* Strategien, *Anforderungen partiell auszublenden,* zählen u. a. folgende: kognitives Umstrukturieren, ablenkende Aktivitäten, Suche nach ablenkenden sozialen Kontakten. Zu den *passiven* Strategien, *sich mit den Anforderungen auseinanderzusetzen,* zählen: Grübeln, Schuldzuschreibungen, Stoizismus/Fatalismus, passive Compliance, Klagen. Als *passive* Versuche, *Anforderungen auszublenden,* gelten: passive Ablenkung, Aktivitäten meiden, sozialer Rückzug, Nichtwahrhabenwollen, partielles Isolieren von Gefühlen (vg. andere Klassifikationen bei Herschbach 1985; Heim 1985; Filipp u. Klauer 1988). Eine faktorenanalytische Überprüfung dieser Dimensionen wird folgen.

Bisherige Erfahrungen mit dem Verfahren

Unsere eigenen Studien, in denen das Instrument an unterschiedlichen Patientengruppen eingesetzt wird, folgen prinzipiell dem gleichen Design: vor Beginn einer Behandlung erfolgt eine Statuserhebung, zu jeweils definierten Zeitpunkten während und nach Abschluß einer Behandlung erfolgen die verschiedenen Veränderungsmessungen.

Dabei geht es in einer Studie um die Evaluation zweier Operationsmethoden beim Magenkarzinom (Kurtz et al. 1989), in einer weiteren Studie geht es um die Erfassung der Art und Weise, wie Patienten mit einem kleinzelligen Bronchialkarzinom oder mit einem Lymphom den Verlauf einer chemotherapeutischen Behandlung erleben und verarbeiten. In beiden Untersuchungen, die jeweils im kombinierten Quer- und Längsschnittdesign durchgeführt wurden, wird darüber hinaus eine Überprüfung der Adaptivität von Verarbeitungsstrategien vorgenommen. Die Ergebnisse sollen Aufschluß darüber geben, inwieweit für diese Patientengruppen Ergänzungen bestehender therapeutischer und rehabilitativer Maßnahmen empfohlen werden können.

Bei dem Versuch, unsere bisherigen Erfahrungen mit diesem Verfahren zu reflektieren, wollen wir auf konkrete Untersuchungsergebnisse einzelner Studien weitgehend verzichten. Diese werden jeweils an anderer Stelle publiziert (Hasenbring 1988b, 1989; Kurtz u. Marienfeld 1986; Kurtz et al. 1989). Hier möchten wir uns auf die Diskussion einiger formaler und inhaltlicher Aspekte beschränken, die für die Entwicklung des Interviews maßgebend waren.

Ökonomie und Akzeptanz

Die *Ökonomie* einer Untersuchungsmethode (entsprechend der *zeitlichen Dauer* für Vorbereitung, Durchführung sowie Auswertung) und die *Akzeptanz* einer Methode durch Interviewer und Befragten sind eng miteinander verbunden. Die Akzeptanz ist darüber hinaus sicher von weiteren Faktoren, so z. B. der dadurch ausgelösten *psychischen Belastung,* abhängig.

Die *Vorbereitungsphase* für das Kieler Interview besteht in einem ausführlichen Interviewertraining, das neben einer theoretischen Einarbeitung praktische Rollenspiele mit Selbsterfahrungsanteilen umfaßt. Jeder Interviewer sollte, soweit es inhaltlich sinnvoll und möglich ist, den Gesamtablauf einmal in der Rolle des Befragten erleben. Die Zeitdauer für die *Durchführung* in der Gesamtform beträgt durchschnittlich 1,5–2 h. In einigen Fällen wurde dieser Zeitraum weit überschritten (bis zu 4 h), wenn das Bedürfnis auf seiten der Patienten groß war, die freien Gesprächsabschnitte für sich zu nutzen. Nach unserer Erfahrung sollte die Gesamtform im Rahmen von 2 aufeinanderfolgenden Gesprächskontakten stattfinden. Der Teil der Auswertung, der sich auf die Selbstratingskalen bezieht, wird vom Interviewer selbst vorgenommen. Die Dauer beträgt ca. 30 min. Für die Kodierung der freien Gesprächsabschnitte, die zumindest im Rahmen wissenschaftlicher Studien von unabhängigen Fremdratern vorgenommen werden sollte, liegen noch keine entgültigen Zeitangaben vor, da die Erstellung der Kodierungsregeln noch nicht vollständig abgeschlossen ist. Wir schätzen die zeitliche Dauer auf ebenfalls 30 min.

Das Gesamtverfahren ist somit v. a. in der Auswertung sehr ökonomisch, Anforderungen an den Interviewer bestehen in der Vorbereitung und der Durchführung. Diese zeitliche Belastung wird im Rahmen unserer eigenen Studien durch eine obligatorische Teilnahme an 14tägig stattfindenden *Supervisionssitzungen* erhöht, in denen v. a. psychische Belastungen und Betroffenheit, die sich für die Interviewer im Laufe ihrer Arbeit ergeben, bearbeitet und abgebaut werden können. Diese zusätzliche zeitliche Belastung bedeutet jedoch für die meisten erwartungsgemäß eine emotionale Entlastung. Es zeigte sich immer wieder, daß das eigene Bedürfnis der Interviewer nach Supervision so vorherrschend war, daß das obligatorische „Muß" eigentlich nicht nötig scheint.

Akzeptanz und psychische Belastung, die durch die Untersuchung und ihre spezifische Methodik bei einzelnen Patienten ausgelöst wird, versuchen wir über Verhaltensbeobachtung und direkte Befragung abzuschätzen. Die *Abbruchrate* im Laufe verschiedener kontinuierlicher Längsschnittuntersuchungen an Krebspatienten liegt bisher zwischen 2 und 6%.

Im Rahmen einer Studie an bisher 28 Patienten mit kleinzelligem Bronchialkarzinom oder mit einem Lymphom (während einer Chemotherapie) baten wir die Patienten im Anschluß an ein Gespräch, dieses auf 7stufigen *Selbstratingskalen* hinsichtlich der ausgelösten *Belastung* sowie dahingehend einzuschätzen, wie *hilfreich* das Gespräch empfunden worden war. Für die ausgelöste Belastung lag das Mittel bei „0,5", für die Einschätzung „hilfreich" bei „2,5". Für eine endgültige Beurteilung dieses Ergebnisses ist es unserer Meinung nach jedoch noch zu früh. Ein solches Rating kann sehr wohl Ausdruck des bekannten „Hello-good by-Effektes" sein, nach dem das Vergangene gerade vor dem Verabschieden in einem positiv verfälschten Licht erscheint. Häufig gaben die Patienten spontan oder auf Befragen hin an, die Gespräche als interessant oder entlastend und hilfreich empfunden zu haben, dies mit der Begründung, noch nie oder selten so ausführlich über die eigene Situation gesprochen zu haben. Dennoch kam es vor, daß v. a. ältere oder körperlich stark belastete Patienten die während eines Interviews geforderte Aufmerksamkeit und Konzentration als anstrengend empfanden. Hier halten wir es für notwendig, es dem Befragten freizustellen, eine Pause zu machen oder das Interview an einem anderen Tag forzusetzen. Der gleiche Freiraum gilt für Situationen, in denen ein Patient direkt oder indirekt zum Ausdruck bringt, daß er über ein bestimmtes, belastendes Thema nicht sprechen möchte. Im Sinne einer weitgehend „nichtinvasiven" Messung (s. Abschnitt „Invasivität der Messung") gelten für den Interviewer spezifische Regeln, dies in jedem Fall zu akzeptieren.

Reliabilität und Validität

Wie eingangs bereits erwähnt, wird die *Reliabilität* getrennt für einzelne Interviewabschnitte über das Maß der internen Konsistenz oder über die Interraterübereinstimmung abgeschätzt. Erste Ergebnisse liegen hier für den Aspekt der gesundheitsbezogenen Kontrollüberzeugungen (GKÜ) vor. Die interne Konsistenz (Cronbach-α) für die 3 faktorenanalytisch gebildeten Skalen betragen 0,70 (Skala „Internal"), 0,70 (Skala „External-powerful others") und 0,78 (Skala „External-Schicksal"). Die Ergebnisse entsprechen den von Wallston u. Wallston 1978) für den MHLC-Fragebogen berichteten. Für den Einsatz als Forschungsinstrument können sie als befriedigend angesehen werden, zumal die 3 Skalen mit je 3 Items bewußt kurz gehalten wurden.

Ein besonderes Problem der Forschung zur Lebensqualität und Krankheitsverarbeitung in diesem Bereich stellt die Überprüfung der *Validität* neu entwickelter Instrumente dar (vgl. die Diskussion bei Bullinger und Muthny, in diesem Band). Die strenge Frage, ob das Instrument tatsächlich das mißt, was es vorgibt zu messen (vgl. Lienert 1969), ist bisher weder für die Status- noch für die Veränderungsmessung verläßlich zu beantworten. Zur Bestimmung einer Kriteriumsvalidität fehlen bisher sowohl bestehende Tests, deren Validität bereits nachgewiesen wäre, als auch gegebenenfalls Kriterien auf der Ebene motorischen Verhaltens oder physiologischer Reaktionen. Die mit dem vorliegenden Instrument arbeitenden Studien stellen ihrerseits Grundlagenarbeiten dar, mit denen erste Erkenntnisse über krankheitsbedingte Veränderungen und ihre Verarbeitung gewonnen werden sollen. Somit beschränken wir uns vorerst auf eine Überprüfung von Aspekten der *Vorhersagevalidität,* so bei der Untersuchung der Adaptivität spezifischer Verarbeitungs- und Bewältigungsformen (Hasenbring 1988b) oder im Rahmen der Evaluation zweier Operationsmethoden beim Magenkarzinom anhand der oben beschriebenen primären und sekundären Veränderungen (Kurtz et al. 1989).

Einbeziehung positiver Erlebensaspekte

Die Entscheidung, bei der Erfassung krankheitsbedingter primärer und sekundärer Veränderungen neben belastenden Faktoren auch die Seite positiver Empfindungen zu berücksichtigen, fiel im Laufe der Entwicklung des Instrumentes nacheinander für einzelne Interviewabschnitte, meist ausgelöst durch zahlreiche spontane Bemerkungen der befragten Patienten. Nach den Untersuchungen zur Kontextabhängigkeit subjektiv-verbaler Maße ist zudem unter forschungsmethodischen Gesichtspunkten damit zu rechnen, daß eine ausschließliche Aneinanderreihung problemorientierter Items zu einer nicht zu unterschätzenden Antwortverfälschung führen kann.

Unsere bisherigen Erfahrungen zeigen nun erwartungsgemäß, daß die entsprechenden Skalen in allen Bereichen des Interviews häufig in Anspruch genommen werden (Kurtz u. Marienfeld 1986; Kurtz et al. 1989). Den tatsächlichen Nutzen, der sich zum einen forschungspragmatisch im Hinblick auf die Akzeptanz des Verfahrens, zum anderen inhaltlich über die Aussagekraft bestimmen läßt, können wir nur sehr vorläufig beurteilen. Bezüglich der Akzeptanz v. a. im Laufe der Längsschnitterhebungen zeigen sich positive Effekte, da die befragten Patienten ihre Situation umfassender beschreiben können und nicht ausschließlich mit problematischen Aspekten konfrontiert werden. Eine Objektivierung dieses Effektes steht jedoch noch aus. Hinsichtlich des inhaltlichen Nutzens muß sich langfristig erweisen, ob Messungen dieser Art beispielsweise valider und/oder änderungssensitiver sind als das traditionelle Vorgehen einer reinen Belastungsmessung. Daß mit den vorliegenden Skalen ein prinzipiell wichtiger Aspekt der subjektiven Situation von an Krebs erkrankten Menschen erfaßt wird, zeigen mittlerweile eine Reihe von Studien, die v. a. mit offenen Interviewverfahren gearbeitet haben. So beschreiben beispielsweise Wirsching et al. (1975) und Buddeberg (1986) positive Änderungen im familiären Kontext von Brustkrebspatientinnen, während die Studie von Broda (1987 und in diesem Band) zeigt, daß viele Menschen ihre Krebserkrankung mehr als Herausforderung wahrnehmen denn als Bedrohung.

Systematische Fehlerquellen

Ein bekanntes Problem von Erhebungen am Menschen ist das der *Reaktivität* der Messung, seit einigen Jahren wird darüber hinaus die *Kontextabhängigkeit* subjektiv-verbaler Maße thematisiert (s. Strack u. Martin 1987; Strack et al. 1988). In beiden Fällen handelt es sich um systematische Einflüsse, die zu einer Verfälschung der Messung beitragen können.

So ist v. a. in der Interviewforschung mit einer erhöhten *Reaktivität* zu rechnen. Wir können vermuten, daß schon ein einziges längeres Gespräch mit einem Patienten eine Änderung seines Erlebens (und damit der subjektiven Einschätzung der Anforderungsseite) und möglicherweise auch der Verarbeitung und Bewältigung bewirkt. Dieser Effekt wird im Rahmen einer Längsschnittstudie mit wiederholten Kontakten durch eine möglicherweise zunehmende Auseinandersetzung des Patienten mit seiner Situation wie auch durch die zunehmende persönliche Bindung an den Interviewer wahrscheinlich verstärkt. Die Überprüfung eines solchen Effektes ist prinzipiell durch die Verwendung von entsprechend ausgewählten Kontrollgruppen möglich. Praktisch sind einem solchen Vorgehen jedoch enge Grenzen dadurch gesetzt, daß es kaum zu leisten ist, genügend große Kontrollgruppen zu gewinnen. Wir stoßen auf ein kaum zu lösendes Dilemma: eine Realisierung von Kontrollgruppen ist im Rahmen multizentrischer Studien denkbar, doch diese sind in der Regel nur unter der Voraussetzung zu realisieren, d. h. zu finanzieren, daß die Datenerhebung von den zeitlichen und personellen Bedingungen her eng begrenzt bleibt. Es erfolgt daher in der Regel eine Beschränkung auf sehr kurze Fragebogeninstrumente (vgl. den Überblick zur Lebensqualitätsforschung von Bullinger, in diesem Band). Ist das Forschungsinteresse dagegen auf eine inhaltlich differenzierte Beschreibung der Situation von Patienten gerichtet, zumal von Patienten mit relativ seltenen Tumorlokalisationen, so wird eine Beschränkung auf eine oder wenige Kliniken notwendig. Hier ist die zu rekrutierende Patientenzahl in der Regel wieder so gering, daß die Verwendung geeigneter Kontrollgruppen kaum realisierbar ist.

Wir versuchen nun vorläufig, diesem Problem auf 2 Wegen zu begegenen: zum einen wird versucht, das Ausmaß und die Folgen einer Reaktivität jeweils für spezifische Forschungsfragen getrennt abzuschätzen, zum anderen führen wir entsprechende Kontrollgruppenstudien an gesunden Personen durch. Grundsätzlich lassen sich im Rahmen unserer Projekte folgende hier sehr vereinfacht formulierte Fragestellungen unterscheiden:

- Wie erleben und verarbeiten Krebskranke jeweils definierte Aspekte ihrer Situation?
- Haben Belastungen, positive Veränderungen und/oder Strategien der Krankheitsverarbeitung einen Einfluß auf den Krankheitsverlauf?

Das Problem der Reaktivität wird sich v. a. auf die Aussagekraft von Ergebnissen zur 1. Fragestellung auswirken. Wenn wir mit einem quasi psychotherapeutischen Effekt der Interviewgespräche rechnen müssen, ist damit v. a. die *Repräsentativität* der Ergebnisse eingeschränkt. Wir verfügen dann nicht über Beschreibungen eines typischen Magenkrebspatienten, sondern über durch die Reaktivität der Messung verfälschte Beschreibungen.

Die 2. Fragestellung wird m. E. dadurch weniger oder gar nicht berührt. Wir können unabhängig davon, in welcher Richtung eine Beeinflussung des Patienten stattfindet, Beziehungen zu Daten des Krankheitsverlaufes herstellen. Wenn wir z. B. spezifische Bewältigungsstrategien mit Aspekten des Krankheitsverlaufes in Beziehung setzen, ist es primär gleichgültig, ob diese im natürlichen Repertoire einer Person vorhanden waren oder ob sie über das Interview angeregt wurden.

Darüber hinaus beginnen wir damit, einzelne Interviewabschnitte unter diesem Gesichtspunkt an gesunden Personen zu untersuchen. So haben wir den Abschnitt BELARES einer Stichprobe von 40 Personen in folgendem Design vorgegeben: alle 40 Personen nahmen ein erstes Mal die Einschätzungen der Lebensbereiche vor und erläuterten diese im Rahmen des qualitativen Interviewteils. 20 Personen wurden am Ende des Gespräches auf neuen Beurteilungsbögen um eine zweite Einschätzung gebeten. Über diese 2. Bewertung versuchen wir, einen Eindruck über den Effekt des Gespräches zu gewinnen. Alle 40 Personen wurden 14 Tage später erneut einbestellt und um eine Wiederholung der Einschätzung gebeten. Die Ergebnisse dieser Studie werden an anderer Stelle publiziert (Hasenbring et al. in Vorbereitung).

Systematische Antwortfälschungen durch *Kontextabhängigkeit* wurden v. a. im Bereich laborexperimenteller Studien zur Einstellungs- und Lebenszufriedenheitsmessung vorgenommen. Vor allem dann, wenn ein zu beurteilendes Item relativ abstrakt formuliert ist und es dadurch unterschiedliche Bedeutungen zuläßt, sind verschiedene Phasen der Beurteilung (Verständnis der Frage, Bildung eines Urteils, Vermittlung der Antwort, vgl. Strack u. Martin 1987) anfällig für Verfälschungen durch den jeweiligen Kontext der Untersuchung. Als relevante Kontextvariablen in Untersuchungen stellten sich bisher u. a. jeweils vorausgehende Fragen (Schumann u. Presser 1981; Strack et al. 1988), die Differenzierung der Antwortskala im Falle von Selbstratingprozeduren (Schwarz u. Hippler 1987), die augenblickliche Stimmungslage (Schwarz u. Clore 1983) sowie die Anwesenheit eines persönlichen Gesprächspartners heraus (LeVois et al. 1981). Die Voraussetzung einer hohen Ambiguität der Items ist innerhalb unseres Interviewverfahrens v. a. in den Abschnitten BELARES, UA und GKÜ gegeben, so daß hier mit einer erhöhten Anfälligkeit für Kontexteinflüsse zu rechnen ist. Wir versuchen, diese Einflüsse zu minimieren, indem die Ambiguität durch klärende Verständnisfragen reduziert werden kann.

Invasivität der Messung

Denkt man bei dem primär *methodischen* Problem der Reaktivität der Messung in diesem Zusammenhang meist an quasi therapeutische Effekte (d. h. prinzipiell *günstige* Effekte) der Gespräche, so wird mit dem, was wir mit dem Begriff *Invasisität* der Messung auszudrücken versuchen, ein *inhaltlich* gesehen eher gegenläufiger Aspekt angesprochen. Wie eingangs erwähnt, liegen bezüglich der Adaptivität von Krankheitsverarbeitungsstrategien bei Krebserkrankungen noch sehr wenig gesicherte empirische Daten vor. Unklar ist v. a. die Bedeutung von Verleugnungsprozessen, besonders wenn es um die lebensbedrohlichen Implikationen dieser Erkrankungen geht (vgl. Beutel 1985). Erste empirische Ergebnisse bestätigen den Eindruck vieler therapeutisch arbeitender Praktiker, daß in bestimmten Phasen der Erkrankung Verleugnungsprozesse adaptiv und notwendig sind, um ein psychisches Gleichgewicht zu ermöglichen (vgl. Hasenbring 1987a). Das bedeutet nun aber, daß es v. a. unter *ethischen* Gesichtspunkten nicht vertretbar ist, wenn ein wissenschaftliches Untersuchungsinstrument diese Prozesse in für den Patienten ungünstiger Weise beeinflußt. Nicht zuletzt dieser Gesichtspunkt ist für uns ein entscheidendes Kriterium dafür, eine wissenschaftliche Datenerhebung nur in Gegenwart eines psychotherapeutisch geschulten Interviewers durchzuführen, der in der Lage ist, solche ungünstigen Einflüsse in etwa abzuschätzen. Da dies natürlich keine Garantie für etwaige verborgene und u. U. erst längerfristig eintretende Effekte ist, sollte das Erhebungsinstrument selbst in diesem Sinne möglichst *nichtinvasiv* sein, d. h. es sollte möglichst wenige Aspekte beinhalten, in denen aktiv in die Abwehrstruktur eines Patienten eingegriffen wird.

Da dieser Aspekt unseres Wissens bisher kaum dezidiert berücksichtigt wurde, gibt es auch in diesem Punkt keine empirischen Erkenntnisse darüber, welche Gesprächsmerkmale sich in besonderem Maße invasiv auswirken. Wir sind hier auf theoretische Überlegungen einerseits sowie unsere Erfahrungen aus der therapeutischen Praxis andererseits angewiesen.

Literatur

Baumann U, Sodemann U, Thobien H (1980) Direkte versus indirekte Veränderungsdiagnostik. Z Diff Diagn Psychol 1:201–216

Beutel M (1985) Zur Erforschung der Verarbeitung chronischer Krankheit: Konzeptualisierung, Operationalisierung und Adaptivität von Abwehrprozessen am Beispiel der Verleugnung. Psychother Psychosom Med Psychol 35:295–302

Bischoff C, Zenz H (Hrsg) (1989) Patientenkonzepte von Körper und Krankheit, Huber, Bern

Brähler E, Scheer J (1983) Der Gießener Beschwerdebogen. Huber, Bern

Broda M (1987) Wahrnehmung und Bewältigung chronischer Krankheiten. Deutscher Studienverlag, Weinheim

Filipp SH, Klauer T (1988) Ein dreidimensionales Modell zur Klassifikation von Formen der Krankheitsbewältigung. In: Kächele H, Steffens W (Hrsg) Bewältigung und Abwehr, Springer, Berlin Heidelberg New York Tokyo, S 51–69

Gaus E, Köhle K (1986) Psychische Anpassungs- und Abwehrprozesse bei körperlichen Erkrankungen. In: Uexküll T von (Hrsg) Psychosomatische Medizin, Urban & Schwarzenberg, München, S 1127–1145

Hasenbring M (1983) Belastungen bei Ulcuspatienten im Bild der subjektiven Situation. Phil. Dissertation, Universität Kiel

Hasenbring M (1987a) Zur Verarbeitung und Bewältigung einer Krebserkrankung. Theorie, empirische Ergebnisse und praktische Schlußfolgerungen. Verhaltensther Psychosoz Prax 3:383–399

Hasenbring M (1987b) Zur Spezifität der subjektiven Wahrnehmung und Verarbeitung von Alltagsbelastungen bei Ulcus-Patienten. Z Klin Psychol 16:43–57

Hasenbring M (1988a) Krankheitsverarbeitung bei Krebs. In: Kächele H, Steffens W (Hrsg) Bewältigung und Abwehr. Springer, Berlin Heidelberg New York Tokyo, S 105–132

Hasenbring M (1988b) Zur Adaptivität von Kontrollüberzeugungen – empirische Befunde bei Patienten mit Krebserkrankungen, lumbalem Bandscheibenvorfall und chronischen Schmerzsyndromen. In: Schüffel W (Hrsg) Sich gesund fühlen im Jahr 2000. Springer, Berlin Heidelberg New York Tokyo, S 222–230

Hasenbring M (1989) Laienhafte Ursachenvorstellungen und Erwartungen zur Beeinflußbarkeit einer Krebserkrankung - erste Ergebnisse einer Studie an Krebspatienten. In: Bischoff C, Zenz H (Hrsg) Laienhafte Konzepte von Körper und Krankheit, Huber, Bern, S 25–37

Hasenbring M, Schlegelberger T, Schön AK (1986) Behandlungsabhängige Belastungen unter zyklischer Chemotherapie. Vortrag, gehalten auf dem 6. Kongreß „Psychologie in der Medizin" der Gesellschft für Medizinische Psychologie, 15.–17. 5. 1986, Berlin

Heim E (1985) Die Krankheitsbewältigung. Hoffman-La Roche, Basel

Herschbach P (1985) Psychosoziale Probleme und Bewältigungsstrategien von Brust- und Genitalkrebspatientinnen. Röttger, München

Janke W, Debus G (1978) Die Eigenschaftswörterliste EWL. Hogrefe, Göttingen.

Krauth J (1983) Bewertung der Änderungssensitivität von Items. Z Diff Diagn Psychol 4:7–28

Kurtz B, Marienfeld G (1986) Subjektive Belastungen und Ressourcen bei operierten Magen-Bronchialkarzinom-Patienten. Diplomarbeit, Universität Kiel

Kurtz B, Hasenbring M, Stremme O, Thiede A (1989) Lebensqualität bei Magenkarzinom-Patienten nach Gastrektomie. Vortrag, gehalten auf dem 106. Kongreß der Deutschen Gesellschaft für Chirurgie, 29. 3. – 1. 4. 1989, München

Lazarus RS, Launier R (1981) Streßbezogene Transaktionen zwischen Personen und Umwelt. In: Nitsch JR (Hrsg) Streß, Huber, Bern, S 213–259

LeVois M, Nguyen TD, Atkisson CC (1981) Artifact in client satisfaction assessment. Experience in community mental health settings. Evalu Program Plann 4:139–150

Lienert GA (1969) Testaufbau und Testanalyse. Beltz, Weinheim

Penman D (1979) Coping strategies in adaptation to mastectomy. Dissertation, New York

Ray C, Baum M (1985) Psychological aspects of early breast cancer. Springer, Berlin Heidelberg New York Tokyo

Rogentine G, Kammen DP, Fox BH, Docherty JP et al. (1979) Psychological factors in the malignant melanome: A prospective study. Psychosom Med 41:647–655

Rösler F, Baumann U, Marake H (1980) Zum Vergleich zwischen globaler und additiver Befindlichkeitsmessung. Diagnostika 26:151–164

Schumann H, Presser S (1981) Questions and answers in attitude surveys. Academic Press, New York

Schwarz N, Clore GL (1983) Mood, misattribution, and judgments of well-being: informative and directive functions of affective states. J Pers Soc Psychol 45:513–523

Schwarz N, Hippler HJ (1987) What response scales may tell your respondents: Informative functions of response alternatives. In: Hippler HP, Schwarz N, Sudman S (eds) Cognitive aspects of survey methodology, Springer, Berlin Heidelberg New York Tokyo, pp 163–178

Sellschopp A (1984) Begriff der Lebensqualität am Beispiel von Patienten mit Hirntumoren. In: Rohde H, Troidl H (Hrsg) Das Magenkarzinom, Thieme, Stuttgart, S 92–97

Strack F, Martin LL (1987) Thinking, judging, and communicating: A process account of context effects in attitude surveys. In: Hippler HP, Schwarz N, Sudman S (eds) Cognitive aspects of survey methodology, Springer, Berlin Heidelberg New York Tokyo, pp 123–148

Strack F, Martin LL, Schwarz N (1988) Priming and communication: Social determinants of information use in judgements of life satisfaction. Eur J Soc Psychol 18:429–442

Wallston KA, Wallton BS (1978) Development of the multidimensional health locus of control scales (MHLC). Health Educ Monogr 6:161–170

Wallston KA, Wallston BS (1982) Who is responsible for your health? The construct of health locus of control. In: Sanders GS, Suls J (eds) Social psychology of health and illness, Erlbaum, London, pp 65–95

Weisman AD (1979) Coping with cancer. McGraw Hill New York

Wirsching M, Drüner HV, Herrmann G (1975) Results of psychosocial adjustment to long-term colostomy. Psychother Psychosom 26:245–256

Zerssen H von (1976) Beschwerden-Liste. Beltz, Weinheim

Zum Ergebnis

Es wird ein standardisiertes Interviewverfahren vorgestellt, das, basierend auf einem kognitiv-behavioralen Modell der Krankheitsverarbeitung, zur Zustands- und Veränderungsmessung und damit für einen Einsatz in kombinierten Quer- und Längsschnittuntersuchungen entwickelt wurde. Die einzelnen Interviewabschnitte, die in jeweils festem Wechsel offene Antwortformen und Selbstratingskalen enthalten, beziehen sich auf eine differenzierte Erfassung von Belastungen und Ressourcen, die im Zuge einer Krebserkrankung wirksam werden können sowie auf Prozesse der Krankheitsverarbeitung. Die berichteten Erfahrungen basieren auf einem Einsatz des Instrumentes an hinsichtlich der Tumorlokalisation homogenen Patientenstichproben (Magenkarzinom, kleinzelliges Bronchialkarzinom, Lymphome, Leukämien).

Ökonomie und Akzeptanz des Verfahrens werden als sehr befriedigend bezeichnet. Die Durchführung der Gesamtform beträgt im Mittel 1,5–2 h. Voraussetzung ist eine ausführliche Interviewerschulung, gewünscht wird eine regelmäßige Supervision für die Zeit der Durchführung. Die Abbruchraten von seiten der Patienten im Laufe mehrmonatiger Längsschnittuntersuchungen lagen zwischen 2 und 6%.

Maße der Reliabilität werden für einzelne Interviewabschnitte getrennt berechnet. Erste Ergebnisse zur internen Konsistenz liegen für den Abschnitt „gesundheitsbezogene Kontrollüberzeugungen“ vor und können als befriedigend angesehen werden. Die Validität wird vorerst über Maße der Vorhersagegenauigkeit bestimmt. Bezüglich erster Ergebnisse wird auf die entsprechende Literatur verwiesen.

Die Autoren diskutieren darüber hinaus das Problem systematischer Fehlerquellen im Interview, u.a. die Reaktivität der Messung und systematische Antwortverfälschungen durch Kontextabhängigkeit sowie ihre Versuche, diesen zu begegnen.

Die Redaktion

Erfahrungen mit dem Freiburger Fragebogen zur Krankheitsverarbeitung (FKV)

F. A. Muthny

Zusammenfassung

Nach der Darlegung von Grundpositionen und Vorannahmen werden die Leitlinien der Entwicklung des Verfahrens vorgestellt: Erfassung eines breiten Spektrums von Krankheitsverarbeitung in Selbst- und Fremdeinschätzung, Eignung zur Verlaufsmessung, gute Akzeptanz und Untersuchungsökonomie. Erste Erfahrungen mit der Akzeptanz des FKV durch Patienten, Ärzte und Forscher werden mitgeteilt sowie teststatistische Gütekriterien berichtet für Langform (FKV 102) und Kurzform (FKV-LIS). An ausgewählten Ergebnissen werden exemplarisch Möglichkeiten des Verfahrens demonstriert: zur Spezifitätsfrage der Krankheitsverarbeitung, zu diskrepanten Auffassungen und Sichtweisen von Patienten und Ärzten sowie zu Adaptivitätsaspekten. Abschließend werden Möglichkeiten und Grenzen des Verfahrens unter inhaltlichen und forschungsmethodischen Gesichtspunkten diskutiert.

Summary

Experiences with the Freiburg Questionnaire on Coping with Illness (FQCI)

After the basic positions and preliminary assumptions are described, the guidelines of the development of the inventory are introduced: Assessment of a broad spectrum of coping with chronic diseases in ratings by the patient himself and by others (doctors, relatives), suitability for process measuring, good acceptance, and convenient application. Our initial experience with the questionnaire is reported with respect to achieved acceptance, reliability, and validity data. Using selected results as examples, possible applications in psychosomatic research are pointed out for issues such as illness-specific components of coping with chronic diseases, discrepancies between patient's and doctor's view of coping, and adaptational success. Finally, possibilities and limits of the inventory are discussed in terms of research issues and methodology.

Einführung

Das große aktuelle Interesse am Thema der Krankheitsverarbeitung in der medizinischen Psychologie hat zum einen den Charakter angewandter Grundlagenforschung (psychophysiologische Streßforschung), lebt zum anderen aber wesentlich von der Hoffnung auf bessere psychosoziale Versorgungsmöglichkeiten für chronisch Kranke. Eine Aktualisierung hat dieses Interesse aus therapeutischer Sicht durch die folgenden Akzentverschiebungen in der psychosozialen Forschung erfahren (bzw. geht z. T. auf sie zurück):

- den Paradigmenwechsel der psychophysiologischen Streßforschung von der Seite der Stressoren auf die Seite der Bewertungs- und Verarbeitungsprozesse,
- die stärkere Gewichtung des Selbsthilfeprinzips und des Ziels, vorhandene Ressourcen des Patienten in der Therapie zu nutzen und zu verstärken, wie dies in der Verhaltenstherapie einen hohen Stellenwert hat (Kanfer u. Goldstein 1986),
- die Betonung subjektiver Prozesse und die Notwendigkeit einer Einstellung auf den „internalen Bezugsrahmen des Patienten", wie er in den humanistischen Therapierichtungen, v. a. der klientenzentrierten Therapie, betont wird (Bommert 1977), möglicherweise aber v. a. durch
- den sehr viel intensiveren Kontakt der Psychotherapie mit der Behandlung chronischer körperlicher Erkrankungen, wie er auch dem Ziel einer integrierten Psychosomatik entspricht und sich beispielsweise in der Einführung psychosozialer Dienste in Rehabilitationseinrichtungen dokumentiert.

Dieses zu einem großen Teil klinische Interesse verlangt auch nach klinischen Erfassungsmöglichkeiten der Krankheitsverarbeitung, die nur zum Teil durch Instrumente der Copinggrundlagenforschung abgedeckt werden können. Neben der Frage der Akzeptanz der Instrumente durch Patienten und Ärzte steht hier v. a. die mangelnde Übertragbarkeit solcher nicht primär im Kontext chronischer Krankheit entstandener Instrumente, die Frage der hinreichenden Dimensionalität der Verfahren und die Frage der Sinnhaftigkeit von Itemformulierungen für die zu gewinnenden Patienten zur Diskussion. Standardisierungsvorteile bestehender Instrumente relativieren sich u. U. rasch, wenn die Eichungsstichprobe wenig mit der Untersuchungsgruppe gemeinsam hat.

Die Übersicht vorhandener Instrumente zur Erfassung von Krankheitsverarbeitung bzw. Coping (s. auch Beutel u. Muthny 1988) ergibt ein klares Defizit für ein einfaches klinisch praktikables Verfahren, das das breite Spektrum von Verarbeitungsprozessen im Zusammenhang mit der Bewältigung der Erkrankung und ihrer Auswirkungen berücksichtigt und das sowohl in einer Selbst- wie auch Fremdeinschätzung verwendet werden kann.

Für dieses Anwendungsfeld wurde der Freiburger Fragebogen zur Krankheitsverarbeitung (FKV) konzipiert. Weder will er andere, stärker theoriegeleitete Verfahren (wie z. B. die „ways of coping checklist", WCCL, von Lazarus u. Folkman (1984), ersetzen, noch sich gar als Ersatz für Interviewratingsysteme (wie z. B. die Berner Befos, Heim 1986) anbieten. Der Autor geht davon aus, daß verschiedene Forschungszugänge, wie z. B. teilstrukturiertes Interview, standardisierter Fragebogen oder hermeneutische Vorgehensweise, auch nicht generell günstiger und ungünstiger sein können, sondern ihre Adäquatheit ausschließlich im Hinblick auf die jeweiligen Untersuchungsziele, die Operationalisierung der Fragestellungen, die Rahmenbedingungen der Kooperation und Untersuchungsdurchführung sowie die konkreten angestrebten Aussagen beurteilt werden kann.

Grundpositionen und Vorannahmen

Zur Verdeutlichung der theoretischen Ausgangsposition für die Entwicklung des FKV sei die zugrundeliegende *Definition* von Krankheitsverarbeitung vorangestellt, wie sie sich von Lazarus u. Folkman (1984) sowie Heim (1986) ableitet:

Krankheitsverarbeitung ist die Gesamtheit der Prozesse, um bestehende oder erwartete Belastungen im Zusammenhang mit Krankheit emotional, kognitiv oder aktional aufzufangen, auszugleichen oder zu meistern. Krankheitsverarbeitung kann sich sowohl auf ein Individuum als auch in systemischer Betrachtung auf eine Sozialstruktur beziehen. Die Krankheitsverarbeitungs-Modi sind prinzipiell unabhängig von Kriterien des Verarbeitungserfolgs zu definieren.

Wesentliche in die Testentwicklung eingehende Vorannahmen sind damit

- das Ausgehen von einem *Prozeßcharakter* der Krankheitsverarbeitung,
- der Einschluß der *kognitiven, emotionalen und Handlungsebene* der Krankheitsverarbeitung,
- die Annahme *individueller* wie auch *interaktionaler* Komponenten der Verarbeitungsprozesse, die Postulierung verschiedener (prinzipiell gleichberechtigt zu betrachtender) Einflußquellen in *Person, Situation* und *Umwelt* im Sinne des *Transaktionsmodells* (Lazarus u. Folkman 1984), sowie
- die Annahme eines komplexen, nicht mit einfachen linearen Bezügen ausreichend beschreibbaren Zusammenhangs zwischen Einsatz von Verarbeitungsmodi und erreichtem Verarbeitungserfolg in bezug auf verschiedenste Zielkriterien.

Die wichtigsten *Zielsetzungen und Leitlinien* zur Entwicklung des Verfahrens leiten sich gleichermaßen aus diesen theoretischen Vorannahmen sowie meßmethodischen und praktisch-theoretischen Anforderungen (s. auch Muthny 1989b) ab:

- eine möglichst weitgehende *Theorie- bzw. Modellorientierung* zur Ermöglichung der Testung zentraler Hypothesen bestehender Modelle,
- den Einschluß eines *breiten Spektrums* von Krankheitsverarbeitungsmodi unter Einbeziehung von Verhalten, Kognition und Emotion,
- die Verwendbarkeit ohne erforderliche „state"-/„trait"-Vorentscheidungen,
- die Eignung zur Verlaufsmessung
- die Verwendbarkeit für *Selbst- und Fremdeinschätzungen,*
- eine größtmögliche *klinische Nähe* der Dimensionen und Items sowie
- eine vertretbare Patientenbelastung bzw. *Untersuchungsökonomie* zur Gewährleistung einer hohen Akzeptanz des Verfahrens bei Patienten, Angehörigen, Ärzten und Personal.

Um im gedanklichen Rahmen des Transaktionsmodells situativen Faktoren gerecht werden zu können, setzt das Verfahren eine *Definition des belastenden Ereignisses* voraus, die in variabler Form durch die Instruktion geleistet wird, z. B. in der

Vorgabe eines bestimmten Ereignisses (z. B. Diagnosemitteilung), aber auch mit der Möglichkeit der individuellen Wahl eines subjektiv belastenden Ereignisses durch den Patienten selbst.

Im *Entwicklungsgang* des Verfahrens wurde zunächst ein Pool von Copingdimensionen aus der Literatur und eigener klinischer Erfahrung festgelegt sowie ein entsprechender Itempool gebildet. Zur näheren Beschreibung des Vorgehens s. Muthny (1989b). In einem 2. Abschnitt wurde mit Experten die Frage der Relevanz einzelner Dimensionen diskutiert sowie Items nach Redundanzkriterien ausgewählt und nach inhaltlicher Ähnlichkeit zu 27 vorläufigen Skalen gruppiert. In einem 3. Abschnitt wurden in einer Untersuchung zur Krankheitsverarbeitung von Dialysepatienten erste empirische Daten mit der Langform des Instruments (142 Items) gewonnen und erlaubten so eine erste empirisch begründete Revision der Skalen aus den Ergebnissen der Itemanalysen. In einem weiteren Entwicklungsschritt erfolgte zum einen die Bildung einer Kurzform, die sich mit 35 Begriffen an den festgelegten 27 Skalen orientierte (FKV-LIS) sowie die Entwicklung einer Langform (FKV 102) nach der Vorgehensweise der klassischen Testtheorie.

Die empirische Basis für die definitive Skalenbildung bestand für die FKV-LIS-Daten aus einer eigenen Vergleichsuntersuchung an über 900 chronisch körperlichen Kranken (Muthny 1989c). Für die Faktorisierung und Itemanalysen der Langform konnte über eine eigene Datenstichprobe (n = 212) sowie einen freundlicherweise von Herrn Priv.-Doz. Dr. C. Buddeberg überlassenen Datensatz von Brustkrebspatientinnen (n = 107) verfügt werden (s. Buddeberg et al., im Druck). Folgende Übersicht informiert über die vorläufigen Produkte dieser Instrumententwicklung.

1) *Versionen*

		Items n	Skalen n
aktuelle Versionen:	FKV 102	102	12
	FKV-LIS	35	5
ältere Versionen:	FKV-G	142	27 bzw. 18
	FKV-K	80	11

2) *Instruktion und Fokussierung auf das „belastende Ereignis"*

Insgesamt 6 Instruktionstypen (retrospektiv/aktuell, Art der Definition des/der belastenden Ereignisse, Selbst-/Fremdeinschätzung

Instruktionsbeispiel (Diagnosemitteilung)

Bitte rufen Sie sich die Zeit ins Gedächtnis, als Ihnen eröffnet wurde, daß Sie an einer schweren chronischen Krankheit leiden.

Wann war dies der Fall? ______________ 19__________

Wir wollen im folgenden genauer erfahren, wie es Ihnen damals erging, was Sie gedacht, gefühlt und getan haben und wieweit Ihnen dies geholfen hat, um mit der Situation fertig zu werden.

Wir wissen aus Gesprächen mit vielen Patienten, daß es sehr verschiedene, sich z. T. widersprechende, u. U. auch rasch wechselnde Gefühle, Gedanken und Handlungen sein können, die in den *Tagen und Wochen* nach dieser Nachricht auftreten können, und wir bitten Sie, in den folgenden Fragen *alles* anzukreuzen, was in diesem Zeitraum für Sie persönlich aus heutiger Sicht zutrifft.

3) Itembeispiele und Einschätzung der Nützlichkeit der Verarbeitungsmodi (FKV-LIS)
Bitte kreuzen Sie für *jeden* der folgenden Begriffe an, wie stark er für Ihre damalige Situation zutrifft:

		gar nicht	wenig	mittelmäßig	ziemlich	sehr stark
1.	Informationen über Erkrankung und Behandlung suchen	1	2	3	4	5
2.	Nichtwahrhabenwollen des Geschehens	1	2	3	4	5
—	—	—	—	—	—	—
34.	Sich von anderen Menschen zurückziehen	1	2	3	4	5
35.	Sich auf frühere Erfahrungen mit ähnlichen Schicksalsschlägen besinnen	1	2	3	4	5

Was hat Ihnen *am meisten geholfen,* um damit fertigzuwerden?

Bitte tragen Sie die Nummern der entsprechenden Begriffe ein (nach der Reihenfolge ihrer Bedeutung für Sie persönlich, d. h. auf Platz 1 das, was Ihnen am meisten geholfen hat, usw.):
1. Nr. ________ 2. Nr. ________ 3. Nr. ________

Akzeptanz des Verfahrens und testtheoretische Eigenschaften

Akzeptanz des Verfahrens

Akzeptanz kann unter unterschiedlichen Blickwinkeln gesehen werden, als Akzeptanz durch den Patienten, aber auch durch die Ärzte und Schwestern als wichtige Kooperationspartner in medizinpsychologischen Untersuchungen.

Die *Akzeptanz durch den Patienten* hängt auf der Seite des Instruments ab von der Verständlichkeit, aber auch von der dem Verfahren bzw. seiner Instruktion inhärenten Fähigkeit, den Patienten zu motivieren (in der Regel auf dem Umweg, ihm das Untersuchungsanliegen einsichtig und sinnvoll erscheinen zu lassen). Die Akzeptanz schlägt sich zum einen eher qualitativ in entsprechenden Anmerkungen der Patienten bzw. Rückmeldungen der Betreuer nieder, aber auch in einem „harten" quantitativen Kriterium, nämlich dem Zustandekommen einer Untersuchung, den Rücklaufquoten beim Fragebogenverfahren und den speziellen Missing-data-Raten für einzelne Items. Hier lag die Gesamt-Rücklaufquote des Fragebogenpakets (wo die Erfassung der Krankheitsverarbeitung weniger als ein Drittel beansprucht hat) mit 40 bis über 80% (je nach Teilstichprobe) in einem für anonyme sozialwissenschaftliche Untersuchungen akzeptablen Bereich. Die nähere Analyse zeigte, daß die Items der Kurzform FKV-LIS einen im wesentlichen dem Gesamtpaket entsprechenden Missing-data-Anteil von ca. 10% aufwiesen, damit z. T. sogar vollständiger beantwortet wurden als einige andere psychosoziale Inhalte. Wesentlich ungünstiger stellt sich indessen die Situation für die 142-Item-Langfassung (FKV-G) dar; hier lagen die Missing-data-Raten in Bereichen bis zu 25%, ein vollständig ausgefüllter FKV 142 stand nur für 180 der 319 untersuchten Patienten zur Verfügung (entspricht 56%). Dieser gravierende Nachteil läßt die im folgenden darzustellenden testtheoretischen Vorteile der Langform rasch relativieren.

Die *Akzeptanz durch Ärzte und Personal* orientiert sich ebenfalls sehr stark an der Länge eines Instruments und seinen klinischen Bezügen (d. h. daran, wie sehr die Beteiligten dies mit relevanten Problemen der Erkrankung und ihrer Folgen in Zusammenhang bringen können). Hier wurde in Kooperationsgesprächen vor der Untersuchung, aber auch in Rückmeldegesprächen danach deutlich, daß für die Betreuer die Länge eines Meßinstruments ein fast noch stärkerer Einflußfaktor für die Akzeptanz ist als die klinischen Inhalte. Entsprechend erforderte hier der Einsatz der Langform FKV-G einen sehr viel höheren Motivierungsaufwand als der der „Liste". Für das Fremdrating der Krankheitsverarbeitung durch Ärzte und Personal kam nur der FKS-LIS, der auf einer Seite Platz findet, in Frage. Hier zeigte die Untersuchung auch, daß Fremdratings einer auch hier noch recht differenzierten Einschätzung der Krankheitsverarbeitung nur von Personen geleistet werden können, die in langem und intensivem Kontakt zum Patienten stehen (wie dies beispielsweise im Dialysesetting gegeben ist, während eine entsprechende Voraussetzung beispielsweise in einer Herz-Kreislauf-Anschlußheilbehandlung fehlen dürfte und daher nicht zu validen Ratings führt).

Den Entwickler eines Verfahrens interessiert natürlich auch die *Akzeptanz durch andere Forscher,* die in dem Interesse zum Ausdruck kommt, das einem Instrument entgegengebracht wird und auch zu konkreten Anwendungen in Untersuchungen führt. Hier zeigte sich ein für ein noch in Entwicklung befindliches Instrument sehr ungewöhnliches Interesse an Lang- und Kurzform, v. a. aber ein sehr hoher Bedarf an einem untersuchungsökonomisch verwendbaren Verfahren, das zudem in Selbst- und Fremdeinschätzung gegeben werden kann – wie dies die FKV-LIS darstellt. Erwartungsgemäß richtete sich das Interesse der aus der psychologischen Forschung kommenden Untersucher eher auf die testtheoretisch anspruchsvollere Langform, während aus dem medizinischen Umfeld kommende Untersucher sehr stark die Kurzform favorisierten (s. unten).

Gütekriterien der Verfahren

Die Skalen wurden auf faktorenanalytischer Grundlage gebildet, gleichberechtigtes Kriterium waren jedoch inhaltliche Überlegungen. Diskrepanzen zwischen Faktorenstruktur und inhaltlicher Zuordnung waren jedoch nur selten gegeben und wenig konflikthaft (s. auch Muthny 1989b).

Da der FKV bislang noch nicht in einer (bereits ausgewerteten) Längsschnittstudie eingesetzt wurde, stehen zum jetzigen Zeitpunkt als einziges *Reliabilitätsmaß* Angaben zur internen Skalenkonsistenz zur Verfügung (s. Tabelle 1). Die erreichten Skalenkonsistenzen entsprechen weitgehend den in der klassischen Testtheorie formulierten Ansprüchen (Lienert 1969). Berücksichtigt man die z. T. nur recht

Tabelle 1. Konsistenzen der Skalen des FKV. Skalenkonstruktion auf faktorenanalytischer Grundlage (PC-Analyse, Varimax-Rotation) und unter Berücksichtigung inhaltlicher Validitätsaspekte (s. auch Muthny 1989b)

Langform FKV 102

Skalenbenennung	Items n	r_{tt} (Cronbach α) Gesamtstichprobe (n = 319: 212 Dialyse, 107 Mammakarzinompatientinnen[a]
KV 1. Problemanalyse und Lösungsverhalten	13	0,87
KV 2. Depressive Verarbeitung	16	0,94
KV 3. Hedonismus	11	0,82
KV 4. Religiosität und Sinnsuche	8	0,86
KV 5. Mißtrauen und Pessimismus	7	0,82
KV 6. Kognitive Vermeidung und Dissimulation	9	0,74
KV 7. Ablenkung und Selbstaufwertung	8	0,74
KV 8. Gefühlskontrolle und sozialer Rückzug	7	0,72
KV 9. Regressive Tendenz	5	0,73
KV 10. Relativierung durch Vergleich	4	0,70
KV 11. Compliancestrategien und Arztvertrauen	4	0,69
KV 12. Selbstermutigung	5	0,80

Kurzform FKV-LIS

Skalenbenennung/Items	Items n	r_{tt} (Cronbach α) Gesamtstichprobe (n = 947 Dialyse-, Herzinfarkt- und MS-Patienten)
F 1: Depressive Verarbeitung	5	0,77
F 2: Aktives problemorientiertes Coping	5	0,73
F 3: Ablenkung und Selbstaufbau	5	0,71
F 4: Religiosität und Sinnsuche	5	0,68
F 5: Bagatellisierung und Wunschdenken	3	0,73

[a] Siehe Buddeberg et al. (im Druck).

geringe Anzahl der Items, die in den Score eingehen (v. a. bei der FKV-LIS) sowie den Umstand, daß dabei gemischte Erkrankungsgruppen betrachtet werden, so kann das Ergebnis durchaus als befriedigend bezeichnet werden. Die Skalen sind außerdem aufgrund ihrer faktorenanalytischen Entwicklung statistisch weitgehend *unabhängig* (s. Muthny 1989b).

Bezüglich der *Validität* können z. Z. nur begrenzte Aussagen gemacht werden, so wird *inhaltliche Validität* aus der Ableitung aus theoretischen Copingkonstrukten sowie der Nähe zu bestehenden Skalen plausibel. Eine gewisse *Konstruktvalidität*

Tabelle 2. Wege der Krankheitsverarbeitung bei Karzinompatientinnen (Fokus: Diagnosemitteilung, Instrument FKV-LIS, n = 66 Patientinnen mit gynäkologischen Karzinomerkrankungen)

Modi auf den ersten Rangplätzen	Prozentsatz starker Ausprägung[a]
1. Kampfgeist	77
2. Compliancestrategien	73
3. Selbstermutigung	67
4. Vertrauenssetzung in Ärzte	59
5. Carpe-diem-Haltung	58
6. Sozialer Vergleich	53
7. Ablenkung	51
„Am hilfreichsten" waren	Prozentsatz[b]
1. Kampfgeist	32
2. Trost im religiösen Glauben	26
3. Carpe-diem-Haltung	18
4. Selbstermutigung	15
5. Vertrauenssetzung in die Ärzte	12

[a] Skalenwerte 4 und 5 der 5er Skala mit 1 = gar nicht, 5 = sehr stark zutreffend.
[b] Bezogen auf n = 66, Angaben auf Rangplätzen 1–3 zusammengefaßt.

wird darin deutlich, daß wesentliche Theoriekonstrukte der Copingforschung (z. B. aktives problemorientiertes Coping vs. emotionaler-depressiver-Verarbeitung) sich krankheitsübergreifend bestätigen. Die Angabe einer kriterienbezogenen prädiktiven Validität erscheint z. Z. noch nicht möglich, aber auch prinzipiell problematisch, da sich hier die Validitätsfrage mit der Adaptivitätsfrage verknüpft und das Konfundierungsproblem (Konfundierung des Verarbeitungswegs mit dem Zielkriterium) als ungelöstes Problem der Copingforschung mit ins Spiel kommt (s. Lazarus et al. 1985).

Ergebnisse bei Karzinompatienten und erste Befunde zur Frage der Erkrankungsspezifität

Erste Ergebnisse zur Krankheitsverarbeitung nach der Mitteilung einer Krebsdiagnose sind in Tabelle 2 dargestellt. Wege der Krankheitsverarbeitung, die von den 66 untersuchten Patientinnen mit gynäkologischen Karzinomerkrankungen am stärksten retrospektiv angegeben wurden, waren: Kampfgeist, compliancebezogene Strategien und Selbstermutigung (je 2/3 der Patientinnen, s. Tabelle 2).

Weitgehend übereinstimmend mit diesen Ergebnissen zum *Einsatz* von Modi der Krankheitsverarbeitung werden in ähnlicher Rangreihe Kampfgeist, Carpe-diem-

Tabelle 3. Vergleich der 4 Diagnosegruppen bezüglich ausgewählter Krankheitsverarbeitungsmodi (*CNI* chronische Niereninsuffizienz; *HI* Herzinfarkt; *CA* Karzinomerkrankung; *MS* multiple Sklerose)

Item FKV-LIS	Mittelwerte (in Klammern s) der 4 Diagnosegruppen				Varianzanalytische Differenzen	
	CNI (n = 108)	HI (n = 70)	CA (n = 66)	MS (n = 207)	SPSS ONEWAY Scheffé-Test	SPSS Anova (kovarable Alter, Krankheitsdauer
3. Herunterspielen der Bedeutung und Tragweite	2,0 (1,3)	2,4 (1,3)	2,2 (1,3)	2,7 (1,5)	0,001	n.s.
9. Ungeduldig und gereizt auf andere reagieren	2,0 (1,3)	1,6 (1,9)	2,0 (1,2)	2,3 (1,3)	0,001	n.s.
14. Sich vornehmen, intensiver zu leben	3,0 (1,5)	3,5 (1,3)	3,8 (1,3)	3,0 (1,5)	0,001	n.s.
15. Entschlossen gegen die Krankheit ankämpfen	3,6 (1,4)	3,7 (1,3)	4,4 (1,1)	3,9 (1,3)	0,002	0,02
17. Sich selbst Mut machen	3,6 (1,3)	3,8 (1,1)	4,2 (1,0)	3,7 (1,2)	0,02	n.s.
27. Genau den ärztlichen Rat befolgen	4,1 (1,1)	4,5 (0,7)	4,4 (0,9)	3,7 (1,1)	0,001	0,01
28. Vertrauen in die Ärzte setzen	4,0 (1,1)	4,3 (0,9)	4,1 (1,1)	3,3 (1,2)	0,001	0,001
33. Sich gerne umsorgen lassen	2,2 (1,2)	2,4 (1,0)	2,6 (1,4)	2,0 (1,1)	0,01	n.s.
34. Sich von anderen Menschen zurückziehen	2,0 (1,3	1,6 (1,0)	1,5 (0,9)	2,4 (1,3)	0,001	0,05
35. Sich auf frühere Erfahrungen mit ähnlichen Schicksalsschlägen besinnen	2,2 (1,3)	2,3 (1,4)	2,3 (1,5)	1,8 (1,1)	0,005	n.s.
Alter (Jahre)	54,5 (14)	61,7 (10)	55,5 (9)	47,9 (13)	0,001	
Krankheitsdauer (Monate)	51 (42)	10 (22)	18 (15)	138 (103)	0,001	

Haltung und Vertrauenssetzung in Ärzte als besonders „hilfreich“ eingeschätzt – zusätzlich spielt in dieser Selbsteinschätzung der Adaptivität jedoch auch die Religiosität für ca. 1/4 der Patientinnen eine wichtige Rolle (s. Muthny u. Späte, in Vorbereitung).

Die klinische Praktikabilität der FKV-Kurzform (FKV-LIS) erlaubte schon früh größere Vergleichsuntersuchungen an unterschiedlichen Diagnosegruppen chronisch kranker Patienten. Bezüglich eines Dialyse-/Herzinfarktvergleichs sei auf Muthny (1988) verwiesen, ein weiteres Ergebnisbeispiel ist in Tabelle 3 dargestellt. Allerdings muß vorausgeschickt werden, daß der Vergleich der Verarbeitung der Diagnose bei Dialyse-, Herzinfarkt-, MS- und Krebspatientinnen gleichermaßen Gemeinsamkeiten wie Unterschiede deutlich werden läßt: so unterscheiden sich die 4 in Tabelle 3 dargestellten Gruppen in 18 der 35 Items der FKV-LIS *nicht* –obwohl die 4 Erkrankungen und Implikationen der Diagnosen sicher als stark unterschiedlich gesehen werden können.

In Tabelle 3 sind die 10 Variablen dargestellt, für die sich die ausgeprägtesten Differenzen im varianzanalytischen Vergleich ergaben.

Werden jedoch Effekte des Alters und der Krankheitsdauer (hier unterscheiden sich die 4 Gruppen hochsignifikant) berücksichtigt, so verbleiben nur wenige erkrankungsbezogene Differenzen – vorwiegend in dem Sinne, daß MS-Patienten am wenigsten Vertrauenssetzung in die Ärzte und compliancebezogene Strategien einsetzen, aber am stärksten mit sozialem Rückzug reagierten.

Die *Karzinomgruppe* setzte demgegenüber am stärksten von den 4 Gruppen „Kampfgeist“ ein, am wenigsten sozialen Rückzug. Zusammen mit den Herzinfarktpatientinnen geben sie am ausgeprägtesten Vertrauenssetzung in Ärzte und compliancebezogene Strategien an. Nach Auffassung des Autors haben beide Vergleichsmethoden (Vergleich unausgelesener Gruppen vs. parallelisierter Gruppen bzw. Auspartialisierung von Effekten) ihre Vor- und Nachteile: So ist es einerseits statistisch wünschenswert, möglichst ähnliche (z. B. bezüglich Alter und Krankheitsdauer kontrollierte) Gruppen zu vergleichen, um Effekte der Erkrankung unabhängig davon beurteilen zu können (s. Muthny u. Koch 1984). Andererseits läßt sich aber argumentieren, daß damit gerade Typisches der jeweiligen Gruppen herausgenommen/nivelliert wird. Das gezeigte Ergebnis macht deutlich, wie sehr die gewählte Methode auf das Ergebnis Einfluß nimmt und verpflichtet den jeweiligen Autor zur Begründung seiner Vorgehensweise.

Zur Selbst- und Fremdschilderung von Verarbeitungsprozessen

Hier zeigt ein Vergleich der Patientenschilderungen der Krankheitsverarbeitung mit den Ärzteeinschätzungen (für dieselben Patienten) sehr ausgeprägte *Diskrepanzen* in der Sicht der Verarbeitung und in der Beurteilung nützlicher Verarbeitungsmodi auf (s. Muthny 1989a). So stehen in der Wahrnehmung der Ärzte eher verleugnungsassoziierte Modi, depressive Verarbeitung, Gefühlskontrolle und Ablenkung im Vordergrund. Demgegenüber dominieren in der Selbstbeschreibung der Dialysepatienten Vertrauenssetzung in die Ärzte, Compliancestrategien, Kampfgeist und Selbstermutigung. Die Einschätzung des Personals nimmt eher eine Mittelposition ein, d. h. Schwestern und Pfleger nehmen sowohl die wichtigsten Strategien der Patienten (v. a.

Vertrauenssetzung in die Ärzte) wahr als auch die von den Patienten selbst wenig geschilderten und von den Ärzten so ausdrücklich erlebten Modi der Dissimulation, Bagatellisierung und depressiven Verarbeitung. Noch krasser werden Unterschiede deutlich in der Einschätzung des Nutzens der Krankheitsverarbeitungswege im Hinblick auf ein bewußt nicht näher spezifiziertes globales Verarbeitungsziel: Während die Patienten selbst wenig eindeutige Bezüge zwischen Verarbeitungserfolg und -weg herstellen (am ehesten sehen sie Adaptationserfolg als Abwesenheit depressiver Verarbeitung und geringer Bagatellisierung), erscheint auf der Seite der Ärzte der Weg der Verarbeitung und das Ergebnis in der Einschätzung weitgehend konfundiert: Geringer Verarbeitungserfolg ist in der Sicht der Ärzte verbunden mit depressiver Verarbeitung, Bagatellisierung, Selbstmitleid und Anschuldigung anderer, erfolgreiche Verarbeitung geht mit Selbstermutigung als Verarbeitungsmodus einher. Auch hier nimmt das Personal in seinen Einschätzungen wieder eine Mittelposition ein und betont die verarbeitungsförderliche Wirkung von „Kampfgeist", bringt aber auch Ablenkungsverhalten mit Verarbeitungserfolg in signifikante Beziehung. Ein Teil dieser Diskrepanzen erscheint v. a. erklärlich aufgrund der jüngst von Heim (1988) herausgearbeiteten, recht unterschiedlichen Verarbeitungsziele der Patienten und ihrer Betreuer.

Zur Adaptivität bzw. dem „Nutzen" der Krankheitsverarbeitungsmodi

Hier eröffnet die Kurzform des Verfahrens (FKV-LIS) die Möglichkeit einer direkten Evaluation durch den Patienten mit der abschließenden Frage: „Was hat Ihnen am meisten geholfen, um mit der Erkrankung und den Auswirkungen fertig zu werden?" Daraufhin wird der Patient gebeten, die Nummern der 3 am meisten hilfreichen Krankheitsverarbeitungsmodi einzutragen (s. Übersicht). Hier zeigt allerdings der bereits oben angesprochene Vergleich von Krebs-, Dialyse-, Herzinfarkt- und MS-Patienten, daß erkrankungsbezogene Unterschiede auch darin bestehen können, wie leicht oder schwer Patienten solche Einschätzungen des Nutzens vornehmen bzw. verfügbar haben (s. Tabelle 4): Während nur 65% der Krebspatientinnen Einschätzungen zur Adaptivität vornehmen, tun dies fast 80% der Herzinfarktpatientinnen (allerdings zum jeweils unterschiedlichen Untersuchungszeitpunkt).

Inhaltlich zeigt sich, daß „Kampfgeist" von Krebs- und MS-Patientinnen weitaus am hilfreichsten erlebt wurde, während die Herzinfarktpatientinnen der Informationssuche den höchsten Rang einräumten. Religosität ist dabei für jeweils ca. 20% bedeutsam, am hilfreichsten von den Krebspatientinnen eingeschätzt. Vertrauenssetzung in die Ärzte taucht nur bei den MS-Patientinnen nicht unter den ersten 5 hilfreichsten Modi auf und spielt bei den Herzinfarktpatientinnen die vergleichsweise größte Rolle.

Neben diesem 1. Ansatz einer direkten Befragung zum Nutzen der Verarbeitung besteht eine 2. Möglichkeit des Zugangs zum Adaptivitätsproblem in der Herstellung korrelativer Beziehungen zwischen Verarbeitungsmodi und einer Reihe von Outcomekriterien der psychosozialen Rehabilitation bzw. Lebensqualität. Dabei zeigen in der Querschnittuntersuchung die FKV-LIS-Scores „depressive Verarbeitung" und „Bagatellisierung und Wunschdenken" die ausgeprägtesten Verbindungen mit

Tabelle 4. Adaptivität der Krankheitsverarbeitung in der Selbsteinschätzung (zu den Diagnosegruppen s. Tabelle 3)

	Rangpositionen nach relativen Häufigkeiten[a]							
	CA (n=66)		CNI (n=108)		HI (n=70)		MS (n=207)	
	Rang	[%]	Rang	[%]	Rang	[%]	Rang	[%]
Kampfgeist	1.	(32)	4.	(17)	4.	(16)	1.	(30)
Trost im religiösen Glauben	2.	(26)	1.	(18)	3.	(17)	2.	(19)
Vertrauen in die Ärzte	5.	(12)	2.	(18)	2.	(21)	–[b]	
Selbstermutigung	4.	(15)	3.	(18)	–[b]		3.	(15)
Informationssuche	–[b]		–[b]		1.	(21)	4.	(14)
„Carpe-diem"-Haltung	3.	(18)	–[b]		5.	(14)	5.	(12)
Antwortende [%]	(65)		(70)		(74)		(78)	

[a] Prozentsatz der Patientinnen, die den Modus als einen der 3 hilfreichsten angaben.
[b] Keine Rangpositionen unter den ersten 5.

Adaptationskriterien (s. Muthny 1989b): Sie sind hochsignifikant korrelativ verbunden mit geringem Adaptationserfolg (Gesamteinschätzung), hoher Beschwerdensumme (BL, v. Zerssen 1976a), hohen Depressionswerten (D-S, v. Zerssen 1976b) und geringer Lebenszufriedenheit (Summenscore aus verschiedenen Bereichen). Die Frage der Adaptivität ist allerdings aufgrund des oben bereits angesprochenen Konfundierungsproblems nur begrenzt in einer Querschnittuntersuchung beurteilbar. Hier erscheinen Längsschnittuntersuchungen zum Verarbeitungsprozeß erforderlich, um die Frage der Prädiktorleistung eingesetzter Verarbeitungswege im Hinblick auf ein breites Spektrum von Zielkriterien nachgehen zu können.

Bisherige und aktuelle Anwendungsfelder des Verfahrens

Während die Langform des FKV bislang nur bei Dialysepatienten und Mammakarzinompatientinnen eingesetzt wurde, kam die Kurzform FKV-LIS bereits bei einer großen Zahl unterschiedlich körperlich kranker Patienten zum Einsatz. Die Haupterkrankungen waren:

- Herzinfarkt, Bypassoperierte,
- chronische Niereninsuffizienz (v. a. Dialysebehandlung),
- Krebserkrankungen: Mammakarzinom, Bronchialkarzinom, Leukämien, kolorektale Karzinome,
- multiple Sklerose,
- Morbus Crohn,
- Knochenmarktransplantation,

- HIV-Positive, Psychosomatosen,
- Myasthenia gravis und
- geriatrische Patienten.

Obwohl der Verarbeitungsfokus entsprechend den Variationsmöglichkeiten, die das Verfahren bietet, sehr unterschiedlich sein kann, so wurde doch in den meisten Fällen auf den Erkrankungsbeginn bzw. die Diagnosemitteilung Bezug genommen oder auf einen kurz zurückliegenden Zeitraum (u. U. mit verschiedenen belastenden Ereignissen) fokussiert (Zeitfenster in der Regel eine Woche).

Fazit zu den Möglichkeiten und Grenzen des Verfahrens

Insgesamt kann gesagt werden, daß das Verfahren, v. a. in der Kurzfassung FKV-LIS, gute Akzeptanz bei Patienten, Ärzten und Personal gefunden hat. Daß auch bei klinischen Forschern das Interesse als beträchtlich eingeschätzt werden kann, macht deutlich, daß hier offensichtlich ein Defizit bestand bezüglich eines dimensional breit angelegten, aber klinisch praktikablen Fragebogenverfahrens zur Erfassung von Krankheitsverarbeitung.

Daß die testtheoretisch weit besser fundierte Langform FKV 102 (mit 12 statt nur 5 Skalen) vergleichsweise weniger Anklang findet, erscheint unter der Forderung der Untersuchungsökonomie (und geringen Belastung des Patienten), die häufig bei medizinpsychologischen Untersuchungen besteht, dem Autor aus langjährigen Erfahrungen verständlich, erfüllt ihn aber doch mit gemischten Gefühlen. Er plädiert dafür, Aspekte der Akzeptanz des Verfahrens einerseits und der testtheoretischen Güte andererseits im Einzelfall gegeneinander abzuwägen. Keinesfalls soll der Eindruck erweckt werden, daß die Kurzform FKV-LIS in jedem Fall die günstigere wäre; diese Frage wird anhand der Zielsetzungen, der Kooperationsbedingungen und Motivierungsmöglichkeiten für Patienten und Kooperanten im Einzelfall neu zu stellen und zu beantworten ein. Vorausgesetzt, der Untersucher hat sich für eine Fragebogenuntersuchung entschieden, so ist der FKV-LIS gegenüber der Langform nur in wenigen Fällen eindeutig von Vorteil, nämlich dann, wenn ein längeres Instrument von Kooperanten nicht akzeptiert würde und die Untersuchung nicht zustande käme oder wenn die Voraussetzungen seitens des Patienten diese Form erfordern (begrenzte intellektuelle Kapazität und Konzentrationsvermögen bei älteren oder hirnorganisch geschädigten Patienten, geringe Belastbarkeit des Patienten durch ausgeprägte Erkrankungs- oder Behandlungsfolgen bzw. sehr ungünstige Umgebungsbedingungen).

Stärken des FKV (die folgenden Ausfürhungen beziehen sich ausschließlich auf die Kurzform FKV-LIS) bestehen nach Auffassung des Autors v. a. in

- der breiten Dimensionalität des Verfahrens (die allerdings nur bei Auswertung auf Einzelitemniveau erhalten bleibt),
- der guten Akzeptanz bei Patienten und Betreuern im medizinischen Behandlungssetting,
- der guten Möglichkeit einer Verlaufsmessung zur Erfassung des Verarbeitungsprozesses (Wiederholungsmessungen mit langen Instrumenten sind hier schwer vorstellbar),

- die nicht erforderliche Vorentscheidung einer „state"- oder „trait"-orientierten Untersuchung (sondern vielmehr die Möglichkeit, beide Anteile in einer Prozeßmessung zu vergleichen),
- die Möglichkeit zur variablen Gestaltung der Instruktion (Verarbeitungsfokus),
- die Möglichkeit zur Erfassung von Krankheitsverarbeitung in der Selbsteinschätzung *und* Fremdeinschätzung sowie
- die Untersuchungsökonomie des Verfahrens.

Grenzen des Verfahrens liegen v. a. in

- den generell begrenzten Introspektionsmöglichkeiten,
- den Grenzen der Selbstschilderungs- und speziell Fragebogenmethode, auch bezüglich Akzeptanz, Verständlichkeit und Nachfragemöglichkeit,
- den limitierten testtheoretischen Eigenschaften (z. B. aufgrund der kurzen Skalen des FKV-LIS),
- der naturgemäß begrenzten Zahl vorgegebener Kategorien bzw. Antwortmöglichkeiten sowie
- forschungsmethodisch in der begrenzten Erfüllung des Anspruchs theoriegeleiteter Forschung (der mangels einer umfassenden operationalisierbaren und falsifizierbaren Theorie der Krankheitsverarbeitung z. Z. auch kaum erfüllbar sein dürfte).

Diskrepanzen zwischen den durch Selbst- und Fremdeinschätzung der Krankheitsverarbeitung gewonnenen Ergebnissen sowie die bislang ungeklärte Frage der Validität legen prospektive Verlaufsstudien nahe, die sich speziell der Adaptivitätsfrage widmen und Selbst- und Fremdeinschätzung simultan erfassen.

Es soll abschließend dafür plädiert werden, Forschungszugänge und -methoden stärker im Hinblick auf Forschungsziele und beabsichtigte Aussagen (nach Inhaltsbereich und Art) zu prüfen und eher in einem komplementären denn konkurrierenden Verhältnis zu sehen.

Gerade der Bereich der Krankheitsverarbeitung macht besonders eindrücklich deutlich, wie hermeneutische Vorgehensweisen und unterschiedliche Interview-, Selbst- und Fremdeinschätzungsverfahren unterschiedliche Facetten des Verarbeitungsgeschehens zu erfassen vermögen.

Literatur

Beutel M, Muthny FA (1988) Konzeptualisierung und klinische Erfassung von Krankheitsverarbeitung – Hintergrundtheorien, Methodenprobleme und künftige Möglichkeiten. Psychother Med Psychol 38:19–27

Bommert H 81977) Grundlagen der Gesprächspsychotherapie. Theorie – Praxis – Forschung. Kohlhammer, Stuttgart

Buddeberg C, Riehl-Emde A, Landolt-Ritter C, Steiner R, Sieber M, Richter D (im Druck) Die Bedeutung psychosozialer Faktoren für den Verlauf von Mammakarzinom-Erkrankungen – Ausgangsbefunde einer prospektiven Verlaufsstudie. Z Gynäkol Prax

Heim E (1986) Krankheitsauslösung - Krankheitsverarbeitung. In: Heim E, Willi J (Hrsg) Psychosoziale Medizin - Gesundheit und Krankheit aus bio-psycho-sozialer Sicht, Bd 2: Klinik und Praxis. Springer, Berlin Heidelberg New York Tokyo, S 343–390

Heim E (1988) Coping und Adaptivität: Gibt es geeignetes oder ungeeignetes Coping? Psychother Med Psychol 38:8–18

Kanfer FH, Goldstein AP (1986) Helping people change. Pergamon, New York

Lazarus RS, Folkman S (1984) Stress appraisal and coping. Springer, New York

Lazarus RS, DeLongis A, Folkman S, Gruen R (1985) Stress and adaptational outcomes: the problem of confounded measures. Am Psychol 40:770–779

Lienert GA (1969) Testaufbau und Testanalyse. Beltz, Weinheim

Muthny FA (1988) Zur Erkrankungsspezifität der Krankheitsverarbeitung - ein empirischer Vergleich mit Dialyse- und Herzinfarkt-Patienten. Z Psychosom Medizin und Psychoanal 34:259–273

Muthny FA (1989a) Einschätzung der Krankheitsverarbeitung durch Patienten, Ärzte und Personal - Gemeinsamkeiten, Diskrepanzen und ihre mögliche Bedeutung. Z Klin Psychol

Muthny FA (1989b) Freiburger Fragebogen zur Krankheitsverarbeitung (FKV) - Manual. Beltz, Weinheim

Muthny FA (1989c) Krankheitsverarbeitung und Lebensqualität bei chronisch körperlichen Erkrankungen - eine Vergleichsstudie mit Herzinfarkt-, Dialyse- und MS-Patienten. Habilitationsschrift, Freiburg i. Br.

Muthny FA, Koch U (1984) Psychosoziale Situation und Reaktion auf lebensbedrohende Erkrankung - ein Vergleich von Brustkrebs- und Dialyse-Patientinnen. Psychother Med Psychol 34:287–295

Muthny FA, Späte M (in Vorbereitung) Krankheitsverarbeitung bei Patientinnen mit gynäkologischen Carcinomen - Wege und Ergebnisse.

Zerssen D von (1976a) Die Beschwerden-Liste. Beltz, Weinheim

Zerssen D von (1976b) Paranoid-Depressivitäts-Skala und Depressivitäts-Skala. Beltz, Weinheim

Zum Ergebnis

Auf der Basis des transaktionalen Streßverarbeitungskonzeptes von Lazarus u. Folkman wurde ein Fragebogenverfahren zur retrospektiven Selbstbeurteilung individueller Krankheitsverarbeitungsformen entwickelt, das gegenwärtig in einer Langform mit 102 Items und in einer Kurzform mit 35 Items vorliegt. Faktorenanalytische Untersuchungen an großen Stichproben von Patienten mit unterschiedlichen Somatischen Erkrankungen ergaben für die Langform eine Zwölffaktorenlösung, für die Kurzform eine Fünffaktorenlösung. Die Kurzform enthält die Möglichkeit einer Adaptivitätsbeurteilung im Selbstrating durch den Patienten.

Die *Akzeptanz* der Verfahren wird u. a. über die Rücklaufqoute im Rahmen anonymer Untersuchungsabläufe beurteilt: sie beträgt für die Langform 56%, für die Kurzform bis zu 90%. Die Kurzform wurde v. a. im Rahmen medizinischer Studien eingesetzt, die Langform eher in psychologischen Grundlagenarbeiten. Die Maße zur internen Konsistenz der Skalen reichen von 0,68–0,94.

Erste Ergebnisse zur retrospektiven Einschätzung der Diagnosemitteilung bei 66 Patientinnen mit gynäkologischen Karzinomerkrankungen zeigten ein eindeutiges Überwiegen aktiv-kämpferischer Strategien, die auch als besonders hilfreich eingeschätzt wurden. Im Vergleich mit 3 anderen Erkrankungsgruppen (chronische Niereninsuffizienz, Herzinfarkt und multiple sklerose) beschrieben die Karzinompatientinnen häufiger „Kampfgeist" und seltener „sozialen Rückzug".

Interessante Unterschiede ergaben sich zwischen der Selbsteinschätzung der Patienten und der Fremdeinschätzung durch die behandelnden Ärzte, die bisher allerdings lediglich an Dialysepatienten untersucht wurden. Während in der Selbsteinschätzung der Patienten „Kampfgeist" und Aspekte von „Compliance" dominierten, gaben die behandelnden Ärzte vorwiegend verleugnungsassoziierte Strategien, depressive Verarbeitung oder Bagatellisierung an.

Die *Adaptivität* wurde über das Selbsrating hinaus anhand korrelativer Beziehungen zu anderen Fragebogenskalen im Querschnittdesign bestimmt: die Scores „depressive Verarbeitung" und „Bagatellisierung und Wunschdenken" der Kurzform zeigten signifikante positive Beziehungen zum Depressionsscore der Skala D-S von Zerssen und entsprechend negative Beziehungen zu einem Maß der Lebenzufriedenheit.

Die Redaktion

Erfahrungen mit den Berner Bewältigungsformen (BEFO)

A. Blaser, K. Augustiny, E. Heim, D. Kühne, M. Rothenbühler, L. Schaffner, L. Valach

Zusammenfassung

Die Bewältigungsformen (BEFO) entstanden aus einer deskriptiven Betrachtung der Krankheitsbewältigung über Zeit. Eine rein pragmatische Einteilung in handlungs-, kognitions- und emotionsbezogene BEFO durch den Beurteiler erfolgt in einer Fremdeinstufung der BEFO. Eine Selbsteinschätzung der BEFO in Form eines Fragebogens liegt ebenfalls vor. Die Kodierung kann ordinal oder nominal erfolgen, je nachdem man nur die hervorstechendsten oder alle BEFO auswerten will.

Die vorläufigen Ergebnisse zeigen, daß die klinische Verwendbarkeit der Berner BEFO gut ist, die Erlernbarkeit der Kodierung keine Probleme bereitet und die Beurteilerübereinstimmung sehr zufriedenstellend ist.

An den bisher untersuchten Stichproben von Frauen mit Mammakarzinom ergeben sich Hinweise, die sowohl für über Zeit stabile wie auch situativ variierende Copingmuster sprechen.

Es fehlen noch Untersuchungen an einem breiten Krankengut und Daten über die Übereinstimmung von Fremd- und Selbstbeurteilung der BEFO.

Summary

The Bernese Coping Modes (BEFO) have been developed in order to describe coping with somatic diseases and with stress. At a phenomenological level they pertain to congitive, emotional, and behavioral categories and constitute a set of 26 items considered to be the core of potential items that might be added, given the circumstances. A manual describes the application of the semistructured interview. A questionnaire for the self-evaluation of the BEFO is being developed. Encoding is possible as ranking, rating, or in a nominal form.

Present research is concerned above all with women with affections of the breast, patients with low back pain problems and women with risk pregnancies. The validation has included trait and state measures. The results show consistently that a broad set of BEFO is being used by the patients and that some coping modes are being applied more frequently than others. Current research attempts to clarify the question concerning the stability of the BEFO across time during fatal disease and wether there is “good” and “bad” coping.

Die Entwicklung der Berner Bewältigungsformen (BEFO) begann in den frühen 80er Jahren und resultierte sowohl in einem theoretischen Modell der psychischen Krankheitsbewältigung (Heim et al. 1983; Heim 1986) als auch in einer Handanweisung zum Fremdeinschätzungsverfahren der BEFO (Heim et al. 1988 a). Ferner wird z. Z. die Selbsteinschätzung in Form eines Fragebogens entwickelt. Motive zur Erforschung der Bewältigungsformen waren einerseits die methodischen Schwierigkeiten, psychonanalytische Abwehrmechanismen verläßlich zu bewerten (Heim et al. 1988 a); andererseits war es unser Anliegen, das Krankheitsverhalten von somatisch Kranken möglichst deskriptiv zu erfassen.

In einer 1. Phase unserer Forschungsstrategie versuchen wir dabei bewußt, das Bewältigungsverhalten möglichst deskriptiv zu erfassen, und unsere theoretischen Erwägungen betreffen nur die Aktualgenese der Informationsbewältigung (Heim et al. 1983). Erst in einer 2. Phase ist beabsichtigt, soweit es uns die inzwischen gesammelten Daten erlauben, Aussagen über Zusammenhänge von Bewältigungsverhalten mit Persönlichkeits- und situationsbezogenen Variabeln zu machen.

Wir beziehen uns also vorerst auf eine Phänomenologie instrumenteller Bewältigungsreaktionen, wie sie sich in spezifischen Krankheitssituationen zeigen. Dieser Forschungsansatz verlangt die Untersuchung des Einflusses möglichst verschiedener Stressoren auf das Individuum. Die Frage lautet: Wie stellt sich ein Kranker auf spezifische Stressoren psychisch ein? Verhält er sich sehr variabel, zeigt er gleiche oder ähnliche BEFO in verschiedenen Belastungssituationen? Unsere Methodologie war zu Beantwortung dieser Frage auf Längsschnittstrategie ausgerichtet. Wir wollten in erster Linie Veränderungen im Bewältigungsverhalten über Zeit studieren. Dabei läßt sich ebenfalls untersuchen, inwiefern Bewältigungsverhalten durch die jeweils vorgegebene Krankheitssituation bestimmt ist oder inwiefern es transsituativ sowohl in bestimmten Krankheitsgruppen wie in bestimmten Individuen über Zeit konstant bleibt.

Konstruktion der Berner Bewältigungsformen (BEFO)

Wir sind davon ausgegangen, daß eine pragmatisch deskriptive Erfassung des Bewältigungsverhaltens möglich ist. Wir versuchten, die in der klinischen Situation beobachtbaren Bewältigungsformen den *Dimensionen des Handelns,* der *Kognition* und der *emotionalen Verarbeitung* zuzuordnen. Die zugehörigen psychischen Prozesse können auf diesen 3 klassischen Ebenen irgendwo im Spektrum zwischen unbewußt über vorbewußt bis bewußt ablaufen. Die Annahme unterschiedlicher Bewußtseinsgrade läßt die Möglichkeit eines Übergangs zu den psychoanalytischen Abwehrmechanismen offen. Wie weit sich phänomenal dem Denken, den Emotionen und dem Handeln zugeordnete Sachverhalte auch statistisch als solche wiedergeben lassen, ist eine andere Frage und aus klinischer Sicht vorläufig nicht entscheidend. Unsere operationalisierte Auffassung ist primär auf intendiertes, verbalisierbares Verhalten des Patienten ausgerichtet.

Die von uns definierten 26 BEFO bilden den Kern von einem „Baukastenprinzip“, von welchem Teile flexibel angewendet oder auch weggelassen und möglicherweise neu hinzugefügt werden können.

BEFO, die sich auf das Handeln beziehen

H1 Ablenkendes Anpacken
H2 Alruismus
H3 Aktives Vermeiden
H4 Kompensation
H5 Konstruktive Aktivität
H6 Sozialer Rückzug
H7 Zupacken
H8 Zuwendung

BEFO, die sich auf kognitive Vorgänge beziehen

K 1 Ablenken
K 2 Akzeptieren
K 3 Dissimulieren
K 4 Haltung bewahren
K 5 Problemanalyse
K 6 Relativieren
K 7 Religiosität
K 8 Rumifizieren
K 9 Sinngebung
K10 Valorisieren

BEFO, die sich auf emotionale Vorgänge beziehen

E1 Auflehnung
E2 Emotionale Entlastung
E3 Isolieren
E4 Optimismus
E5 Passive Kooperation
E6 Resignation
E7 Selbstbeschuldigung
E8 Wut ausleben

Beispiele für BEFO, die sich auf das Handeln beziehen

H8 Zuwendung

Die Möglichkeit, sich auszusprechen und verstanden zu werden, wird als hilfreich eingeschätzt und angestrebt. Dies ist unabhängig davon, ob die Initiative anfänglich vom Patienten oder vom Umfeld (Familie) ausgeht. Beispielhafte Patientenaussagen:

- Das Wichtigste überhaupt war der Beistand meiner Familie.
- Ich rief sogleich meine Schwester an und erzählte ihr alles, ich spürte, wie sie Anteil nahm.

H1 Ablenkendes Anpacken

Ablenken und vergessen von krankheitsbedingten Problemen wird in aktivem Angehen vertrauter Tätigkeiten gesucht; diese braucht nicht anspruchsvoll zu sein, sondern im Gegenteil, durch Routinearbeit kann sogar ein Einlullen erfolgen. Beispielhafte Patientenaussagen:

- Vor lauter Arbeit hatte ich überhaupt keine Zeit, an die Krankheit zu denken.
- Vor der Operation gab es so vieles vorzubereiten , daß ich dabei vergaß, weiter an die Krankheit zu denken.

Beispiele für BEFO, die sich auf kognitive Vorgänge beziehen

K3 Dissimulieren

Verharmlosen der momentanen Krankheitssituation, indem offensichtliche Gegebenheiten ignoriert (verleugnet) oder bagatellisiert (heruntergespielt) werden. Es kann sich sowohl auf das

Wahrnehmen von Krankheitszeichen wie auch auf deren Konsequenzen beziehen. Beispielhafte Patientenaussagen:

- Ich weiß genau, daß wenn man einmal Krebs hat, man ihn einfach hat; aber mich dünkt jetzt, ich sei wieder ganz gesund.
- Die andern finden das viel schlimmer als ich selber.

K5 Problemanalyse
Gezielte kognitive Analyse aller zugänglichen Information über die Krankheitssituation; aufgrund des eigenen Kranheitsmodells wird eine vorläufige Laiendiagnose gestellt. Deren Konsequenzen und mögliche Alternativen hinsichtlich des Vorgehens werden in anschließenden kognitiven Schritten abgeschätzt. Durch dieses aktive Bemühen und besseres Verständnis wird versucht, zumindest gedanklich die Krankheit in den Griff zu bekommen.
Beispielhafte Patientenaussagen:

- Bevor ich mich zur Operation entschließen konnte, wollte ich alles ganz genau erklärt haben.
- Ich habe mir den Schmerz, der neu auftrat, sofort als Operationsfolge erklärt.

Beispiele für BEFO, die sich auf emotionale Vorgänge beziehen
E3 Isolieren
Bestimmte, der Situation angemessene Gefühle werden nicht wahrgenommen; dort, wo sie erahnt werden, sind sie nicht weiter zugelassen - bei aller möglichen Einsicht in die Belastungen durch die Krankheitssituation.
Beispielhafte Patientenaussagen:

- Es ist, als wäre etwas in mit tot, ich nehme zwar meine Situation wahr, fühle mich aber überhaupt nicht traurig.
- Nach der Operation kam eine Zeit, da ich weder Trauer noch Wut noch sonst was spürte, ich war wie zugemauert.

E4 Optimismus
Zuversichtliche Haltung bei aller Einsicht in die momentane Belastung durch die Krankheitssituation; entweder als Persönlichkeitszug oder aufgrund ermutigender Erfahrungen.
Beispielhafte Patientenaussage:

- Ich war schon immer ein humorvoller Mensch, ich glaube, das hilft mir, diese Krankheit zu überwinden.
- Ich habe die Hoffnung nicht verloren, daß alles gut kommt, auch wenn es jetzt nicht so aussieht.

Kodierung der BEFO

Die Beurteilung der BEFO erfolgt aufgrund eines halbstandardisierten Interviews. Dieser Interviewstil läßt eine offene Berichterstattung des Patienten ebenso zu wie auch die Beantwortung präziser Fragen des Interviewers. Die Fragestellung muß berücksichtigen, daß sich Bewältigungen auf einen bestimmten Stressor, der in einer bestimmten Situation während einer bestimmten Zeit auftreten kann, bezieht. Wenn sich mehrere Stressoren vermischen (z. B. eigene Krankheit und Besorgtheit um ein Familienmitglied), so ist durch gezieltes Befragen möglichst das zu untersuchende Zielgebiet und der zur Frage stehende Zeitraum abzugrenzen.

Das Manual zur Erfassung der BEFO (Heim et al. 1988) erläutert die Abgrenzungsregeln, mit deren Hilfe verwandte BEFO unterschieden werden können.

Die Skalierung der BEFO kann in unterschiedlicher Weise erfolgen:

- Nominal: ein BEFO wird als vorhanden/nicht vorhanden eingeschätzt.
- Ordinal: BEFO werden in eine Rangreihe gebracht. Es stellt sich dabei die Frage der Auswahl. Wir haben meist die 6 hervorspringenden BEFO rangiert, wobei dabei 2 oder mehrere die gleichen Ränge haben dürfen. Dieses Vorgehen ist statistisch nicht unproblematisch, weil die nichtrangierten restlichen BEFO einen undifferenzierten Klumpen darstellen. Je nach statistischer Auswertung muß diesem Sachverhalt Beachtung geschenkt werden, und die restlichen BEFO müssen entsprechend der Fragestellung gesondert behandelt werden.
- Intervallzuordnung: Eine 5stufige Ratingskala ermöglicht es, die Ausprägung einer Bewältigungsform von 0 (nicht vorhanden) bis 4 (sehr stark) einzuschätzen.

Die dargestellte Abfolge des Skalenniveaus (nominal, ordinal, Intervall) entspricht in diesem Fall nicht einer entsprechenden Datenqualität. Es ist nicht so, daß diese 3 Varianten inhaltlich dasselbe messen.

Man beachte, daß die unter „nominal“ und „Intervall“ gefaßten Vorgehensweisen nur das Bezugssystem der eben zur Diskussion stehenden Variablen betreffen. Demgegenüber bezieht sich die Ordinalskalierung auf ein ausgewähltes Kollektiv von BEFO und stellt somit einen anderen Bezugsrahmen dar, auf welchem, wie erwähnt, auch statistisch Rücksicht genommen werden muß.

Schließlich sei erwähnt, daß eine *Fragebogenform* zur Selbstbeurteilung der BEFO derzeit entwickelt wird. Wir möchten damit untersuchen, wie sich die häufig angewandte Selbsteinschätzung (Fragebogen) gegenüber einer Fremdeinschätzung verhält. Es hat sich gezeigt, daß sich die BEFO problemlos auch auf Stressoren anwenden lassen, die keine eigentliche Krankheit darstellen, wie etwa eine vermutete oder diagnostizierte Risikoschwangerschaft (Pauli 1988). Auch wurde untersucht, wie Medizinalpersonen ihre eingene psychosoziale Belastung im Umgang mit Aids-Patienten bewältigen (Bucher 1988).

Gütekriterien der BEFO

Die Beurteilerzuverlässigkeit zwischen geschulten Mitarbeitern unserer Forschungsgruppe ist genügend hoch. Der Konkordanzkoeffizient nach Kendall von $w' = 0{,}558$ belegt dies. Nichtgeschulte Interviewer erbringen zwar noch signifikante, aber geringere Reliabilitäten. Aufschlußreicher ist ein Ergebnis, welches am 1. Copingworkshop in Bern 1986 ermittelt wurde: Die überwiegend aus Fachleuten bestehende Teilnehmerschaft, welche zwar bezüglich der BEFO naiv war, wurde gebeten, ein Interview ab Video sowohl zu „raten“ wie auch die 6 wichtigsten BEFO zu rangieren. Die Interraterreliabilität der 42 Versuchspersonen betrug im Schnitt $r = 0{,}70$, was als sehr befriedigend bezeichnet werden kann. Dies besonders, wenn man berücksichtigt, daß hier keinerlei Training vorhanden war. Das Ranking der 7 wichtigsten BEFO dieser Gruppe ergab einen Kendall-Konkordanzkoeffizienten von $w' = 0{,}26$; Signifikanz $p < 0{,}001$.

Die Validität der BEFO wird in laufenden Arbeiten überprüft. Die Daten stammen von 151 an Brustaffektionen erkrankten Frauen im frühen Stadium der

Krankheit. Es handelt sich um Kendall-τ-Korrelationen zwischen den BEFO und dem SVF von Jahnke et al. (1978). Trotz der verschiedenen Hintergründe beider Verfahren - der SVF stellt ein Selbsterhebungsinstrument dar, welches auf habituelles Verhalten abzielt -, sind die korrelativen Inhalte für die meisten BEFO psychologisch sinnvoll interpretierbar. Die Unsicherheit bleibt, ob die korrelative Signifikanz durch eine identische Kovariate bestimmt wird oder nicht. Wir verfügen aber auch über Vergleiche der BEFO mit der Befindlichkeitsskala des Bfs (v. Zerssen 1976). 50 an Mammkarzinom erkrankte Frauen wurden bezüglich ihrer Befindlichkeit nach dem Bfs aufgeteilt in solche über bzw. unter dem Mittelwert und die Beziehung dieser Daten zu den jeweiligen BEFO ermittelt. Die in der Befindlichkeit gestörten Frauen zeigen signifikante Bezüge zu Emotionaler Entlastung und Sozialem Rückzug, die Frauen mit Bfs-Werten unter dem Mittel zeigen signifikante Zusammenhänge mit Dissimulieren und Optimismus. In späteren Phasen des Krankheitsverlaufes tritt bei belasteter Befindlichkeit Resignation und Rumifizieren auf, bei guter Befindlichkeit besteht weiterhin Dissimulieren, und neu dazu kommt Isolieren.

Anwendung und Ergebnisse

Die eigenen Erfahrungen mit dem BEFO sowie die große Nachfrage aus Forscherkreisen zeigen, daß die BEFO aus klinischer Sicht ein brauchbares, leicht zu erlernendes und problemlos anzuwendendes Instrument bilden. Die in Vorbereitung befindliche Fragebogenform soll die Anwendbarkeit in bestimmten Bereichen noch erleichtern (z. B. Gruppen-Mittelwert-Vergleiche).

Die hauptsächlichen Ergebnisse stammen aus einer *Längsschnittstudie* von Frauen mit *Brusterkrankungen*. Das Krankheitsverhalten von Patientinnen mit Brustkrebs wird dabei mit jenem mit einer gutartigen Veränderung des Brustgewebes (Mastopathie) und solchen mit lediglich Schmerzen in der Brust ohne histologischen Befund (Mastodynie) verglichen. Diese Frauen wurden im Längsschnitt auf ihre Bewältigungsformen hin befragt, und es wurden, soweit möglich, auch validierende Maße erhoben. Die gewählte Untersuchungsstrategie der unterstützenden Begleitung entspricht zwar nicht den psychometrischen Kritereien der Beurteilerunabhängigkeit, ist aber die einzig mögliche Untersuchungsstrategie, die eine Einschätzung von subjektiven Veränderungen erlaubt und nicht als Punktemessung verstanden werden muß. Die wichtigsten Ergebnisse sind in Heim et al. (1988b) dargestellt. Erstens wurde gefunden, daß die Karzinomgruppe alle 26 BEFO zur Krankheitsbewältigung eingesetzt hat, die beiden anderen Gruppen ein sehr umfassendes, aber etwas kleineres Spektrum von BEFO verwendet haben. Zuwendung und Problemanalyse bilden ein Grundmuster von BEFO bei diesen Brustpatientinnen, wozu in etwas geringerer Ausprägung noch die BEFO Akzeptieren, Zupacken, Ablenkendes Anpacken und Dissimulieren kommen. Was die Gruppenunterschiede betrifft, zeigt sich bei Krankheitsbeginn, daß die Frauen unabhängig von der Diagnose in erster Linie, wie erwähnt, Zuwendung, Problemanalyse und Zupacken zeigen. Erst nach

6 Monaten – eine Frist, wo die befürchtete Diagnose gestellt bzw. verworfen werden konnte – beginnen sich deutliche Unterschiede in den BEFO einzustellen: Für die Frauen mit dem gutartigen Befund einer Mastopathie reicht Problemanalyse und Passive Kooperation, manchmal unter Zuzug von Zuwendung und Zupacken, aus, um die Situation zu bewältigen. Bei der Karzinomgruppe liegt dagegen eine breit gefächerte Copingstrategie mit Zuwendung, Akzeptieren und Dissimulieren vor, mit Untergruppen zusätzlicher BEFO von mehr kognitivem oder mehr verhaltensmäßigem Ablenken. Im Längsschnitt gesehen konnten wir für die Karzinomgruppe tendenzmäßig feststellen, daß die Herausforderung z. Z. der diagnostischen Abklärung und der präoperativen Verunsicherung zu einem eher aktiv-zupackenden Coping führte. In der postoperativen Phase mit den zu meisternden Verlusterlebnissen und v. a. nach der fordernden Chemotherapie überwiegen dann eher Bewältigungsmuster, die einerseits eher ein Verleugnen der dramatisierenden Realität einschließen. Die Studie über an Mammakarzinom erkrankte Frauen wird nun zusätzlich mit einem hermeneutischen Ansatz als differenzierende Einzelfalluntersuchung im Längsschnitt fortgesetzt. Dabei soll der Bewältigungsprozeß jene Frauen, die in der Krankheitsbewältigung erfolgreich sind, mit jenem von Frauen verglichen werden, die keine persönliche und soziale Anpassung erreichen. Die grundlegende Annahme geht davon aus, daß es ein geeignetes gegenüber einem ungeeigneten Coping gibt (Heim 1988).

Eine weitere Studie befaßte sich mit den BEFO von Rückenoperierten. Hier zeigt die klinische Praxis, daß bei identischem prä- und postoperativem somatischem Befund die Krankheitsverläufe äußerst verschieden sein können. Die Untersuchung (Fuhrimann 1987; Valach et al. 1988) berücksichtigte 3 Gruppen: Rückenoperierte ohne Schmerzen (n = 51), solche mit Schmerzen, aber ohne Invalidenrente (n = 40) und schließlich solche mit Schmerzen und Invalidenrente (n = 44); 8–18 Jahre postoperativ wurden die BEFO mittels den üblichen halbstandardisierten Interviews sowie die soziale Anpassung festgestellt. Es zeigte sich, daß je nach Ausmaß der Beschwerden z. T. andere BEFO verwendet wurden. So konnte gezeigt werden, daß z. B. nichtberentete Patienten mit Schmerzen oft Akzeptieren, Optimismus und Zuwendung nennen, selten dagegen Passive Kooperation und Sozialen Rückzug. Die Patienten zeigten postoperativ eine bessere soziale Anpassung.

Daß die BEFO sich auch auf Zustände anwenden und adaptieren lassen, welche keine Krankheiten darstellen, zeigte Pauli (1988) in ihrer Dissertation über die Bewältigung von Frauen mit Risikoschwangerschaften. Sie untersuchte das Bewältigungsverhalten von 2 Gruppen von Schwangerschaftsrisiken, die eine als altersbedingtes Risiko (n = 32), die andere Gruppe mit Status nach bereits gehabten Mißbildungen (n = 30). Beide Gruppen von Frauen wurden nach der Amniozentese befragt, welche BEFO sie nun während der durchzustehenden Wartezeit, bis zum Bekanntwerden des Befundes, vermutlich einsetzen würden. Nach Erhalt der Diagnose bzw. des Befundes wurden die sich zur Kontrolle einfindenden Frauen erneut bezüglich der eingesetzten BEFO befragt, diesmal rückbezüglich. Denjenigen Frauen, welche nicht zur Kontrolle erscheinen wollten, wurden die BEFO als Fragebogen zugeschickt. Die Ergebnisse zeigten, wie in allen andern Studien, die breite Verwendung der meisten BEFO. Frauen mit Altersindikationen zeigten prospektiv und retrospektiv mehr Optimismus als die Gruppe mit Status mach Mißbildungen. Diese letztere Gruppe setzte in der Selbsteinschätzung häufiger

Dissimulieren, Haltung Bewahren, Rumifizieren und Emotionale Entlastung ein. Beide Gruppen zeigten häufig Zuwendung und Akzeptieren als gemeinsame BEFO.

Die BEFO werden auch von verschiedenen ***anderen Forschern*** eingesetzt, wobei von den folgenden Gruppen erste Ergebnisse vorliegen:

Zum einen wurden die BEFO von der Freiburger Arbeitsgruppe Koch/Muthny berücksichtigt, und einige BEFO konnten in den von Muthny (1988) entwickelten Freiburger Fragebogen zur Krankheitsverarbeitung (FKV) aufgenommen werden.

Eine Forschergruppe der Universität Ulm (Paul-Hambrink 1988) hat die BEFO für ihre Studie zur Bewältigung einer Knochenmarktransplantation verwendet. Zwei Rater beurteilten die BEFO von 35 Patienten, die eine Knochenmarktransplantation erhalten hatten, retrospektiv. Die Übereinstimmung der nominalen Zuordnung der BEFO zwischen den beiden Ratern betrug 75%. Inhaltlich kristallisierten sich auch für diese Patientengruppe 6 BEFO heraus, die auch schon in unserer zuvor referierten Untersuchung zum Mammakarzinom auftraten: Zuwendung, Problemanalyse, Akzeptieren, Zupacken, Ablenken und Dissimulieren. Selten traten auf: Relativieren, Wut Ausleben, Selbstbeschuldigung, Resignation, Auflehnung und Aktives Vermeiden.

Aus der Klinik für Radiologie des Ärztlichen Fortbildungszentrums Karl-Marx-Stadt (Neumeister 1988) liegen erste Ergebnisse vor, welche die BEFO von Brustkrebspatienten während der Strahlentherapie beschreiben. Wichtige BEFO für die Frauen sind: Haltung bewahren, Ablenkendes Anpacken, gefolgt von Zuwendung, Relativieren und Akzeptieren sowie Auflehnung. Geringe und gar keine Bedeutung erlangten Resignation, Selbstbeschuldigung, Isolieren und Ablenken.

Schüssler (1988) berichtete kürzlich über die erfolgreiche Anwendung der BEFO im Vergleich zu einem eigenen operationalisierten Bewertungssystem der Abwehrmechanismen. Dabei zeigte sich in der Korrelationsmatrix zwischen Abwehrmechanismen und Bewältigungsformen in verschiedener Hinsicht ein signifikanter Zusammenhang. Gleichzeitig ist der Fragebogen von Lazarus in der deutschen Version (WCCL) in seinen Kategorien ohne korrelativen Zusammenhang zu den Berner BEFO. Dies könnte darauf hinweisen, daß das von uns entwickelte Bewertungskonzept, trotz des beabsichtigten deskriptiven Ansatzes, einem psychodynamischen Erklärungsmodell nähersteht als dem vorwiegend kognitions-psychologischen Konzept von Lazarus.

Neuerdings liegt auch eine französische Version vor; eine englische ist in Vorbereitung.

Literatur

Bucher R (1989) Belastung von Medizinalpersonen in der Betreuung von AIDS-Patienten. Dissertation, Universität Bern

Fuhrimann PW (1987) Diskushernie-operierte Patienten: Psychische soziale Faktoren und Bewältigungsformen. Dissertation, Inselspital Bern

Haan N (1987) Coping and defending. Academic Press, New York

Heim E (1986) Die Krankheitsbewältigung. In: Heim E, Willi J (Hrsg) Psychosoziale Medizin, Bd 2: Klinik und Praxis. Springer, Berlin Heidelberg New York Tokyo, Kap 7.2

Heim E (1988) Coping und Adaptivität: Gibt es geeignetes oder ungeeignetes Coping? Psychother Med Psychol 38:8–18

Heim E, Moser A, Adler R (1978) Defense mechanisms and coping behavior in terminal illness. Psychother Psychosom 30:1–17

Heim E, Augustiny KF, Blaser A (1983) Krankheitsbewältigung (Coping) ein integriertes Modell? Psychother Med Psychol [Sonderheft 1] 33:35–40

Heim E, Augustiny KF, Blaser A et al. (1988) Bewältigung von Brustkrebs - eine longitudinale Studie. In: Kächele H, Steffens W (Hrsg) Bewältigung und Abwehr. Beiträge zur Psychologie und Psychotherapie schwerer körperlicher Krankheiten. Springer, Berlin Heidelberg New York Tokyo

Heim E, Augustiny KF, Blaser A et al. (1989; im Druck) Manual zur Erfassung der Krankheitsbewältigung: Die Berner Bewältigungsformen (BEFO)

Janke W, Erdmann G, Boucsein W (1978) Der Stress-Verarbeitungsbogen SVF. Ärztl Prax 30:1208–1210

Muthny FA (1988) Manual zuum Freiburger Fragebogen zur Krankheitsverarbeitung (FKV). Beltz, Weinheim

Neumeister S (1988) Erfassung von Bewältigungsformen bei Brustkrebs-Patientinnen während der Strahlentherapie. Leipzig (unveröffentlicht)

Paul-Hambrink B (1988) Die Bewältigung einer Knochenmarktransplantation. (Beitrag zur 28. Arbeitstagung des Deutschen Kollegiums für psychosomatische Medizin, Innsbruck, 10.–12. März)

Pauli C (1988) Aminiocentese - Psychische Belastung und deren Bewältigung bei der schwangeren Frau. Med. Dissertation, Universität Bern

Schüssler G (1988) Empirische Befunde zur Beziehung von Coping und Abwehr. (Vortrag gehalten am 3. Copingworkshop, Freiburg i. Br.)

Steffens W, Kächele H (1988 a) Abwehr und Bewältigung - Vorschläge zu einer integrativen Sichtweise. Psychother Med Psychol 38:3–7

Steffens W, Kächele H (1988 b) Abwehr und Bewältigung - Mechanismen und Strategien. Wie ist eine Integration möglich? In: Kächele H, Steffens W (Hrsg) Bewältigung und Abwehr. Springer, Berlin Heidelberg New York Tokyo

Valach L, Augustiny KF, Cvorak J, Blaser A, Fuhrimann P, Tschaggelar W, Heim E (1988) Coping von rückenoperierten Patienten - psychosoziale Aspekte. Psychother Med Psychol 1:28–36

Zerssen D von (1976) Die Befindlichkeits-Skala. Beltz, Weinheim

Zum Ergebnis

Der Beitrag berichtet über die Entwicklung und über erste Ergebnisse eines Fremdeinschätzungsverfahrens, das auf einem eigenen, psychodynamische Aspekte einbeziehenden Modell der Krankheitsbewältigung basiert. Für das Fremdrating, das nach Durchführung eines halbstandardisierten Interviews erfolgt, liegen 26 definierte Bewältigungsformen vor, die sich auf die Dimensionen „Handeln", „Kognitionen" und „Emotionen" beziehen.

Die Interraterübereinstimmung errreicht bei verschiedenen Ratergruppen befriedigende Werte; die Handhabbarkeit des Instrumentariums wird als leicht und problemlos beurteilt.

Erste Ergebnisse aus Quer- und Längsschnittuntersuchungen an Patientinnen mit benignen und malignen Mammabefunden:

- Frauen mit gutartigem Befund zeigten einheitlichere Bewältigungsformen im Sinne des aktiven Zupackens, Frauen mit malignem Befund zeigten unterschiedlichere Strategien von Zuwendung und Akzeptieren bis Dissimulieren.
- Im Längsschnitt unterschieden sich die bevorzugten Strategien in der Gruppe der Karzinompatientinnen in Abhängigkeit von der Erkrankungsphase mit den jeweils dominierenden Anforderungen: bei Diagnosestellung wurden primär aktiv-zupackende Strategien angegeben; in der postoperativen Phase, in der es sowohl den Verlust der Brust als auch die belastende Chemothereapie zu verarbeiten galt, dominierten Verleugnungsstrategien.

Es werden im weiteren Ergebnisse nach Anwendung des Ratingverfahrens bei anderen Personengruppen berichtet (operierte Rückenschmerzpatienten, Frauen mit Risikoschwangerschaften), woraus die vielfältige Verwendbarkeit des Instrumentes ersichtlich ist.

Die Redaktion

III. Aktuelle Forschungsergebnisse zu Lebensqualität und Krankheitsverarbeitung

Wohlbefinden durch Krankheitsbewältigung? Untersuchungen zur „Effektivität“ von Bewältigungsverhalten bei Krebspatienten

S.-H. Filipp, T. Klauer, D. Ferring, E. Freudenberg

Zusammenfassung

Berichtet werden deskriptive und effektanalytische Befunde aus einer umfassenderen longitudinalen Studie über Formen der Krankheitsbewältigung bei Krebskranken. An einer Stichprobe von n = 332 Patient(inn)en wurden 5 Formen des Bewältigungsverhaltens empirisch ermittelt. Ausgehend von einer Skizze konzeptueller und methodologischer Voraussetzungen für empirische Effektanalysen werden eigene Untersuchungen dargestellt, in denen die affektiv-motivationale Befindlichkeitslage exemplarisch als Effektivitätskriterium verwendet wurde. Die erhaltenen Ergebnisse verweisen nicht nur auf differentielle Zusammenhänge zwischen Bewältigungsverhalten und diesem Kriterium, sondern deuten auch darauf hin, daß die Annahme einer von der Kausalitätsrichtung her eindeutigen Wirkung des Bewältigungsverhaltens auf Befindlichkeit wohl nicht generell gültig ist, sondern für jede untersuchte Bewältigungsform gesondert überprüft werden muß.

Summary

From a larger longitudinal study on coping with cancer, findings related to the description and effectiveness of coping modes are reported. Within a sample of 332 cancer patients, five modes of coping were detected. Starting from a depiction of conceptual and methodological prerequisites for the analysis of coping effects, empirical analyses are reported in which emotional well-being was used as an adjustment index. Coping modes were revealed not only to be differently correlated with well-being, but results indicate that the general assumption of a clear-cut causal direction in the coping-adjustment relationship may be invalid and has to be examined separately for every coping mode under study.

Eine Hauptzielrichtung psychoonkologischer Forschung zeigt sich zweifellos in dem Versuch, Unterschiede zwischen Krebspatienten in Kriterien aufzuklären, die als indikativ für die „Anpassung“ des Patienten an die psychische Realität seiner lebensbedrohlichen Erkrankung gelten können (z. B. „Lebensqualität“; Frequenz von Angstzuständen und Depressionen; Aufrechterhaltung sozialer Beziehungen; aber auch medizinische Merkmale). Gerade in solchen Fällen, in denen nicht Unterschiede in der medizinischen Ausgangslage selbst solche Anpassungsunterschiede bedingen, kommt psychologischen Variablen eine besondere Bedeutung zu. Im einzelnen finden dabei Berücksichtigung etwa die Belastung des Patienten durch psychosoziale Probleme (vgl. etwa Herschbach 1985), Merkmale des sozialen Netzwerks und der erfahrenen sozialen Unterstützung (vgl. etwa Wortman 1984) sowie v. a. Formen der „Krankheitsbewältigung" oder „Krankheitsverarbeitung" (vgl. etwa Lakomy 1988; Schröder 1984; -Weisman 1979). Der Versuch, das ursprünglich in der allgemeinpsychologisch orientierten Streßforschung angesiedelte Konzept *„Coping"* für die Analyse von Krankheitsbewältigung fruchtbar zu machen, kennzeichnet nicht nur Arbeiten in der Psychoonkologie, sondern auch innerhalb der Psychonephrologie oder auch der Psychorheumatologie.

Der Merkmalskategorie „Krankheitsbewältigung" ist eine Vielzahl unterschiedlich definierter Konzepte subsumiert, und ihr Spektrum wird markiert einerseits durch die Ansicht mancher Autoren, daß unter Krankheitsbewältigung eine bestimmte „Haltung" der Erkrankung gegenüber zu verstehen sei (z. B. Greer et al. 1979), andererseits durch Konzepte, die sich auf relativ umgrenzte Strategien etwa der Befindlichkeitsregulation oder Lösung krankheitsbedingter Probleme beziehen (vgl. etwa die am *Coping*konzept der Lazarus-Gruppe orientierten Definitionen; s. Lazarus 1981; Cohen u. Lazarus, 1983).

Dennoch gilt u. E. nach wie vor, daß die Popularität des *Coping*konzepts „in inverser Beziehung zum Grad seiner Präzisierung steht" (Braukmann u. Filipp 1984, S. 53). Insbesondere werden vielfach deskriptive Konzeptualisierungsansätze des Bewältigungsverhaltens formuliert, ohne daß Ansatzpunkte für dessen empirische Operationalisierung und Überprüfung erkennbar werden. Dies gilt etwa für ***Phasentheorien,*** die systematische Variationen im zeitlichen Verlauf von Bewältigungsprozessen postulieren (hierzu Silver u. Wortmann 1980), aber auch für relativ globale psychodynamische Ansätze, in denen „reife" von „unreifen" Bewältigungsformen unterschieden werden (z. B. Vaillant 1977). Insbesondere Interviewstudien des Bewältigungsverhaltens lassen oft erkennen, mit welcher Beliebigkeit beobachtete Reaktionen auf Belastungen etikettiert werden ohne den Versuch ihrer Anbindung an einen theoretischen Rahmen (vgl. Filipp 1989).

Wenn es um die hier zentrale Frage der (differentiellen) Effektivität von Bewältigungsformen geht, sind diese konzeptuellen Probleme keineswegs nebensächlich. Voraussetzung für die empirische Prüfbarkeit von Hypothesen, die sich auf Effekte von Bewältigungsverhalten beziehen, ist etwa zunächst, daß Annahmen über die (adaptiven) Konsequenzen bestimmter Formen des Bewältigungsverhaltens nicht bereits in dessen *Definition* eingegangen sind, wie dies in einigen psychodynamischen Ansätzen (z. B. Haan 1977; Vaillant 1977) der Fall ist. Darüber hinaus erfordert die empirische Prüfung einer „Effektivitätshypothese" die Festlegung zumindest eines von Bewältigungsverhalten konzeptuell unabhängigen Kriteriums (z. B. Affektmaße; physiologische Daten; Merkmale des Krankheitsverlaufs wie etwa Rezidivität, Metastasierung; sozial-kontextuelle Merkmale), auf dem Bewältigungseffekte empirisch abgebildet werden sollen.

Von „Bewältigungseffekten" auf Anpassungsindikatoren zu sprechen impliziert freilich mehr als nur den Nachweis eines *statistischen* Effekts; vielmehr ist Voraussetzung, daß eine Form *kausaler Wirksamkeit* des Bewältigungsverhaltens auf diese Indikatoren demonstriert werden kann. Eine bivariate negative Korrelation z. B. zwischen der Bewältigungsform „Verleugnung" und dem Anpassungsindikator „manifeste Zustandsangst" als solche weist keineswegs die „Wirksamkeit" von Verleugnung im Hinblick auf dieses Kriterium nach; alternative und größtenteils auch statistisch formulierbare Modelle sind zahlreich (z. B. reziproke Beeinflussung; Wirkungen von Anpassungsindikatoren auf Merkmale des Bewältigungsverhaltens; Drittvariablenmodelle; vgl. Hodapp 1984).

Es liegt somit auf der Hand, daß die zweifelsfreie Identifikation der Effekte von Bewältigungsformen und die Prüfung entsprechender *kausaler* Modelle ein längsschnittliches Untersuchungsdesign erfordern. Schwerpunkt der im folgenden dargestellten Untersuchung war es demgemäß, die Hypothese der Effektivität von Formen des Bewältigungsverhaltens bei Krebspatienten unter Verwendung eines längsschnittlichen Designs mittels einfacher regressionsanalytischer Verfahren einer ersten Prüfung zu unterziehen. Die theoretische Konzeptualisierung und empirische Deskription von Formen des Bewältigungsverhaltens in der hier befragten Stichprobe ist anderenorts genauer dargestellt (vgl. Filipp u. Klauer 1988; Filipp et al. 1988; Klauer et al., im Druck) und soll hier deshalb nur am Rande behandelt werden. Da die Darstellung der Effektanalysen des Bewältigungsverhaltens vorwiegend exemplarischen und problemillustrativen Charakter haben soll, werden ferner schwerpunktmäßig nur Befunde berichtet, die „Wirkungen" des Bewältigungsverhaltens auf *ein* mögliches Kriterium der Anpassungsgüte, nämlich die emotionale *Befindlichkeit* der Patient(inn)en, betreffen.

Darstellung der Untersuchung

Patientenstichprobe. Die berichteten Befunde entstammen einer an der Universität Trier in Zusammenarbeit mit verschiedenen Einrichtungen der Akutmedizin und Nachsorge/Rehabilitation durchgeführten prospektiven Längsschnittstudie über Prozesse der Auseinandersetzung mit schweren körperlichen Erkrankungen (vgl. Filipp et al. 1983.[1] Zum Zeitpunkt der 1. und 4. Datenerhebungen innerhalb eines Jahres betrug der Umfang der Stichprobe der Krebspatienten n = 332 Personen.[2] Die Stichprobe setzt sich zu etwa gleichen Teilen aus männlichen (n = 154) und weiblichen (n = 178) Personen zusammen; die Altersspanne reicht von 15–77 Jahren, wobei die Mehrzahl der Patienten der Gruppe zwischen 40 und 60 Jahren zuzuordnen ist ($\bar{x}$ = 51 Jahre). Etwa die Hälfte der Patienten weist ein niedriges „Diagnosealter" (Zeitintervall zwischen Erstdiagnose und Befragung im Rahmen dieser Untersuchung) von maximal 12 Monaten auf; die Spannweite des Merkmals Diagnosealter liegt zwischen 1 und 840 Wochen ($\bar{x}$ = 112 Wochen). Etwa zwei Drittel der Patient(inn)en sind verheiratet bzw. leben in einer Partnerschaft.

---

[1] Die Studie wird durch die Deutsche Forschungsgemeinschaft unterstützt (Fi 346/1–3).

[2] Für die hier vorgestellten Analysen reduzierte sich der Stichprobenumfang im Verlauf des Längsschnitts auf n = 174 zum 3. Erhebungszeitpunkt.

Die mit n = 83 hinsichtlich der Tumorlokalisation größte homogene Teilstichprobe bilden Mammakarzinompatientinnen, gefolgt von Patient(inn)en mit Tumoren im Verdauungs- und Ausscheidungstrakt (n = 63), Tumoren im Mund-, Hals- und Kehlkopfbereich (n = 47) sowie malignen Systemerkrankungen (n = 43). Die in der Patientenstichprobe am häufigsten vertretenen Behandlungsverfahren sind chirurgische Eingriffe (ca. 80%), Radiotherapie (ca. 50%) und Chemotherapie (ca. 25%). 128 Patienten (38,5%) hatten bereits vor der Teilnahme an der Studie ein Rezidiv erlitten, bei 89 Patienten (26,8%) waren regionale Lymphknotenmetastasen diagnostiziert worden.

Die im folgenden beschriebenen Merkmale des Bewältigungsverhaltens und der affektiv-emotionalen Befindlichkeit sind statistisch von den demographischen und medizinischen Variablen weitgehend unabhängig (vgl. Klauer et al., im Druck). Klare systematische Effekte dieser Variablen auf die „Dropout"-Rate zwischen 1. und 3. Erhebungszeitpunkt konnten ebenfalls nicht beobachtet werden.

Untersuchungsmerkmale und Erhebungsinstrumente. Der hier im Zentrum des Interesses stehende Merkmalsbereich des Bewältigungsverhaltens wurde mit einem neu entwickelten Fragebogen zur Erfassung von Formen der Krankheitsbewältigung (FEKB; Klauer u. Filipp 1987) abgedeckt, der im folgenden kurz beschrieben werden soll.

Auf einer 3dimensionalen A-priori-Klassifikation von Bewältigungsreaktionen (vgl. Filipp u. Klauer, 1988) aufbauend zielt das Verfahren darauf ab, Formen der Krankheitsbewältigung verhaltensnah zu erfassen; die Instruktion für die Bearbeitung des Verfahrens bezieht sich auf die letzten Wochen vor dem Erhebungstermin. Die Patienten werden gebeten, für insgesamt 64 als Fragebogenitems repräsentierte Bewältigungsreaktionen Häufigkeitsangaben auf 6stufigen Antwortskalen vorzunehmen. In faktorenanalytischen Untersuchungen der Itemkovarianzen (s. Klauer et al., im Druck) konnte gezeigt werden, daß der FEKB bei Krebspatienten eine Struktur von 5 latenten Variablen abbildet; die 5 daraufhin konstruierten unipolaren FEKB-Skalen „bündeln" empirisch kovariierende, als Items formulierte Bewältigungs*reaktionen* und können somit als Maße für 5 Bewältigungs*formen* aufgefaßt werden.

Die Items der 1. Skala, *Rumination* (RU) umschreiben sozial zurückgezogenes und grüblerisches Bewältigungsverhalten, das gedanklich überwiegend in die Vergangenheit gerichtet zu sein scheint. (Beispielitem: „Ich habe versucht zu ergründen, ob ich etwas falsch gemacht habe").

Die 2. Skala, *Suche nach sozialer Einbindung* (SS), umfaßt ausschließlich Items, in denen „offene", aktionale Bewältigungsreaktionen unter hoher Beteiligung anderer Personen angesprochen sind; die Reaktionen scheinen insbesondere auch im Dienste der Ablenkung der Aufmerksamkeit von krankheitsbedingten Belastungen zu stehen. (Beispielitem: „Ich habe mit anderen Personen schöne Stunden verlebt").

Die Skala *Bedrohungsabwehr* (BA) beschreibt intrapsychisches, intellektualisierendes Bewältigungsverhalten, das Elemente wie „positives Denken", „Rationalisierung" und „Bagatellisierung", aber auch eine kämpferische Haltung gegenüber der Krankheit einschließt (Beispielitem: „Ich nahm mir vor, mich nicht unterkriegen zu lassen").

Eine 4. Skala ist durch Items konstituiert, die eine starke Zentrierung der Aufmerksamkeit auf die Erkrankung beinhalten; sehr deutlich wird das Bestreben, im offenen Austausch mit anderen Personen mehr über die eigene Erkrankung und deren Behandlungsmöglichkeiten zu erfahren. Diese Skala wurde als *Suche nach Information und Erfahrungsaustausch* (SI) bezeichnet (Beispielitem: „Ich suchte Kontakt zu Personen, die Ähnliches erlebt haben").

Die Skala *Suche nach Halt in der Religion* (SR) umfaßt 3 außerordentlich trennscharfe Items, die religiös orientierte Verhaltensweisen ansprechen (Beispielitem: „Ich dachte mir, daß in meiner Situation ein höherer Sinn liegt").

Mit Kennwerten zwischen $r_{tt}=0,74$ (Skala SS zum 3. Erhebungszeitpunkt) und $r_{tt}=0,90$ (Skala SR zum 2. Erhebungszeitpunkt) für die Testwiederholungsreliabilität sowie Konsistenzkennwerten zwischen $\alpha=0,74$ (Skala RU zum 1. und 3. Erhebungszeitpunkt) und $\alpha=0,86$ (Skala SI zum 2. Erhebungszeitpunkt) sind die teststatistischen Eigenschaften dieser Skalen als zufriedenstellend zu beschreiben (hierzu genauer Klauer et al., im Druck).

Die emotionale Befindlichkeit der Patienten wurde mittels einer teststatistisch gründlich untersuchten und hinreichend validierten Skala, der *Bf-S* nach v. Zerssen (1976; Parallelform *Bf-S'*) erfaßt; die Antwortskalen wurden allerdings für Analysen mit Skalenteilen von 3 auf 5 Stufen erweitert. Die teststatistischen Kennwerte der Bf-S' weisen auch für die hier untersuchte Stichprobe sehr befriedigende Ausprägungen auf (Testhalbierungsreliabilität $r_{tt}=0,92$; innere Konsistenz nach Cronbach-$\alpha=0,94$). Erwartungsgemäß lag der Stichprobenmittelwert der Krebspatienten (nach Retransformation der Bf-S'-Itemwerte auf 3 Skalenstufen) leicht, aber statistisch bedeutsam unter dem der Eichstichprobe ($t=7,42$, $p<0,001$), was für einen geringfügig ungünstigeren Befindlichkeitsstatus der Krebspatienten spricht. Die Stabilitätskoeffizienten für den Bf-S'-Score liegen bei $r=0,54$ für das Dreimonatsintervall zwischen dem 1. und 2. sowie bei $r=0,49$ für das Halbjahresintervall zwischen dem 1. und 3. Erhebungszeitpunkt.

Datenanalyse. Den hier berichteten Untersuchungen liegen die FEKB- und Bf-S'-Daten der Krebspatienten zwischen dem 1. und 3. Erhebungszeitpunkt zugrunde. Die Struktur dieses Längsschnitts erlaubt es, Beziehungen zwischen den 5 Bewältigungsformen und dem Befindlichkeitsmerkmal über 2 Zeitintervalle so zu prüfen, daß zum einen Rückschlüsse über die Gültigkeit der Hypothese einer *kausalen* Wirksamkeit des Bewältigungsverhaltens (im Sinne einer „kausalen Prädominanz" über das Befindlichkeitsmerkmal) möglich werden und zum anderen die wechselseitigen Effekte von Bewältigungsverhalten auf Befindlichkeit und vice versa in Richtung und Stärke abgeschätzt werden können.

Für alle mit dem Befindlichkeitsstatus korrelierten FEKB-Skalen wurden kreuzverschobene hierarchische Regressionsanalysen berechnet. Der zum 2. und zum 3. Erhebungszeitpunkt beobachtete Bf-S'-Skalenwert wurde dabei zum einen zur Prüfung der Hypothese von Bewältigungseffekten als Kriteriumsvariable verwendet und aus dem Bf-S'-Wert zum 1. Meßzeitpunkt („Autoregressor") sowie dem Meßwert auf jeweils einer FEKB-Skala („Veränderungsregressor") vorherzusagen versucht. Als Veränderungsregressoren wurden dabei sowohl die FEKB-Skalenwerte zum 1. Erhebungszeitpunkt („distales" Vorhersagemodell) als auch jene zu den beiden späteren Erhebungszeitpunkten (zeitgleich mit dem kriterialen Befindlichkeitsmaß: „proximales" Vorhersagemodell) verwendet.

In einer 2., parallelen Serie von Regressionen wurde die umgekehrte Hypothese geprüft, wonach Befindlichkeit Effekte auf das Bewältigungsverhalten ausübt, indem die FEKB-Skalenwerte als Kriterien und Autoregressoren sowie die Bf-S'-Skalenwerte als Veränderungsregressoren betrachtet wurden, und zwar wiederum sowohl im Rahmen des proximalen als auch des distalen Vorhersagemodells über beide untersuchten Zeitintervalle.

Befindlichkeit bzw. Bewältigungsverhalten als Kriteriumsvariablen werden dabei duch Auspartialisierung des mit der Erstmessung gemeinsamen Varianzanteils bereinigt, und es wird geprüft, wie gut die Residualvariabel aus dem jeweiligen Veränderungsregressor vorhergesagt werden kann (vgl. Dalbert 1987).

Dieses in Grundzügen u. a. schon von Pelz u. Andrews (1964) vorgeschlagene Verfahren, das auch von Felton u. Revenson (1984) in der Analyse von Prozessen der Krankheitsbewältigung verwendet worden ist, erlaubt über den Vergleich der in beiden Regressionsserien ermittelten Effekte von Bewältigungsverhalten auf Befindlichkeit und vice versa zumindest eine Falsifikation von Hypothesen, in denen die kausale Priorität eines der beiden Merkmale postuliert wird. Das distale Vorhersagemodell, welches den jeweiligen Veränderungsregressor zum 1. Erhebungszeitpunkt enthält und in dem somit *zeitverschobene* Effekte des Veränderungsregressors berücksichtigt werden, sollte im Hinblick auf die *Stärke* der Effekte konservativere Schätzungen liefern und bei der Beurteilung des jeweiligen kausalen Status von Bewältigungsverhalten und Befindlichkeit stärker gewichtet werden.

Tabelle 1. Stabilitäten und bivariate Korrelationen mit dem Merkmal Befindlichkeit für 5 Formen der Krankheitsbewältigung und 3 Meßzeitpunkte ($174 \leq n \leq 305$ Krebspatienten)

Kennwert[a]	Skala und Koeffizienten[b]				
	RU	SS	BA	SI	SR
$r_{1;2}$	69	70	70	74	85
$r_{1;3}$	73	68	71	73	82
$r_{1;B1}$	-32	44	41	02	02
$r_{2;B2}$	-28	38	37	03	05
$r_{3;B3}$	-47	38	35	-03	01
$r_{1;B2}$	-25	35	38	02	02
$r_{B1;2}$	-30	36	39	-02	03
$r_{1;B3}$	-26	31	36	03	-03
$r_{B1;3}$	-36	36	23	-07	08

[a] Ohne Angabe führender Nullen und Dezimalpunkte; in der Indizierung sind die Meßzeitpunktpaare durch die fortlaufende Nummer der Meßzeitpunkte sowie der zeitliche Status des Befindlichkeitsmerkmals durch den Zusatz „B" gekennzeichnet.

[b] *RU* Rumination; *SS* Suche nach sozialer Einbindung; *BA* Bedrohungsabwehr; *SI* Suche nach Information und Erfahrungsaustausch; *SR* Suche nach Halt in der Religion.

Ergebnisse

Wie aus Tabelle 1 ersichtlich wird, bestehen zu allen 3 betrachteten Meßzeitpunkten statistisch bedeutsame Zusammenhänge zwischen der Befindlichkeit der Patienten und 3 Formen ihres Bewältigungsverhaltens, nämlich ***Rumination, Suche nach sozialer Einbindung*** und ***Bedrohungsabwehr.*** Bereits die bivariaten synchronen Korrelationen lassen zudem erkennen, daß die Ausprägung der Befindlichkeit gänzlich unabhängig ist davon, in welchem Maße die Patienten nach Information und Erfahrungsaustausch suchen (SI) bzw. ihrer Erkrankung einen religiös begründeten Sinn zuschreiben (SR). Die Hypothese von (Haupt-)Effekten der beiden letztgenannten Bewältigungsformen auf den Befindlichkeitsstatus kann deshalb als nicht bestätigt angesehen werden. Darüber hinaus wird deutlich, daß alle untersuch-

Tabelle 2. Kreuzverschobene Regression von Bewältigungsverhalten bzw. Befindlichkeit auf Befindlichkeit bzw. Bewältigungsverhalten und Autoregressor (Zeitintervall: 3 Monate; n = 216 Krebspatienten)

Kriterium[a]	Veränderungs-regressor[a]	Kennwerte[b]			
		β	*RSQC*	$F_{(1; 213)}$	R^2
Proximale Vorhersage					
BF 2	RU 2	−0,13	0,02	4,94*	0,31
RU 2	BF 2	−0,11	0,01	5,36*	0,53
BF 2	SS 2	0,21	0,04	12,05**	0,33
SS 2	BF 2	0,16	0,02	9,05**	0,50
BF 2	BA 2	0,18	0,03	9,05**	0,32
BA 2	BF 2	0,13	0,02	6,40**	0,54
Distale Vorhersage					
BF 2	RU 1	−0,08	0,01	1,81*	0,30
RU 2	BF 1	−0,07	0,01	2,35*	0,53
BF 2	SS 1	0,13	0,01	4,52*	0,30
SS 2	BF 1	0,07	0,00	1,63*	0,48
BF 2	BA 1	0,16	0,02	6,88**	0,31
BA 2	BF 1	0,11	0,01	5,08*	0,53

[a] *BF* positive Befindlichkeit; *RU* Rumination; *SS* Suche nach sozialer Einbindung; *BA* Bedrohungsabwehr; angegeben ist zusätzlich die laufende Nummer des Erhebungszeitpunktes.

[b] Angegeben sind Standardpartialregressionskoeffizienten (β), das durch den Veränderungsregressor aufgeklärte Inkrement der Kriteriumsvarianz (*RSQC*), die entsprechende *F*-Statistik (mit Freiheitsgraden) für den jeweiligen Veränderungsregressor sowie die durch Autoregressor und Veränderungsregressor gemeinsam aufgeklärte Kriteriumsvarianz (R^2).

* $p < 0{,}05$; ** $p < 0{,}01$

Tabelle 3. Kreuzverschobene Regression von Bewältigungsverhalten bzw. Befindlichkeit auf Befindlichkeit bzw. Bewältigungsverhalten und Autoregressor (Zeitintervall: 6 Monate; n = 174 Krebspatienten)

Kriterium[a]	Veränderungs-regressor[a]	Kennwerte[b]			
		β	*RSQC*	$F_{(1;\,171)}$	R^2
Proximale Vorhersage					
BF 3	RU 3	−0,34	0,10	26,41**	0,34
RU 3	BF 3	−0,31	0,09	39,70**	0,62
BF 3	SS 3	0,24	0,05	12,16**	0,29
SS 3	BF 3	0,20	0,03	11,79**	0,50
BF 3	BA 3	0,24	0,06	13,73**	0,29
BA 3	BF 3	0,11	0,01	3,48**	0,51
Distale Vorhersage					
BF 3	RU 1	−0,12	0,01	2,94	0,25
RU 3	BF 1	−0,16	0,02	8,40**	0,55
BF 3	SS 1	0,15	0,02	4,64*	0,26
SS 3	BF 1	0,13	0,02	5,20*	0,48
BF 3	BA 1	0,22	0,04	9,87**	0,28
BA 3	BF 1	−0,01	0,00	0,01	0,50

[a] *BF* positive Befindlichkeit; *RU* Rumination; *SS* Suche nach sozialer Einbindung; *BA* Bedrohungsabwehr; angegeben ist zusätzlich die laufende Nummer des Erhebungszeitpunktes.

[b] Angegeben sind Standardpartialregressionskoeffizienten (β), das durch den Veränderungsregressor aufgeklärte Inkrement der Kriteriumsvarianz (*RSQC*), die entsprechende *F*-Statistik (mit Freiheitsgraden) für den jeweiligen Veränderungsregressor sowie die durch Autoregressor und Veränderungsregressor gemeinsam aufgeklärte Kriteriumsvarianz (R^2).

* $p<0{,}05$; ** $p<0{,}01$

ten Merkmale eine recht hohe Positionsstabilität (Stabilität interindividueller Unterschiede) sowohl über den Dreimonats- als auch über den Halbjahreszeitraum aufweisen, wobei erwartungsgemäß das Befindlichkeitsmerkmal einem geringfügig stärkeren Wandel zu unterliegen scheint.

Die Tabellen 2 und 3 geben die Befunde aus den oben beschriebenen regressionsanalytischen Untersuchungen für die beiden betrachteten Zeitintervalle wieder.

Im Hinblick auf die Bewältigungsform Rumination (RU) wird deutlich, daß die ermittelte negative Korrelation mit der Befindlichkeit der Patienten kaum als „Bewältigungseffekt" rekonstruierbar ist. Vielmehr scheinen Krebspatienten diese Bewältigungsform umso häufiger zu zeigen, je negativer ihre Stimmungslage ist. Während unter proximaler Vorhersage nicht entscheidbar ist, welcher (synchrone) Effekt stärker ausgeprägt ist, wird eine „kausale Prädominanz" von Befindlichkeit über Bewältigungsverhalten in der distalen Prädiktion deutlicher, und zwar im Hinblick auf das *längere* Zeitintervall. Da schwankende Reliabilitäten die Gültigkeit dieses Befundes beeinträchtigen können, sollte die Gültigkeit des Modells „kausale Prädominanz der Befindlichkeitslage" zunächst nur vorsichtig angenommen werden, jedoch kann das Modell einer kausalen Prädominanz der Bewältigungsform RU nach diesen Befunden zurückgewiesen werden.

Ein recht klares Ergebnisbild zeigt sich für die Bewältigungsform „Suche nach sozialer Einbindung" (SS): Für beide Zeitintervalle kann unter proximaler Vorhersage der jeweilige Veränderungsregressor zusätzlich zum Ersttestwert zur Aufklärung von Kriteriumsvarianz beitragen; unter distaler Vorhersage liegt lediglich der zeitverschobene Effekt von Befindlichkeit auf Bewältigungsverhalten über das Dreimonatsintervall unter der statistischen Signifikanzgrenze. Somit kann angenommen wreden, daß sich (positive) Befindlichkeit und die Häufigkeit von Bewältigungsreaktionen im Sinne von *Suche nach sozialer Einbindung* wechselseitig beeinflussen. Die Annahme einer kausal „stärkeren" Position des Bewältigungsverhaltens kann aber auch im Falle dieser Bewältigungsform nicht bestätigt werden.

Der eindeutigste Hinweis auf eine kausale Prädominanz des Bewältigungsverhaltens über die Befindlichkeit wurde im Fall der Bewältigungsform *Bedrohungsabwehr* (BA) aufgedeckt: Allein unter proximaler Vorhersage über das Dreimonatsintervall ist keine Entscheidung über die relative Stärke der beiden synchronen Effekte möglich. In allen anderen Regressionen und besonders deutlich in jenen über das längere Zeitintervall ist der statistische Effekt von BA auf die Befindlichkeit bei weitem stärker als der umgekehrte Effekt. Bewältigungsreaktionen der Kategorie „Bedrohungsabwehr" sind also nach unseren Befunden offensichtlich in der Befindlichkeitsregulation wirksam, und zwar in kausal eindeutiger Richtung.

Diskussion

Schwerpunkt dieses Beitrags war die Darstellung einiger Befunde zur Bedeutung eines Konstrukts, dem in der psychoonkologischen Forschung über psychische Aspekte von Krankheitsverläufen bei Krebspatienten ein hoher Erklärungswert beigemessen wird, nämlich dem des Bewältigungsverhaltens.

Mit *Rumination, Bedrohungsabwehr, Suche nach sozialer Einbindung, Suche nach Information und Erfahrungsaustausch* sowie *Suche nach Halt in der Religion* wurden an einer Stichprobe von Krebspatienten 5 Formen des Bewältigungsverhaltens identifiziert, die - wie sich in längsschnittlichen Analysen gezeigt hat - die Auseinandersetzung von Krebspatienten mit ihrer Erkrankung in relativ stabiler Weise abbilden. Da diese Bewältigungsformen als Skalen eines Fragebogenverfahrens mit begrenzter Itemzahl operationalisiert sind, ist selbstverständlich, daß das Bewältigungsverhalten von Krebspatienten hier nicht exhaustiv beschrieben wird (sofern dies überhaupt möglich oder wünschenswert ist). Bei Verwendung eines anderen Itempools, aber auch bei Untersuchung von anderen Patientenstichproben (s. Klauer et al. 1988) können somit u. U. andere Bewältigungsformen gefunden werden. Die hier beschriebenen Varianten des Bewältigungsverhaltens finden sich allerdings in sehr ähnlicher Form auch in anderen Beschreibungstaxonomien wieder (z. B. Ray et al. 1982; Weisman 1979).

Die wohl auch im Hinblick auf anwendungspraktische Probleme bedeutsame Fragestellung unserer Untersuchung, nämlich wie effektiv Bewältigungsverhalten im Hinblick auf Indikatoren der Güte der psychosozialen (Wieder-) Anpassung nach Erstdiagnose und Primärbehandlung einzuschätzen ist, wurde empirisch zu beantworten versucht. Die Befindlichkeit der Patient(inn)en wurde dabei exemplarisch als Indikator einer gelungenen Anpassung herausgegriffen, und wir haben konzeptuelle und methodologische Voraussetzungen der empirischen Prüfung einer solchen Effektivitätshypothese skizziert.

Unsere Ergebnisse zeigen deutlich, daß die Frage, ob und wie effektiv Bewältigungsverhalten ist, für jede untersuchte Bewältigungsform getrennt beantwortet werden muß. Während *Suche nach Information und Erfahrungsaustausch* und *Suche nach Halt in der Religion* sich von der jeweiligen Befindlichkeitslage als unabhängig erwiesen haben, zeigt sich *Rumination* als Bewältigungsform in ihrer Intensität stärker von der Befindlichkeitslage beeinflußt als umgekehrt. Mit anderen Worten, (negative) Befindlichkeit scheint ruminierende Auseinandersetzungsreaktionen eher zu fördern, während Rumination offenbar kaum zu einer Verschlechterung der Befindlichkeit über die Zeit beiträgt. Eine interessante Implikation dieses Befundes liegt u. E. darin, daß die als Rumination beschriebenen Bewältigungsaktivitäten, die sozial zurückgezogene, grüblerische und gedanklich in die Vergangenheit gerichtete Auseinandersetzungsmodi darstellen, trotz ihrer negativen Korrelation mit Befindlichkeit nicht als „maladaptiv“ in bezug auf diesen Anpassungsindikator anzusehen sind.

Suche nach sozialer Einbindung (SS) und *Bedrohungsabwehr* (BA) zeitigen nach unseren Ergebnissen positive Effekte in der Befindlichkeitsregulation. Für die Bewältigungsform SS scheinen diese allerdings am ehesten im Sinne einer mutuellen Beeinflussung beschreibbar zu sein. Über beide untersuchten Zeitintervalle hinweg war die emotionale Befindlichkeit der Patient(inn)en um so positiver, je häufiger die zum früheren Meßzeitpunkt berichteten Bewältigungsreaktionen der Kategorie SS waren; diese Reaktionen waren wiederum um so stärker vertreten, je positiver die zu einem früheren Zeitpunkt gemessene Befindlichkeit war. Die als Bedrohungsabwehr beschriebenen kognitiven Bewältigungsaktivitäten der Umdeutung, des positiven Denkens und der Selbstverbalisation einer kämpferischen Haltung sind nach den bisherigen Befunden in kausal eindeutiger Richtung in der Regulation der affektiv-emotionalen Befindlichkeit wirksam und können in dieser Hinsicht als effektives Bewältigungsverhalten bezeichnet werden.

Bei der Bewertung der hier berichteten Befunde sind insbesondere methodologische Kautelen zu berücksichtigen. So ist die Stärke der zeitverschobenen Zusammenhänge zwischen Bewältigungsverhalten und Befindlichkeit, die für eine solche Bewertung grundlegend sind, u. a. von der relativen Stabilität der Untersuchungsmerkmale abhängig. Das hier verwendete regressionsanalytische Prüfverfahren „favorisiert“ sehr stabile Merkmale in der Zuschreibung kausaler Prädominanz, und die zu beobachtende Ähnlichkeit der jeweiligen Merkmalsstabilitäten dürfte, was die vorliegende Untersuchung betrifft, an der Untergrenze des noch als ausreichend Geltenden liegen. Insofern sind die berichteten Befunde noch mit Vorsicht zu bewerten und erfordern Kreuzvalidierungsstudien. Insbesondere Strukturgleichungsmodelle mit latenten Variablen sollten dabei eine angemessenere Berücksichtigung v. a. von Meßfehlern erlauben als die hier verwendeten regressionsanalytischen Modelle.

Literatur

Braukmann W, Filipp SH (1984) Strategien und Techniken der Lebensbewältigung. In: Baumann U, Berbalk H, Seidenstücker G (Hrsg) Klinische Psychologie: Trends in Forschung und Praxis, Bd 6. Huber, Bern, S. 52–87

Cohen F, Lazarus RS (1983) Coping and adaptation in health and illness. In: Mechanic D (ed) Handbook of health, health care, and the health preofessions. Free Press, New York, pp 608–635

Dalbert C (1987) Einige Anmerkungen zur Verwendung unterschiedlicher Veränderungskriterien, Psychol Beitr 29:423–438

Felton BJ, Revenson TA (1984) Coping with chronic illness: A study of ilness controllability and the influence of coping strategies on psychological adjustment. J Consult Clin Psychol 52:343–353

Filipp SH (1989) Möglichkeiten der Modellbildung im Forschungsbereich „Krankheitsbewältigung. In: Muthny FA (Hrsg) Krankheitsverarbeitung – Hintergrundtheorien und klinische Erfassung. Springer, Berlin Heidelberg New York Tokyo

Filipp SH, Klauer T (1988) Ein dreidimensionales Modell zur Klassifikation von Formen der Krankheitsbewältigung. In: Kächele H, Steffens W (Hrsg) Bewältigung und Abwehr. Beiträge zur Psychologie und Psychotherapie körperlicher Krankheiten. Springer, Berlin Heidelberg New York Tokyo, S 51–68

Filipp SH, Aymanns P, Klauer T (1983) Formen der Auseinandersetzung mit schweren körperlichen Erkrankungen als Prototypen kritischer Lebensereignisse Universität, Trier (Forschungsberichte aus dem Projekt „Psychologie der Krankheitsbewältigung", Nr 1

Filipp SH, Ferring D, Freudenberg E, Klauer T (1988) Affektiv-motivationale Korrelate von Formen der Krankheitsbewältigung. Erste Ergebnisse einer Längsschnittstudie mit Krebspatienten. Psychother Med Psychol 38:37–42

Greer S, Morris T, Pettingale KW (1979) Psychological response to breast cancer: Effect on outcome. Lancet II:104–122

Haan N (1977) Coping and defending. Academic Press, New York

Herschbach P (1985) Psychosoziale Probleme und Bewältigungsstrategien von Brust- und Genitalkrebspatientinnen. Röttger, München

Hodapp V (1984) Analyse linearer Kausalmodelle. Huber, Bern

Klauer T, Filipp SH (1987) Der „Fragebogen zur Erfassung von Formen der Krankheitsbewältigung" (FEKB): I. Kurzbeschreibung des Verfahrens. Universität, Trier (Forschungsberichte aus dem Projekt „Psychologie der Krankheitsbewältigung", Nr 13

Klauer T, Ferring D, Filipp SH (1988) Zur Spezifität der Bewältigung schwerer körperlicher Erkrankungen: Eine vergleichende Analyse dreier diagnostischer Gruppen. Universität, Trier (Forschungsberichte aus dem Projekt „Psychologie der Krankheitsbewältigung", Nr 18

Klauer T, Filipp SH, Ferring D (im Druck) Der „Fragebogen zur Erfassung von Formen der Krankheitsbewältigung" (FEKB): Skalenkonstruktion und erste Befunde zu Reliabilität, Validität und Stabilität. Diagnostica.

Lakomy Dk (1988) Art und Effizienz des Copingverhaltens der Frau unter der Erstbedrohung eines Mamma- oder Zervixkarzinoms. Psychother Med Psychol 38:43–47

Lazarus RS (1981) Streß und Streßbewältigung – ein Paradigma. In: Filipp SH (Hrsg) Kritische Lebensereignisse, Urban & Schwarzenberg, München, S 198–232

Pelz DC, Andrews FM (1964) Detecting causal priorities in panel study data. Am Sociol Rev 29:836–848

Ray C, Lindop J, Gibson S (1982) The concept of coping. Psychol Med 12:385–395

Schröder A (1984) Psychische Bewältigungsstrategien bei Brustkrebspatientinnen. Lang, Frankfurt

Silver R, Wortman CB (1980) Coping with undesirable life events. In: Garber J, Seligman MEP (eds) Human helplessness: Theory and applications. Academic Press, New York, pp 279–340

Vaillant GE (1977) Adaptation to life. Little, Brown, Boston

Weisman AD (1979) Coping with cancer. McGraw-Hill, New York

Wortman CB (1984) Social support and cancer: Conceptual and methodological issues. Cancer 53:2339–2360

Zerssen D von (1976) Die Befindlichkeits-Skala. Beltz, Weinheim

Zum Ergebnis

Läßt sich an der aktuellen Befindlichkeit eines krebsbetroffenen Menschen (hier erfaßt mit der Befindlichkeitsskala von Zerssens) ablesen, ob seine bisherigen Versuche, die Krankheit zu bewältigen, erfolgreich waren? Die Autoren stellen diese Frage getrennt für jede einzelne der von ihnen untersuchten Bewältigungsmodalitäten von Krebsbetroffenen, nämlich:

Rumination (RU),
Suche nach sozialer Einbindung (SS),
Bedrohungsabwehr (BA),
Suche nach Information und Erfahrungsaustausch (SI),
Suche nach Halt in der Religion (SR).

In einem aufwendigen und kreativen Längsschnittdesign mit 3 Erhebungszeitpunkten versuchen sie, Hinweise auf die mögliche Richtung von Einflüssen des Bewältigungsverhaltens auf die Befindlichkeit und umgekehrt von der Befindlichkeit auf das Bewältigungsverhalten zu gewinnen.

Statistisch bedeutsame Zusammenhänge zwischen der Befindlichkeit der Patienten und Formen ihres Bewältigungsverhaltens finden sie bei 3 faktorenanalytisch gewonnenen Formen, nämlich der Rumination, der Suche nach sozialer Einbindung und der Bedrohungsabwehr. Ob und wie effektiv eine bestimmte Form von Bewältigungsverhalten ist, muß also für jede postulierte Bewältigungsform getrennt untersucht werden.

Wie ist nun die Tatsache zu interpretieren, daß eine Suche nach Information und Erfahrungsaustausch und eine Suche nach Halt in der Religion *nicht* signifikant die spätere Befindlichkeit beeinflußten? Die Autoren lassen diese Frage offen.

Nehmen wir an, ein Mensch ist aufgrund seiner Erkrankung, die er im Zusammenhang mit schweren Operationen als lebensbedrohlich erlebt, auf der Suche nach Halt in der Religion. Selbst wenn er Trost und Sinn findet, kann dennoch seine Verzweiflung immer wieder stark werden angesichts der unausweichlichen Konfrontation mit der Endlichkeit seiner Existenz.

Die Arbeit von Filipp und deren Mitarbeitern führt uns insbesondere anhand des programmatischen Titels „Wohlbefinden durch Krankheitsbewältigung?" vor Augen, wie vorläufig die Kriterien sind, mit denen in der wissenschaftlichen Onkologie die Wirksamkeit von Bewältigungsverhalten untersucht wird.

Die Redaktion

Sinnfindung bei brustkrebserkrankten Frauen

A. Schumacher

Zusammenfassung

Krebs wird meist als eine bedrohliche Krankheitserfahrung verstanden, die das Leben des Patienten dramatischen Veränderungen unterwirft. Die Suche nach einem individuellen Sinn dieser Erkrankung kann dem Patienten helfen, sein psychosoziales Gleichgewicht wieder herzustellen. Der subjektive Sinn kann somit von ausschlaggebender Bedeutung bei der Bewältigung und Adaptation sein.

In Tiefeninterviews wurden 30 Brustkrebspatientinnen daraufhin befragt, ob sie in ihrer Erkrankung einen Sinn sehen. 5 Patientinnen erlebten nach eigenen Angaben die Erkrankung als sinnlos. 25 Frauen sahen als Sinn eine Aufforderung zur Veränderung ihres Lebens. Diese Veränderungen konnten verschiedene Lebensbereiche betreffen: den praktischen Alltag, das emotionale, psychische Erleben oder eine eher transzendente Lebenseinstellung.

18 Patientinnen berichteten, sie hätten die durch die Krankheit bedingten positiven Veränderungen nicht anders als durch die Krebserkrankung erreichen können.

Summary

Cancer is usually seen as a threatening event which dramatically changes the patient's life. An individual's search for the meaning of this disease can help the patient to rebalance his life. Thus, the subjective meaning of the disease is a vital factor in constructing a new personal and social identity. Thirty breast cancer patients were interviewed about how the disease had changed their lives. The interviewees reported a great number of positive changes in their personal lives due to cancer. Asked whether their disease had any personal meaning, only five rejected the idea. Twenty-five patients saw a certain meaning. Most of them interpreted their tumour as a message to change or reconstruct their way of living. These changes were either more practical and down-to-earth or at a more emotional level or even as "life as a whole" at a more transcendent and religious level. Eighteen patients said that they could not have experienced these changes in any other way than through cancer.

Im Rahmen der Erforschung subjektiver Krebstheorien findet die individuelle Krankheitsbewertung mehr und mehr Beachtung. Die vom Patienten der Krebserkrankung zugeschriebene Bedeutung ist ein maßgeblicher Faktor des Bewältigungsprozesses. Studien über das Bewältigungsverhalten bei Brustkrebspatientinnen zeigen, daß offensichtlich diejenigen Patientinnen am besten mit der Erkrankung zurechtkommen, die in der Lage sind, auch die positiven Seiten der Erkrankung zu sehen und ihr Vorteile abgewinnen können (Herschbach 1985; Kennedy 1976; Worden u. Weisman 1977). Wie Taylor (1983) berichtet, scheint für die Bewältigung einer Brustkrebserkrankung wichtig zu sein, ob die Patientin eine Erklärung für ihre Erkrankung findet. Schröder (1985) schlußfolgert aus ihrer Studie, daß eine solche Erklärung dem Patientenbedürfnis nach Sinnhaftigkeit entgegenkommt.

Die Krankheitserfahrung selbst hat wiederum Einfluß auf die Auseinandersetzung mit Sinnfragen. Lebensbedrohlich erkrankte Patienten sehen in ihrem Leben mehr und bewußter einen Sinn als gesunde bzw. nicht lebensgefährlich erkrankte Vergleichsgruppen (Thomas u. Weiner 1974).

Ein Aspekt der Auseinandersetzung mit der eigenen Krebserkrankung ist die Frage, ob die Erkrankung in den subjektiven Lebenssinnzusammenhang eingeordnet werden kann. Ein Verstehen der Krankheit als sinnvoller Teil der eigenen Lebensgeschichte kann den individuellen Prozeß der Krankheitsbewältigung erleichtern. Denn so wie der Patient seine Krankheit versteht und deutet, so wird er auch mit den krankheitsbedingten Veränderungen und Bedrohungen seines Körpers, seines Alltags und seiner sozialen Beziehungen umgehen.

Fragen der Sinnfindung mißt Filipp et al. (1987) im Rahmen der kognitiven Bewältigungsprozesse bei Krebspatienten besonderen Wert als handlungstheoretische Determinanten subjektiver Krankheitstheorien zu.

Die im folgenden dargestellte Studie fokussiert diesen subtilen Prozeß der Sinnfindung. Ziel der Untersuchung war die Frage, ob Brustkrebspatientinnen in ihrer Erkrankung einen Sinn sehen können. Damit galt es zu klären, ob der Sinnbegriff ein für die Patientinnen relevantes Konstrukt darstellt und wie gegebenenfalls ein solcher Krankheitssinn beschaffen sein kann.

Stichprobenbeschreibung

Die Studie wurde in einer Kurklinik an 30 Brustkrebspatientinnen, die sich dort zu einer 4wöchigen Krebsnachsorgekur aufhielten, durchgeführt. Das Alter der Patientinnen lag zwischen 31 und 61 Jahren, der Zeitpunkt der Operation lag im Mittel 3 Jahre zurück.

Statistische Zusammenhänge zwischen soziodemographischen bzw. medizinischen Daten und den Konstituenten des Sinnfindungsprozesses konnten aufgrund der kleinen Stichprobe in dieser Untersuchung nicht gefunden werden.

Methodik und Durchführung

Anhand eines Interviewleitfadens wurden in weitgehend nondirektiver Gesprächsatmosphäre halbstrukturierte Tiefeninterviews von 45–60 min Dauer geführt. Die Gespräche wurden auf Tonband aufgenommen, transskribiert und anschließend inhaltsanalytisch ausgewertet. Der Prozeß der Sinnfindung muß nicht unbedingt eindeutig und widerspruchsfrei ablaufen. Im Erleben der Patienten finden sich viele unterschiedliche Mosaiksteine. Die Aufnahme von Mehrfachkategorisierungen ermöglichte es, die Komplexität des Sinnerlebens zu erschließen.

Um die Auswertungsobjektivität der Klassifizierung zu gewährleisten, wurde die Reliabilität mittels stichprobenartiger Kategorisierung durch eine „Koraterin" überprüft. Als gemittelte Interraterreliabilität ergab sich eine Übereinstimmung von 94%.

Ergebnisse

Von den vielfältigen Konstituenten des Sinnerlebens können hier nur einige zentrale Aspekte dargestellt werden. Auf die Frage nach den durch die Krebserkrankung bedingten Veränderungen ihres Lebens berichteten die Patientinnen u. a. erstaunlich viele positiv zu bewertende Erfahrungen. Diese Erfahrungen lassen sich abstrahierend in 3 Kategorien zusammenfassen.

So berichteten 22 Patientinnen, aufgrund der Krankheitserfahrung „intensiver" zu leben, d. h. *„sich mehr an Kleinigkeiten zu freuen", „mehr Gelegenheit zu Besuchen zu nutzen", „mehr zu reisen", „mehr Zuwendung zu erhalten"*. Die Betonung der Intensität im Vergleich zu vorher war ausschlaggebend für die Aufnahme einer Äußerung in diese Kategorie.

„Reflexiver" zu leben wird von 20 Befragten als krankheitsbedingte Veränderung formuliert. Kriterium der Kategorisierung war die krankheitsbedingte Reflexion des Erlebens. Relexiver, das bedeutet für die Patientinnen *„nachdenklicher geworden zu sein", „bewußter leben", „man ist zur Besinnung gekommen", „daß man nicht mehr so gedankenlos jeden Tag erlebt und es als Selbstverständlichkeit hinnimmt, daß man hier auf der Erde ist";* 16 Patientinnen fühlen sich in der einen oder anderen Form „entlastet", „vom Druck befreit": *„Nicht mehr so selbstlos sein", „egoistischer sein", „nicht mehr so im Streß", „auch nicht mehr die Hektik, ich muß das alles schaffen, im Haushalt, im Garten, da sag' ich halt, was ich kann, das tu' ich, und nicht das und das muß ich"*. Vor allem die Entlastung von Anforderungen in Familie, Haushalt und Beruf lassen die befragten Patientinnen ihre Krankenrolle – zumindest z. T. – als befreiend erleben.

Die Frage nach einem Sinn ihrer Krebserkrankung wurde von 25 der Befragten bejaht. Nur 5 Frauen erlebten nach ihrer Aussage ihre eigene Erkrankung als sinnlos.

Die Antworten von 6 Patientinnen lassen auf die Konstruktion eines eher schicksalsergebenen, fatalistischen Krankheitssinns schließen. In diesen Antworten überwiegt das Bild der von außen, vom Schicksal oder von Gott auferlegten Krankheit, die nun nolensvolens akzeptiert und getragen werden muß. Eine solche eher passive Ergebenheit kann, gerade in einem religiösen Bezugsrahmen, durchaus als sinnvoll erlebt werden. In dieser Weise antwortete eine 41jährige Frau: *„Das ist eine Bürde, die Gott mir auferlegt hat. Das heißt, daß ich das tragen muß und sehen muß, was er noch mit mir vorhat."*

Die meisten Patientinnen gaben an, als Sinn ihrer Krebserkrankung eine Veränderung bzw. Aufforderung zur Veränderung zu sehen. Diese Veränderungen können bestimmte, konkrete, abgegrenzte Lebensbereiche oder auch abstrakter das persönliche Leben ganz allgemein betreffen. Aus diesem Grunde wurden die Antworten danach kategorisiert, auf welcher Ebene des Lebens sich die Veränderung vollzieht bzw. vollziehen soll. So läßt sich ein wahrgenommener Sinn der Krebserkrankung fassen als Veränderung bzw. Aufforderung zur Veränderung

- in konkret alltäglicher Art,
- in emotionaler, psychischer Art,
- in transzendenter Art, also lebensphilosophischer, im weitesten Sinne religöser Art.

16 Patientinnen thematisierten als Sinn ihrer Krebserkrankung eine Veränderung bzw. Aufforderung zur Veränderung im konkreten Alltag. Die bessere Einteilung der eigenen Schaffenskraft und die veränderte zeitliche Organisation des Alltags sind zentrale Themen dieses Bereichs.

Eine 38jährige Mutter von 3 Kindern will ihren Alltag so umgestalten: *„Und zwar hab ich 3 kleine Kinder und mußte Akkord arbeiten, und das war Streß. Und ich hab nur im Streß gelebt. Meine Arbeitszeit, wenn ich Schicht gearbeitet habe, war von morgens früh halb sieben bis nachts halb eins. Und jetzt hab ich mir gedacht, das machst du anders. Ich muß ja jetzt wieder arbeiten gehen. Jetzt gehen die beiden in den Kindergarten, und ich werde dann, wenn die weg sind, mich noch einmal hinlegen. Und meine Kinder gehen jetzt auch nachmittags in den Kindergarten. Und ich werde mich dann in Ruhe zur Arbeit fertig machen, das hab ich mir jetzt überlegt, ich hab die ganze Zeit nur im Streß gelebt, das muß anders werden. Daß der Krebs der Streß war, ja."* Diese Frau hat für sich den Sinn ihrer Erkrankung erkannt – „daß der Krebs der Streß war". Diese Botschaft nun auch umzusetzen, verlangt, praktische Mittel und Wege zur Streßreduktion zu finden. Durch die Umgestaltung des Tagesablaufs ist es ihr gelungen, sich von Streß zu entlasten.

Der subjektive Sinn der eigenen Krebserkrankung erstreckt sich meist auf mehrere Ebenen. Insbesondere Veränderungen im konkreten Alltag gehen oft Hand in Hand mit Veränderungen emotionaler, psychischer Art. 20 Patientinnen sehen nach eigenen Angaben den Sinn ihrer Erkrankung in einer Veränderung bzw. Aufforderung zur Veränderung des emotional-psychischen Erlebens.

Eine 54jährige Angestellte formuliert den Sinn ihrer Erkrankung so: *„Ich meine schon, daß das, also ich würde das nicht als Botschaft bezeichnen, aber einfach mal, daß man daran erinnert wird, daß man zuviel tut. Das war bei mir bestimmt so der Fall. Man übernimmt sich, und durch die Krankheit wird man daran erinnert, daß man ein bißchen langsamer tun muß. Das war bei mir schon so, ich hab auch danach nicht mehr ganztags gearbeitet, ich bin halbtags gegangen."*

Durch die Reduktion der Arbeitszeit, eine Veränderung also auf der konkreten alltäglichen Ebene, konnte sich die Patientin selbst entlasten. Dieselbe Frau meinte ergänzend weiter: *„Daß ich durch die Krankheit ein bißchen mehr für mich rausnehme, und daß ich auch sagen kann, jetzt laßt mich mal in Ruhe, ich will jetzt mal 'ne Stunde* *allein sein. das hätt' ich früher nicht gemacht. Oder daß ich sag, ich bin mir jetzt mal die Nächste."*

Mit diesen Worten beschreibt sie die Veränderung, die sich auf der psychischen Ebene vollzogen hat. „Sich selbst die Nächste" sein zu können, impliziert einen veränderten, verantwortungsvollen Umgang mit sich selbst, mit den eigenen psychischen Energien.

Welch tiefgreifende Veränderungen in verschiedensten Lebensbereichen eine solche subjektive Sinnerkenntnis bewirken kann, zeigt dan Beispiel einer 48jährigen Erzieherin. Als Sinn ihrer Brustkrebserkrankung erkannte sie für sich: *„Daß ich eigentlich so wirklich in der Partnerschaft glücklich leben will, das ist also, ich kann also nicht in so einer Disharmonie leben, nur noch, weil es halt billiger ist, gemeinsam in einer Wohnung zu leben als getrennt. Das will ich also nicht mehr. Wenn es nicht mit meinem Partner geht, dann denk ich, leb ich alleine zufriedener."* Diese Patientin hatte ihre Erkenntnis konsequent in die Praxis umgesetzt und mit ihrem Mann eine Paartherapie begonnen. Wie die Patientin betonte, war die Erkenntnis des subjektiven Krankheitssinns ausschlaggebend für diesen Schritt: *„Ohne die Erkrankung hätte ich diese Versuche gar nicht gestartet, also zur psychologischen Beratung zu gehen. Sondern ich hätte wahrscheinlich gleich gesagt, es geht nicht, wir lassen uns scheiden."*

Die Antworten von 9 Patientinnen zeigten, daß für sie der Sinn ihrer Erkrankung in einer Veränderung bzw. der Aufforderung zur Veränderung im transzendenten, lebensphilosopischen Bereich liegt. Um in diese Kategorie aufgenommen zu werden, mußte aus der Antwort ersichtlich sein, daß die Veränderung den Bereich des individuellen, Ich-bezogenen Erlebens übersteigt. Es wurde nicht nur der eigene konkrete Alltag oder die eigene Psyche, der Umgang mit den eigenen Emotionen veändert, sondern die Wahrnehmung eines darüber hinaus gehenden Zusammenhangs wurde durch die Krankheit beeinflußt. Meist äußert sich diese Veränderung als Dankbarkeit: Dankbarkeit gegenüber Gott, dem Leben. Der Unterschied zur Kategorie des fatalistischen Hinnehmens der Krankheit liegt im bewußten reflektieren der Veränderung. Die Bewußtheit der Tatsache, daß das Leben nicht unbedingt wie immer weitergehen muß, daß es u. U. auch noch schlimmer hätte kommen können und die dadurch bewußte Reflektion waren ausschlaggebende Kriterien der Kategorisierung.

Beispielhaft hierfür ist die Reflexion einer sehr gläubigen Kirchenmusikerin über ihre Erkrankung: *„Vielleicht, daß ich nicht mehr so schnoddrig in die Welt hineinlebe, vielleicht sollt' ich einfach mal mehr nachdenken, oder vielleicht sollt' ich einfach mehr wahrnehmen an Dingen, die früher so selbstverständlich für mich waren. Vielleicht sollt' ich einfach das Leben wichtiger nehmen, für mich war das immer so'n Theaterstück, nie real, ich hab gelebt wie'n Schauspieler. Ich merke auch, sobald ich übermütig werde, kriege ich das nächste Ding drauf... Naja, bewußter zu leben, dankbarer zu sein, für das, was ich vorfinde und was ich habe, denn ich kann ja noch unheimlich froh sein, wenn ich sehe, wie and're Krebspatienten leben. da ist in mir eine große Dankbarkeit, wie das bei mir abläuft."*

Eine Veränderung transzendenter Art muß nicht vom praktischen Alltagsleben losgelöst sein. Für eine 49jährige Sekretärin liegt der Sinn ihrer Erkrankung in einer Veränderung auf beiden Ebenen: *„Von mir aus gesehen habe ich das eigentlich zunächst nicht hinterfragt, ich bin dann mal in einem Gespräch darauf gestoßen worden und hab dann mal auch darüber nachgedacht, was die Krankheit mir sagen könnte. Und ich neige jetzt also dazu, ich muß sagen, ich bin mit dieser Überlegung noch nicht ganz zu Ende, ich* *neige jetzt dazu, es einfach darin zu sehen, daß ich vorher pausenlos im Einsatz war, an allen möglichen Stellen, beruflich, im Haushalt daheim und dann auch noch so engagiert in der Gemeinde. Und ich hatte eigentlich keinen Freiraum mehr für mich, und ich hatte auch keine Zeit mehr, mich zu regenerieren. Und ich sehe darin mit einen Grund, nicht den einzigen, daß ich wohl anfälliger wurde für die Krankheit. Und insofern, also, wenn man das alles zusammennimmt, könnte ich sagen, auch von daher könnte ich einen Sinn darin sehen."*

Als Botschaft ihrer Krankheit formuliert sie dann: *„Daß ich mich ein wenig umstellen muß, daß ich also die Zeit anders ordnen muß und ein bißchen Raum mir freihalten muß. Erst mal zur Regenerierung der eigenen Kräfte, aber sicher auch zum inneren Weitergehen, daß man nicht stehenbleibt bei dem, was man erreicht hat, innerlich und geistig, daß man da noch einen Schritt weitergeht. Und dazu bedarf es manchmal auch einer Anleitung, und ich konnte es mir kaum noch ermöglichen, mir solche Dinge noch zu holen."*

Körperliche und geistig-religiöse Kräfte sind bei dieser Patientin eng verzahnt, die durch die Erkrankung erlebte Veränderung wirkt sich im besten Sinne ganzheitlich aus.

Um den Zusammenhang zwischen den Variablen „krankheitsbedingte Veränderungen" und „Krankheitssinn" noch näher ergründen zu können, wurden die Frauen gefragt, ob sie glauben, die durch die Krankheit erfahrenen positiven Veränderungen hätten auch anders erreicht werden können. Nur 6 Frauen meinten, sie hätten diese Veränderungen auch auf anderem Weg erreichen können.

18 Patientinnen hingegen sagten ausdrücklich, diese positiven Veränderungen hätten sie nicht anders als durch die Krebserkrankung erfahren können.

Eine 44jährige Kantinenangestellte erzählte: *„Irgendwo hat's mir schon gutgetan, dann ich war vorher ein wahnsinnig unzufriedener Mensch, also man hat mir nichts recht machen können. Das ist jetzt allerdings vorbei. Ich hab mir natürlich schon gedacht, durch meine Unzufriedenheit, vielleicht hab ich's da gekriegt, weil ich immer mit allem unzufrieden war. Und jetzt ist vieles ganz egal, das ist so einfach geworden. Das ist fast schön mit der Krankheit."*

Auf die Frage, ob sie all dies auch anders hätte erreichen können, antwortet sie: *„Sicher net, das wär alles im gleichen Trott weitergelaufen. Weil ich ja net gewußt hab, wie das ist, wenn man krank ist, bloß man sagt, man muß zufrieden sein, man ist gesund, aber man ist net zufrieden. Man weiß ja nicht, wie es ist, wenn man krank ist."*

Diskussion

Ausgehend von dem Gedanken, daß eine Krebserkrankung eine spezifische Form der Lebenskrise darstellt, kann man mit Gerdes (1984) das Erfahren der Krebsdiagnose als „Sturz aus der normalen Wirklichkeit" bezeichnen. Durch die Krebserfahrung ist der Patient nicht mehr der bis dahin selbstverständlichen, gesellschaftlich abgesicherten Wirklichkeit (Berger u. Luckmann 1972) teilhaftig. Krankheitsbewältigung bedeutet somit auch die Konstruktion einer neuen, subjektiv gültigen Wirklichkeit. Die Suche nach dem Sinn des Krankheitsgeschehens kann hierbei von ausschlaggebender Bedeutung sein.

Sinnfindung im Falle einer Krebserkrankung ist dabei ein höchst individuelles Geschehen. Fragmentarisch setzt sich der subjektive Sinn aus vielen kleinen

Mosaiksteinen, den Aspekten des Krankheitserlebens, zusammen. Wie die Ergebnisse dieser Studie zeigen, erleben Brustkrebspatientinnen vielfach die durch die Krankheit bedingten positiven Veränderungen als Sinn eben dieser Krankheit. Der Sturz aus der alten Wirklichkeit, die Erfahrungen der neuen Wirklichkeit wird zum Sinn des Erlebens erklärt. Dieser individuell gefundene Krankheitssinn ist dabei als Teil eines Prozeßmodells zu verstehen (vgl. Schülein 1982). Metastasen oder Rezidive können eine weitere Sinnkrise auslösen, die gegebenenfalls mit den zur Verfügung stehenden Ressourcen nicht bewältig werden kann und angesichts dieses Sinnvakuums eine erneute Sinnfindung erfordert.

Es bleibt zu diskutieren, inwieweit eine solche Sinnfindung auch als Strategie zur Abwehr von Trauerarbeit und zur Festschreibung sekundärer Krankheitsgewinne dienen kann.

Der Krebserkrankung - nachträglich - einen Sinn zuzuschreiben, ermöglicht es den Patienten, weitgehend die Kontrolle über den Krankheits- und Bewältigungsprozeß zu behalten. Sinnfindung nur als Bewältigungsmechanismus der Kontrolle und Abwehr zu beschreiben, greift aber zu kurz und wird dem Erleben der Patientinnen nicht gerecht. In den Interviews wurden ja nun nicht nur die hier wiedergegebenen positiven Veränderungen berichtet, sondern es zeichneten sich auch deutlich leid- und schmerzvolle Erfahrungen durch die Krankheit ab. Aber gerade dadurch, daß die Patientinnen offen waren für die positiven Veränderungen in ihrem Leben, ermöglichten sie es sich selbst, mit einem neuen Bewußtsein ihre Krebserkrankung und damit letztlich auch ihr ganzes Leben zu erfahren.

Im Krebsnachsorgebereich kann die Fokussierung positiver Aspekte desKrankheitsgeschehens die Patienten ermutigen, aktiv ihre individuelle Lebensgestaltung zu verändern und somit die Krankheit zu bewältigen.

Literatur

Berger P, Luckmann T (1972) Die gesellschaftliche Konstruktion der Wirklichkeit. Fischer, Frankfurt am Main

Filipp SH, Aymanns P, Ferring D, Freudenberg E, Klauer T (1987) Elemente subjektiver Krankheitstheorien: Ihre Bedeutung für die Krankheitsbewältigung, soziale Interaktion und Rehabilitation von Krebskranken. Universität, Trier (Berichte aus dem Forschungsprojekt „Psychologie der Krankheitsbewältigung", Nr 15)

Gerdes N (1984) Der Sturz aus der Wirklichkeit und die Suche nach dem Sinn. Institut Schloß Reisensburg

Herschbach P (1985) Psychosoziale Probleme und Bewältigungsstategien von Brust- und Genitalkrebspatientinnen. Röttger, München

Kennedy BJ, Tellegen A, Kennedey S, Havernick N (1976) Psychological response of patients cured of advanced cancer. Cancer 38:2184–2191

Schröder A (1985) Psychische Bewältigungsstrategien bei Brustkrebspatientinnen. Lang, Frankfurt am Main

Schülein J (1982) Zur Konzeptualisierung des Sinnbegriffs. Kölner Z Soziol Sozialpsychol 34:649–664

Taylor SE (1983) Adjustment to threatening events. A theory of cognitive adaptation. Am Psychol 38:1161–1173

Thomas JM, Weiner EA (1974) Psychological differences among groups of critcally ill hospotalized patients, noncritically ill hospitalized patients and ill controls. J Consult Clin Psychol 42:274–279

Worden JW, Weisman AD (1977) The fallacy in postmastectomy depression. Am J Med Sci 273:169–175

Zum Ergebnis

In der bisherigen Copingforschung wurden Krebserkrankungen fast nur unter dem Gesichtspunkt der Belastung untersucht. Copingverhalten wurde dabei oft zu mechanistisch (man sprach von „Copingmechanismen") und reduktionistisch als Versuch der Patienten betrachtet, den krankheitsbedingten Belastungen zu begegnen, um sich - soweit möglich - dem früheren psychischen Status quo wieder anzunähern.

Andrea Schumacher weist demgegenüber am Beispiel von Brustkrebserkrankungen darauf hin, daß bestimmte Formen der Krankheitsbewältigung auch zur psychischen Weiterentwicklung und weiteren Reifung eines Menschen führen können, also sogar einen wesentlichen Zugewinn gegenüber dem psychischen Zustand vor der Erkrankung mit sich bringen können. Allerdings sind die entsprechenden Reflexionen und Neuorientierungen nicht immer bewußt und explizit. Sie liegen nur selten „abrufbar" als klare Erkenntnisse der Person bereit. Auch ist es eher selten, daß Ärzte oder die sonstigen Mitmenschen von Krebsbetroffenen auf diese Tiefendimension von Sinnfindung eingehen.

Die Redaktion

Paarbeziehung und Krankheitsverarbeitung bei Hodenkarzinompatienten jenseits der Fünfjahresheilung

P. Möhring, E. Brähler

Zusammenfassung

In einer Studie zur Krankheitsverarbeitung wurden 48 ehemalige Patienten mit Hodenkarzinom und ihre Partnerinnen untersucht. Die ehemaligen Patienten waren 5–10 Jahre nach der Erkrankung frei von Anzeichen einer malignen Erkrankung. In der Untersuchung wird der Frage nachgegangen, wie die abgelaufene Krebserkrankung in der Paarbeziehung verarbeitet wird. Die Befunde für die Gesamtstichprobe sind insgesamt nicht sehr auffällig, weisen jedoch auf einen verbliebenen depressiven Symptomenkomplex bei den Paaren hin. Durch die GT-Paardiagnostik lassen sich 4 verschiedene Paarbeziehungsmuster voneinander abgrenzen, bei denen sich die Paare auch in ihrem subjektiven Körpererleben unterscheiden. Die Typen von Paarbeziehungen weisen auf eine unterschiedlich gut gelungene Krankheitsverarbeitung hin, 3 der 4 Muster wirken als sehr problematisch. Dies bedeutet, daß der psychosoziale Rehabilitationsausgang oft hinter dem medizinischen zurückbleibt und deshalb besonderer Beachtung bedarf.

Summary

In a study on coping processes we investigated 48 former patients who had been treated for cancer of the testicles 5 to 10 years before, and their partners. The patients did not show any signs of disease at the time of the investigation. In the study we followed the question of how the couples had learned to cope with the cancer the men had survived. The results of the whole sample did not indicate any outstanding characteristics, but they indicated to a depressive symtom complex. We distinguished four different types of couple relations which were also differed with regard to body complaints. We interpret these types as different coping processes. Three of the four types experienced disturbances of the couples relations and body experience. The result of medical rehabilitation seems to be satisfactory, but obviously the psychosocial rehabilitation of cancer patients of the testicles needs more attention.

Einleitung

Der Verarbeitung schwerer lebensbedrohlicher Erkrankungen wird in den letzten Jahren immer mehr Beachtung von seiten der psychosomatischen bzw. der medizinpsychologischen Forschung geschenkt, wobei v. a. die Bewältigung maligner Erkrankungen untersucht wird. Dabei werden einige Tumorformen bevorzugt, während andere bislang kaum Gegenstand des wissenschaftlichen Interesses wurden. Der Unterleibskrebs und der Brustkrebs der Frau wurden z. B. sehr häufig untersucht, während andere Tumorformen wie Hodenkarzinome eher seltener untersucht wurden (vgl. Stegie u. Mödinger 1988). Es ist auch eher selten, daß die Ehepartner oder Familien der Erkrankten in die Erforschung der Krankheitsverarbeitung mit einbezogen werden. Dabei kommt dem Ehepartner eine besondere Bedeutung zu als Person besonderen Vertrauens, wie die sozialmedizinische Forschung sehr nahelegt (Brown u. Harris 1978; Cassel 1974). Der Ehepartner als Konfidant ist bei der Bewältigung von belastenden Lebensereignissen, wie sie maligne Erkrankungen darstellen, von besonderer Bedeutung als soziale Ressource. Im Falle konflikthafter, problematischer Paarbeziehungen ist auch die Bewältigung einer malignen Erkrankung sehr erschwert. Eine maligne Erkrankung stellt selbst dann, wenn sie sich als behandelbar erweist, eine potientielle Bedrohung des Lebens dar.

Auch jenseits der Fünfjahresheilung ist die Erkrankung von den meisten Betroffenen noch nicht vergessen worden, sondern ist im Gegenteil häufig präsent (Möhring 1985). Der Körper, der den Erkrankten „im Stich gelassen" hat, bleibt lebenslang Ort gesteigerter Angst und Vorsicht. Der Körper trägt wesentlich zur Identität des Menschen bei, nach Grunert (1977) gibt es kein intaktes Selbstwertgefühl ohne ein intaktes Körperbild. Schwere Erkrankungen, Verstümmelungen und bleibende Behinderungen müssen in das Körperbild und in die Identität des Menschen integriert werden, wenn die psychosoziale Rehabilitation des Kranken gelingen soll. Ist das Genitale betroffen, so treten auch noch Störungen der sexuellen Identität hinzu. Es ist eine häufige Erfahrung, daß Frauen nach der Erkrankung an einem Genitalkarzinom in einem weit stärkeren Ausmaß Beeinträchtigungen ihres sexuellen Erlebens nach der Behandlung äußern, als dies die medizinischen Organbefunde erwarten lassen. In einer der wenigen Untersuchungen zur Krankheitsverarbeitung von Patienten mit Hodenkarzinomen kamen Janssen u. Weissbach (1978) zu dem Schluß, daß die meisten Patienten durch die maligne Hodenerkrankung und ihre Folgen in ihrem sexuellen Erleben und ihrer sexuellen Identität gestört waren. Zum Teil war es ihnen auch gelungen, diese Störung zu kompensieren oder beispielsweise über Reaktionsbildung abzuwehren.

Untersuchungsgang

In einer Studie zur Krankheitsverarbeitung haben wir ehemalige Hodenkarzinompatienten und ihre Partnerinnen untersucht. Die ehemaligen Patienten waren 5–10 Jahre nach der Erkrankung frei von Anzeichen einer malignen Erkrankung. In der Untersuchung sollte v. a. der Frage nachgegangen werden, wie die Krebserkrankung sich auf die Paarbeziehung ausgewirkt hat und wie die Erkrankung dadurch verarbeitet wird. In Analogie zu einer Untersuchung von ehemaligen Genitalkarzinompatientinnen und ihren Partnern haben wir auch in dieser Untersuchung das Schwergewicht auch eine typologische Betrachtungsweise gelegt, da auch bei dieser Stichprobe nicht davon ausgegangen werden kann, daß es eine spezifische Verarbeitung der Erkrankung in der Paarbeziehung gibt (vgl. Brähler u. Möhring 1988).

Da Hodentumoren eine eher seltene Tumorform darstellen, kooperierten wir mit Kliniken in Gießen und Hannover, um eine ausreichende Anzahl von Hodentumorpatienten und ihren Partnerinnnen für eine medizinpsychologische Untersuchung zu gewinnen. Kriterium für die Aufnahme in die Untersuchung war, daß die abgelaufene Erkrankung mindestens 5 Jahre und höchsten 10 Jahre zurückliegen sollte. Von den 230 angeschriebenen Patienten antworteten 90, dies entspricht einer Rücklaufquote von 39%. Bei einem Teil der Untersuchten waren die Angaben unvollständig, so daß 77 Patienten mit oder ohne Partner in die Untersuchung eingingen. Wir berichten an dieser Stelle über die Paarstichprobe, die aus 48 ehemaligen Patienten mit ihren Partnerinnen bestand. Das Durchschnittsalter in dieser Stichprobe lag bei den Männern geringfügig über 40 Jahren, das der Frauen geringfügig darunter, bei einer Streuung von jeweils 13 Jahren. Die meisten Paare waren zum Zeitpunkt der Untersuchung über 10 Jahre verheiratet. Die häufigsten Diagnosen waren bei den ehemaligen Patienten Seminome, Teratome, Embryonalkarzinome oder auch Mischformen gewesen.

Zur Erfassung von wesentlichen Aspekten der Paarbeziehung wurde der Gießen-Test verwandt, der bereits im Hinblick auf die Erfassung von Beziehungsstrukturen konstruiert wurde. Durch Partnerbeurteilungen im Selbst- und Fremdbild werden die Selbst- und Fremdkonzepte von Partnern erfaßt und miteinander in Beziehungen gesetzt, um Aspekte der Beziehungsstruktur zu finden, die teilweise dem Paar unbewußte Beziehungsaspekte enthalten (Brähler u. Beckmann 1984). Im Gießen-Test (GT) werden persönliche Qualitäten nicht direkt abgefragt, um stereotype Antwortmuster zu vermeiden; der Proband ordnet sich im Vergleich zu anderen Menschen ein. Für die Paardiagnostik werden aus 30 Items 5 Skalen gebildet:

1) Soziale Resonanz,
2) Dominanz,
3) Kontrolle,
4) Grundstimmung,
5) Durchlässigkeit.

Da der GT den Partner im Selbst- und Fremdbild vorgelegt wurde, erhält man pro Paar 4 Beurteilungen:

- Selbstbild des Mannes (m.-m.),
- Fremdbild des Mannes über die Frau (m.-w.),
- Fremdbild der Frau über den Mann (w.-m.),
- Selbstbild der Frau (w.-w.).

Obgleich die Rücklaufquote in Anbetracht des zeitlichen Abstandes und der Schwere und der Art der Erkrankung eher als hoch einzuschätzen ist, sollen die Mittelwertsbetrachtungen doch mit dem Vorbehalt versehen werden, daß Selektionseffekte nicht auszuschließen sind. Wir haben daher das Schwergewicht auf die typologische

Betrachtrungsweise gelegt und typische Paarbeziehungsmuster ermittelt, die, wenn sie in unserer Stichprobe enthalten sind, in ähnlicher Form auch im gesamten Kollektiv enthalten sind. Bei diesem Verfahren können Selektionsfaktoren nur in der Verteilung auf die Untergruppen wirksam werden. Es ist denkbar, daß es noch weitere Paarbeziehungsmuster gibt, die in unserer Untersuchungsgruppe nicht aufgetreten sind, da sich die Paare dieser Gruppe nicht für die Untersuchung zur Verfügung gestellt haben. Dies läßt aber die Existenz und Interpretierbarkeit der von uns gefundenen Typen von Paarbeziehungsmustern unberührt. Es handelt sich dabei um verschiedene Typen von Rehabilitationsausgängen, die sich in sinnvollem Zusammenhang mit der abgelaufenen Malignomerkrankung interpretieren lassen. Um typische Paarbeziehungsmuster zu ermitteln, wurde für die 48 Paare eine Q-Faktorenanalyse (mit Pearson-r) über die $4 \cdot 5 = 20$ GT-Skalen durchgeführt. Dabei wurde eine externe Standardisierung der Rohwerte an der Eichstichprobe durchgeführt. Die erhaltenen Typen wurden analog der Itemanalyse dahingehend überprüft, daß die Profile der einzelnen Paare mit dem Mittelwertsprofil der anderen Paare des Typus eindeutig ($h1^2-h2^2 > 0{,}10$) und ausreichend hoch ($h > 0{,}40$) korrelieren. Dieses Verfahren hat sich für die Typenbildung von GT-Paarprofilen in verschiedenen Untersuchungen als angemessen erwiesen (vgl. Brähler u. Brähler 1988). Dadurch, daß nach der Q-Analyse noch eine „Trennschärfenbestimmung" durchgeführt wird, dient die Q-Analyse nur zum Auffinden von Gruppen ähnlicher Profile, nicht alle dabei ermittelten Gruppen erweisen sich als ausreichend homogen. Durch dieses Vorgehen verliert das Verfahren eine viel kritisierte Schwäche, die relative Beliebigkeit beim Erzeugen von Gruppen.

Zur Validierung der Gruppenbildung wurden verschiedene Außenkritereien herangezogen. Als eine Dimension des Körpererlebens wurden die Körperbeschwerden mit dem Gießener Beschwerdebogen (GBB) in Selbst- und Fremdbildform erfaßt (Brähler u. Scheer 1983). Dabei werden 4 abgrenzbare Symptomkomplexe des Beschwerdeerlebens ermittelt: 1) allgemeine Erschöpfung, 2) Magenbeschwerden, 3) Gliederbeschwerden und 4) Herzbeschwerden; als Summe der 4 Skalen ergibt sich 5) der Beschwerdedruck. Analog der Untersuchung mit dem Gießen-Test erhält man 4 Bilder pro Paar.

Außerdem wurde von den ehemaligen Patienten die H-Skala zur Erfassung von Hoffnungslosigkeit und Pessimismus erhoben (Krampen 1979) sowie der IPC-Test der Kontrollüberzeugungen mit den 3 Skalen 1) internale Kontrollüberzeugung, 2) Machtlosigkeit und 3) Fatalismus (Krampen 1981).

Ergebnisse

Gesamtstichprobe

Die Selbsteinschätzung im Gießen-Test auf Skalenebene ergibt folgendes Bild (vgl. Tabelle 1 und Abb. 1): Die Einschätzungen bei Skala 2) erfolgen im bekannten Geschlechtsstereotyp: die Männer sind dominant, die Frauen sind gefügig, und diese klassische Rollenteilung ist zwischen den Partnern unstrittig. Bei Skala 3) erfolgen bei den Männern Abweichungen in Richtung Unterkontrolliertheit, in Selbst- und

Tabelle 1. GT-Skalenmittelwertsprofil der Gesamtstichprobe (n = 48)

Skala	m.–m.		m.–w.		w.–m.		w.–w.	
	$\bar{x}$	s	$\bar{x}$	s	$\bar{x}$	s	$\bar{x}$	s
1) Resonanz	48,6	9,1	53,5	9,3	49,0	10,6	51,2	9,8
2) Donimanz	45,6	8,7	50,8	8,6	44,6	9,5	52,1	8,9
3) Krontrolle	47,2*	8,3	52,5	8,3	48,5*	9,4	49,2	8,8
4) Grundstimmung	50,7	8,4	53,3	7,4	52,5*	7,8	55,1	7,2
5) Offenheit	48,2	8,4	49,2	11,1	50,1	10,6	49,0	10,8

* p<0,05 gegenüber Ehepaarerhebung (Brähler u. Beckmann 1984)

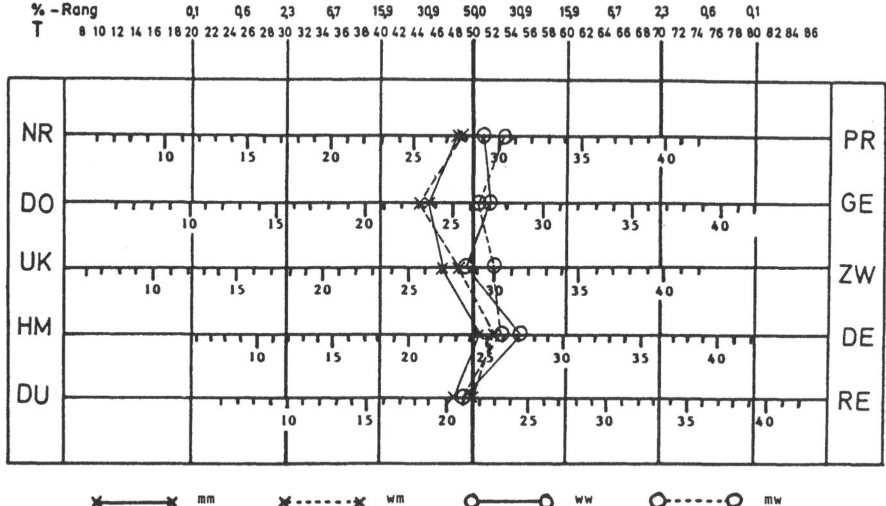

Abb. 1. GT-Skalenprofil der Gesamtstichprobe (n = 48)

Fremdbild signifikant. Bei der Grundstimmung zeigt sich eine signifikante Abweichung beim Bild der Frau über den Mann in Richtung Depressivität.

Bei den Skalen 1), 2), 3), und 4) liegen die Beurteilungen über die Frauen (w.–w. *und* m.–m.) signifikant mehr in Richtung positiver sozialer Resonanz, Gefügigkeit, Zwanghafigkeit und Depressivität (vgl. auf Tabelle 2). Bei der Skala 3) kommt es zu einer Interaktion Urteiler · Beurteilter in der Weise, daß die Fremdbilder eher in Richtung Kontrolle liegen als die Selbstbilder (vgl. auch Tabelle 2).

Auf die Ergebnisse der Gesamtstichprobe mit dem GBB wollen wir nicht genauer eingehen; dies haben wir an anderer Stelle bereits getan (Möhring u. Brähler 1986). Es sei nur darauf hingewiesen, daß die Männer gegenüber den Männern der Eichstichprobe signifikant mehr Erschöpfung, Gliederschmerzen und Beschwerdedruck angeben, die Werte bei ihren Frauen sind nicht erhöht. Der Beschwerdedruck von Männern und Frauen ist in dieser Studie ungefähr gleich (vgl. auch Tabelle 2). Dies ist ein bemerkenswerter Befund, da in der Eichstichprobe die Frauen deutlich mehr Körperbeschwerden angeben als die Männer. Hier haben sich die Männer durch ihre Klagsamkeit dem durchschnittlichen Beschwerdeempfinden der Frauen angeglichen, so daß die sonst üblichen Differenzen verschwunden sind. Die Fremdbeurteilung der Beschwerden stimmen sehr gut mit den Selbstbeurteilungen überein, es gibt keine bemerkenswerten Differenzen, und die Selbst- und Fremdbilder korrelieren sehr hoch (vgl. Möhring u. Brähler 1986; sowie Tabelle 2). Dies kann man als eine erhöhte Wachsamkeit und Aufmerksamkeitsbesetzung des Körpers interpretieren. Man wird aufmerksamer für den anderen nach einem solch bedrohlichen Ereignis und rückt ein wenig näher zusammen, um der Bedrohung gemeinsam mehr entgegensetzen zu können. Vergleichbare Befunde, allerdings noch viel ausgeprägter, haben wir auch in Stichproben ehemals an Genitalkarzinom erkrankter Frauen und ihrer Partner gefunden. Dort war die gegenseitige Ähnlichkeit noch ausgeprägter und die gegenseitige Einfühlung war sehr hoch. Es kann durchaus ein Merkmal von Paaren mit zurückliegenden schweren lebensbelastenden Ereignissen sein, daß sie solch erhöhte Empathie- und Ähnlichkeitsmaße zeigen und muß sich nicht auf die Reaktion auf maligne Erkrankungen beschränken, wenngleich unsere Daten sich auf Langzeitkatamnesen Malignomkranken beziehen.

In der H-Skala von Beck schätzen sich die Männer in dieser Stichprobe als signifikant hoffnungsloser, in dem Test der Kontrollüberzeugungen als signifikant erhöht internal kontrolliert ein gegenüber den Eichstichproben (vgl. Möhring 1985). Diese Ergebnisse verstehen wir als einen Hinweis darauf, daß die abgelaufene Krebserkrankung bei den Männern Spuren hinterlassen hat: depressiv-nachdenkliche Grundstimmung und das Empfinden von Pessimismus sowie erhöhte Erschöpfung und erhöhte Gliederschmerzen weisen auf eine anhaltende depressiv getönte Reaktion hin. Die auffällig hohe internale Kontrolle im Test der Kontrollüberzeugungen werten wir als Versuch, das Erlebnis von Hilflosigkeit und Kontrollverlust durch die Erkrankung in einer Reaktionsbildung abzuwehren.

Typologie

Die Daten dieser Stichprobe weisen zentrale Tendenzen auf, die denen vergleichbarer Stichproben ähnlich sind, die aber insgesamt nicht sehr auffällig sind. In Verbindung mit den Außenkriterien läßt sich diese Tendenz als depressiver Symptomenkomplex benennen. Wir werten dies als Hinweis gegen eine diagnosespezifische Krankheitsverarbeitung. Obgleich die Gegebenheit, daß die Daten aus verschiedenen Stichproben in dieselbe Richtung weisen, deren Repräsentativität wahrscheinlich macht, bietet der typologische Weg, den wir in der Folge beschreiten, den Vorteil, daß hier innerhalb einer Stichprobe verschiedene Muster von Paarbeziehung und Krankheitsverarbeitung gefunden werden können, die im vorliegenden Fall 4 verschiedene Möglichkeiten des Rehabilitationsausgangs darstellen. Durch das oben beschriebene Verfahren der Typologisierung ergaben sich 4 Typen, denen sich 38 der 48 Paare zuordnen lassen. Eine Dreiwegvarianzanalyse mit den Faktoren „Gruppenzugehörigkeit", „Urteiler" und „Beurteilter" ergab bei allen Skalen signifikante Unter-

Tabelle 2. Dreiwegvarianzanalyse „Gruppe · Urteiler · Beurteiler“ über GT-Skalen und GBB-Skalen

Skala	G df=3	U df=1	B df=1	G·U df=3	G·B df=3	U·B df=1	G·U·B df=3
GT 1	28,6***	0,8	10,8***	1.2	6.0***	1.6	0,9
GT 2	2,4*	0,0	29,3***	0,3	10,3***	1,0	0,4
GT 3	12,5***	0,8	7,3**	0,8	2,0	4,3*	0,6
GT 4	8,2***	3,1	6,5*	1,3	2,5*	0,0	0,2
GT 5	214,8***	0,6	0,0	1,0	10,0***	0,9	1,3
GBB 1	3,5*	0,0	0,2	0,1	1,3	0,2	0,1
GBB 2	5,6***	2,1	2,9	1,7	0,2	0,0	0,1
GBB 3	5,3**	1,4	1,3	0,4	3,2*	0,2	0,1
GBB 4	4,7***	0,9	2,1	0,4	0,8	0,4	0,2
GBB 5	6,8***	1,1	0,1	0,5	1,4	0,0	0,1

* $p<0{,}05$, ** $p<0{,}01$, *** $p<0{,}001$

Tabelle 3. GBB-Skalenmittelwertsprofil gemittelt über m.–m., m.–w., w.–m. und w.–w.

Skala	Typ 1	Typ 2	Typ 3	Typ 4
Erschöpfung	3,68	5,25	6,61	6,56
Magenbeschwerden	2,18	2,58	4,86	2,92
Gliederschmerzen	4,43	6,06	8,61	6,61
Herzbeschwerden	2,20	1,44	3,97	3,64
Beschwerdedruck	12,48	15,33	24,06	19,72

schiede zwischen den Gruppen, außer bei Skala 3) kam es bei allen Skalen zu einer Interaktion Gruppe · Beurteilter (vgl. Tabelle 2). Auf die Beurteiltenunterschiede bei den Skalen 1–4 sowie die Interaktion Urteiler · Beurteilter haben wir oben schon hingewiesen.

Tabelle 2 zeigt auch, daß sich die 4 ermittelten Paarbeziehungsmuster bei allen GBB-Skalen signifikant voneinander unterscheiden. Tabelle 3 enthält die GBB-Skalenwerte für die 4 Typen, wobei die 4 Werte pro Paar gemittelt sind.

Typus 1

Betrachten wir zunächst das Paarbeziehungsmuster von Typus 1, dem 11 Paare zugehören (vgl. Abb. 1). Das Beziehungsbild ist symmetrisch bis auf Skala 2, wo eine Rollenaufteilung im Bereich der Dominanz stattgefunden hat. Die Selbstbilder von Mann und Frau weisen in Richtung sozialer Resonanz (Skala 1) und emotionaler Durchlässigkeit (Skala 5), was vom Partner jeweils bestätigt wird. In dieser kommunikationsoffenen und vertrauensvollen Konstellation gibt es eine gegenseitig

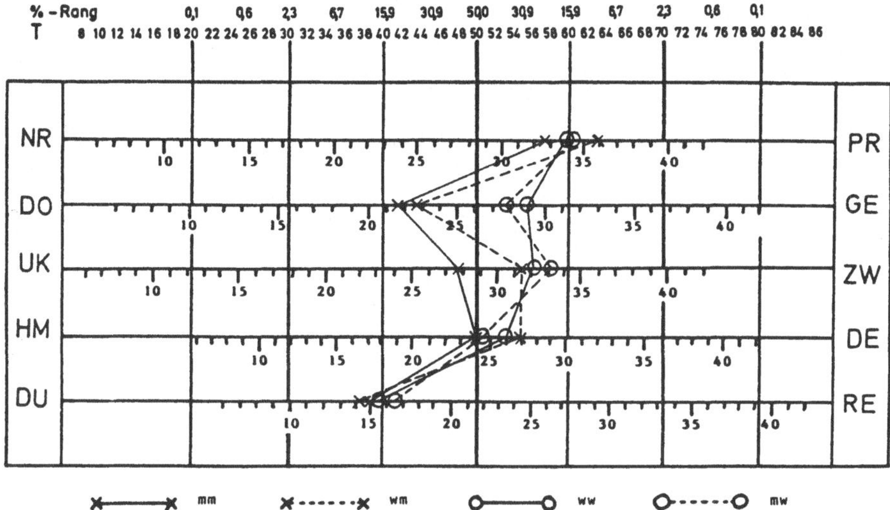

Abb. 2. GT-Skalenprofil Typus 1 (n = 11)

bestätigte Aufteilung bei der Skala 2 (Dominanz vs. Gefügigkeit): die Männer als die Dominanten, die Frauen als die Gefügigen. Auffällig ist noch, daß die Frauen ihre Männer zwanghafter (Skala 3) und v. a. depressiver (Skala 4) einschätzen, als diese sich selbst sehen. Handelt es sich hier um Persönlichkeitsaspekte, die Männer eher aus ihrer Selbstwahrnehmung ausblenden müssen? Insgesamt ist dies eine Paarbeziehungskonstellation, die bis auf die deutliche Dominanz-Aufteilung auch bei anderen Paaren mit schweren Lebensbelastungen als häufiges Paarbeziehungsmuster auftritt, ein Beispiel gelungener Krankheitsverarbeitung in der Paarbeziehung. Ein Indiz dafür ist auch, daß bei diesem Paartypus die Skalenwerte sowohl für die Männer als auch ihre Frauen bei den Skalen Erschöpfung, Magenbeschwerden, Gliederschmerzen und auch beim Beschwerdedruck am niedrigsten von allen vier Paarbeziehungsmustern ist.

Typus 2

Abbildung 2 zeigt das 2. typische Paarbeziehungsmuster, das 9 Paare umfaßt. Hier schätzen sich die Männer als negativ sozial resonant (Skala 1), dominant (Skala 2), depressiv (Skala 4) und eher retentiv (Skala 5) ein, die Selbstbilder der Frauen sind bis auf Depressivität (Skala 4) und emotionale Durchlässigkeit (Skala 5) unauffällig. Die gegenseitige Bestätigung der Selbsteinschätzungen durch die Fremdeinschätzungen ist sehr hoch. Dieses Beziehungsbild erscheint als problematischer. Die Männer empfinden sich als eher unattraktiv und von ihrer Wirkung nicht überzeugt, sind jedoch in ihrer Selbsteinschätzung dominant und werden von ihren Frauen auch so erlebt, gleichzeitig sehen sie sich jedoch auch als sehr depressiv. Sie wirken neben ihrer dominanten Selbsteinschätzung eher unsicher und nachdenklich. Zwar teilen die Frauen für sich diese depressive Nachdenklichkeit, schätzen sich jedoch selbst als deutlich emotional durchlässiger ein als ihre Männer, die diese Einschätzung teilen.

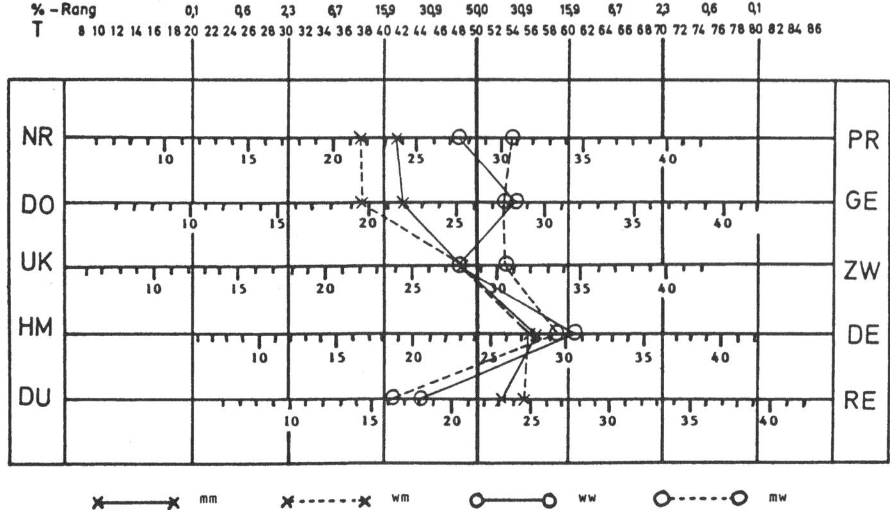

Abb. 3. GT-Skalenprofil Typus 2 (n = 9)

Vielleicht mildert die emotionale Offenheit der Frau die Beziehungs- und Selbstwertprobleme der Männer.

Typus 3

Beim Paarbeziehungsmuster vom Typ 3 mit 9 Paaren, das wir in Abb. 3 sehen, fällt auf, daß es sich hier um eine deutlich komplementäre Beziehungsstruktur handelt, während Paarbeziehungstypus 1 ja eher symmetrisch und Typus 2 symmetrisch-komplementär war. Hier wird das Beziehungsbild mehr durch die Differenzen zum Partner als durch die Abweichung vom Mittelwert prägnant: die Männer sind eher dominant, unterkontrolliert, hypomanisch und emotional durchlässig, die Frauen sind dagegen eher negativ sozial resonant, gefügig, zwanghaft, depressiv und retentiv. Diese Komplementarität geht, so scheint es, zu Lasten der Frauen, die sich die sozial weniger akzeptierten Eigenschaften zuschreiben. Die wechselseitige Bestätigung der Selbstbilder durch die Fremdeinschätzung ist relativ hoch. Komplementäre Beziehungsstrukturen sind stärker als symmetrische auf Kommunikation angewiesen. Die Kommunikation erscheint jedoch bei den Paaren dieses Typus erschwert zu sein, die Frauen schätzen sich als verschlossen und mißtrauisch und auch nicht als übermäßig attraktiv ein. Die Männer scheinen nicht die kommunikative Kompetenz aufzuweisen, um dies ausgleichen zu können.

Männer und Frauen in dieser Gruppe haben die mit Abstand höchsten Skalenwerte bei allen Skalen des Gießener Beschwerdebogens. Hier drückt sich über den Körper ein Bedürfnis aus, das innerhalb der Kommunikation nicht abgedeckt werden kann, ein Bedürfnis nach Fürsorge, das in dieser kommunikationsgestörten Beziehung nicht gestillt werden kann.

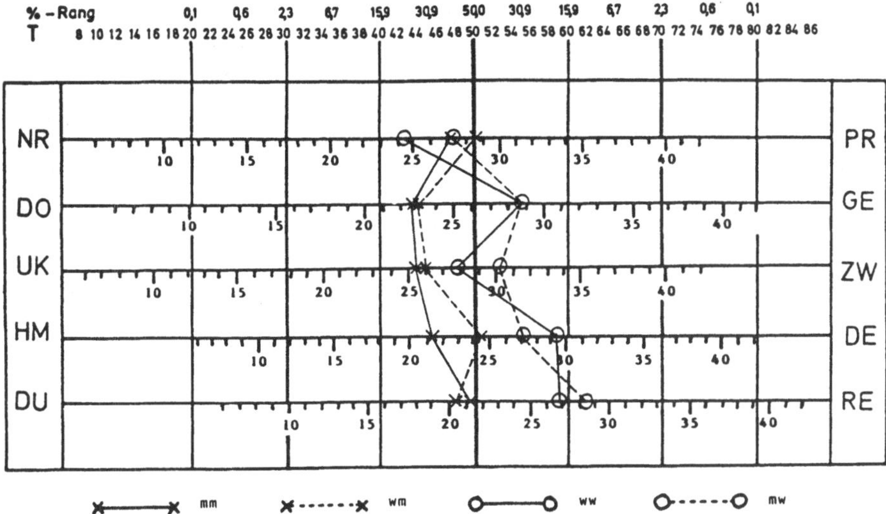

Abb. 4. GT-Skalenprofil Typus 3 (n = 9)

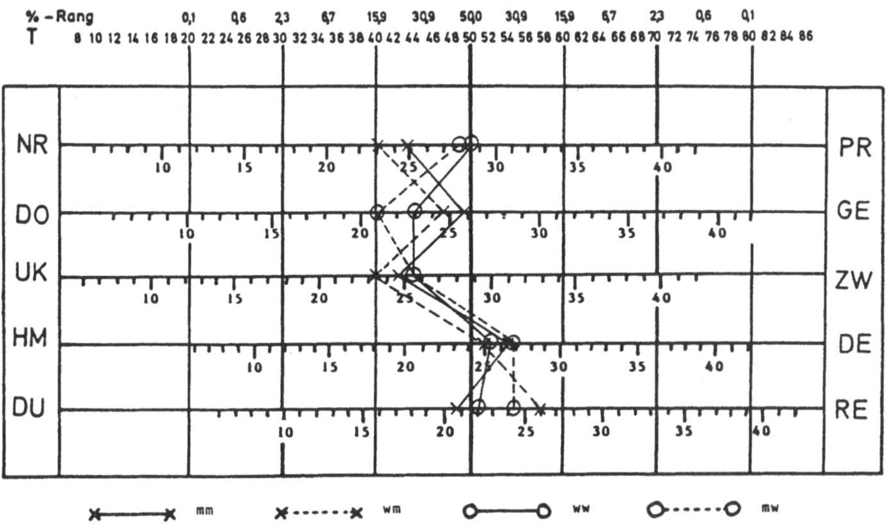

Abb. 5. GT-Skalenprofil Typus 4 (n = 9)

Typus 4

In Abb. 4 ist das Mittelwertsprofil der 9 Paare abgebildet, die zu Typus 4 gehören. Dieser Typus unterscheidet sich v. a. von den 3 vorhergehenden dadurch, daß sich hier die Frauen als dominanter einschätzen, was von den Männern in noch stärkerem Ausmaß gesehen wird. Die Männer schätzen sich selbst als negativ resonanter und auch depressiver ein als dies sonst bei Männern der Fall ist. Auffällig ist außerdem, daß sich die Männer als fast durchlässig sehen, die Frauen ihre Männer hingegen als retentiv, also als mißtrauisch und verschlossen einschätzen. Kontrolle und Ordnung spielt bei diesem Ehepaartypus eine geringe Rolle, alle Beurteilungen bei Skala 32 gehen in Richtung Unterkontrolliertheit. In diesem Beziehungsbild tritt eine Kommunikationstörung zutage, wobei hier die Männer als die Unsicheren und Zurückhaltenden erscheinen. Die Männer und Frauen dieser Gruppe weisen ebenfalls viele Körperbeschwerden in allen Bereichen auf und drücken damit eine Defizit aus, das nach dem Beziehungsbild ein kommunikatives Defizit sein kann.

Vergleich mit anderen Gießen-Test-Paaruntersuchungen

Wir haben die von uns ermittelten Paarbeziehungsmuster über Profilkorrelationen auch mit solchen von anderen Untersuchungen verglichen, die bei Brähler 1988 dargestellt sind.

Dabei ergaben sich hohe Ähnlichkeiten (Pearson-r > 0,75) von Typus 1 mit je einem Typus aus Stichproben von Genitalkarzinomüberlebenden (Brähler u, Möhring 1988), Paare mit Verdacht auf Mammakarzinom der Frau und Kontrollgruppe sowie Einjahreskatamnese dazu (Buddeberg 1985), Paare mit Mammakarzinom der Frau (Liffler 1982), Paare mit Herzinfarkt eines Partners (Biskup 1982), Paare mit Wunsch nach künstlicher Insemination (Brähler u. Meyhöfer 1986), Paare nach erfolgreicher künstlicher Insemination (Goebel et al. 1989), Paare mit Sterilitätsproblematik (Brähler u. Meyhöfer 1985), Paare mit Ulkus des Ehemannes (Brähler et al. 1988) Eltern von Risikokindern direkt nach der Geburt des Kindes und 5 Jahre nach Geburt des Kindes (Beckmann et al. 1989) sowie Eltern von „schizopräsenten" Kindern (Angermeyer et al. 1982).

Typus 2 zeigt keine hohen Ähnlichkeiten mit Typen aus anderen Untersuchungen.

Typus 3 zeigt hohe Ähnlichkeiten mit je einem Typus aus der Paarambulanz in Gießen (Brähler u. Möhring 1986), einem aus der Paarambulanz in Wien (Reiter 1983), mit einem Typus von Paaren mit Sexualstörungen (Arentewicz u. Schmidt 1980), einem Typus von stationär behandelten Patienten mit Partner (Hartmann 1988), mit einem Typus von Paaren mit einem an Morbus Crohn erkrankten Partner (Häusser 1982), mit einem Typus von Paaren mit Wunsch des Mannes nach Vasektomie (Brähler et al. 1988), mit einem Typus von Paaren mit einem Risikokind 8–12 Jahre nach der Geburt (Brähler et al. 1989), einem Typus von Paaren, bei denen sich ein Partner in Dialysebehandlung (Franke 1980) befindet sowie eine Typus von Paaren mit einem depressiv erkrankten Partner (Hell 1982).

Typus 4 zeigt hohe Ähnlichkeiten mit je einem Typus aus folgenden Stichproben: Paarambulanz Gießen (Brähler u. Möhring 1986), Paare mit Sexualstörungen (Arentewicz u. Schmidt 1980), Paare mit einem depressiv erkrankten Partner (Hell 1982) sowie Eltern 5 Jahre nach Geburt eines Risikokindes (Beckmann et al. 1989).

Diskussion

Die hier vorgestellten Daten gewähren einen ersten Eindruck in Paarbeziehungen und Krankheitsverarbeitung langzeitüberlebender Hodenkrebspatienten. Die Gruppe der Untersuchten ist zwar groß genug, um zu statistisch zuverlässigen Aussagen zu kommen, aber zu klein, um die spezielle Problematik dieser Krankengruppe mit einem Anspruch auf Vollständigkeit beschreiben zu können. Wir vermuten, daß es noch weitere Typen von Paarbeziehungen gibt, die erst bei größeren Stichproben in Erscheinung treten. Auch ist anzunehmen, daß sich dann auch in der Typologie bedeutsamere Unterschiede bei den Außenkriterien zeigen als in dieser Studie, wo die Gruppenunterschiede der abhängigen Variablen nur im GBB - dort allerdings sehr deutlich - signifikant waren.

Die Typen von Paarbeziehungen weisen auf unterschiedlich gut gelungene Krankheitsverarbeitung hin und werfen therapeutisch relevante Fragen auf:

Typ 1 präsentiert sich als „Idealtyp", die kommunikative Kompetenz ist gut, die gegenseitige Wertschätzung ist hoch und die Belästigung durch Körperbeschwerden ist gering. Wir wissen, daß solche Selbsteinschätzungen natürlich der Abwehr nicht eingestandener Dissonanzen dienen können, weisen diesem Gesichtspunkt hier angesichts der überlebten Grunderkrankung jedoch eine untergeordnete Rolle zu. Was auch immer abgewehrt sein mag, es gibt keinen Hinweis darauf, daß diese Art von Krankheitsverarbeitung nicht als gelungen zu betrachten ist. Es vermag in anderen klinischen Bereichen Situationen geben, in denen eine Infragestellung dieser Struktur geboten ist, hier jedoch nicht.

Typus 2 erweist sich als für unsere Stichprobe spezifisch, was wir daraus ableiten, daß dieses Paarbeziehungsmuster im Vergleich mit anderen Stichproben keine hohe Ähnlichkeit zeigt. Hier dürfte die Kontakt- und Gesprächsbereitschaft der Frauen einiges ausgleichen, was unverstellt an psychopathologisch relevanter Symptomatik der Männer erscheint, die unattraktiv, verschlossen und depressiv offenbar zum Rückzug neigen. Man merkt hier deutlich, daß die Männer Probleme haben, die Frauen scheinen eine Therapeutenrolle zu übernehmen.

Bei Typ 3 wird über den Weg der Körperbeschwerden Klage geführt. Die extrem komplementäre Beziehungsstruktur bei geringen kommunikativen Möglichkeiten verhindert wohl zufriedenstellenden emotionalen Austausch. So fallen die Männer im GT-Selbstbild durch die ausgeprägte Dominanz auf, und die Frauen - unattraktiv, verschlossen, gefügig und depressiv - können ihnen kaum Widerpart sein. Therapiebedürftig erscheint diese Konstellation schon, doch werden diese Paare vermutlich einen Anstoß von außen benötigen, um einen solchen Schritt zu tun. Dieser Typus ist nicht selten, er taucht sowohl in Stichproben auf, bei denen körperliche Erkrankungen auftreten als auch in solchen, bei denen ein Konflikt im Vordergrund steht. Es handelt sich hier um eine eher unspezifische Problembeziehung.

Auch die 4. Paarkonstellation ist nicht unproblematisch. Die Verbindung dominanter Frauen mit eher unscheinbaren und zurückgezogenen Männern birgt einiges an Konfliktstoff. Es liegt die Vermutung nahe, daß sich die Männer wegen einer verbliebenen Verunsicherung auf sich selbst zurückgezogen haben. Auch diesen Beziehungen würde eine therapeutische Klärung ihrer Probleme guttun, weisen sie doch durch ihre Ähnlichkeit mit Konfliktehen, die wegen Beziehungs- oder Sexualstörungen therapeutische Hilfe gesucht haben, auf bestehende Konflikte hin. Auch die verstärkte Klage wegen Körperbeschwerden kann ein Hinweis darauf sein.

Es ist zu sehen, daß der Vergleich mit verschiedenen Typen aus anderen Stichproben den Interpretationsrahmen erweitert. Insgesamt gesehen stimmt uns bedenklich, daß immerhin 3 von 4 typischen Beziehungsmustern problematisch wirken. Hodenkarzinome sind schwerwiegende Ereignisse, an denen die Paare auch nach der Fünfjahresheilung zu tragen haben. Der psychosoziale Rehabilitationsausgang ist oft hinter dem medizinischen zurückgeblieben, eine Entwicklung, die den psychosomatisch denkenden Ärzten und Therapeuten Anlaß sein sollte, den Paarbeziehungen von Hodentumorpatienten besonderes Augenmerk zu schenken.

Die Untersuchung muß offenlassen, ob die Paarbeziehungen Fortsetzungen oder Zuspitzungen von bereits vor der Krankheit vorhandenen Beziehungsmustern sind oder ob die Veränderungen direkte Folgen der Erkrankung des einen Partners sind.

Literatur

Angermeyer MC, Richartz M, Schwoon DR (1982) Die Eltern und ihr schizophren erkrankter Sohn - Eine Untersuchung zur Personenwahrnehmung. Psychother Psychosom Med Psychol 32:141-151

Arentewicz G, Schmidt G (1980) Sexuell gestörte Beziehungen. Springer, Berlin Heidelberg New York

Beckmann D, Neuhäuser G, Pauli U (1989) Psychologische Determinanten neurologischer Symptome und neurologische Syndrome bei Kleinkindern. In: Jacobi P (Hrsg) Jahrbuch der medizinischen Psychologie, Bd 2: Psychologie in der Neurologie. Springer, Berlin Heidelberg New York Tokyo

Biskup J (1982) Die psychosoziale Situation von Koronarpatienten. Lang, Frankfurt am Main

Brähler E, Beckmann D (1984) Die Erfassung von Partnerbeurteilungen mit dem Gießen-Test. Diagnostica 39:184-197

Brähler E, Brähler C (1988) Paardiagnostik mit dem Gießen-Test. In: Cierpka M (Hrsg) Familiendiagnostische Verfahren. Springer, Berlin Heidelberg New York Tokyo

Brähler E, Felder H (1989) Interaktion und Kommunikation in familientherapeutischen Sitzungen. (Unveröffentlichter Arbeitsbericht eines DFG-Projektes)

Brähler C, Meyhöfer W (1985) Psychologische Aspekte der Fertilitätsstörungen. Med Welt 36:230-241

Brähler C, Meyhöfer W (1986) Zur Bedeutung von Partnerschaft und Körpererleben bei heterologen Insemination. Fertilität 2:161-168

Brähler E, Möhring P (1986) GT-Paardiagnostik - Wegweiser für den Paar- und Familientherapeuten? Psycho 12:935-942

Brähler E, Möhring P (1988) Krankheitsverarbeitung und Paarbeziehung bei Genitalkrebs-Patientinnen jenseits der „5-Jahres-Heilung". In: Möhring P (Hrsg) Leben mit Krebs. Springer, Berlin Heidelberg New York Tokyo, S 93-106

Brähler E, Scheer JW (1983) Der Gießener Beschwerdebogen (GBB) - Testhandbuch. Huber, Bern

Brähler E, Goebel P, Ortmann K, Blattner P (1988) Paarbeziehung vor der Vasektomie und Zufriedenheit mit der Vasektomie zwei Jahre danach. (Unveröffentlichter Vortrag beim VII. Kongreß „Psychologie in der Medizin", Göttingen)

Brähler E, Overbeck G, Jordan J (1989) Untersuchung zur Paardynamik bei Ulkuskranken. In: Overbeck G, Möhlen K, Brähler E (Hrsg) Die Ulcus-Krankheit. Vandenhoeck & Ruprecht, Göttingen

Brown G, Harris J (1987) Sjocial origins of depression. A study of psychiatric disorder. Tavisock London

Buddeberg C (1985) Ehen krebskranker Frauen. Eine prospektive Untersuchung über familiäre Auswirkungen eines Mammakarzinom. Urban & Schwarzenberg, München

Cassel J (1974) Psychosocial processes and stress. A theoretical formulation. Int J Health Serv 4:471–482

Franke B (1980) Zur psychosozialen Situation chronisch nierenkranker Patienten und ihrer Partner. Eine testpsychologische Querschnitts- und Verlaufsanalyse unter besonderer Berücksichtigung der Interaktion. Philos. Dissertation, Universität Freiburg

Goebel P, Blattner P, Brähler E (1989) Katamnestische Untersuchung der Paarbeziehung nach künstlicher Insemination (unveröffentlich)

Grunert J (1977) Körperbild und Selbstverständnis. Psychoanalytische Beiträge zur Leib-Seele-Einheit. Kindler, München

Hartmann HP (1988) Ehepaarinteraktion und stationäre Psychotherapie eines Partners. Med Dissertation, Universität Gießen

Häusser W (1982) Der Paradigmawechsel in der psychosomatischen Medizin. Med Dissertation, Universität Homburg/Saar

Hell D (1982) Ehen depressiver und schizophrener Menschen. Eine vergleichende Studie an 103 Kranken und ihren Ehepartnern. Springer, Berlin Heidelberg New York

Jansen PL, Weissbach L (1978) Zur Psychosomatik behandelter Hodencarcinom-Patienten. Z Psychosom Med Psychoanal 24:70–86

Krampen G (1979) Hoffnungslosigkeit bei stationären Patienten. Ihre Messung durch einen Kurzfragebogen (H-Skala). Med Psychol 5:39–45

Krampen G (1981) IPC-Fragebogen zu Kontrollüberzeugungen. Hogrefe, Göttingen

Liffler R (1982) Paarbeziehungen nach Mastektomie. (Unveröffentlichtes Manuskript, Marburg)

Möhring P (1985) Langzeit-Krankheitsverarbeitung bei Patienten mit Genital-Karzinom in Abhängigkeit von Paarbeziehung und Geschlechtsrolle in 5- bis 15-Jahres-Katamnesen. Habilitationsschrift, Universität Gießen

Möhring P, Brähler E (1986) Körperbeschwerden bei ehemalien Genitalkrebspatienten und ihren Partnern. In: Brähler E (Hrsg) Körpererleben. Ein subjektiver Ausdruck von Leib und Seele. Springer, Berlin Heidelberg New York Tokyo, S 187–198

Reiter L (1983) Gestörte Paarbeziehung. Theoretische und empirische Untersuchungen zur Ehepaardiagnostik. Vandenhoeck & Ruprecht, Göttingen

Stegie R, Mödinger HJ (1988) Methodenkritische Analyse deutschsprachiger empirischer Forschungsarbeiten (1975–1985) zu psychosozialen Auswirkungen maligner Tumoren. In: Klapp BF, Dahme B (Hrsg) Jahrbuch der medizinischen Psychologie, Bd 1: Psychosoziale Kardiologie. Springer, Berlin Heidelberg New York Tokyo, S 205–243

Zum Ergebnis

In der psychoonkologischen Fachwelt ist bei Diskussionen häufig die Bemerkung zu hören, typisch weibliche Krebserkrankungen (besonders das Mammakarzinom) würden v. a. deshalb häufiger als typisch männliche Erkrankungen psychoonkologisch untersucht, weil die Forschung fast nur von Männern realisiert wird. Der Forscher wende sich der Tendenz nach eher solchen Themen zu, die ihn selbst nicht als Person direkt betreffen könnten.

Möring und Brähler befassen sich demgegenüber mit einer selten beachteten Gruppe von Betroffenen: Männer mit einem Karzinom im Genitalbereich, mehr als 5 Jahre nach abgelaufener Erkrankung, und die weiblichen Partner wurden in die Untersuchung einbezogen.

Besonders bemerkenswert erscheint uns die differenzierte Verwendung von (implizit oft wertend benutzten) Begriffen wie „Klagsamkeit", „erhöhte Wachsamkeit" und „Aufmerksamkeitsbesetzung des Körpers". Deutlich wird, daß solche Begriffe nicht weiter im Sinne schematisierender Kategorien wie z. B. „funktional/dysfunktional", „gesund/krank" usw. verwendet werden sollten.

Die von Möhring und Brähler dargestellten Typen von Paarbeziehungen sollten nicht als statische Konstellationen begriffen werden. Auch wenn die Autoren ihre Aufmerksamkeit v. a. auf eine Verdichtung von Beobachtungen im Sinne von Typisierungen konzentrieren, darf nicht vergessen werden, daß jegliche Typisierung aus *Momentaufnahmen* eines sich ständig ändernden Geschehens (hier: in der Paarbeziehung) entstanden ist. Nichtsdestoweniger können Typisierungen heuristisch nützlich sein, weil sie Einzelbeobachtungen auf ein abstrakteres Niveau heben und somit zur Schulung medizinpsychologischen Denkens beitragen.

Die Redaktion

Psychische Belastung unter Knochenmarktransplantation: Hat soziale Unterstützung Pufferwirkung?

J. Neuser

Zusammenfassung

Die Knochenmarktransplantation (KMT) ist eine Behandlungssituation mit gravierenden Belastungen und psychologischen Implikationen, die eine protrahierte Restriktion sozialer Kontakte und die Notwendigkeit sozialer Unterstützung einschließt. Untersucht wurde der Einfluß perzipierter sozialer Unterstützung auf die erlebte Belastung in der Transplantationsperiode in einer prospektiven Verlaufsuntersuchung an 30 erwachsenen Leukämiepatienten. In Widerspruch zu der Hypothese, daß soziale Unterstützung als Streßpuffer wirkt, waren Patienten mit vielen transplantationsunabhängigen Streßereignissen und *hoher* sozialer Unterstützung in der Transplantationsperiode stärker belastet als die anderen Patienten. Da vergleichbare Ergebnisse aus anderen Studien an stark belasteten Tumorpatienten vorliegen, erscheint eine weitere Differenzierung des Konstrukts „soziale Unterstützung" notwendig. KMT-Patienten mit enger Einbindung in ihr soziales Netzwerk bedürfen der besonderen Aufmerksamkeit in der klinisch-psychologischen Betreuung.

Summary

(Psychological distress after bone marrow transplantation: Does social support exert a stress buffering function?) Bone marrow transplantation (BMT) is a treatment with a high stress impact and severe psychological implications including prolonged restriction of social contact and the necessity of social support. The present study focussed on the effect of percived social support upon emotional distress during the transplantation period in a prospective longitudinal study of 30 BMT patients with leukemia. In disagreement with the stress buffer hypothesis of social support, patients with a high number of stressful life events independent of transplantation and *high* social support experienced more distress during the transplantation period as compared to the remainder. Further differentiation of the construct of social support seems to be indicated, even more so because other studies in heavily distressed cancer patients have similar results. BMT patients with strong ties to their social network need the special attention of the clinical psychologist.

Die Knochenmarktransplantation (KMT) ist für eine Reihe von Erkrankungen die einzige bekannte kurative Therapie. Dazu zählen v. a. angeborene Immundefekte und Stoffwechselstörungen, schwere aplastische Anämien und die chronisch-myeloische Leukämie (CML). Außer bei der CML kann die KMT auch bei anderen Neoplasien indiziert sein, v. a. bei akuten Leukämien, aber auch bei soliden Tumoren.

Das Prinzip der KMT besteht bei Erkrankungen des hämopoetischen Systems in der radikalen Zerstörung der erkrankten Zellen und der anschließenden Substitution mit gesundem Knochenmark. Dazu wird eine sehr hochdosierte Chemotherapie und – bei den meisten Indikationen – eine hochdosierte, „supraletale" Strahlenbehandlung eingesetzt. Die häufigsten Transplantationsformen sind die allogene KMT, bei der das zu substituierende Mark einem histokompatiblen verwandten Spender entnommen wird, oder die autologe KMT, bei der das Knochenmark dem Patienten selbst entnommen und nach extrakorporaler Behandlung retransplantiert wird. Die KMT erfolgt durch Transfusion des Transplantats in eine Armvene, also analog zu einer Bluttransfusion; es handelt sich demnach nicht um einen operativen Eingriff.

Die Vorbehandlung mit Chemo- und Strahlentherapie („Konditionierung") impliziert eine Zellaplasie, die von Infektanfälligkeit, Fieber, Entzündungen der Schleimhäute, erhöhter Blutungsgefahr und partieller Immuninsuffizienz begleitet ist. Weitere Gefahren stellen die Transplantat-gegen-Wirt-Reaktion und die interstitielle Pneumonie dar. Langfristige Folgen bei den Überlebenden sind Infertilität, Strahlenatarakt und möglicherweise auch Zweittumoren.

Vor allem wegen der Infektionsgefahr werden die Patienten in den meisten Transplantationszentren über einen längeren Zeitraum – in Essen vom 10. Tag vor bis zum 50. Tag nach der KMT – in keimarmen Behandlungseinheiten isoliert. Die Patienten erhalten ausschließlich sterilisierte Nahrung.

Zur Minimierung der Kontaminationsgefahr ist die Besucherzahl begrenzt. Weitere soziale Kontakte sind über Telefon möglich, die meisten Patienten sind aber über längere Zeit wegen ihres Allgemeinzustandes nicht in der Lage, aktiv Kontakte aufzunehmen, sondern auf Initative von außen angewiesen.

Die Periode der klinischen Behandlung (Transplantationsperiode) ist die belastendste Zeit für die KMT-Patienten, wie sich schon daraus ergibt, daß etwa 30% von ihnen diese Zeit nicht überleben. Trotz dieser Beschränkung und Bedrohungen entscheiden sich fast alle Patienten, denen die Möglichkeit einer KMT eröffnet wird, für diese Behandlung.

Psychologische Untersuchungen zur KMT bei Erwachsenen sind rar und beziehen sich auf geringe Stichprobenumfänge. Bislang liegen ausschließlich retrospektive Untersuchungen an KMT-Patienten vor, die zum einen nur die Überlebenden einbeziehen, zum anderen retrospektive Verzerrungen nicht ausschließen können. Im folgenden sollen Teilergebnisse der ersten prospektiven Verlaufsuntersuchung an erwachsenen Leukämiepatienten unter KMT berichtet werden.

In der Situation der KMT ist soziale Unterstützung unabdingbar: Der Kontakt zum Lebensumfeld der Patienten kann nur über Vermittler aufrechterhalten werden. Ausgeübte Funktionen müssen verläßlichen Personen übertragen werden. Auch bei den vielen Anforderungen im Behandlungsverlauf mit seinen Unwägbarkeiten kann emotionaler Zuspruch und instrumentelle Hilfe von erheblicher Bedeutung sein. Die Auswirkungen sozialer Unterstützung auf die psychische Belastung von KMT-

Patienten ist daher eine naheliegende Forschungsfrage, der im Hinblick auf die psychologische Betreuung von Patienten und Angehörigen erhebliche Relevanz zukommt.

Das Konstrukt „soziale Unterstützung" bezeichnet ein komplexes Phänomen, dessen Definition bislang keinen hinreichenden Konsens gefunden hat. Eine globale Definition, die die meisten Konzeptualisierungen berücksichtigt, könnte die folgende Form haben: Soziale Unterstüzung ist die Gesamtheit der positiven Valenzen von Interaktionen eines Individuums mit seinem sozialen Netzwerk. Eine Vielzahl von Untersuchungen hat gezeigt, daß soziale Unterstützung belastungsmindernde Effekte mit Auswirkungen auf Mortalität, Morbidität und Krankheitsverläufe hat (vgl. DiMatteo u. Hays 1981; Wortman u. Conway 1985; Cohen u. Syme 1985).

Ein protektiver Einfluß sozialer Unterstützung ist auch für Tumorpatienten belegt. Soziale Unterstützung erwies sich als Prädiktor für die Überlebenszeit nach Tumordiagnose (Weisman u. Worden 1975; Funch u. Marshall 1983). Quinn et al. (1986) zeigten bei Männern mit Bronchialkarzinom, daß bei hoher perzipierter Unterstützung durch die Ehefrauen geringere Grade an psychischer Belastung nach Tumordiagnose vorzufinden waren. Allerdings liegen auch gegenteilige Befunde vor: In der Studie von Revenson et al. (1983) hatten enge soziale Beziehungen bei den Tumorpatienten, die keine Chemotherapie oder Bestrahlung erhielten, und bei Patienten mit starken körperlichen Beeinträchtigungen ungünstige Auswirkungen. Entsprechend fanden Woods u. Earp (1978) einen günstigen Einfluß sozialer Beziehungen auf die Depressivität der Patienten nur bei geringer Ausprägung körperlicher Symtome, nicht aber bei starker Ausprägung.

Unentschieden ist, ob soziale Unterstützung allgemein protektive Wirkung hat (Haupteffektmodell; Cassell 1976) oder diese nur unter Belastungsbedingungen entfaltet (Stesspuffermodell; Cohen u. Wills 1985).

Hypothesen

Die allgemeine Hypothese der Studie lautet, daß perzipierte soziale Unterstützung das Befinden unter KMT beeinflußt. Eine spezifische Hypothese zu der Art des Effekts (Haupteffekt oder Puffereffekt) wird nicht formuliert, da keine Befunde vorliegen, die die Ableitung spezifischer Hypothesen für die Situation der KMT erlauben würden.

Methode

Die im folgenden berichtete Studie ist Teil einer komplexen prospektiven Verlaufsuntersuchung an erwachsenen Leukämiepatienten unter KMT. Der Untersuchungsablauf wird in den für das gestellte Thema relevanten Ausschnitten dargestellt.

Variablen und Operationalisierung

Wegen der zeitweiligen Sprechprobleme der Patienten infolge Stomatitis wurde die Untersuchung mit Fragebogen durchgeführt, auf Interviews wurde verzichtet.

Soziale Unterstützung wurde mit dem Social Support Questionnaire (SSQ; Sarason et al. 1983) in einer selbst bearbeiteten deutschen Version erfaßt; der SSQ perzipierte soziale Unterstützung in 27 Items, die Problemsituationen vorstellen. Die Probanden sollen Personen nennen, die ihnen in solchen Situationen Unterstützung gewähren würden. Danach wird die Zufriedenheit mit der Unterstützung auf einer 6stufigen Likert-Skala beurteilt. Unsere Bearbeitung erlaubt zusätzlich die Feststellung der im gesamten Protokoll erwähnten Personenzahl. Als Indikatoren für soziale Unterstützung wurde die Gesamtzahl aller Nennungen *(Verfügbarkeit),* die durchschnittliche Beurteilung der *Zufriedenheit* mit sozialer Unterstützung und die Zahl der erwähnten Personen *(Personenzahl)* festgestellt. Die Patienten bearbeiteten den SSQ innerhalb weniger Tage nach Transplantation. - Der SSQ wurde zuvor von uns an einer Stichprobe von 101 Rekruten der Bundeswehr erprobt und standardisiert. Die Indikatoren „Verfügbarkeit" und „Zufriedenheit" erwiesen dabei faktorenanalytisch als eindimensional mit hohen inneren Konsistenzen (Cronbach - α; Verfügbarkeit: $r_{it} = 0{,}97$; Zufriedenheit: $r_{it} = 0{,}95$). Eine Validitätsstudie konnte einen Streßpuffereffekt nachweisen (Neuser u. Ehringhausen, in Vorbereitung). Transplantationsunabhängige Belastungen im Jahr vor der Aufnahme zur KMT wurden mit der Schedule of Recent Experiences (SRE; Holmes u. Rahe 1967) erhoben und nach Gewichtung zu einem LCU-Wert („Life Change Units") aufsummiert. Diese Erhebung erfolgte unter dem Rationale, daß starke Belastungen zu einer ungünstigeren Ausgangssituation für die KMT führen und daß bestehende Belastungen über die Transplantationsperiode fortdauern.

Die transplantationsabhängigen Belastungen wurden anhand einer Phaseneinteilung der Transplantationsperiode operationalisiert. Dazu wurde die Zeit vor der KMT in die Phasen „Vorbereitung", „Dekontamination" und „Konditionierung" (Phasen 1-3), die Zeit nach der Transplantation in 9 5tägige Zeitabschnitte (Phasen 4-12) unterteilt. Die Belastungen sind in verschiedenen Phasen unterschiedlich: Beurteilungen des Pflegeteams zu Schmerzen, Stomatitis, Übelkeit/Erbrechen und Diarrhoe unterschieden sich signifikant zwischen den Phasen.

Alle Patienten bearbeiteten außerdem in 5tägigen Abständen die Eigenschaftswörterliste (EWL-K; Janke u. Debus 1978) zur Feststellung ihres subjektiven Befindens. Die EWL wurde auf der Ebene der Befindlichkeitsklassen positives Befinden und negatives Befinden ausgewertet. Diese beiden Parameter dienten als abhängige Variablen; höheres negatives und geringeres positives Befinden gelten als Belastungszeichen.

Probanden

Die Studie bezieht sich auf 30 KMT-Patienten mit Leukämien, davon 21 mit akuten Leukämien und 9 mit CML. Der Zeitpunkt der Diagnosestellung lag mindestens 5 Monate, im Median 358 Tage zurück. Fünf der 21 Patienten mit akuter Leukämie hatten bereits mindestens ein Rezidiv erlitten. Die Stichprobe umfaßt 13 Frauen und

17 Männer mit einem Durchschnittsalter von 34,3 Jahren (Streubreite: 18,4–49,5 Jahre), 5 Patienten wurden autolog und 25 allogen transplantiert. Die Isolierungsdauer betrug im Median 67 Tage. Bei der Aufnahme wiesen mehr als 85% der Patienten keine oder nur geringfügige Krankheitszeichen auf (Karnofsky-Index ≥ 90).

Auswertung

Die Auswertung erfolgte varianzanalytisch mit den Faktoren „Transplantationsphasen", „transplatationsunabhängige Belastungen" und soziale Unterstützung" als 3 faktorielle Analyse mit Meßwiederholung auf dem Faktor „Tranplantationsphasen". Die Stichproge wurde aufgrund der LCU-Werte und aufgrund der Werte für die SSQ-Indikatoren „Verfügbarkeit", „Zufriedenheit" und „Personenzahl" medianisiert, so daß für jede der beiden abhängigen Variablen und jeden der 3 SSQ-Indikatoren (insgesamt 6) Varianzanalysen durchzuführen waren. Die Irrtumswahrscheinlichkeiten wurden für alle Einzelprüfungen auf $\alpha = 0{,}05$ festgelegt. Signifikante Haupteffekte wurden post hoc mittels multipler F-Tests nach Ryan Einot Gabriel Welsch lokalisiert, signifikante Interaktionen mittels t-Tests geprüft.

Ergebnisse

Die SSQ-Indikatoren sind unabhängig von soziodemographischen Merkmalen, Erkrankungsmerkmalen und Behandlungsbedingungen. Es bestehen keine Unterschiede zwischen den Überlebenden und den während der Transplantationsperiode verstorbenen Patienten (Wilcoxon-Tests; alle $p > 0{,}05$).

Wird die Gesamtgruppe nach den Werten für „Verfügbarkeit" medianisiert, so ergibt sich ein signifikanter Interaktionseffekt LCU-Werte · Verfügbarkeit auf negatives Befinden ($p < 0{,}05$). Andere Effekte sind nicht signifikant.

Bei Medianisierung nach dem SSQ-Indikator „Zufriedenheit" wird keiner der Effekte signifikant.

Bei Medianierung nach der genannten Personenzahl ergibt sich ein signifikanter Haupteffekt des Faktors „Personenzahl" ($p < 0{,}05$) und eine signifikante Interaktion LCU-Werte · Personenzahl ($p < 0{,}05$) auf negatives Befinden. Die Ergebnisse dieser Varianzanalyse sind beispielhaft in Tabelle 1 wiedergegeben.

Die Gruppenmittelwerte bei den signifikanten Interaktionen widersprechen der Streßpufferhypothese insofern, als das negative Befinden am ausgeprägtesten ist, wenn die Patienten hohe Belastungswerte aufweisen *und* die perzipierte soziale Unterstützung hoch ist. Dieser Befund wird in Abb. 1 anhand der Mittelwerte für die nach der Zahl der genannten Personen medianisierten Gruppen verdeutlicht. Auch der signifikante Haupteffekt bei diesem Indikator entspricht nicht der Streßpufferhypothese, da Patienten, die viele verschiedene Personen nennen, ausgeprägteres negatives Befinden aufweisen als diejenigen, die wenige Personen nennen ($\bar{x} = 13{,}9$ vs. $23{,}5$).

Die transplantationsabhängigen Belastungen führten zu einem signifikanten Effekt auf das positive Befinden ($p < 0{,}05$), das in den Phasen 1 und 2 signifikant

Tabelle 1. Tafel der Varianzanalyse für Tansplantationsphasen, belastende Lebensereignisse und Zahl genannter Personen[a]; abhängige Variable: negatives Befinden

	df	SS[b]	MS	F	p
TAB[c]	11	1676,0	152,4	1,75	0,06
TAB · TUB[d]	11	893,6	81,2	0,93	0,51
TAB · Personen	11	1016,2	92,4	1,06	0,40
TAB · TUB · Personen	11	1194,0	108,6	1,24	0,26
TUB	1	3139,9	3139,9	2,22	0,15
Personen	1	6555,5	6555,5	4,63	0,04
TUB · Personen	1	10226,2	10226,2	7,22	0,01
Varianz innerhalb	26	36815,2	1416,0		
Fehler	255	22243,2	87,2		
Gesamt	328	78497,5			

[a] Gesamtgruppe wurde nach dem Median der LCU-Werte und dem Median genannter Personen (SSQ) unterteilt.

[b] Typ-III-SS sind bei ungleichen Zellenbesetzungen nicht additiv.

[c] Transplantationsabhängige Belastung (Phasen).

[d] Transplantationsunabhängige Belastung (LCU-Werte).

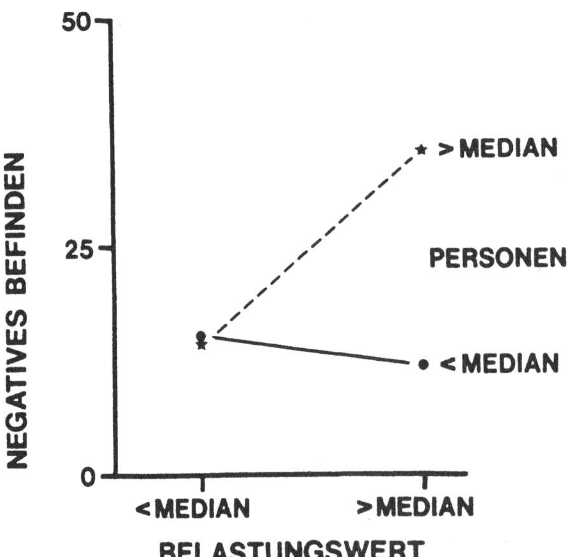

Abb. 1. Mittelwerte von Gruppen mit hohem vs. niedrigem LCU-Wert und hoher vs. niedriger sozialer Unterstützung (Personenzahl) bei negativem Befinden

stärker ausgeprägt ist als in allen übrigen Phasen. Keiner der 3 SSQ-Indikatoren hat signifikanten Einfluß auf das positive Befinden in der Transplantationsperiode, weder als Haupteffekt, noch in Interaktion mit den Belastungsindikatoren.

Diskussion

Die Ergebnisse der Studie sind mit der allgemeinen Annahme, daß soziale Unterstützung belastungsmindernd wirke, unvereinbar. Perzipierte soziale Unterstützung stellt in der Belastungssituation der KMT für Patienten mit hohen transplantationsunabhängigen Belastungen eine zusätzliche Belastung dar. Dieser Befund kann eine Reihe von Gründen haben:

1) Ein Grund mag in der Validität des SSQ vermutet werden. Dieser Fragebogen hat sich aber in mehreren Untersuchungen als valides Instrument gezeigt, das erwartungsgemäß Streßpuffereffekte nachwies (z. B. Sarason et al. 1985). Dies gilt auch für die hier eingesetzte Version.

2) Da der SSQ perzipierte soziale Unterstützung erfaßt, könnten die Angaben der Patienten eher eine idealisierende Beschreibung ihrer sozialen Unterstützung darstellen, die unabhängig von der faktischen Unterstützung ist. Um diesen Effekt zu minimieren, wurde ein Meßzeitpunkt nach KMT gewählt, zu dem die Patienten sich an die Situation adaptiert, einen ersten schwierigen Teil der Behandlung - die Konditionierung - hinter sich gebracht haben, sich körperlich relativ gut fühlen und bereits Unterstützungserfahrung in der konkreten Belastungssituation gemacht haben. Diese Interpretation stellt auch deshalb keine hinreichende Erklärung dar, weil die Beschreibung der sozialen Unterstützung nicht gänzlich unabhängig von der erlebten Belastung ist. Carveth u. Gottlieb (1979) deuten ihre vergleichbaren Befunde so, daß die Erfassung von sozialer Unterstützung in der Belastungssituation zu einer Korrelation beider Parameter führe, die einen zunehmenden Bedarf an sozialer Unterstützung mit zunehmender Belastung reflektiere. Die Korrelationen zwischen den SSQ-Indikatoren und den LCU-Werten lagen in der vorliegenden Studie zwischen $R = 0{,}06$ und $R = -0{,}01$ ($p > 0{,}75$).

3) Die signifikanten Effekte könnten Ergebnis einer inhaltlichen Konfundierung von belastenden Ereignissen mit den Angaben im SSQ sein. Der SRE enthält eine Reihe von Items, die soziale Interaktionen beinhalten, und die Wahrscheinlichkeit belastender Lebensereignisse ist somit größer, wenn ein großes soziales Netzwerk vorhanden ist. Auch diese Deutung ist nicht mit den Ergebnissen kompatibel, da dann (zumindest auch) Haupteffekte für transplantationsunabhänige Lebensereignisse nachweisbar sein müßten.

4) Die Qualität der sozialen Beziehungen könnte ein bedeutsamerer Faktor sein als das potentielle Vorhandensein sozialer Unterstützung. Hier darf nicht übersehen werden, daß der SSQ ausschließlich nach unterstützenden, also in bezug auf die erforderliche Funktion positiv bewerteten Personen fragt. Ein damit zusammenhängendes Problem betrifft die spezifischen Funktionen, die für die soziale Unterstützung der KMT-Patienten relevant sind. Er bleibt offen, ob die allgemein als hilfreich erachteten Funktionen emotionaler Zuwendung und instrumenteller Hilfe in der akuten Belastungssituation ebenso hilfreich sind. Soziale Unterstützung könnte unter Bedingungen vermehrter Abhängigkeit und erzwungener Regression eine Verstärkung von Abhängigkeitsgefühlen und damit von negativem Befinden bewirken. Neuser et al. (1987) zeigten an Männern mit Bronchialkarzinom, daß Patienten

mit starker Angst vor krankheitsbedingterAbhängigkeit Problemlösungsvorschläge ihrer Partnerin seltener berücksichtigten. In der klinischen Betreuung von KMT-Patienten wird häufig deutlich, daß die Zuwendung des Angehörigen zum Patienten auch der Bewältigung von eigenen Ängsten und latenten Schuldgefühlen dient. In solchen Konstellationen kann soziale Unterstützung zu Overprotection werden, wobei auf die Bedürfnisse des Patienten nicht mehr sensibel eingegangen werden kann.

5) Berücksichtigt man die spezifischen Behandlungsbedingungen der KMT, so wird ein weiterer Erklärungsansatz deutlich: Die KMT zwingt dazu, soziale Kontakte erheblich einzuschränken. Engeren Kontakt mit dem Patienten haben in der Regel nur 1–2 nahe Bezugspersonen. Die Restriktionen der KMT implizieren also einen Verlust sozialer Kontakte, der um so schmerzlicher ausfällt, je enger und vielfältiger sie sind. Diese Belastungen dürften deutlicher sein, wenn mehr belastende Lebensereignisse – und damit wahrscheinlicher auch ungelöste Folgeprobleme dieser Ereignisse – bestehen. Patienten mit intakter sozialer Unterstützung müssen mehr an potentieller Hilfe aufgeben, wenn sie sich einer KMT unterziehen, als Patienten, die über geringe Unterstützungspotenzen verfügen. Für Patienten, die ohnehin wenig soziale Unterstützung erwarten, ändert sich die Situation kaum. Hier zeigt sich eine gewisse Schwäche starker Bindungen (Granovetter 1973).

Die Ergebnisse der dargestellten Studie stehen im Widerspruch zur gängigen Auffassung, daß soziale Unterstützung generell als Streßpuffer wirke. Sie stehen in Einklang mit einigen anderen Studien, die differentielle Auswirkungen sozialer Unterstützung bei Tumorpatienten mit unterschiedlicher Ausprägung körperlicher Symptome belegten (Woods u. Earp 1978; Revenson et al. 1983). Gleiche Befunde wurden auch in Studien gewonnen, die die Auswirkungen sozialer Unterstützung in aktuellen Belastungssituationen untersuchten (Carveth u. Gottlieb 1979; Hirsch 1980; Barrera 1981). Es scheinen sich somit Befunde zu mehren, die eine Differenzierung des Konstrukts soziale Unterstützung insofern notwendig erscheinen lassen, als die Situationsabhängigkeit der Effekte stärker als bisher konzeptualisiert werden muß.

Schlußfolgerungen ergeben sich auch für die klinische Betreuung von KMT-Patienten: Gerade bei den Patienten mit einem großen und potenten sozialen Unterstützungsapparat ist eine intensive Ablösungs- und Trauerarbeit nach der Aufnahme zur KMT zu leisten. Die zunächst naheliegende Annahme, daß auftretende Probleme durch das soziale Netzwerk aufgefangen werden könnten, erweist sich als Fehlschluß. Im weiteren Verlauf der Behandlung kommt der Betreuung der engen Bezugspersonen große Bedeutung zu, die die Belastungen bei den Patienten reduzieren helfen kann. Die psychologische Betreuung muß systemisch ansetzen und darf sich nicht auf die KMT-Patienten beschränken.

Literatur

Barrera M (1981) Social support in the adjustment of pregnant adolescents: Assessment issues. In: Gottlieb B (ed) Social networks and social support. Sage, Beverly Hills, pp 69–96

Carveth WB, Gottlieb BH (1979) The measurement of social support and its relation to stress. Can J Behav Sci 11:179–188

Cassell J (1976) The contribution of the social evironment to host resistance. Am J Epidemiol 104:107–123

Cohen S, Syme SL (1985) Social support and health. Academic Press, New York

Cohen S, Wills TA (1985) Stress, social support and the buffering hypotheses. Psychol Bull 98:310–357

DiMatteo MR, Hays R (1981) Social support and serious illness. In. Gottlieb BH (ed) Social networks and social support. Sage, Beverly Hills, pp 117–148

Funch DP, Marshall J (1983) The role of stress, social support and age in survival from breast cancer. J Psychosom Res 27:77–83

Granovetter MS (1973) The strength of weak ties. Am J Sociol 78:1360–1380

Hirsch BJ (1980) Natural support systems and coping with major life changes. Am J Community Psychol 8:159–172

Holmes TH, Rahe RH (1967) The social readjustment rating scale. J Psychosom Res 11:213–218

Janke W, Debus G (1978) Die Eigenschaftswörter-Liste (EWL). Hogrefe, Göttingen

Neuser J, Ehringhausen F (in Vorbereitung) Eine deutsche Version des Social Support Questionnaire (SSQ) von Sarason.

Neuser J, Brandt K, Konietzko N (1987) Partnerinteraktion bei Patienten mit Bronchialkarzinom. Prax Klin Pneumol 41:790.

Quinn ME, Fontana AF, Reznikoff M (1986) Psychological distress in reaction to lung cancer as a function of spousal support and coping strategy. J Psychosoc Oncol 4(1/2):79–90

Revenson TA, Wollman BA, Felton BJ (1983) Scocial supports as stress buffers for adult cancer patients. Psychosom Med 45:321–331

Sarason IG, Levine HM, Basham RB, Sarason BR (1983) Assessing social support: The Social Support Questionnaire. J Pers Soc Psychol 44:127–139

Sarason IG, Sarason BR, Potter EH, Antoni MH (1985) Life events, social support, and illness. Psychosom Med 47:156–163

Weisman AD, Worden JW (1975) Psychosocial analysis of cancer deaths. Omega 6:61–75

Woods NF, Earp JA (1978) Women with cured breast cancer: A study of mastectomy patients in North Carolina. Nurs Res 27:279–285

Wortman CB, Conway TL (1985) The role of social support in adaptation and recovery from physical illness. In: Cohen S, Syme SL (eds) Social support and health. Academic Press, Orlando, pp 281–302

Zum Ergebnis

Als Indikatoren für psychosoziale Unterstützung untersucht Neuser die Verfügbarkeit, die durchschnittliche Beurteilung der Zufriedenheit mit sozialer Unterstützung und die Zahl der von Patienten erwähnten Personen, die hilfreich in Erscheinung traten.

Die transplantationsabhängigen Belastungen wurden unterteilt anhand der Phasen „Vorbereitung", „Dekontamination" und „Konditionierung"; die Zeit nach der Transplantation wurde in 9 weitere 5tägige Zeitabschnitte unterteilt.

Das wichtigste Ergebnis der Studie, daß wahrgenommene soziale Unterstützung in der Belastungssituation der Knochenmarktransplantation für Patienten mit hohen transplantationsunabhängigen Belastungen eine zusätzliche Belastung darstellte, ist v. a. verwunderlich, wenn man seine Erwartungen aus den vorliegenden theoretischen Konzepten zur sozialen Unterstützung ableitet. Der Autor diskutiert eine Reihe interessanter Hypothesen, in denen er auf die Situationsabhängigkeit des Konzeptes hinweist. Soziale Unterstützung ist nicht für jede Person und in jeder Situation ausschließlich hilfreich.

Die Studie macht u. E. deutlich, wie sehr wichtige Begriffe, die in der medizinischen Psychologie ständig verwendet werden (Unterstützung – Belastung), einer noch viel eindeutigeren Definition und Operationalisierung bedürfen.

Die Redaktion

Bewältigungsprozesse bei Krebserkrankungen am Beispiel des Ovarialkarzinoms

H. Schmidt

Zusammenfassung

Es wird über ein interdisziplinäres Projekt zur Erforschung von Bewältigungsprozessen bei Krebserkrankungen berichtet. Charakteristika dieses Projektes sind auf der methodologischmethodischen Ebene die durchgängige Subjekt- und Prozeßorientierung unter Nutzung vorwiegend qualitativer Erhebungs- und Auswertungsmethoden, die ausführlich beschrieben werden. Wesentliche Resultate u. a. zu den Vorteilen einer lebensbereichsspezifischen Betrachtung von Bewältigungsleistungen und zur mangelnden Aussagekraft rein quantitativer Auswertungen bezüglich des Individuums werden dargestellt.

Summary

The author reports on an interdisciplinary project investigating processes of coping with cancer. What characterizes the project from a methodological point of view is a consistent emphasis on the individual and the process, and the predominant use of qualitative methods of inquiry and analysis which are described in detail. The author presents major research findings, including evidence for the superiority of studying coping in several fields of activity and for the limited advantages of purely quantitative comparisons with respect to the individual.

Problemstellung

Seit 1985 arbeitet ein interdisziplinär zusammengesetztes Team[1] von Psychologen und Gynäkologen an der Universitätsfrauenklinik der Karl-Marx-Universität Leipzig an einem Forschungsprojekt zur Krankheitsbewältigung bei Patientinnen mit

---

[1] Über jeweils mindestens 2 Jahre arbeiteten bisher mit: Doz. Dr. phil. Petermann, Dr. rer. nat. H. Schmidt, Dr. med. H.-J. Ludwig, Dr. med. P. Kühndel, Dipl.-Psych. S. Winkler, Dipl.-Psych. C. Frahm, Dipl.-Psych. S. Rübe, Dipl.-Psych. G. Grande.

Ovarialkarzinom. Das übergreifende Ziel des Projekts besteht darin, über die individuelle Betreuung der Patientinnen eine Erhöhung ihrer Lebensqualität zu erreichen, sie bei der Bewältigung der Krankheit und damit verbundener Probleme zu unterstützen, ihre Handlungsfähigkeit zu erweitern und ihr physisches und psychisches Wohlbefinden zu verbessern.

Zwei parallele Wege wurden dazu beschritten: 1) Schrittweise Erweiterung der Möglichkeiten des medizinischen Fachpersonals durch Modifikation kognitiver Konzepte, verbesserte Emotionsregulation und Erweiterung der Handlungsfähigkeit, 2) schrittweise Einführung psychologischer Interventionen durch Psychologen. Auf diesen Zielaspekt des zu berichtenden Projekts soll im folgenden nicht näher eingegangen werden.

Zugleich sollte mit diesem Projekt ein Beitrag zur Erforschung individueller Voraussetzungen für Krankheitsbewältigung und Strategien zur Krankheitsbewältigung bei dieser Zielgruppe geleistet werden, die sich durch besonders geringe Überlebensraten und besonders hohe psychische Beeinträchtigungen und Ängste auszeichnet. Insbesondere sollte der Grad und die Bedingungen der individuellen Anpassung an die Krankheit im Sinne gelungener Bewältigung bestimmt werden, um Handlungsmöglichkeiten für die psychologische und medizinische Betreuung der konkreten Patienten abzuleiten.

Dabei wurde versucht, eine Forderung einzulösen, die in den letzten Jahren immer öfter erhoben wurde:

> ... behavioral science must do more than merely develop knowledge in the traditional ways and then try to „give it away" or „apply it", ... psychological knowledge would be dramatically changed if it were consistently developed through interaction with the subjects and its intended audiences instead of being developed only to be shared with professional colleagues (Parlee 1983).

Theoretische Grundlage des Projekts sind allgemeine Modellvorstellungen zur Krankheitsbewältigung im Rahmen der medizinischen Psychologie (Schröder 1986).

Untersuchungsdurchführung und Stichprobe

Globales Ziel unserer Diagnostik und Intervention innerhalb des Projekts war, einer konkreten Ovarialkarzinompatientin Hilfe und Unterstützung im Prozeß der Krankheitsbewältigung anzubieten. Von folgenden Prämissen wurde deshalb bei der Untersuchungsplanung und -durchführung ausgegangen:

1) Das Ziel des Projekts legt Einzelfall- und Kleingruppendesigns nahe.
2) Diagnostische Maßnahmen ohne eine gleichzeitige Verbindung zu interventiven Strategien sind bei der Zielpopulation ethisch nicht vertretbar. Diagnostische und interventive Aktivitäten bilden eine Einheit und müssen zudem ganzheitlich vom gesamten Behandlungskollektiv getragen werden.
3) Methodische, theoretische und empirische Resultate und Erkenntnisse in einer Phase des Projekts determinieren die Planung, Durchführung und Auswertung der folgenden Phasen mit, gehen also sofort in den Forschungs- und Anwendungsprozeß ein.

4) Krankheitsbewältigung ist ein fortschreitender Prozeß der Auseinandersetzung mit sich selbst und der gegenständlichen und sozialen Umwelt, der i. allg. erst mit dem Tod oder der Gesundung endet. Krankheitsbewältigung kann daher nicht durch singuläre Erhebung einzelner determinierender Faktoren oder Mechanismen retrospektiv erklärt oder prospektiv bewertet werden. Wie sich spezifische Bewältigungsmuster einer Patientin in ihre individuelle Lebensgeschichte einpassen, ist darüber hinaus nur mit qualitativen und biographischen Zugängen erfaßbar.

Kriterium für die Aufnahme einer Patientin in die Untersuchung war a) die (Verdachts-)Diagnose Ovarialkarzinom und b) die Einwilligung der Patientin zur Teilnahme. Ließ sich die Verdachtsdiagnose nicht bestätigen, wurde die Patientin nicht weiter einbezogen. Insgesamt nahmen in den 3 bisherigen jeweils mehrmonatigen Phasen des Projekts 31 Patientinnen (anfallende Stichprobe) teil, 3 davon wurden über den Zeitraum eines Jahres begleitet.

Untersucher waren weibliche Diplomanden unserer Einrichtung. Der Untersuchungs- und Betreuungsprozeß wurde vom ärztlichen Personal der Klinik unterstützt und von Psychologen unserer Einrichtung geleitet. Im Anschluß an eine erste Pilotphase (vgl. Petermann u. Schmidt, im Druck) wurde ein konsequent einzelfallanalytisches und individuumzentriertes Vorgehen gewählt.

Methodik

In der 2. Phase des Projekts wurden 8 Patientinnen mit therapiebegleitenden Einzelgesprächen untersucht (Rübe 1987). Insgesamt 27 Gespräche wurden an verschiedenen als besonders belastend erlebten Punkten im Therapieprozeß geführt und dienten gleichzeitig zur Krisenintervention. Als methodisches Paradigma zur Gestaltung dieser Gespräche wurde das problemzentrierte Interview nach Witzel (1982) herangezogen. Thematische Felder der Gespräche waren z. B. die Sicht der eigenen Situation (des Krankseins), perzipierte Bewältigungshilfen im sozialen Netz und deren Bewertung, Zukunftssicht und Werte/Lebensziele. Zur Auswertung wurde eine inhaltliche Strukturierung nach Mayring (1983) bezüglich der 7 Dimensionen von Anpassungsaufgaben nach Moos u. Tsu (1977) durch eine interdisziplinäre Ratergruppe vorgenommen. Gleichzeitig wurden zusammenfassende und explikative Techniken der Inhaltsanalyse bei relevanten Textstellen eingesetzt, wobei umfangreiche Kontextinformationen genutzt wurden. Diese Analysen hatten das Ziel, den individuell jeweils erreichten Grad der Anpassung an die Krankheit in den 4 Stufen Begreifen, Akzeptieren, Planen, Realisieren (vgl. Schröder 1986; Petermann et al., im Druck) zu bestimmen, sowie umwelt-, krankheits- und persönlichkeitsspezifische Bedingungen der Bewältigungsreaktionen zu erfassen.

Die 3. Phase des Projekts wurde als direkte Fortführung der 2. Phase konzipiert, wobei aufgrund der bisherigen Erfahrungen und Resultate die Interviews und Inhaltsanalysen akzentuiert und modifiziert wurden (Grande 1988). Insgesamt wurden mit 8 Patientinnen insgesamt 42 Gespräche geführt, wobei 2 Patientinnen bereits in der vorherigen Projektphase mitgewirkt hatten.

Das explorative Vorgehen in den therapiebegleitenden Einzelgesprächen konzentrierte sich auf Bedingungsklassen des Bewältigungsverhaltens, die einerseits relativ konsistent sind, andererseits situations- und anforderungsabhängig z. T. stark intraindividuell und interindividuell variieren (z. B. kognitive Konzepte zur Krankheit und zum Kranksein, Bewertungen der Situation, Motivations- und Sinnstrukturen, Handlungspläne und konkrete Handlungsabläufe im Sinne intentionaler Copingmechanismen).

Wie bereits bei Rübe waren die Interviews weitgehend offen konzipiert, ihre Struktur wurde durch die Patientin und deren Relevanzsetzungen bestimmt. Inhaltlich waren die Interviews auf grundsätzliche Aktivitätsbereiche menschlichen Handelns zentriert: 1) Krankenhaus, 2) Familie, 3) sozialer Bereich außerhalb der Familie, 4) Arbeit, 5) Freizeit, 6) Haushalt und 7) die eigene Person.

Im Rahmen der Auswertung wurde zuerst eine zusammenfassende Inhaltsanalyse bezüglich der 7 Aktivitätsbereiche durchgeführt. Das solcherart aufbereitete Material wurde nun, jeweils innerhalb der speziellen Aktivitätsfelder, einer typisierenden Strukturierung (Mayring 1983) nach folgenden 5 Strukturierungsdimensionen unterworfen: 1) Differenziertheit und Adäquatheit der Kognitionen der Patientinnen über die veränderten Lebensbedingungen (Begreifen). 2) Emotionale Bewertung der als relevant akzeptierten Bedingungen der Situation und des eigenen Verhaltens in der Situation (Akzeptieren). 3) Welche Motivationen bestimmen das Verhalten der Patientin (Änderung bzw. Beibehaltung bestimmter Tätigkeitsstrukturen, für die eine Befriedigung wesentlicher Bedürfnisse antizipiert wird)? 4) In welchen Bereichen werden neue Handlungspläne entworfen und Handlungsfähigkeiten entwickelt (Planen)? 5) In welchen Bereichen können neue Lebensgestaltungen realisiert werden (Realisieren)?

Im nächsten Schritt der Auswertung wurde durch eine weite Kontextanalyse (Mayring 1983) die individuelle Gewordenheit der spezifischen Bewältigungsweise einer jeweils konkreten Patientin zu einem bestimmten Zeitpunkt erklärt.

Darüber hinaus kam der Befindlichkeitsbogen von v. Zerssen (1976) zum Einsatz, autogenes Training, Visualisierung, Gruppenarbeit und die Weiterbildung des medizinischen Personals (u. a. durch ein videogestütztes Gesprächstraining) wurden weitergeführt.

Ergebnisse

Im Ergebnis der qualitativen Betrachtung der therapiebegleitenden Gespräche in der 2. Projektionsphase lassen sich unter dem Gesichtspunkt der intra- und interindividuellen Variabilität u. a. folgende Resultate berichten:

1) Alle Patientinnen erlebten während der Therapiebegleitung sowohl eine Bedrohung durch die Erkrankung als auch eine Herausforderung an ihre eigenen Bewältigungsmöglichkeiten. Demgegenüber wurden die mit der Chemotherapie verbundenen Begleiterscheinungen als Schädigung und als existentielle Belastung wahrgenommen.

2) Die Patientinnen reagierten bei jeder situativen Veränderung verstärkt mit Unsicherheit, Angst und Bedrohungskognition. Insbesondere die Situation vor einem neuen Therapieabschnitt stellte für alle befragten Frauen die massivste Belastung dar und war mit einem Rücklauf im Grad der Anpassung verbunden. Als belastendste Situation wurden die Diagnosemitteilung und die Verlegung auf die onkologische Station ermittelt.

3) Für alle Frauen war ein stabiles unterstützendes soziales Netzwerk besonders bedeutsam.

4) Die aktuelle Krisenbewältigung und die Anpassungsleistung waren u. a. vom momentanen körperlichen Zustand, der konkreten Situation im Behandlungsablauf, den Vorerfahrungen mit Krankheit und Kranksein und von der sozialen Unterstützung abhängig.

5) Relativ unabhängig von körperlichem Zustand, Behandlungsdauer und -erfolg und anderen Merkmalen wurden 2 grundlegende Anpassungsaufgaben nach Moos u. Tsu (1977) von allen Frauen am häufigsten thematisiert: a) Auseinandersetzung mit den Umgebungsbesonderheiten der Institution und den speziellen Behandlungsmaßnahmen und b) Erhalten eines der Situation angemessenen emotionalen Gleichgewichts.

Die intra- und interindividuelle Auswertung der problemzentrierten Interviews in der 3. Projektionsphase führte zu folgenden Ergebnissen:

6) Die rein quantitative Erfassung der Häufigkeit thematisierter Aktivitätsbereiche ergab für alle Patienten eine hochgradig ähnliche Rangverteilung, an erster Stelle stand stets der Bereich „eigene Person".

7) Auch bei wiederholter Messung wiesen die Postwerte der Befindlichkeitsskala nach v. Zerssen (1976) nach der Chemotherapie im Gegensatz zu Präwerten i. allg. eine Verschlechterung um mindestens 10 Punkte auf. Eine Ausnahme bildeten 2 Patientinnen, die sich durch typische Verleugnungs- und Verdrängungsstrategien auszeichneten. Zwei andere Patientinnen zeigten im Krankheitsverlauf eine deutliche Verbesserung der Befindlichkeitswerte. Die detaillierte Analyse zeigte jedoch, daß diese nur bei einer Patientin mit einem erhöhten Grad an Anpassung und neu erworbener Lebensqualität verbunden war, während die andere zunehmend besser lernte, Verdrängungs- und Verleugnungsstrategien bewußt einzusetzen.

8) Die Bewältigung des Krankseins, der individuellen Situation unter den Bedingungen von Krankheit und Therapie, gelang meist recht gut, was auch auf die i. all. vorhandenen Vorerfahrungen mit dem Kranksein zurückgeht. Adäquate Einstellungen zur Endlichkeit des Lebens und zum Tod als dessen Abschluß konnten jedoch unter der Belastung der Situation oft nicht angenommen werden, wenn sie im bisherigen Leben nicht erworben wurden.

9) Der Verlust verschiedener Aktivitätsbereiche (Beruf, aber auch Haushalt etc.) konnte entsprechend unserer Analysen durch 2 grundsätzliche Möglichkeiten kompensiert werden: a) vertiefte Erschließung bereits vorhandener und noch verfügbarer Aktivitätsbereiche (Sozialkontakte, Lesen etc.); b) aktive Suche nach neuen Gegenstandsbereichen individueller Lebensgestaltung (z. B. Haushalt bei

beruflich vorher sehr engagierten Frauen). Beide Formen waren mit der Veränderung von Motiv- und Werthierarchien verbunden.

10) Im Resultat unserer Analysen ließen sich 4 typische, qualitativ verschiedene Formen der lebensbereichspezifischen Auseinandersetzung mit Krankheit und Kranksein auffinden:

a) Abwehr aller situationsrelevanten, subjektiv bedrohlichen Informationen; die Patientin versucht so weiterzuleben wie vor der Erkrankung.
b) Akzeptieren der eigenen Situation; das weitere Dasein erscheint infolge fehlender Konzepte für die weitere Lebensgestaltung sinnlos („Ich sehe nicht, was sich hier ändern könnte."); die erlebte Perspektivlosigkeit führt zur Selbstaufgabe.
c) Planen für die eigene Zukunft ohne Krankheit, um die eigene Lebensgestaltung dort fortzusetzen, wo sie durch die Krankheit unterbrochen wurde. Die aktuelle Situation wird nur erträglich, weil die Antizipation der Bedürfnisbefriedigung innerhalb künftiger Lebensgestaltung möglich ist. Diese Form ist oft durch ein partielles Verdrängen der latenten Todesdrohung gekennzeichnet.
d) Realisieren neuer Aktivitätsmöglichkeiten und Wiederherstellung einer als sinnvoll erlebten Lebensführung auf der Grundlage neuer Motiv- und Wertstrukturen. Dabei wurde „Realisieren" in unserer Stichprobe nur bei wenigen Patientinnen und nur in einigen Lebensbereichen beobachtet.

Diskussion

Insbesondere die zuerst berichteten Resultate haben psychoonkologisches Grundwissen für die vorliegende Stichprobe bestätigt. Das weist darauf hin, daß trotz der Spezifika des Ovarialkarzinoms eine Reihe allgemeiner Bedingungen und Formen der Krankheitsbewältigung zu finden sind, deren Deskription und Klassifikation allerdings noch immer auf der Tagesordnung steht (z.B. Filipp et al. 1988). Andererseits zeigt sich - vgl. Resultate 5) und 6) -, daß die rein quantitative Erfassung wesentlicher Merkmale eine Homogenität der Stichprobe vortäuschen kann, die sich bei genauerer Analyse nicht aufrechterhalten läßt (vgl. auch Beutel u. Muthny 1988; Broda 1988). Dies gilt auch für Befindlichkeitswerte, die in einer Reihe von Studien als Maß für die Beurteilung der Adaptivität von Krankheitsbearbeitungsprozessen, für Lebensqualität, für die Effektivität von Bewältigung benutzt werden. Die Befundlage ist hier keineswegs einheitlich (vgl. z. B. Hasenbring 1987). Nach unseren Resultaten können subjektive Befindlichkeiten und ähnliche Parameter nur als grobes Raster mit Verweisfunktion auf die Notwendigkeit psychologischer Betreuung dienen.

Vor allem unter dem Aspekt längerfristiger Anpassung scheint hier eine Orientierung insbesondere an lebensbereichsspezifischen Aktivitäten (zumindest zusätzlich) unverzichtbar zu sein (vgl. auch Broda 1988). In den USA ist die Wiedererlangung der Fähigkeit zur beruflichen, häuslichen, sozialen Aktivität usw. bei Interventionen zum Aufbau körperlicher Aktivitäten und zum Aufbau von Gesundheitsverhalten innerhalb komplexerer Schmerztherapieprogramme bereits wesentlicher Bestandteil (vgl. Kröner-Herwig 1987).

Verschiedentlich (z. B. Heim 1988) ist auf das forschungsstrategische Problem hingewiesen worden, die zu bewältigende Belastung nicht mit dem Ergebnis der Bewältigung zu konfundieren (Heim 1988), Formen und Folgen der Bewältigung auseinanderzuhalten (Filipp u. Klauer 1988).

Die Situation des Krankseins ist allerdings immer nicht nur durch die jeweilige Krankheit, institutionale Bedingungen usw. geprägt, sondern von Anfang an potentiell durch den Patienten beeinflußbar. Zwischen Krankheit und Kranksein sollte in Anlehnung an Schröder (1986) nach unseren Erfahrungen sowohl bei der Konzeption von Forschungsprojekten als auch bei der individuellen Betreuung der Patienten unterschieden werden. Wenn auch die Krankheit im eigentlichen Sinne nicht „bewältigt" werden kann, so kann doch das Leben mit der Krankheit gelernt werden. In diesem Zusammenhang finden sich in der Literatur viele Klassifikationen von instrumentellen Bewältigungsreaktionen, die z. T. außerordentlich flexibel vom Patienten eingesetzt werden (Heim 1988). Im Sinne von Thomae (1988) sind dies Daseinstechniken, die ohne Bezug zu individuellen Daseinsthemen, zum persönlichen Sinn, i. allg. inhaltsleer bleiben und oft nur wenig hilfreich bei der psychosozialen Betreuung des Krebspatienten sind. Aktive, zupackende Reaktionsformen werden dabei von vielen Autoren beschrieben und allgemein als wirksam eingeschätzt. Ilfeld (1980, zit. nach Filipp u. Klauer 1988) konnte zeigen, daß die Dimensionalität des Bewältigungsverhaltens stark zwischen den betrachteten Lebensbereichen variiert. Aber auch inhaltlich läßt sich eine große Variabilität zwischen den Lebensbereichen nachweisen (Thomae 1988), die sich aus der Lern- und Lebensgeschichte der jeweiligen Patienten heraus erklären läßt. Die von uns gefundenen 4 Formen der lebensbereichsspezifischen Auseinandersetzung mit Krankheit und Kranksein könnten hier bei der Vermittlung der instrumentellen Ebene zur Ebene der Motive und Werte dienlich sein. In der gegenwärtig laufenden Phase des Projekts werden sie als Hypothesen weiter geprüft.

Literatur

Beutel M, Muthny FA (1988) Konzeptualisierung und klinische Erfassung von Krankheitsverarbeitung - Hintergrundstheorien, Methodenprobleme und künftige Möglichkeiten. Psychother Med Psychol 38:19–27

Broda M (1988) Erleben belastender Krankheitsereignisse und deren Verarbeitung bei verschiedenen chronischen Erkrankungen - eine Vergleichsuntersuchung. Psychother Med Psychol 38:67–74

Filipp S-H, Klauer T (1988) Ein dreidimensionales Modell zur Klassifikation von Formen der Krankheitsbewältigung. In: Kächele H, Steffens W (Hrsg) Bewältigung und Abwehr. Springer, Berlin Heidelberg New York Tokyo, S 51–68

Filipp S-H, Ferring D, Freudenberg E, Klauer T (1988) Affektivmotivationale Korrelate von Formen der Krankheitsbewältigung - Erste Ergebnisse einer Längsschnittstudie mit Krebspatienten. Psychother Med Psychol 38:37–42

Grande G (1988) Explorations- und Interventionsmethoden bei der psychologischen Betreuung von Ovarialkarzinompatientinnen (II). Diplomarbeit, Universität Leipzig.

Hasenbring M (1987) Zur Verarbeitung und Bewältigung einer Krebserkrankung: Theorie, empirische Ergebnisse und praktische Schlußfolgerungen. Verhaltensther Psychosoz Prax 3:383–399

Heim E (1988) Coping und Adaptivität: Gibt es geeignetes oder ungeeignetes Coping? Psychother Med Psychol 38:8–18

Kröner-Herwig B (1987) Schmerz als Krankheit: Verhaltensmedizinische Behandlung chronischer Schmerzsyndrome. Verhaltensther Psychosoz Prax 3:325–340

Mayring P (1983) Qualitative Inhaltsanalyse (Grundlagen und Techniken). Beltz, Weinheim Basel

Moos RH, Tsu VD (1977) The crisis of physical illness: An overview. In: Moos RH (ed) Coping with physical illness. Plenum, New York

Parlee MB (1983) President's division 35 (APA). Newsletter 10:1

Petermann H, Schmidt H (im Druck) Krankheitsbewältigung bei Patientinnen mit Ovarialkarzinom. Z Klin Med

Petermann H, Grande G, Schmidt H (im Druck) Zum Problem der Anpassung an Krebserkrankungen. In: Schröder H, Reschke K (Hrsg) Theorie und Praxis der medizinischen Psychologie, Bd 8, Universität Leipzig

Rübe S (1987) Explorations- und Interventionsmethoden bei der psychosozialen Betreuung von Ovarial-Karzinom-Patientinnen. Diplomarbeit, Universität, Leipzig

Schröder H (1986) Persönlichkeitspsychologische Aspekte der Streßbewältigung. In: Schröder H, Reschke K (Hrsg) Theorie und Praxis der medizinischen Psychologie, Bd 4. Universität Leipzig, S 20–39

Thomae H (1988) Das Individuum und seine Welt. Hogrefe, Göttingen Toronto Zürich

Witzel A (1982) Verfahren der qualitativen Sozialforschung. Campus, Frankfurt New York

Zerssen D von (1976) Die Befindlichkeits-Skala. Beltz, Weinheim

Zum Ergebnis

H. Schmidt berichtet über die Untersuchung von 31 Patientinnen mit nachgewiesenem Ovarialkarzinom, die im Rahmen einer interdisziplinären Arbeitsgruppe diagnostisch und psychotherapeutisch betreut wurden. Zur Anwendung kam ein offenes Interview, das thematisch auf verschiedene Aktivitätsbereiche der gegenwärtigen Situation (Krankenhaus, Familie, die eigene Person etc.) einging. Die Auswertung orientierte sich an einer Strukturierung von Mayring. Die Ergebnisse zeigen im Überblick folgendes Bild:

- Allen Patientinnen erschien die Erkrankung sowohl als Bedrohung als auch als Herausforderung an die eigenen Bewältigungsmöglichkeiten.
- Auf jede situative Veränderung, insbesondere vor neuen Therapieabschnitten, wurde mit Angst und Unsicherheit reagiert.
- Ein unterstützendes soziales Netzwerk war für alle Frauen bedeutsam.
- Die aktuelle Krisenbewältigung war vom momentanen körperlichen Zustand, der Situation im Behandlungsablauf, den Vorerfahrungen mit Krankheiten und von der sozialen Unterstützung abhängig.
- Unter den einzelnen Themenbereichen dominierte der Bereich „eigene Person".

Die Redaktion

Zur Lebensqualität von Krebspatienten im Verlauf der chirurgischen Akutbehandlung

T. Küchler, H. Drechsel-Atta, M. Lucks, R. Patzke, U. Solecke

Zusammenfassung

Der Verlauf des emotionalen Erlebens während des stationären Aufenthaltes von Krebspatienten in der chirurgischen Akutbehandlung wird beschrieben. Die Grundlage dieser Beschreibung bilden ca. 300 standardisierte dokumentierte Betreuungsgespräche mit 52 Patienten mit gastrointestinalen Tumoren, die im Rahmen eines Forschungsprojektes zur Lebensqualität von Krebspatienten geführt wurden. Es wird versucht, Regelhaftigkeiten dieses Verlaufes graphisch dargestellt zusammenzufassen.

Summary

The course of the emotional state of cancer patients during the inpatient surgical treatment phase is described. This description is based on about 300 standardized documented therapeutic contacts with 52 patients with gastrointestinal tumors, who are part of a research project on the quality of life of cancer patients. An attempt is made to graphically codense some regularities of this course.

Ziel dieses Beitrages ist es, die Lebensqualität von Patienten mit Tumoren des Gastrointestinaltraktes im Verlauf der primärchirurgischen Behandlung zu beschreiben. Bedeutungshintergrund ist dabei der Versuch, einen Beitrag zu einer tendenziell ganzheitlichen, patientenzentrierten Behandlung von Krebspatienten zu leisten, wie sie in den letzten Jahren zunehmend auch von medizinischen Onkologen (also nicht „nur" von Medizinpsychologen und Psychosomatikern) gefordert wird (vgl. z. B. Gallmeier 1984; Tannock 1987).

Da Lebensqualität ein extrem weitreichender Begriff ist und einer umfassenden Definition nur schwer zugänglich (vgl. Küchler u. Schreiber 1989), ist eine einschränkende Präzisierung geboten: es sollen diejenigen Erlebensaspekte der Lebensqualität beschrieben werden, die für den Patienten im Verlauf der Akutbehandlung im Vordergrund stehen. Es sind dies Diagnose und Behandlung auf der einen Seite, affektives, emotionales und kognitives Erleben dieser Situation auf der anderen Seite. Den Hintergrund für diese Beschreibung stellen die ersten Erfahrungen und Ergebnisse eines Forschungsprojektes zur Lebensqualität von Krebspatienten in der Allgemeinchirurgie dar.

In diesem Projekt wird seit ca. Mitte 1987 versucht, mit Hilfe eines multimodalen Untersuchungsansatzes (Gesprächsdokumentation, medizinische Dokumentation von Diagnose und Behandlung sowie Erfassung der subjektiven Lebensqualität mit Hilfe eines Fragebogens) zu einer integrativen Sicht der Lebensqualität von Krebspatienten im Verlauf der Akutbehandlung zu kommen. Gleichzeitig wird an einer Teilstichprobe untersucht, ob und inwieweit medizinpsychologische Betreuung zu einer Verbesserung eben dieser Lebensqualität beiträgt.

Da z. Z. die statistische Analyse aller im ersten Projektjahr erhobenen Daten noch nicht abgeschlossen ist, bezieht sich dieser Beitrag auf die vorläufige Auswertung von ca. 300 Einzelgesprächen mit insgesamt 52 Patienten.

Setting

Jeder der am Projekt beteiligen Stationen der Abteilung für Allgemeinchirurgie ist ein(e) Medizindoktorand(in) zugeordnet, der/die jeden Patienten, der mit der (Verdachts-)Diagnose eines Tumors des Gastrointestinaltraktes auf diese Station aufgenommen wird, erfaßt. Auf Grund eines vorher festgelegten Randomisierungsschlüssels werden die Patienten in der Reihenfolge ihrer Aufnahme auf Station entweder in die Betreuungsgruppe, die unbetreute Diagnostikgruppe oder die Kontrollgruppe aufgenommen. Da jedoch ein solches, unter rein wissenschaftlichen Gesichtspunkten vielleicht wünschenswertes Design ethisch nicht zu vertreten ist (schließlich gibt es genügend Vorerfahrungen über den Betreuungsbedarf von Tumorpatienten, vgl. z. B. v. Kerekjarto u. Schug 1987), hat der behandelnde Arzt der jeweiligen Station die Möglichkeit, Patienten zur Betreuung vorzuschlagen. Die Randomisierung wird in diesem Falle aufgehoben, um dann entsprechend fortgesetzt zu werden. Es entsteht auf diese Weise eine 4. Gruppe von Patienten, nämlich von denjenigen, bei denen der behandelnde Arzt von sich aus ein über die Regelversorgung hinausgehendes Betreuungsangebot für indiziert hält.

Im nächsten Schritt werden diejenigen Patienten, die betreut werden sollen, von den jeweiligen Medizindoktoranden angesprochen, und es wird das Projekt ausführlich vorgestellt. Auf diese schwierige Situation des ersten Kontaktes wird unten noch ausführlich eingegangen.

Betreuungskonzept

Das Betreuungskonzept selbst bezieht sich im wesentlichen auf Elemente der supportiven Therapie sowie der Krisenintervention (vgl. Buhrmester et al. 1984). Kennzeichnend für das psychotherapeutische Vorgehen ist der weitgehende Verzicht auf interpretatives oder deutendes Vorgehen, vielmehr – gestalttherapeutisch ausgedrückt – die Akzeptanz des Vordergrundes, also der aktuellen psychischen und physischen Befindlichkeit und damit verbunden der entsprechenden Unterstützung in der Verarbeitung dieser akuten Situation.

Vor Beginn der Studienphase wurden die betreuenden Medizindokoranden[1] theoretisch und praktisch/übend (Rollenspiele, erste, eng supervidierte Patientenkontakte) mit dem an der Abteilung für Medizinische Psychologie im Laufe der letzten 10 Jahre entwickelten Betreuungskonzept vertraut gemacht. Gleichzeitig wurde die Interraterübereinstimmung in den Kategorien der Gesprächsdokumentation (vgl. v. Kerekjarto u. Schug 1987) sukzessive auf einen akzeptablen Wert von r = 0,85 über alle Skalen angehoben. Es bleibt allerdings zu erwähnen, daß bei einigen der aus dem Gottschalk-Gleser-Verfahren übernommenen Skalen zur Angsteinschätzung diese Werte nicht konstant erreicht werden konnten (vgl. Solecke, in Vorbereitung).

Für jeden Patienten wird zusätzlich vom Tag der Aufnahme bis zur Entlassung ein medizinischer Dokumentationsbogen geführt, auf dem alle relevanten medizinischen Daten, die für die Lebensqualität des Patienten von Bedeutung sein können, objektiv festgehalten werden. Es sind dies sämtliche diagnostische Maßnahmen, Diagnose und Nebenerkrankungen, Konsile sowie die gesamte Medikation. Durch diese Dokumentation, sowie durch einen Operationsbogen, der die Abschätzung der Belastung durch den chirurgischen Eingriff ermöglichen soll, ist ein objektives Außenkriterium zur subjektiven Einschätzung der Lebensqualität durch den Patienten selbst sowie zur Fremdeinschätzung durch den jeweiligen Betreuer gegeben. Eine detailliertere Beschreibung des Vorgehens sowie der verwendeten Instrumente findet sich bei Küchler et al. (1987).

Akzeptanz medizinpsychologischer Betreuung

In den letzten 10 Jahren hat die Akzeptanz spezifisch psychoonkologischer Betreuung durch Medizinpsychologen seitens der behandelnden Ärzte deutlich zugenommen. Dies hat – neben verbesserter Kommunikation und Kooperation der Behandelnden – unmittelbare Konsequenzen für die Patienten: Mit der Selbstverständlichkeit, mit der dem Patienten von seiten der Ärzte ein über die Regelversorgung hinausgehendes Betreuungsangebot vorgestellt oder angekündigt wird, wird dem betroffenen Krebspatienten auch signalisiert, daß seine psychische und emotionale Befindlichkeit ebenso ernst genommen wird wie seine körperliche. Dennoch ist das Erscheinen des Medizinpsychologen bzw. des betreuenden Doktoranden am Krankenbett für viele Patienten zunächst eine zusätzliche Verunsicherung. Mehr oder weniger deutlich formuliert heißt die dahinter stehende Frage: „Bin ich auch noch verrückt, daß jetzt der Psychiater kommt?“ Diese Art von Mißverständnis kann in der Regel leicht ausgeräumt werden, doch diese Frage hat gleichzeitig einen realen Hintergrund:

---

[1] Die Vor- und Nachteile der medizinpsychologischen Betreuung durch medizinische Doktoranden gegenüber der Betreuung durch ausgebildete Psychotherapeuten sollen hier nicht diskutiert werden. Ein Beitrag zu diesem auch in seiner gesundheitspolitischen Bedeutung nicht zu unterschätzenden Problem befindet sich in Vorbereitung.

Sehr häufig wird der Patient aufgrund der Diagnose und allem, was in der Zeit vor und nach Diagnosestellung passiert ist, so sehr innerlich verunsichert, daß das Gefühl, „verrückt zu werden“ – hier ausdrücklich im umgangssprachlichen Sinne gebraucht – durchaus schon einmal aufkommt. Ob und in welcher Deutlichkeit diese Befürchtungen allerdings geäußert werden, hängt sehr stark von der Art der Beziehung ab, die sich in den ersten Kontakten zwischen Betreuer(in) und Patient herstellt. Da dies wiederum ein entscheidender Moment für die Akzeptanz der weiteren Betreuung (bzw. für Betreuung überhaupt) ist, soll hierauf näher eingegangen werden: Die Reaktionen der Patienten auf die Vorstellung des Forschungs- und Betreuungsprojektes reichten von interessierter Zustimmung bis ängstlicher Ablehnung, wobei sich nach dem ersten Pilotjahr der Studie folgende grobe Unterscheidung von Reaktionen abzeichnet:

- engagierte Zustimmung (Äußerungen wie „Endlich mal jemand, der sich dafür interessiert, wie es uns wirklich geht!“);
- kritisch-skeptische Zustimmung (Äußerungen wie „Ich schau' mir den Fragebogen mal an, kommen Sie ruhig wieder, dann sehen wir weiter!“);
- gehorsame Zustimmung (Äußerungen wie „Selbstverständlich, wenn es der Forschung dient!“);
- verdeckte Ablehnung (Äußerungen wie „Ja, sicher, aber heute bin ich zu müde.“);
- ängstliche Ablehnung (Äußerungen wie „Nein, nein, damit will ich nichts zu tun haben!“);
- selbstbewußte Ablehnung (Äußerungen wie „Das ist sehr freundlich, aber ich komme schon alleine zurecht.“).

Bei allen Vorbehalten, die einer Quantifizierung bei solchen ineinander übergehenden Kategorien entgegenstehen, läßt sich sagen, daß alle 6 Reaktionsweisen fast gleich häufig vorkamen, lediglich die Kategorie „gehorsame Zustimmung“ tendenziell etwas häufiger, die Kategorie „selbstbewußte Ablehnung“ tendenziell etwas seltener vorzufinden war. Insgesamt betrug die Akzeptanz des Lebensqualitätsprojektes ca. 75%, wobei sie bei denjenigen aus der Diagnostikgruppe, die also nur untersucht wurden, etwas höher lag, bei denjenigen, die ein Betreuungsangebot erhielten, etwas niedriger. Hieraus jedoch Rückschlüsse auf das Betreuungsbedürfnis zu ziehen, wäre aus zweierlei Gründen falsch: Zum einen, weil sich das Bedürfnis nach unterstützender Betreuung erst mit längerem Krankenhausaufenthalt entwickelt und am stärksten in der direkt prä- und postoperativen Phase ist, zum anderen, weil nach unserem – vorläufigen – Eindruck gerade die Gruppe der „ängstlichen Ablehner“ besonders unterstützungsbedürftig ist, aber nicht in der Lage, sich das Unterstützungsangebot zunutze zu machen.

Zusammenfassend läßt sich für fast alle Patienten sagen, daß die ersten Tage nach Aufnahme auf die chirurgische Station zum einen bestimmt sind von Diagnoseschock und der damit verbundenen existentiellen Verunsicherung, zum anderen durch die Erfahrung „Krankenhaus“: veränderter zirkadianer Rhythmus, unbekannte Geräusche, fehlende Intimität und eben die besondere Atmosphäre der Krankenstation. Dies alles trägt unvermeidbar zusätzlich zur Verunsicherung bei.

Erleben von Diagnose und Behandlung

Verunsicherung läßt sich durch Gespräche über vertrautere Inhalte reduzieren: über die Symptome, die Beschwerden, die ersten Anzeichen, kurz, noch einmal die Anamnese. Das Hauptthema einer solchen Anamnese sind allerdings weniger die Fakten selbst als vielmehr das Erleben des bisherigen Geschehens, auch unter der Fragestellung, inwieweit der Diagnoseschock schon verarbeitet ist. Denn ein Schock war und ist es für fast alle Neuerkrankten, die zur Behandlung ins Krankenhaus kommen. Der Satz, den wir in unseren Gesprächen wohl am häufigsten gehört haben, lautet sinngemäß: „Ich habe mein ganzes Leben lang gearbeitet, war nie krank, und jetzt dies!" Die ganze Fassungslosigkeit über das ungerechte Schicksal, die ganze eigene Hilflosigkeit gegenüber der unfaßbaren Krankheit liegt in diesem Satz.

Da erlebte Hilflosigkeit für sich ja eine der schwersten Bedrohungen der Lebensqualität überhaupt ist, geht es in dieser Phase innerlich v. a. darum, wieder Kontrolle zurückzugewinnen. Abwehrmechanismen gewinnen zentrale Bedeutung, Verdrängung, Bagatellisierung, Regression, Projektion und Abspaltung sind die häufigsten. Vor allem der Krankheitsschock kann oft nur durch Abspaltung ertragen werden: die Betroffenen erleben sich so, als ob sie neben sich stehen, berichten von sich, als ob alles eine andere Person beträfe (s. Abb. 1). Die notwendige Anpassung an die radikal veränderte Lebenssituation vollzieht sich nur langsam und unter Schmerzen.

Äußerlich unterstützen die diagnostischen Maßnahmen den notwendigen Anpassungsprozeß: es passiert etwas, es wird etwas getan, um der Krankheit Herr zu werden. Meist stabilisieren sich die Patienten in dieser Phase: sie klagen darüber, wie lange sie beim Röntgen warten mußten, daß das Mittagessen nicht warmgehalten wurde, tauschen mit anderen Patienten Erfahrungen aus, kurz, sie werden wieder mehr sie selbst. In dieser Phase ist allerdings die Aufklärung über den Sinn und die Notwendigkeit der einzelnen diagnostischen Maßnahmen von großer Bedeutung, eben um dem Betroffenen zu helfen, über das Verstehen das Gefühl von Kontrolle über seinen Zustand zurückzugewinnen. Entsprechend bedrohlich, nicht einfach nur lästig, sind diagnostische Pannen, wie sie ganz natürlich vorkommen: zum falschen Zeitpunkt bestellt, Patient muß wieder zurück auf die Station, Gerät ist gerade defekt, Notfall muß vorrangig untersucht werden usw.

Doch diese Pannen haben manchmal auch etwas Gutes: sie bieten Anlaß wütend zu werden, zornig, mit gutem Grund und aus konkretem Anlaß zu schimpfen. So

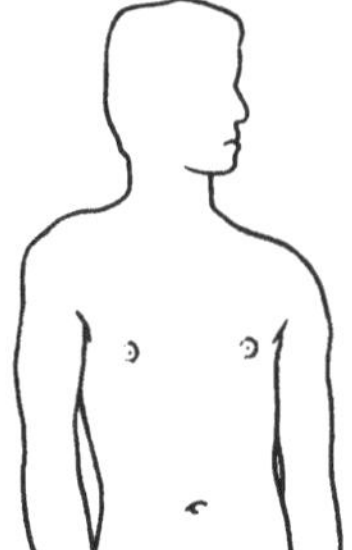

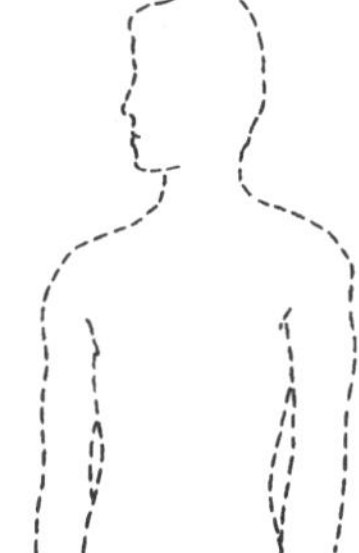

Abb. 1. Diagnoseschock. Erleben des Betroffenen: neben sich stehen; sprechen über sich selbst, als ob es eine/n andere/n beträfe

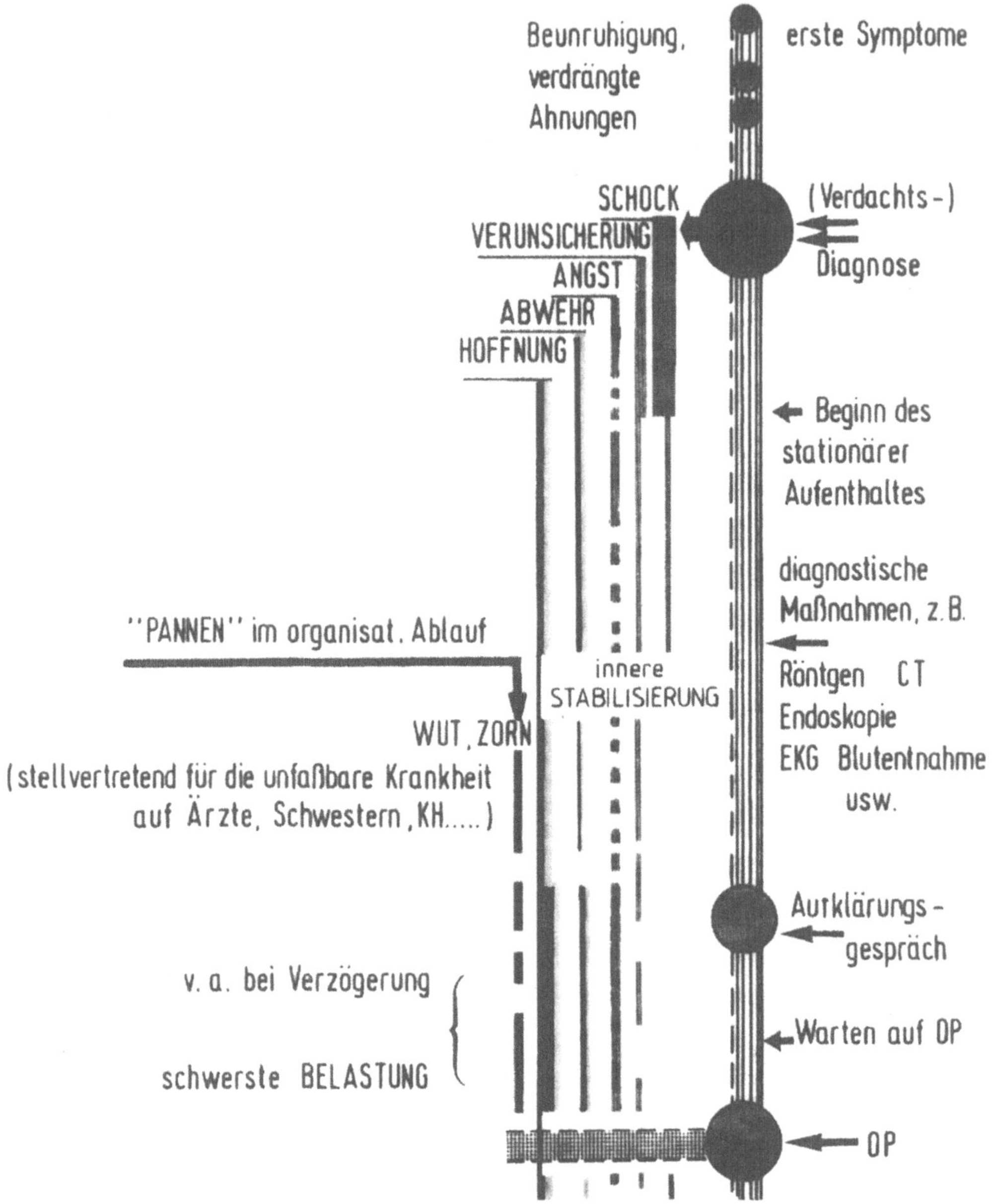

Beunruhigung, verdrängte Ahnungen
erste Symptome
SCHOCK
VERUNSICHERUNG
ANGST
ABWEHR
HOFFNUNG
(Verdachts-) Diagnose
Beginn des stationärer Aufenthaltes
diagnostische Maßnahmen, z. B.
Röntgen CT
Endoskopie
EKG Blutentnahme
usw.
"PANNEN" im organisat. Ablauf
innere STABILISIERUNG
WUT, ZORN
(stellvertretend für die unfaßbare Krankheit auf Ärzte, Schwestern, KH.....)
Aufklärungs-gespräch
v. a. bei Verzögerung
schwerste BELASTUNG
Warten auf OP
OP

Abb. 2. Die somatopsychische Situation von primär chirurgisch behandelten Krebspatienten im Verlauf der stationären Therapie. Der dargestellte Verlauf bezieht sich auf Patienten mit Tumoren des Gastrointestinaltraktes von Diagnose an bis zur ersten Entlassung nach Hause.

Zeitachse
innere Situation
äußere Situation,
Grad der Ausprägung

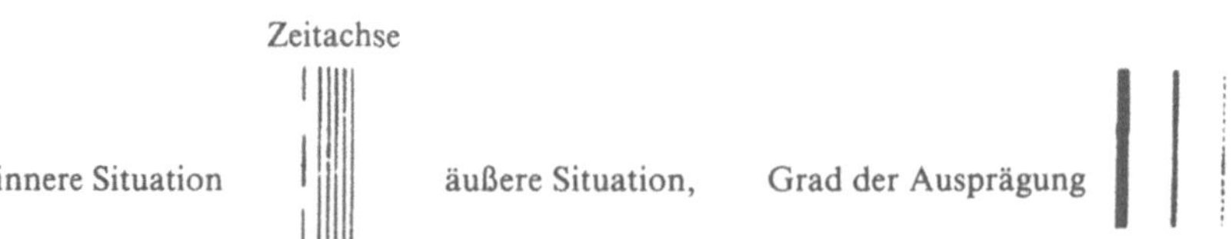

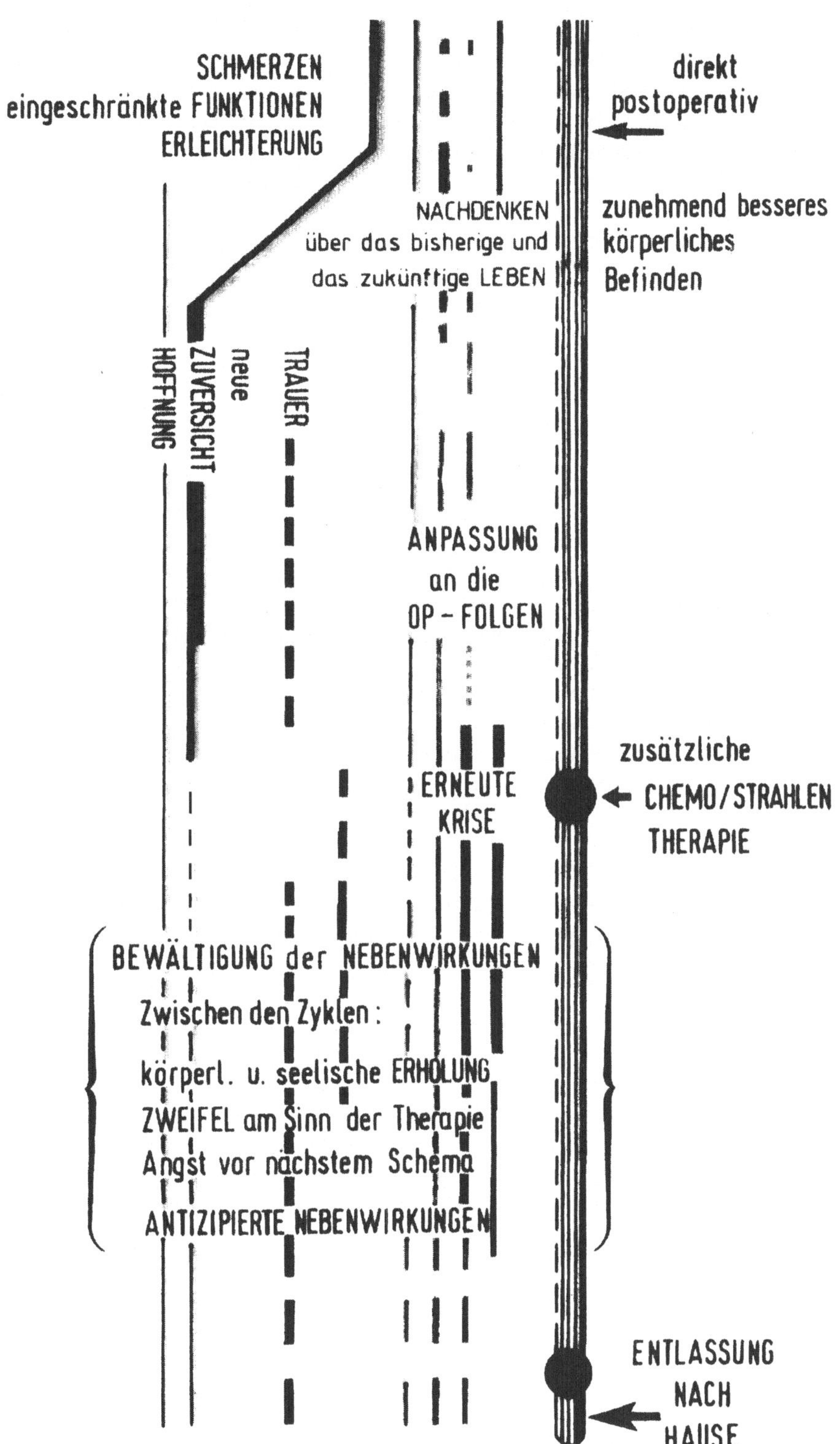
SCHMERZEN
eingeschränkte FUNKTIONEN
ERLEICHTERUNG
direkt
postoperativ
NACHDENKEN
über das bisherige und
das zukünftige LEBEN
zunehmend besseres
körperliches
Befinden
HOFFNUNG
ZUVERSICHT
neue
TRAUER
ANPASSUNG
an die
OP - FOLGEN
zusätzliche
CHEMO/STRAHLEN
THERAPIE
ERNEUTE
KRISE
BEWÄLTIGUNG der NEBENWIRKUNGEN
Zwischen den Zyklen:
körperl. u. seelische ERHOLUNG
ZWEIFEL am Sinn der Therapie
Angst vor nächstem Schema
ANTIZIPIERTE NEBENWIRKUNGEN
ENTLASSUNG
NACH
HAUSE

kann sich der ohnmächtige Zorn auf die unfaßbare Krankheit und das ungerechte Schicksal einen Weg bahnen (vgl. Abb. 2)

Nach Abschluß der Diagnostik erfolgt im Ablauf das Aufklärungsgespräch: Diagnose und Lokalisation, Operation, Risiken und Folgen der Operation, manchmal alternative Therapiemöglichkeiten. Fast alle Patienten haben Angst vor diesem Gespräch, gleichzeitig wird es bang erwartet. In unseren Gesprächen in dieser Phase geht es oft darum, dieses Gespräch mit dem Patienten vorzubereiten, indem alle, dem jeweiligen Patienten wichtigen Fragen gesammelt werden, genauso aber darüber gesprochen wird, was derjenige vielleicht auch nicht wissen will. Viele wollen z. B. möglichst wenig über die Operation wissen, die Vorstellung, aufgeschnitten zu werden, ist einfach zu angstbesetzt.

In der folgenden Phase der Operationsvorbereitung findet die Gleichzeitigkeit von Angst und Hoffnung ihren Höhepunkt. Noch mehr als in der diagnostischen Phase schwankt das gesamte Erleben zwischen der Angst vor dem Eingriff und der Hoffnung, daß danach eben alles gut sei.

In dieser Phase werden Gespräche über Angst ebenso wie über Hoffnung besonders wichtig. Ausgehend vom Informationsstand des jeweiligen Patienten, der in dieser Phase mehr von der persönlichen Abwehr (vgl. Götzke u. Huse-Kleinstoll 1988) als von den real gegebenen Informationen während des Aufklärungsgespräches abhängt, wird versucht, die Angst durch Aussprechen zu konkretisieren. Von den vielfältigen Ängsten, mit denen die meisten Krebspatienten zu kämpfen haben, sind die konkreten in dieser Phase, also die vor der Operation, leichter zu ertragen, als die diffusen Ängste, die mit der Prognose im weitesten Sinne verbunden sind. Über Angst zu sprechen, bedeutet in den allermeisten Fällen, eben diese Angst zu vermindern. Abwiegelndes Gesprächsverhalten im Sinne von „Machen Sie sich keine Sorgen, das wird alles wieder“, ist – wenn es die einzige Kommunikationsform ist – in dieser Phase meist kontraindiziert. Über Angst zu sprechen heißt hier nicht, daß damit Hoffnung genommen wird, im Gegenteil: Das Sprechen über Angst vermindert eben diese Angst (vgl. Küchler 1987) und oftmals wird dadurch erst wieder der Blick frei auf die ja auch immer gleichzeitig vorhandene Zuversicht.

Schwerste Krisen in der gesamten emotionalen Befindlichkeit lösen verschobene Operationen aus. Die gesamte körperliche und seelische Vorbereitung des Patienten ist auf den genannten Operationstermin gerichtet, und v. a. kurzfristige Absetzung der Operation führt zu schwersten Belastungen. Dieser Punkt kann aus unserer Sicht (der Sicht der Betreuer) gar nicht genug betont werden, auch wenn solche Situationen letztlich unvermeidbar sind und bleiben werden.

Nach der Operation bestimmt zunächst nur der körperliche Zustand, d. h. Schmerzen, Erschöpfung und Müdigkeit, die aktuelle Lebensqualität. Mit den täglich weniger werdenden Schmerzen und der zunehmenden Mobilität verbessert sich die Lebensqualität natürlich zunehmend. Hoffnung und Zuversicht bestimmen die Gesprächsinhalte, aber auch die erste Auseinandersetzung mit den Operationsfolgen, mit den großen und kleinen Veränderungen, die im zukünftigen Leben eine Rolle spielen werden. Dies mag beginnen bei der Veränderung der Eßgewohnheiten nach einer Magenteilresektion, und geht bis zur Veränderung des gesamten Körperbildes und entsprechenden Veränderungen der Lebensqualität nach z. B. einer Anlage eines künstlichen Darmausganges. Es geht um die Trauer um den Organverlust, sei es ein kleines Stück Darm, sei es ein totalresizierter Magen.

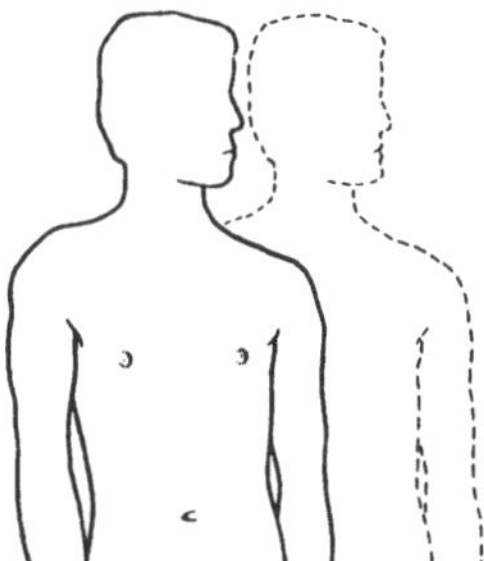

Abb. 3. Zunehmende Integration der Krankheit: Patient/in wird wieder „er/sie selbst"

Je besser es gelingt, in dieser Phase über die konkreten Bewältigungsmöglichkeiten zu sprechen, desto besser wird die Lebensqualität, bezogen auf die Hoffnung und Zuversicht und dem damit verbundenen Lebenswillen. Es mag am Beispiel einer Sarkompatientin, nach Oberarmamputation, ein wenig deutlicher werden. In den vielen Gesprächen über ihr neues, anderes Alltagsleben spielte u. a. die Frage, ob mit einem Arm Kartoffeln geschält werden können, eine ganz wichtige Rolle. Dies steht für viele Dinge des Alltags, bei denen entschieden werden muß, ob sie selbst bewältigt werden können oder ob dafür Hilfe in Anspruch genommen werden muß. Das Aufrechterhalten von soviel eigener Aktivität und Autonomie wie möglich ist sicherlich für die meisten betroffenen Krebspatienten von zentraler Bedeutung. Für jeden von uns ist es selbstverständlich, daß wir das, was wir tun oder lassen wollen, in Grenzen selbst bestimmen. Selbst wenn es objektiv manchmal eine Illusion ist, so ist doch dies Gefühl von Selbstbestimmung eines der wesentlichsten Merkmale unseres Lebens. Die vitale Bedeutung wird allerdings erst dann wirklich erkannt, wenn diese Autonomie nicht mehr gegeben zu sein scheint.

Gleichzeitig findet in dieser Phase der zukunftsorientierten Bewältigungsversuche die Integration der Diagnose „Krebs" statt. Wurde vorher über den eigenen Krebs so gesprochen, als bestrafe dies alles ganz jemand anderes, so wird es jetzt mehr und mehr die eigene Krankheit (s. Abb. 3). Damit treten auch Gedanken über das eigene Leben, wie es sein wird und wie es bisher war, mehr und mehr in den Vordergrund. Die Vergangenheit wird betrachtet, oft genug auch bewertet: Dies war gut in meinem Leben, dies war mühselig, und jenes möchte ich in Zukunft noch erleben.

Hoffnung und Zuversicht verändern sich oft während dieser Gespräche, gewinnen eine andere Qualität: Von der Hoffnung auf aktuelle Verbesserung des körperlichen Zustandes hin zu einer realistischen Lebensplanung. Dabei ist allerdings die Angst vor Rezidiven immer präsent und spürbar. Diese latente Angst wird bei einer adjuvanten Chemo- oder Radiotherapie schlagartig aktualisiert. Es beginnt der emotionale Zyklus von Schock, Angst und Verunsicherung aufs neue. Denn zusätzlich zur aktualisierten Krebsangst kommt nun die Angst vor Nebenwirkungen, z. B. einer Chemotherapie, wie sie viele Patienten aus ihrem näheren oder ferneren Bekanntenkreis kennen. Hier bedarf es einer sorgfältigen Aufklärung durch den internistischen Onkologen über die tatsächlich zu erwartenden Nebenwirkungen einer individuellen adjuvanten Therapie, um die Kooperation des Patienten zu gewinnen. Dazu gehört – neben der selbstverständlichen Abstimmung mit den behandelnden Chirurgen - eben auch das Gespräch über die persönliche Vorinformation (und Vorurteile!) des betroffenen Patienten über das Therapieschema und die zu erwartenden Nebenwirkungen.

Weiterhin ist zu beachten, daß Chemo- oder Radiotherapie auf eine andere Weise als chirurgische Therapie mit Tod assoziiert wird: Während die Angst vor dem chirurgischen Eingriff sich in erster Linie darauf bezieht, nicht mehr aus der Narkose aufzuwachen, letztlich also einen plötzlichen Tod zu erleiden, so ist Chemo- oder Radiotherapie eher assoziiert mit Sichtum, Schwäche und körperlichem Verfall, also einem langsamen, qualvollen Tod. Da viele Patienten solche Geschichten entweder von Bekannten gehört oder - entfernt - selbst miterlebt haben (vgl. auch Verres 1986), ist ein Gespräch über diese assoziativen Vorinformationen aus Compliancegründen dringend indiziert.

In der medizinpsychologischen Betreuung beginnen in dieser Situation meist wieder häufige und intensive Gespräche, die dann im Sinne einer begleitenden Betreuung auf den Stationen der Onkologie/Hämatologie oder der Strahlentherapie fortgeführt werden müssen.

Die Entlassung nach Hause ist natürlich für alle Patienten das wichtigste Datum überhaupt. Auch wenn gelegentlich Sorgen geäußert werden, wie es denn ohne die jetzt gewohnte Sicherheit des Krankenhauses weitergehen wird, so steht doch die Freude auf das wieder autonome Leben im eigenen Zuhause eindeutig im Vordergrund. Die Wünsche und Gedanken kreisen fast ausschließlich darum, wie sich das weitere Leben gestalten wird, wie sich die durch Krebserkrankung und Therapie entstandenen funktionellen Einschränkungen, aber eben auch das veränderte Lebensgefühl im Alltag auswirken.

Die ja mit einer Todesdrohung verbundene Lebenskrise „Krebs" gibt oft genug Anstoß zu einem bewußteren Leben oder zumindest aktuell im Krankenhaus den Wunsch danach. Hier ist es wichtig, die Kommunikation mit der Familie der Betroffenen zu fördern. Denn gerade bei denjenigen Patienten, die mit großer Hoffnung auf eine neue, andere Lebensqualität die ihnen verbleibende Lebenszeit betrachten, hören wir oft, daß sie gerade über ihr verändertes Lebensgefühl mit der Familie kaum sprechen können - aus mancherlei Gründen. Der wichtigste liegt sicherlich darin, daß das direkte eigene Erleben der Möglichkeit des Todes und der Gewißheit des Lebens bis dahin eben eine andere Qualität des Lebens mit sich bringen, und die ist zwar erfahrbar, aber dem Nichtbetroffenen nur in Grenzen vermittelbar.

Literatur

Buhrmester C, Kerekjarto M von, Ratsak G, Schiebel-Piest B (1984) Medizinpsychologische Betreuung von Tumorpatienten im stationären und ambulanten Bereich - ein Projektbericht. In: Spiegel-Rösing I, Petzold H (Hrsg) Die Begleitung Sterbender. Junfermann, Paderborn

Gallmeier WM (1984) Psychoonkologie. MMW 9:211-214 (Sonderheft Psychoonkologie)

Götze P, Huse-Kleinstoll G (1988) Präoperative Angst und Angstbewältigung: Psychodiagnostische Probleme und therapeutische Implikationen aus psychoanalytischer Sicht. Psychother Med Psychol 38:232-239

Kerekjarto M von, Schug S (Hrsg) (1987) Psychosoziale Betreuung von Tumorpatienten im stationären umd ambulanten Bereich: Bilanz eines 5-jährigen Modellversuches im Universitätskrankenhaus Hamburg-Eppendorf. Zuckschwert, München

Küchler T (1987) Der Krebspatient-Lebensqualität zwischen Angst und Hoffnung. Arzt Krankenhaus 9:343–347

Küchler T, Schreiber HW (1989) Zur Bestimmung von Lebensqualität – theoretische Konzepte, praktische Möglichkeiten (106. Deutscher Chirurgenkongress, München)

Küchler T, Drechsel-Atta H, Lucks M, Patzke R, Solecke U (1987) Studienprotokoll zum Forschungsprojekt „Lebensqualität von Tumorpatienten in der Allgemeinchirurgie. Hamburg

Solecke U (in Vorbereitung) Angst und Angstverarbeitung im prä- und postoperativen Verlauf bei Patienten mit Tumoren des Gastrointestinaltraktes. Med Dissertation, Universität Hamburg

Tannock JF (1987) Treating the patient, not just the cancer. New Engl J Med 317:1534–1535

Verres R (1986) Krebs und Angst. Springer, Berlin Heidelberg New York Tokyo

Zum Ergebnis

Im Sinne eines Erfahrungsberichtes beschreiben die Autoren den Verlauf des emotionalen Erlebens von 52 Patienten mit gastrointestinalen Tumoren, die in der Zeit des stationären Aufenthaltes vor und nach einer primärchirurgischen Behandlung an einem psychosozialen Betreuungskonzept teilnahmen. Dabei versuchen sie, typische Elemente des Verlaufes zu charakterisieren, wobei die enge Verknüpfung des emotionalen Erlebens mit den individuellen Bewältigungsprozessen deutlich wird. In sehr anschaulicher Weise wird verdeutlicht, welche Themen für die Patienten zu einzelnen Zeitpunkten (Diagnosestellung, Operationsvorbereitung, postoperative Phase bis zur Entlassung) im Vordergrund stehen und welche Interventionsmaßnahmen jeweils angemessen erscheinen. Die von der Forschungsgruppe selbst angebotenen Maßnahmen haben v. a. stützenden Charakter, sie beziehen sich auf die aktuell im Vordergrund stehenden psychischen und physischen Beschwerden. Ein zentraler Aspekt ist dabei die Unterstützung der Patienten, eigene Kontrollmöglichkeiten zu sehen bzw. neu oder wieder zu erlangen. Sehr interessant ist die Beschreibung von Reaktionen der Patienten auf die Bitte um Teilnahme an der Studie. Sechs unterscheidbare Reaktionsweisen, von engagierter Zustimmung über ängstliche Formen der Zustimmung oder Ablehnung bis zur selbstbewußten Ablehnung, fanden sich beinahe in zahlenmäßiger Gleichverteilung. Diese Beobachtungen lassen vermuten, daß auch der Umgang mit den einzelnen Behandlungsphasen bei genauerer Betrachtung interindividuell sehr verschieden ist. Die eingangs geschilderte Typisierung wird damit in Frage gestellt.

Die Redaktion

Kommunikationsstörung nach Laryngektomie

H. de Maddalena, H. Pfrang, H.P. Zenner

Zusammenfassung

Organische Beeinträchtigung, Behinderung und Benachteiligung von laryngektomierten Patienten werden in einem interaktionellen Ansatz analysiert. Daß es sinnvoll ist, die Behinderung im Beziehungsfeld zwischen Person und Situation zu erklären, wird am Beispiel der Sprachverständlichkeit deutlich gemacht. Verständlichkeit hängt vom Patienten (organische Beeinträchtigung, Kompensationsgrad, derzeitger Gesundheitszustand), vom Kontext (z. B. Lautstärke) und vom Zuhörer ab. Die Benachteiligung ergibt sich aus dem Verhältnis zwischen den Menschen; ihr Hauptmerkmal ist die Abwertung der als behindert angesehenen Person. Die - mit Anpassungsdefiziten verbundene - Abwertung erfolgt auf verschiedene Weise: der Stimmfunktionsverlust wird mit Funktionsdefiziten des ganzen Menschen gleichgesetzt, die Betroffenen werden davon ausgeschlossen, an Entscheidungen mitzuwirken, werden stigmatisiert oder überfürsorglich behandelt.

Stimmrehabilitation mit Stimmprothesen verbessert deutlich die physikalischen Parameter, bewirkt eine höhere Sprachverständlichkeit und steigert die Zahl erfolgreich rehabilitierter Patienten. Die Stimme klingt normaler und wird vom Zuhörer eher akzeptiert als die in solchen Fällen übliche Ösophagusstimme. Schwerpunkte der psychologischen Rehabilitation sind die Compliance (Krebskontrolle, Stimmrehabilitation), die Bewältigung von belastenden Ereignissen, die Steigerung der Motivation und Aktivität sowie die Überwindung von Barrieren, die durch die soziale Abwertung entstehen.

Summary

Impairment, disability, and handicap of laryngectomized patients are analyzed using an interactional approach. The utility of an interpersonal and situational understanding of the disability, of speech intelligibility is demonstrated. Intelligibility depends on the person (impairment, compensation, actual state), the context (e.g., loudness), and the listener. The handicap is a social phenomena. The qualitative characteristic of the relationship is the devaluation of the person considered to be handicapped. Devaluation takes several forms (e.g., generalizing the loss of function to the whole person, exclusion from decision making, overprotection, stigmatization) and is associated with poor adjustment.

Vocal rehabilitation of the tracheo-hypopharyngeal (TH) voice using voice prostheses is rated high on physical parameters. It achieves greater speech intelligibility for more patients. Moreover, listeners rate the TH voice as more normal and acceptable than the usual esophageal voice. The emphasis in psychological rehabilitation lies on compliance, coping with stressful events, increasing motivation and activity, and overcoming the barriers produced by social devaluation.

Vorbemerkung

Eine Abfrage verschiedener Datenbanken und die Durchsicht der Literatur zum Thema psychosoziale Rehabilitation nach Laryngektomie ergab, daß neben einigen klinischen Erfahrungsberichten von Ärzten und Logopäden fast nur unsystematische Befunde aus mündlichen und schriftlichen Befragungen vorliegen, in denen auf Probleme der Reliabilität und Validität der Messung erst gar nicht eingegangen und die Frage der Güte der Schlußfolgerung (Design und Generalisierbarkeit der Ergebnisse) nicht behandelt wird. Befunde von Psychologen mit standardisierten Verfahren sind selten und nicht aufeinander bezogen. Eine theoretische Einbettung in generelle Modelle fehlt fast durchgängig. Für die eigene Arbeit haben sich daraus 2 Zielsetzungen ergeben:

a) Entwicklung eines Modells, aus dem empirisch prüfbare Hypothesen und Interventionsmethoden ableitbar sind, und
b) Entwicklung eines methodischen Instrumentariums zur Hypothesenprüfung und Evaluation von Maßnahmen (reliable und valide Meßinstrumente, weitgehendes Ersetzen korrelativer Studien durch quasiexperimentelle und experimentelle Designs).

Generelles Modell

Auf dem Hintergrund der Rehabilitationspsychologie Wittes (1988) und Brackhanes (1984) konzeptualisieren wir Behinderung („disability“) als Veränderung der Mensch-Umwelt-Interaktion, und unter Rückgriff auf die Arbeiten aus der Lewin-Gruppe (z. B. Wright 1960; Dembo 1982) fassen wir die häufig mit Behinderungen zusammenhängende Benachteiligung („handicap“) nicht als notwendige, quasinatürliche Folge der Behinderung,sondern als Produkt des Kommunikationsverhaltens zwischen Personen in einem spezifischen sozialen und kulturellen Kontext auf. Eine Konsequenz des 1. Ansatzes ist, daß Behinderung nicht nur eine Normabweichung auf dem Niveau der Leistungen des Individuums darstellt, sondern daß eine gegebene organische Beeinträchtigung („impairment“) erst in Abhängigkeit von der Auswahl und der Gestaltung der Umwelt sowie der Entwicklung von Kompensationsmöglichkeiten zu einer Behinderung wird oder nicht. Der 2. Ansatz thematisiert das Problem zwischenmenschlicher Wahrnehmung, Bewertung und des wechselseitigen Verhaltens. Das qualitative Charakteristikum der Beziehung zwischen einer Person, die als behindert betrachtet wird, und einem Nichtbehinderten ist häufig die Abwertung der Person mit einer Beeinträchtigung. Die Abwertung kann einerseits in der Mitteilung direkter Ablehnung, aber auch in der verdeckten Verweigerung des Respekts - beispielsweise durch das Zeigen von Mitleid - bestehen.

Die Bedeutung beider Ansätze für die Entwicklung einer umfassenden Rehabilitation bei Personen ohne Kehlkopf und mit Halsatmung wird im folgenden aufgezeigt. Dabei wird auf publizierte Ergebnisse anderer Autoren sowie auf eigene Ergebnisse zur Prüfung des Modells zurückgegriffen, die erst zum Teil veröffentlicht sind. In den eigenen Arbeiten wurde zunächst ein zuverlässiger Test (PLTT, „Post Laryngectomy Telephone Test") zu Erfassung der Sprachverständlichkeit als eines zentralen Merkmals der Behinderung entwickelt (Zenner 1986; Zenner u. Pfrang 1986). In einem 2. Schritt wurde geprüft, wie stark der Effekt der organischen Beeinträchtigung (Teilresektion vs. Laryngektomie) sowie unterschiedlicher Stimmrehabilitationsmaßnahmen auf die Behinderung ist (Schohe 1987; Pfrang et al. 1986; Pfrang 1986) und in einem 3., wie stark die Behinderung im Vergleich zu medizinischen (de Maddalena 1987), psychologischen und sozialen Faktoren die Benachteiligung beeinflußt (Pfrang 1987; Pfrang, im Druck). Daneben sind spezielle Aspekte des Kommunikationsverhaltens untersucht (Kompensierbarkeit der vokalen Behinderung durch nonverbales Verhalten; Drießle 1987) bzw. werden untersucht (Steuerrung der Konversation und Feedback).

Vokal-verbale Beeinträchtigung

Mit kurativer Zielsetzung ist die totale Laryngektomie (vollständige Entfernung des Kehlkopfes) in der Regel bei Larynx- und Hypopharynxkarzinomen sowie in selteneren Fällen bei Ösophaguskarzinomen indiziert. Bei Hypopharynxkarzinomen und forgeschrittenen Larynxtumoren wird eine kombiniert chirurgische und radiologische Behandlung durchgeführt. Während bei Larynxkarzinomen aufgrund der Therapie unter bestimmten Umständen bis zu 95% der Patienten mehr als 5 Jahre überleben, liegen die Fünfjahresüberlebensraten der Kombinationsbehandlung bei Hypopharynx- und Ösophaguskorzinomen bei höchsten 20%. Bezogen auf die Laryngektomierten hängt die Erfolgsquote der Krebstherapie von der Zusammensetzung der Stichprobe (Karzinomlokalisation, Ausdehnung und Metastasen) ab, aber bei der Mehrheit (62% nach Gates et al. 1982) gelingt die Krebstherapie.

Um postoperativ eine lebensbedrohliche Aspiration von Nahrung zu vermeiden, werden bei der Laryngektomie Trachea und Ösophagus vollkommen voneinander getrennt. Dies hat zur Folge, daß die Patienten zeitlebens durch ein Tracheostoma (eine Atemöffnung im Hals) atmen. Trotz eines meist intakten Artikulationssystems ist für Laryngektomierte eine normale Stimmbildung, bei der durch den pulmonalen Luftstrom eine Schwingung der Stimmlippen erzeugt wird, nicht mehr möglich.

Vokal-verbale Behinderung

Das Ausmaß der Behinderung hängt davon ab, inwieweit die organische Beeinträchtigung durch Maßnahmen zur Stimmrehabilitation, der Entwicklung und dem Einsatz nichtvokaler Kommunikationsmöglichkeiten und der Gestaltung der Umwelt kompensiert und die Funktionen der Stimme wiederhergestellt werden können. Generell ist die Stimme ein Kennzeichen der Identität des Individuums, der Geschlechtszugehörigkeit, des Alters und der Persönlichkeit. Durch die Variation vokaler Merkmale können emotionale Zustände des Senders und zwischenmenschliche Einstellungen wie Sympathie oder Antipathie und Submission oder Dominanz sehr effizient kommuniziert werden. Ohne Stimme ist Sprechen zwar möglich („Pseudoflüstern"), aber die Stimme ist eine notwendige Voraussetzung verständlichen Sprechens im üblichen Kontakt, um Zustände zu signalisieren, an andere zu appellieren und Gegenstände und Sachverhalte darzustellen.

Im Vergleich zu normalen Sprechern ist bei stimmrehabilitierten Laryngektomierten die mittlere Grundfrequenz der Stimme deutlich niedriger (im Mittel zwischen 65 und 100 Hz), die Lautstärke beim Sprechen um durchschnittlich 6–10 dB reduziert, das Sprechtempo verlangsamt (im Mittel 113 Worte pro Minute vs. 166 Worte) und die Variationsmöglichkeit der Tonhöhe auf den Bereich einer Oktave eingeengt (Weinberg 1986). Die Stimmfunktionen werden dadurch unterschiedlich beeinflußt. Während die Identität der Person und die Geschlechtszugehörigkeit auch nach der Laryngektomie - allerdings bei stark veränderter Stimme - immer noch erkannt werden, ist die Ausdrucksmöglichkeit habitueller und aktueller emotionaler Zustände und die Sprachverständlichkeit eingeschränkt. Am stärksten ist der Ausdruck der Emotionen betroffen, die eine laute Stimme, große Dynamik, hohe Töne, einen großen Tonbereich und eine große Variabilität erfordern, wie beispielsweise Ärger und Freude (bgl. Scherer 1986; Drießle 1987). Als besonders belastend wird die Unfähigkeit zu schreien erlebt.

Zeitweiliger Stimmverlust durch Umweltbedingungen (z. B. kaltes Wetter, trockene Luft) sowie den aktuellen psychophysiologischen Zustand (z. B. Erkältung und Streß) schränkt die Verfügbarkeit der Stimme ein. Die Reduktion der Sprachverständlichkeit wird in der Literatur mit durchschnittlich 60% angegeben, wobei aber unterschiedliche Studien nur schwer vergleichbar sind (Zenner u. Pfrang 1986). In den 3 Variablenbereichen physikalische Qualität, Verfügbarkeit und Verständlichkeit der Stimme existieren erhebliche Unterschiede zwischen den Laryngektomierten: Bei der am häufigsten angewandten Rehabilitationsmethode (Ösophagusersatzstimme) erreicht nur eine Minderheit (ca. 15%) eine sehr gute Stimm- und Sprechfähigkeit, während etwa ein Drittel über keine brauchbare Stimme verfügt (Gilmore 1986).

Die Bestimmung der Beeinträchtigung als Normabweichung besagt noch wenig über die Behinderung im Sinne Wittes. So ist die Sprachverständlichkeit kein statisches Merkmal, sondern hängt von Merkmalen des Senders (Kompensation), der Nachricht (z. B. Wort vs. Satz, Inhalt), des Kanals (Rauschen) und des Empfängers (z. B. Zielperson, Anpassung an Behinderung) und anderen Merkmalen der Situation ab. Gleiche Normabweichung bedeutet nicht gleiche Verständlichkeit im Alltag (Schohe 1987). Beispielsweise liegt die Satzverständlichkeit bei einer Wortverständlichkeit von 40% bereits bei 70%. Das Rauschen variiert in Abhängigkeit von der Situation, und unter den Alltagstätigkeiten ist besonders das Telefonieren beeinträchtigt (etwa 20% Reduktion der Verständlichkeit im Vergleich zu direktem Kontakt). Die vokal-verbale Beeinträchtigung wird häufig durch schriftliche Auszeichnungen und teilweise durch die Verwendung von Mimik und Gestik kompensiert (Gates et al. 1982; Drießle 1987).

Das Verhalten des Zuhörers bestimmt entscheidend die erzielte Verständlichkeit. Bei einigen Ehepaaren konnte beobachtet werden, daß sie nichtverbale Zeichen vereinbaren und verwenden und das die Ehefrauen zunächst die Aussage der Patienten wiederholen, um ihre Richtigkeit zu prüfen, bevor sie selbst antworten. Diese Anpassung an die funktionelle Beeinträchtigung erfordert erhebliche Anstrengung und Geduld des Zuhörers, die häufig nicht aufgebracht wird. Bei Nichtverstehen steht der Zuhörer im Konflikt zwischen richtigem (Nachfragen, zur Wiederholung auffordern) und falschem Feedback (z. B. zustimmendes Nicken, wenn nichts verstanden wurde). Häufiges Nachfragen intensiviert das Erleben des Fähigkeitsdefizits und korreliert mit dem Rückzug aus der Konversation und der Reduzierung sozialer Aktivität, während Zustimmung bei Nichtverstehen höhere Fähigkeit vortäuscht. Über Häufigkeit und Wirkung falschen Feedbacks liegen uns noch keine empirischen Daten vor, aber möglicherweise liegt hier die Erklärung, warum Patienten ihre Verständlichkeit im Vergleich zum Ehepartner überschätzen und warum das Urteil der Ehepartner stärker mit objektiven Maßen der Sprachverständlichkeit übereinstimmt als das der Patienten (Pfrang et al. 1986; Pfrang 1986; Schohe 1987). Nimmt man das Rating der Verständlichkeit durch den Patienten und seiner Ehefrau als Kriterium, so scheinen Kompensation und Anpassung des Zuhörers in der Familie am besten zu gelingen, gefolgt von Freunden, dem Arzt, Nachbarn, weitläufigen Bekannten, Behördenangestellten und Verkäufern.

Die Bedeutung einer interaktionistischen Konzeption der Behinderung wird auch durch den relativ niedrigen Einfluß der Sprachverständlichkeit als Normabweichung auf das berichtete alltägliche Kommunikationsverhalten des Patienten belegt. Zwar gilt generell: Je höher die Sprachverständlichkeit, desto häufiger wird auch smalltalk geführt, desto weniger wird der Inhalt auf wichtige Themen begrenzt und desto weniger werden Situationen vermieden, in denen gesprochen werden muß. Die Korrelationen liegen aber nur in niedriger bis mittlerer Höhe, und für das Kommunikationsverhalten im Alltag sind motivationale Faktoren (Verstärkungswert des sozialen Kontakts) und die erlebte Reaktion anderer bedeutsamer als die objektive Beeinträchtigung (de Maddalena 1986).

Benachteiligung

Bestimmt man Benachteiligung normativ, so bezeichnet der Begriff die Abweichung in der sozialen Position im Vergleich zu Personen gleichen Geschlechts, Alters und gleicher Bildung. Laryngektomierte im erwerbsfähigen Alter sind deutlich seltener berufstätig und verfügen über ein niedrigeres Einkommen. Während die Mitgliedschaften in Vereinen weitgehend bestehen bleiben, verlieren Funktionsträger häufig ihre Funktion, und aus aktiven werden passive Mitglieder. Die informellen Kontakte sind häufig eingeschränkt, und neue Kontakte beschränken sich auf andere

Betroffene. In sehr seltenen Fällen erfolgt eine Ehescheidung aufgrund der Folgen der Laryngektomie (vgl. Gilmore 1986).

Positions- und Statusverlust sind Produkt des wechselseitigen Verhaltens des Betroffenen und der anderen, durch das eine Neubewertung des Erkrankten und Behinderten in einem bestimmten soziokulturellen Kontext „ausgehandelt" wird. Die Ergebnisse dieses Prozesses streuen sehr stark, und im folgenden können nur ausgewählte Faktoren angesprochen werden. Im Mittelpunkt steht die Bewertung der Krankheit und der Behinderung durch andere und durch den Betroffenen. Mangelndes Wissen und fehlende offene Kommunikation über Belastungen und Erwartungen führen häufig zu einer Verhaltensunsicherheit auf beiden Seiten und zu einer Diskrepanz wechselseitig erwünschter Verhaltensweisen (Pfrang 1988). So nehmen Angehörige und Freunde nicht selten an, daß die Patienten besondere Hilfe benötigen, wodurch sie in der Konsequenz die Verhaltensmöglichkeiten der Betroffenen einschränken. So bitten Angehörige die Patienten häufig, ihre Stimme zu schonen, da sie glauben, das Sprechen sei sehr anstrengend. Besonders fällt auf, daß z. B. Ehepartner für die Patienten sprechen, daß sie die Patienten häufig beim Sprechen unterbrechen und Dritte dazu neigen, nur noch über die Angehörigen mit den Patienten zu kommunizieren. Etwa zwei Drittel der Patienten berichten, daß einige andere das Kommunikationsdefizit generalisieren, sie auch für taub halten und sehr laut sprechen, teilweise sogar schreien (vgl. Natvig 1984). Ein Teil der Patienten beschreibt das Verhalten der Ehepartner über das Stimmdefizit hinaus als überfürsorglich: Sie treffen Entscheidungen ohne Rücksprache und erledigen Dinge, die die Betroffenen auch selbst erledigen können.

Aufgrund der starken Auffälligkeit der Stimme und der Sprechweise sowie des Aussehens (Atemöffnung am Hals) sind die Betroffenen auch in der Öffentlichkeit häufig mit unsicheren bis ablehnenden Reaktionen konfrontiert (Pfrang, im Druck; de Maddalena 1987). Diese Stigmatisierung hat sich in unseren Untersuchungen als besonders wichtig erwiesen, und es wird in weiteren Studien zu klären sein, von welchen Faktoren die Wahrnehmung von Abweichung, Auffälligkeit, Ablehnung und Ausschluß abhängig ist. In der Literatur werden verschiedene Hypothesen vorgeschlagen, um die Unsicherheit und das Unwohlsein des Normalen im Kontakt mit Behinderten zu erklären. Je nach Hypothese ergeben sich unterschiedliche Konsequenzen für die Rehabilitation. Nach der *Neuer-Reiz-Hypothese* (Langer et al. 1976) würde es genügen, Normale hinreichend oft mit dem abweichenden Charakteristikum zu konfrontieren, um die Interaktion wieder zu normalisieren. Vertreten der *Ambivalenz-Amplifikations-Hypothese* (Katz 1981) nehmen eine ambivalente Einstellung (Mitleid und Aversion) des sog. Normalen an, die dazu führt, daß das Verhalten in Abhängigkeit von Merkmalen der Situation entweder extrem positiv oder extrem negativ ist. Das Mitleid wird häufig auf kulturelle Normen, die Aversion (Erregung, Ekel, Furcht) auf psychobiologische (Abweichung vom Schema des Artgenossen, ästhetische-sexuell bedingte Aversion) und soziokulturelle Faktoren zurückgeführt.

Die Betroffenen können allerdings durch ihr Verhalten zum Abbau überfürsorglicher und stigmatisierender Reaktionen beitragen. Planung und aktive Realisierung eigener Ziele sind bedeutsamer als die Diskriminierung (Goldberg 1975) und unvereinbar mit dem Komplementärverhältnis von Passivität und Überfürsorge. Aktive Gestaltung setzt die offene Kommunikation über Belastungen mit dem Ziel der Lösung und die Abstimmung der Erwartungen voraus.

Rehabilitation

Wie in anderen Behindertenbereichen auch, ist bei Kehlkopflosen eine umfassende und nahtlose Rehabilitation anzustreben. Umfassend bedeutet, daß möglichst alle Lebensbereiche einbezogen werden, und nahtlos bedeutet, daß mit der Rehabilitation schon dann begonnen wird, wenn der Patient von der Behinderung bedroht ist, also in der Regel zum Zeitpunkt der Diagnosesicherung. Organisatorisch läßt sich die umfassende Rehabilitation durch eine enge Kooperation verschiedener Berufsgruppen realisieren. Als beispielhaft ist die Rehabilitationsarbeit des Verbandes der Kehlkopflosen zu erwähnen, die in vielen deutschen Fachkliniken in die prä- und postoperative Betreuung von Laryngektomierten integriert ist.

Für Witte (1988) ist das Gesamtziel der Rehabilitation die „Ent-hinderung", die Umbefähigung oder die Wiederbefähigung des Behinderten, wozu alle Maßnahmen der Stimmrehabilitation beitragen. Bei der wohl traditionell bedeutendsten Rehabilitaionsmethode, der Ösophagusstimme („esophageal speech"), können die Patienten durch spezielle Techniken (Injektions- und Inhalationsmethode) Luft, die durch den Mund zugeführt wird, in den Ösophagus aufnehmen und zur Stimmbildung benutzen. In der Regel muß die Ösophagusstimme unter aufwendiger logopädischer Anleitung erlernt werden, wobei die individuelle Lerngeschwindigkeit zwischen einigen Stunden und mehreren Jahren variiert. Der Erfolg der Methode läßt sich schwer vorhersagen und hängt von vielen Faktoren ab (z. B. Motivation, Anstrengung, physiologische Merkmale).

Seit Beginn der 80er Jahre gewinnt in Europa, den USA und Japan die chirurgisch-prothetische Stimmrehabilitation wieder zunehmend an Bedeutung (Zenner 1988). Eigentlich stellt sie die älteste Stimmrehabilitationsmethode dar. Das Grundprinzip der zugrundeliegenden Techniken besteht darin, durch die Anlage einer Verbindung (Shunt) zwischen Trachea und Hypopharynx eine pulmonale Luftzufuhr zu den Artikulationsorganen zu ermöglichen. Um eine Aspiration zu verhindern, wird in diesen Shunt bei einigen Techniken ein Silikonventil eingesetzt, das als „Stimmprothese" bezeichnet wird (Herrmann 1986). Das Trainingsprogramm zum Erlernen der Stimme beschränkt sich in der Regel auf wenige Sitzungen. Die chirurgisch-prothetische Stimmrehabilitation erhöht im Vergleich zur Ösophagusmethode die Verfügbarkeit der Stimme (bei komplikationsloser Wundheilung beträgt der Zeitraum völligen Stimmverlusts nur 2–3 Wochen), verbessert verschiedene physikalische Parameter der Stimmqualität (Blood 1984), steigert die Sprachverständlichkeit (Schohe 1987) und die Anzahl (ca 80%) erfolgreich stimmrehabilitierter Patienten (Herrmann 1987). Die chirurgisch-prothetische Stimmrehabilitation reduziert auch die Auffälligkeit der Stimme im Kontakt und damit die Benachteiligung, da Hörer die erzielte Stimme im Vergleich zur Ösophagusersatzstimme als normaler und akzeptabler beurteilen (Clark u. Stemple 1982).

Die verschiedenen Techniken der Stimmrehabilitation schließen sich gegenseitig nicht aus. Patienten, die in mehreren Methoden der Stimmbildung Erfahrungen sammeln, erreichen eine größere Autonomie. Sie können selbst entscheiden, welcher Technik sie den Vorzug geben, verfügen bei zeitweisem Ausfall der einen Ersatzstimme über Alternativen und können sich durch Nutzung der Vorzüge der jeweiligen Methode flexibler an die Erfordernisse der Situation anpassen (z. B. in lauter

Umgebung die auffällige und durchdringende Stimme des externen elektronischen Stimmgebers nutzen).

Das von Witte definierte Gesamtziel der Rehabilitation erfordert die aktive Gestalung der Mensch-Umwelt-Interaktion. Die Psychologie verfügt über Wissen und Interventionstechniken, die die Fähigkeiten der Patienten, diese Aufgabe erfolgreich zu bewältigen, erhöhen können. Die Wieder- und Umbefähigung wirkt einer Generalisierung der Behinderung auf viele Lebensbereiche entgegen und versetzt die Patienten in die Lage, ihr Leben entsprechend ihrer individuellen Möglichkeiten und Interessen zu gestalten. Programme, die den systematischen Einsatz psychologischen Wissens zur Rehabilitation des Kehlkopflosen beinhalten, sind uns bisher nicht bekannt (vgl. Gilmore 1986). Auf der Grundlage eigener Forschungsarbeiten und ausgehend von detaillierten Einzelfallstudien haben wir Bausteine eines Rehabilitationsprogrammes entwickelt, das gegenwärtig an den Universitäts-HNO-Kliniken Würzburg und Tübingen durchgeführt und evaluiert wird.[1] Die psychologische Intervention beginnt schon bei der Primärbehandlung und ist somit eng mit der medizinischen Therapie und der logopädischen Betreuung verknüpft. In den ersten 6 Monaten nach der Entlassung finden regelmäßige Kontakte in 1- oder 2wöchigen Abstand statt. Eine enge Bezugsperson (meist der Ehepartner) wird in die Betreuung miteinbezogen. Als Interventionsbereiche werden die Compliance (Krebskontrolle, Stimme), die Streßbewältigung (Verfügbarkeit der Stimme), das Kommunikationsverhalten und die Aktivität der Patienten ausgewählt, da diese Bereiche für die psychosoziale Anpassung von Laryngektomierten nach vorliegenden Ergebnissen besonders wichtig sind. Um eine optimale Compliance zu erzielen, beschränkt sich die Information und Aufklärung der Patienten nicht auf das schematische Vermitteln von Sachinformationen, sondern berücksichtigt auch die Informationsverarbeitung und die emotionalen Reaktionen der Patienten. So haben Untersuchungen aus der Angstforschung gezeigt, daß verschiedene Formen von Belastungsreaktionen wie beispielsweise Grübeln und soziale Abkapselung die Informationsverarbeitung beeinträchtigen. Durch eine interaktionsorientierte Gesprächsführung (Braun 1988, unveröffentlicht) wird erreicht, daß die Patienten eine stabile Entscheidung für die Behandlung fällen und eine am medizinischen Wissen orientierte Vorstellung über die Folgen der Operation und den Heilungsprozeß entwickeln. Wesentlich ist, daß die Patienten dazu motiviert werden, eine aktive Rolle bei der Rehabilitation zu übernehmen (z. B. Gymnastik, Tracheostomapflege). Die Vermittlung von Streßbewältigungsstrategien hilft den Patienten, in akuten Belastungssituationen flexibel zu reagieren (de Maddalena u. Zenner 1987, im Druck). Als typische Belastungssituationen sind beispielsweise akute Schmerzen, totaler Stimmverlust, Überforderung und Angst vor Ablehnung bei der vokalen Kommunikation zu nennen. Verhaltenstechniken wie Entspannung und kognitive Umstrukturierung sowie Übungen zur emotionalen Ausdrucksfähigkeit (v. a. zur Ärgerkontrolle) sind besonders geeignet, Belastungen zu reduzieren. Große Bedeutung fällt dem Kommunikationsverhalten der Patienten zu, da die Kommunikation

---

[1] Das Rehabilitationsprogramm wird durch die Deutsche Krebshilfe unter der Kennziffer 11 58/86/Ze2 gefördert.

über die Krankheit, die Selbstdarstellung und ein der individuellen Behinderung angepaßtes sozial kompetentes Verhalten die Benachteiligung der Patienten reduziert. Eine Untersuchung von Blood u. Blood (1982) zeigt, daß ein Laryngektomierter, der offen über seine Krankheit und seine Behinderung spricht, als positiver, angenehmer, ruhiger und besser angepaßt bewertet wird. Dieser Befund belegt die Gestaltbarkeit der sozialen Umwelt, da in Übereinstimmung mit der Neuer-Reiz-Hypothese bereits minimale Erklärungen des Ungewöhnlichen und Fremden Unsicherheit und Ablehnung bei Dritten reduzieren. Basierend auf einer kontinuierlichen Selbstbeobachtung von Alltagssituationen lernen die Patienten in Rollenspielen, sich positiv darzustellen, bei Zurücksetzung, Bevormundung, Bemitleidung und Überfürsorge durch andere selbstsicher die eigenen Interessen zur Geltung zu bringen sowie eigene Belastungen konstruktiv anzusprechen. Das Rehabilitationsprogramm wird evaluiert (Interventions- und Aufmerksamkeitskontrollgruppe mit randomisierter Zuweisung). Die Ergebnisse werden in etwa einem Jahr vorliegen.

Literatur

Blood GW (1984) Fundamental frequency and intensity measurements in laryngeal and alaryngeal speakers. J Commun Disord 17:319–324

Blood GW, Blood IM (1982) A tactic for facilitating social interaction with laryngectomees. J Speech Hear Disord 47:416–419

Brackhane R (1984) „Behinderung" und „Rehabilitaion" - Zur Notwendigkeit einer psychologische Betrachtung. Psychol Res 35:71–78

Clark JG, Stemple JC (1982) Assessment of three modes of alaryngeal speech with a synthetic sentence identification (SSI) task in varying message-to-competition ratios. J Speech Hear Res 25:333–338

De Maddalena H (1986) Die soziale Lerntheorie von Rotter und die Bewältigung der Laryngektomie. Diplomarbeit, Universität Würzburg

De Maddalena H (1987) Untersuchungen zur Lebensqualität von Laryngektomierten. (Vortrag beim Symposium der Arbeitsgemeinschaft für internistische Onkologie am 13.–14.11.1987, Hamburg)

De Maddalena H, Zenner HP (1987) Stressverarbeitung (coping) und subjektive Befindlichkeit bei Patienten mit Tumoren im Kopf-Hals-Bereich: erste Ergebnisse. Zentralbl HNO 134:113

De Maddalena H, Zenner HP (im Druck) Angst und Angstverarbeitung bei Tumorpatienten. HNO

Dembo T (1982) Some problems in rehabilitation as seen by a Lewinian. J Soc Issues 38/1:131–139

Drießle C (1987) Vokal-verbales Defizit und Substitution durch non-verbales Verhalten. Diplomarbeit, Universität Würzburg

Gates GA, Ryan W, Cooper JC et al. (1982) Current status of laryngectomee rehabilitation. Am J otolarygol 3:1–7

Gilmore SI (1986) the psychosocial concomitants of laryngectomy. In: Keith RL, Darley FL (eds) Laryngectomee rehabilitation. Taylor & Francis, London Philadelphia, pp 425–495

Goldberg RT (1975) Vocational and social adjustment after laryngectomy. Scand J Rehab Med 7:1–8

Herrmann IF (1986) Speech restoration via voice protheses. Springer, Berlin Heidelberg New York Tokyo

Herrmann IF (1987) Neue Aspekte in der Therapie der Larynxtumoren aus der Sicht des Chirurgen. Strahlenther Onkol 163:511–518

Katz J (1981) Stigma: A psychological analysis. Erlbaum, Hillsdale

Langer EJ, Siske S, Taylor SE, Chanowitz D (1976) Stigma, staring and discomfort: A novel-stimulus hypothesis. J Exp Soc Psychol 12:451–463

Natvig K (1984) Laryngectomees in Norway. Study No 5: Problems of everyday life. J Otolaryngol 13:15–22

Pfrang H (1986) Social and psychosocial aspects of vocal rehabilitation in laryngectomized patients - Preliminary results. In: Hermann IF (ed) Speech restoration via voice prostheses. Springer, Berlin Heidelberg New York Tokyo, pp 165–172

Pfrang H (1987) Sprachverständlichkeit und psychosoziale Probleme bei Laryngectomierten. Zentralbl HNO 134.114–115

Pfrang H (1988) Kommunikationsverhalten und psychosoziale Anpassung bei Laryngektomierten. (Vortrag bei dem VII. Kongress der Gesellschaft für Medizinische Psychologie, 18.–21.5.1988, Göttingen)

Pfrang H (im Druck) Jenseits sozialer Unterstützung: Überfürsorge und Stigmatisierung in der Rehabilitation des Laryngektomierten. Z Verhaltensmed Verhaltensmodif

Pfrang H, de Maddalena H, Schohe R, Blaha J, Piroth R, Zenner HP (1986) Intelligibility and psycho-social adjustment. A comparison between patients with oesophageal voice and patients with a voice prosthesis. In: Hermann IF (ed) Speech restoration via vioce prostheses. Springer, Berlin Heidelberg New York Tokyo, pp 162–164

Scherer KR (1986) Vocal affect expression: A review and a model for future research. Psychol Bull 99:143–165

Schohe R (1987) Sprachverständlichkeit und psychosoziale Anpassung nach Verlust des Kehlkopfes. Dissertation, Universität Würzburg

Weinberg B (1986) Acoustical properties of esophageal and tracheoesophageal speech. In: Keith RL, Darley FL (eds) Laryngectomee rehabilitation. Taylor & Francis, London Philadelphia, pp 113–127

Witte W (1988) Einführung in die Rehabilitaions-Psychologie. Bearb. u. hrsg. von R. Brackhane. Huber, Bern Stuttgart Toronto

Wright BA (1960) Physical disability - A psychological approach. Harper & Brothers, New York

Zenner HP (PLTT). In: Hermann IF (ed) Speech restoration via voice prostheses. Springer, Berlin Heidelberg New York Tokyo, pp 148–152

Zenner HP (1988) Die Entwicklung der chirurgischen Stimmrehabilitation. (Vortrag auf der wissenschaftlichen Jahrestagung der Deutschen Gesellschaft für Phoniatrie und Pädaudiologie, Nürnberg)

Zenner HP u. Pfrang H (1986) Ein einfacher Sprachverständlichkeitstest zur Beurteilung der Stimmrehabilitation des Laryngektomierten. Laryngol Rhinol Otol (Stuttg) 65:271–276

Zum Ergebnis

Diese Arbeit besticht durch die genaue Beschreibung der körperlichen und psychischen Behinderungen sowie der möglichen Hilfestellungen nach Laryngektomie. Da der Kehlkopf ein Organ des menschlichen Ausdrucksverhaltens, insbesondere von Gefühlen ist, ergeben sich für den Betroffenen gravierende Einschränkungen der Kommunikation. Daß die Unfähigkeit zu schreien als besonders belastend erlebt wird, wundert selbst bei denjenigen Betroffenen nicht, die schon vor der Laryngektomie das Schreien meist unterdrückt hatten: Der Verlust dieser Möglichkeit kann gerade während der psychischen Verarbeitung des Erkranktseins, wenn Wut und Verzweiflung überhaupt erst bewußt werden, eine erhebliche Bedeutung bekommen.

Die Notwendigkeit, sich bei starker Sprachbehinderung auf wesentliche Mitteilungen zu beschränken, macht erst deutlich, wie wichtig auch „Unwichtiges“ (sog. small-talk) für das menschliche Wohlbefinden sein kann.

Bei der Vielfalt von den Autoren gezeigter Probleme Laryngektomierter wie auch der möglichen Hilfestellungen im einzelnen zeigt sich erneut, wie wichtig es ist, daß psychoonkologische Erfahrungen noch viel stärker als bisher gesammelt, integriert und publiziert werden müssen, damit den betroffenen Personen ein quälendes Trial-and-error-Vorgehen erspart bleibt. Die Bemühungen der Tübinger/Würzburger Arbeitsgruppe können nur als vorbildlich bezeichnet werden, zumal die medizinischen und die psychologischen Interventionskonzepte der Autoren einander optimal ergänzen. Den Autoren ist es offensichtlich gelungen, psychologische Theorien derart auf die komplexe Alltagsrealität Laryngektomierter zu beziehen, daß man als Leser kein Auseinanderklaffen zwischen theoretisch-psychologischen und pragmatischen Aussagen mehr beklagen muß.

Die Redaktion

IV. Behandlungskonzepte und die Situation der Helfer

Aktuelle Trends bei der Schmerzbekämpfung in der Onkologie

H. Seemann

Zusammenfassung

In letzter Zeit wurde dem Krebsschmerz sowohl in der wissenschaftlichen Forschung als auch in der klinischen Praxis verstärkte Aufmerksamkeit zuteil. Dies betrifft jedoch fast ausschließlich die pharmakologische Schmerzbehandlung, während die psychologischen Probleme, die mit den vielfältigen Schmerzsyndromen, welche bei Krebserkrankungen auftreten können, weiterhin vernachlässigt werden. Gründe hierfür, die vorwiegend in Kommunikationsbarrieren sowohl auf der Seite des Patienten als auch des Arztes zu suchen sind, werden dargestellt und diskutiert. Psychische Probleme, die bei Patienten mit Schmerzen stärker und häufiger sind als bei Krebserkrankten ohne Schmerzen, sind als reaktive Störungsbilder zu verstehen. Entsprechend werden psychologische Schmerztherapien vorgestellt, die gleichzeitig Angst und Streß mildern: Schmerzimmunisierungstraining, Aufmerksamkeitslenkung, Entspannungsverfahren, Biofeedback, Musiktherapie und verschiedene hypnotherapeutische Verfahren.

Summary

Recently, cancer pain has become the object of increasing attention in both scientific research and clinical practice. However, this is true almost only for the pharmacological treatment of pain, whereas psychological problems resulting from a great variety of pain syndromes in cancer patients are still being neglected. The reasons for this situation, which is mainly due to a communication block in patients and in doctors, will be discussed. Psychological problems, which are more severe and more frequent in patients with pain than in cancer patients without pain, are to be seen as a reactive disturbance. Therefore, I want to present psychological pain therapies to treat fear and stress simultaneously: pain immunization training, attention control, relaxation, biofeedback, music therapy, and various hypnotherapeutic procedures.

Schmerzen bei Krebserkrankungen – Problemlage und Häufigkeiten

Krebskrankheit und Schmerzen sind im Alltagsverständnis und insbesondere bei den von einer Krebserkrankung Betroffenen in einem engen Bedeutungszusammenhang miteinander verknüpft. So wurde beim 2. Internationalen Krebsschmerz-Kongreß 1988 in New York aus dem Sloan Kettering Cancer Center berichtet, daß bei Krebspatienten, nachdem sie ihre Diagnose verstanden und akzeptiert haben, die Angst vor starken und ungenügend behandelten Schmerzen vorherrschend sei. Im häuslichen Nachsorge- und Pflegedienst des Cancer Center stehen Schmerzen als behandlungsbedürftiges Symptom an erster Stelle, d.h. sie stehen häufiger im Vordergrund der Pflegetätigkeit als alle anderen Symptome – Erbrechen, Atemprobleme, neurologische Symptome, Angst, Depression und familiäre bzw. soziale Schwierigkeiten – zusammengenommen.

Einen scharfen Kontrast zu solchen konkreten Situationsberichten bildet die geringe wissenschaftliche Aufmerksamkeit, die Schmerzen im Gesamtkomplex „Krebserkrankung" noch bis vor kurzem gefunden haben. In einer Übersichtsarbeit zur Krebsschmerzepidemiologie berichtet Wagner (1984), daß er in 2 alten Standardwerken über Krebserkrankungen (Wolff 1911; Bauer 1963) das Thema Schmerz auf insgesamt 2 Seiten erörtert fand und zwar nur mit Hinblick auf die diagnostische Valenz des Schmerzes. Auch neuere Arbeiten, die sich explizit damit befassen, welche Probleme im Zusammenhang mit Krebserkrankungen belastend werden können, thematisieren Schmerzen eher am Rande. Das Cancer Inventory of Problem Situations (CIPS, Schag et al. 1983) enthält in einer Liste von 133 Items immerhin 4 Fragen nach Schmerzen und Schmerzbehandlung.

Seit sich in den letzten Jahren der Blick der klinischen Krebsforschung, der Psychoonkologie, vieler Ärzte und Patienten auf eine stärkere Berücksichtigung der Lebensqualitätsfrage hin ausgeweitet hat, seit der Palliativpflege mehr Raum eingeräumt wird und die Berichte aus englischen Hospitälern mit ihrem Schwerpunkt auf Symptomkontrolle bei uns vermehrt Gehör finden, rückt auch der Schmerz von Krebskranken stärker in den Blickpunkt des professionellen Interesses.

Grundlegende Arbeiten über die Häufigkeit von Krebsschmerzen, bezogen auf Tumorart und Stadium, erschienen zwischen 1975 und 1982 und berichteten Zahlen aus dem Churchill Hospital in Oxford und dem Sloan Kettering Cancer Center in New York (Twycross 1975, 1980; Foley 1979; Twycross u. Fairfield 1982). In einer zusammenfassenden Beurteilung einer großen Zahl von Studien über die Prävalenz von Schmerzen bei Krebserkrankungen resümiert Bonica (1985), daß bei Diagnosestellung schätzungsweise 20–50% aller Patienten, im Krankheitsverlauf etwa 50% und im Terminalstadium 55–90% der Patienten Schmerzen haben, davon 50% starke und weitere 30% sehr starke Schmerzen.

Heute betonen viele Autoren, daß Schmerzen zu den beachtenswerten Problemen bei Krebserkrankungen gehören, so z. B. Schreml (1981):

> Etwa drei Viertel aller Patienten, die an einer malignen Erkrankung sterben, leiden in der Endphase der Erkrankung an chronischen Schmerzen und bedürfen einer Behandlung mit analgetischen Medikamenten, nachdem spezifische Therapiemöglichkeiten, d. h. palliative chirurgische Eingriffe, Bestrahlungen und antineoplastische Chemotherapie, ausgeschöpft sind.

Dieses Zitat verdeutlicht den klinischen Sprachgebrauch, wonach mit „Krebsschmerzen“ Schmerzen in einem späten oder Terminalstadium einer Krebserkrankung gemeint sind, während die Häufigkeitsdaten von Bonica (1985) nahelegen, auch an Schmerzen im Verlauf der Erkrankung, insbesondere solche, die durch Diagnostik und Krebstherapie hervorgerufen werden, zu denken. Daut u. Cleeland (1982) berichten, daß von 667 Patienten mit Primärtumoren in folgender Häufigkeit Schmerzen als Frühsymptome angegeben wurden: Ovarien (49%), Prostata (45%), kolorektaler Bereich (42%), Brust (39%), Gebärmutter (22%), Zervix (18%). Foley weist auch seit Jahren (zuletzt 1987) darauf hin, daß Schmerzen, die im Verlauf von Krebserkrankungen auftreten, nicht als homogene Syndromgruppe angesehen werden dürften, daß sie hinsichtlich ihrer unterschiedlichen Pathogenese, ihres Chronifizierungsgrades und der Art ihrer Assoziation mit der Krebserkrankung genau zu differenzieren seien. Patienten in einem späten Erkrankungsstadium haben z. T. vielfältige Schmerzprobleme - nach Twycross u. Fairfield (1982) leiden 34% an mehr als 4 verschiedenen Schmerzarten, wobei 22% eine andere Ursache als die Krebserkrankung haben.

Kurzer Abriß zum derzeitigen Stand der Krebsschmerztherapie

Das oben genannte Zitat kennzeichnet auch den gegenwärtigen Stand der Krebsschmerzbehandlung: Veröffentlichungen über den therapeutischen Umgang mit Krebsschmerzen thematisieren fast ausschließlich somatische Therapien, neben neurochirurgischen Maßnahmen v. a. die Applikation von Analgetika und Psychopharmaka, wobei den oralen und epiduralen Opiaten ein besonderer Stellenwert zukommt (z. B. Black 1979; Senn u. Glaus 1982; Zimmermann u. Drings 1984; Foley 1985; Ventafridda et al. 1985; Zenz 1985; WHO 1986; Portenoy 1987).

Es kommen z. Z. mehr und mehr Veröffentlichungen heraus, die die Grundprinzipien der Pharmakotherapie in leicht eingängigen Behandlungsschemata für die praktische klinische Anwendung zusammenfassen (z. B. Brigden u. Barnett 1987; Cancer Pain Relief Programm der WHO 1986) und die davon ausgehen, daß bei sachgemäßer Anwendung z. B. des Stufenleiterschemas der WHO ca. 85% der Schmerzen bei Krebserkrankungen effektiv unter Kontrolle gebracht werden können.

Nebenwirkungsarme bzw. nebenwirkungsfreie Schmerztherapien wie transkutane elektrische Nervenstimulation (TENS) und Akupunktur, die sich bei anderen chronischen Schmerzen gut etabliert haben, werden in der Krebsschmerztherapie eher selten und nur bei speziellen Indikationen eingesetzt (z. B. Avellanosa 1982), während neurochirurgische Nervendurchtrennungen häufig angewandt werden (z. B. Siegfried et al. 1984), hin und wieder auch lokalanästhetische oder neurolytische Nervenblockaden (z. B. Drechsel 1984; Porges 1984).

Obwohl seit langem bekannt und durch viele Studien belegt (z. B. Beecher 1959; Melzack 1973; Weisenberg 1977), werden die Anteile psychischer Faktoren an der Entstehung und Aufrechterhaltung von Schmerzen und die psychosoziale Problematik, die mit Krebsschmerzen in vielfältiger Weise verbunden sein kann, in den Veröffentlichungen kaum oder nur am Rande erwähnt und nur höchst selten in die

Schmerzbehandlung einbezogen, ganz im Gegensatz zu anderen chronischen Schmerzsyndromen, z. B. Schmerzen bei chronischer Poliarthritis, Kopfschmerzen oder Rückenschmerzen, für die es schon seit geraumer Zeit spezifische psychologische Behandlungsverfahren gibt und bei denen auch ärztlicherseits der Gedanke, daß somatische und psychologische Schmerztherapie aufeinander abgestimmt sein sollten, bereits Fuß gefaßt hat.

Bradley (1983), der in seinem Übersichtsartikel „coping with chronic pain" die Anwendungsfelder kognitiv-behavioraler Schmerzbehandlungsprogramme sichtet, stellt bedauernd fest, daß solche Verfahren offenbar in der Krebsschmerzbehandlung nicht eingesetzt würden.

Auch ein Autor wie Cleeland (1987), der verhaltensmedizinischen Interventionen für die Krebsschmerzbehandlung einen wichtigen Stellenwert zuweist und die WHO-Richtlinien „Cancer pain relief" wegen ihrer zu geringen Berücksichtigung psychosozialer Faktoren kritisiert, möchte psychologische Schmerztherapie als adjuvante Therapieform in den geschätzten 15% der Fälle angewandt wissen, in denen die pharmakologische Schmerzbehandlung nicht ausreichend effektiv ist. Hier kommt offenbar noch die Vorstellung zum Tragen, daß aus der Therapieresistenz von Schmerzen gegenüber Analgetika der Schluß gezogen werden sollte, daß da „etwas Psychisches" im Spiel sein müsse.

Ein Zitat aus Jacob (1986, S. 27) mag dies illustrieren:

> Claus Bahne Bahnson hat vor Jahren über einen Krebskranken berichtet, bei dem die durch Metastasen der Wirbelsäule bedingten Schmerzen mit keinem Medikament erfolgreich zu bekämpfen waren. Nie in seinem Leben hatte sich der Kranke einen Augenblick sorgloser Ruhe gestatten können und jetzt, unmittelbar vor dem Tode, überfielen ihn diese, durch kein Medikament zu bekämpfenden, heftigsten Schmerzen.
>
> „Was wäre Ihr sehnlichster Wunsch, wenn Sie Ihr Leben noch einmal leben könnten?" so die Frage des Therapeuten an den Patienten. „Ich würde am warmen Strand in der Sonne liegen und in die Weite träumen", so der Patient. Diesen Wunsch in der Hypnose nachzuvollziehen, da sich in der Realität für die Wunscherfüllung keine Möglichkeit ergab, wurde vom Patienten akzeptiert, und als er aus der Hypnose erwachte, war er für einige Stunden ganz von seinen Schmerzen befreit, und fortan wirkten auch die Medikamente wieder.

Obwohl dieses Beispiel eindrucksvoll verdeutlicht, wie eine psychische Entlastung, hier in Hypnose, den Schmerzzustand dramatisch verändern kann, ist der Anwendungsrahmen für psychologische Einflußnahme bei Krebsschmerzen zu eng gesteckt, wenn man sie auf die Fälle von Pharmakotherapieresistenz beschränkt. Dennoch kann die Situation Krebskranker mit Schmerzen z. Z. gerade so beschrieben werden: sie erhalten allenfalls psychologische Schmerztherapie, wenn nichts anderes mehr anschlägt.

Ich möchte im folgenden zunächst nach den Ursachen für diese Situation fragen, dann einige Zielvorstellungen bzw. Indikationen für psychologische Schmerzbehandlungen entwickeln und Verfahren vorstellen, die sich für die Therapie von Krebsschmerzen als geeignet erwiesen haben.

Kommunikationsprobleme – Barrieren für eine adäquate Schmerzbehandlung

Schon 1969 beschrieb Zborowski die Situation schwerkranker Patienten im Krankenhaus: Manche Patienten trauen sich nicht, über Schmerzen zu klagen, weil sie befürchten, den Arzt mit seiner ohnehin beschränkten Zeit von der wichtigeren Aufgabe, ihr Grundleiden zu behandeln, abzuhalten.

Auch Ärzte sehen ihre primäre Aufgabe in der Tumorbehandlung und betrachten Schmerzen eher als Epiphänomene, die, ähnlich wie postoperative Schmerzen, nach einer gewissen Behandlungszeit wieder verschwinden, d. h. sie differenzieren nicht klar genug zwischen chronischen und Akutschmerzen und tragen damit möglicherweise zu weiterer Schmerzchronifizierung bei.

Patienten wiederum zeigen nicht selten einen ausgeprägten Stoizismus im Ertragen von Schmerzen. Sie gehen davon aus, daß Schmerzen eine normale, zu Krankheit, insbesondere zu Krebs und Krebstherapie, gehörende Begleiterscheinung sind und stellen zudem fest, daß Ärzte und Schwestern ihren therapeutischen Blick nicht von sich aus und explizit den Schmerzen ihrer Patienten zuwenden. So werden Schmerzen oft erst spät beachtet, manchmal erst, wenn Patienten schon schwer unter ihnen leiden.

Während akute Schmerzen, die von der Behandlung herrühren und hier besonders postoperative Schmerzen, von den Patienten gut toleriert werden, beeinträchtigen chronische Krebsschmerzen fast alle Bereiche des täglichen Lebens, zuallererst die Lebensfreude (bei Intensitätswerten von 3 auf einer 11stufigen Skala), dann die Funktionalität und, wenn auch am wenigsten störbar, die sozialen Beziehungen (Cleeland 1984, 1988, zit. nach Seemann et al. 1988). Auch Stam et al. (1987) berichten, daß es insbesondere anhaltende schwere Schmerzen sind, die Krebspatienten daran hindern, ihren gewohnten Lebensaktivitäten weiter nachzugehen, wodurch die Anpassung an die Krankheit verhindert bzw. unterbrochen wird. Auch Ahles et al. (1983) fanden deutlich reduzierte Aktivitäten bei Krebspatienten mit Schmerzen und weisen ebenso wie schon Woodforde u. Fielding (1975) darauf hin, daß Patienten dazu tendieren, die Krebstherapie zu unterbrechen, bzw. aufzugeben, wenn schwere Schmerzen hinzukommen und nicht oder nicht ausreichend behandelt werden.

Patienten machen auch nicht selten die Erfahrung, daß Schmerzen von Ärzten und Schwestern aus dem pathologischen Befund erschlossen werden, d. h. daß Schmerzklagen auf dem Hintergrund des Krankheitsbefundes akzeptiert oder zurückgewiesen werden, so daß es im klinischen Alltag zu Äußerungen des Pflegepersonal kommt, wie sie z. B. von Cleeland (1985) beschrieben werden: „Seine Schmerzen können gar nicht so stark sein, wie er sagt", oder umgekehrt: „Sie sagt, sie habe nur leichte Schmerzen, aber in Wahrheit leidet sie sicher schrecklich." Beide Interaktionspartner ziehen dabei nicht in Betracht, daß der Befund sehr häufig nicht oder nicht vollständig die Schmerzen erklärt. Es wird berichtet, daß bei gleichen Autopsiebefunden manche Patienten vor ihrem Tode sehr stark, andere überhaupt nicht unter Schmerzen gelitten hatten (z. B. Bonica 1979).

Aber auch wenn die Pflegepersonen den Schmerzklagen ihrer Patienten Glauben und die gebührende Aufmerksamkeit schenken, so impliziert dies doch u. U. ein weiteres Mißverständnis, nämlich, daß man aus Schmerzäußerungen das subjektive Schmerzleiden erschließen könne. Es ist vielfach belegt (z. B. Zborowski 1952;

Weisenberg 1982), daß die Art und Weise, wie jemand Schmerzen ausdrückt, sowohl von ethnischer und sozialer Zugehörigkeit als auch seiner individuellen Lerngeschichte geprägt wird (Craig 1980). Bond u. Pearson (1969) stellten auch fest, daß Schmerzverhalten und Schmerzklagen bei einer Gruppe von Frauen mit Zervixkarzinom stark vom Ausmaß ihrer Extraversion bzw. Introversion abhängig waren. Teske et al. haben 1983 eine Untersuchung durchgeführt, in der sie die Urteile von Schwestern mit der Selbstbeurteilung der Patienten über ihre Schmerzen verglichen. Die Korrelationen waren insgesamt sehr niedrig: für akute Schmerzen 0,32 und für chronische Schmerzen 0,28, obwohl die Interraterreliabilität ausreichend hoch war, da die Schwestern eine ausführliche Beobachterschulung erhalten hatten. Weder Patienten noch Ärzte und Schwestern haben nämlich gelernt, so über Schmerzen zu kommunizieren, daß sich daraus ein umfassendes Bild der psychischen und körperlichen Einfluß- und Konsequenzfaktoren des Schmerzzustandes ergeben könnte, das eine adäquate Therapieentscheidung erlauben würde.

Krebsschmerz und psychische Störung

Die Art und Weise, wie Schmerzen individuell erlebt und erlitten werden, wird von kognitiven und emotionalen Faktoren oft stärker bestimmt als durch die rein körperliche Schmerzwahrnehmung.

Der Einfluß von Angst und Unsicherheit auf die Schmerzwahrnehmung darf insbesondere bei Krebskranken nicht unterschätzt werden. So schreiben Turk u. Rennert (1981), Krebs wird als heimtückisch empfunden, weil er den Menschen unversehens überfällt und viele unvorhersehbare, als schrecklich antizipierte Folgen impliziert. Schon bei der Diagnosemitteilung entstehen Gedanken und Gefühle, die mit der Vorstellung von langem, schmerzhaftem Leiden und qualvollem Tod vermischt sind, mit Hilflosigkeit, Angst, Einsamkeit und Furcht vor dem Unbekannten – Vorstellungen, die später auftretende Schmerzen stärker hervortreten lassen, als dies bei „kühlem Kopf" der Fall wäre. Daraus folgende hypochondrische Selbstbeobachtung und sozialer Rückzug führen wiederum zu Fehlinterpretationen körperlicher Empfindungen als Schmerz und zur Überschätzung der Schmerzintensität.

So berichten auch Bond (1985) und Ahles et al. (1983), daß Krebskranke mit Schmerzen mehr psychopathologische Befunde wie Ängste, depressive Verstimmungen und Hypochondrie aufweisen als Krebskranke ohne Schmerzen und Daut u. Cleeland (1982), daß die Einschränkung von Aktivitäten und Lebensfreude um so ausgeprägter sei, je deutlicher die Schmerzen von den Patienten im Zusammenhang mit der Progredienz der Krankheit gesehen würden und daß diese weniger deutlich zutage träten, wenn Patienten ihre Schmerzen unabhängig vom Tumorwachstum und Metastasenbildung interpretierten. Andere Autoren (z. B. McKegney et al. 1981) ziehen wiederum das Ausmaß der emotionalen Beeinträchtigung als Prädiktor für während der Erkrankung zu erwartende Schmerzen heran. Dies zeigt die enge wechselseitige Bezogenheit von emotionalem Befinden und Schmerz besonders bei Krebserkrankungen, beispielsweise im Vergleich zu Patienten mit chronischer Poliarthritis, die durchschnittlich sogar stärkere Schmerzintensitäten bei wesentlich geringerer emotionaler Beeinträchtigung berichten (Cleeland 1985).

Die genannten psychischen Störungen wurden, wiewohl von den meisten Autoren als reaktive Störungsbilder erkannt (z. B. Bond 1985), durchweg mit psychiatrisch-diagnostischen Instrumenten erfaßt und damit gewissermaßen psychopathologisiert, wie auch noch bei Massie u. Holland (1987), die beim Krebsschmerzkongreß 1988 hierfür von den anwesenden Psychologen und Klinikern heftige Kritik erfuhren (vgl. auch Seemann et al., im Druck). Diese Störungen werden denn auch vorzugsweise mit Psychopharmaka behandelt, direkte schmerzbezogene psychotherapeutische Interventionen sind in diesem Kontext eher selten. So beklagen Dalton u. Feuerstein (1988) in einem Überblicksartikel zu Recht, daß der Krebsschmerz unter verhaltensmedizinischer Perspektive bisher zu wenig Beachtung gefunden habe.

In der Literatur zeigen sich nur ganz vereinzelt (z. B. bei Turk u. Rennert schon 1981) Einstellungen gegenüber dem Krebsschmerz, wie sie mittlerweile gegenüber anderen chronischen Schmerzzuständen als selbstverständlich gelten, nämlich, daß schwere, anhaltende Schmerzen von vornherein multifaktoriell, also auf allen Ebenen, auf denen sie verursacht werden und beeinträchtigend wirken, behandelt werden müssen, wobei ärztliche und psychologische Interventionen kooperativ ineinandergreifen sollten. Das bedeutet zunächst, daß eine frühzeitige und genaue Analyse jeglicher Schmerzen, die im Krankheitsverlauf auftreten, und eine sorgfältige Aufklärung und Aussprache mit dem Patienten zur Reduzierung seiner Angst und Unsicherheit der erste Schritt einer jeden Schmerzbehandlung sein muß.

Wie deutlich Angst und Schmerzen miteinander interagieren, soll das folgende Fallbeispiel illustrieren.

Frau Z., 49 Jahre hatte nach einer Brustamputation vor 6 Jahren und als Spätfolge der anschließenden Strahlentherapie seit etwa 2 Jahren starke Schmerzen im Narbengebiet entwickelt. Die Schmerzen behinderten sie so sehr, daß sie Rente beantragen mußte. Ein TENS-Gerät (transkutane elektrische Nervenstimulation) brachte ihr etwas Erleichterung. Die Schmerzen ließen sich aus den Hautverbrennungen als Folge der Strahlentherapie gut erklären und die Patientin wäre wohl nie in psychologische Betreuung gelangt, wäre da nicht ihre Analgetikaunverträglichkeit aufgrund einer Knochenmarkssuppression gewesen, die einige Jahre vor ihrer Krebserkrankung aufgetreten war.

Beim ersten Gespräch, das ich mit der Patientin in der Praxis ihrer Schmerzärztin führte, wirkte sie psychisch stark eingeschränkt, zurückgezogen und leidend - wie versteinert. Sie klagte jedoch über ihre Schmerzen, wie sehr sie durch sie behindert sei und wie wenig sie in der Klinik, in der sie sich vierteljährlich vorstellen mußte, zur Kenntnis genommen würden. Ich lud sie ein, in die Kopfschmerzgruppe zu kommen, die in dieser Praxis stattfindet, da sie eine andere Selbsthilfegruppe, z. B. „Frauen nach Krebs", ablehnte. Sie erschien auch, blieb aber 2 Sitzungen lang still und zurückgezogen.

Ich nahm die Gelegenheit wahr, über verschiedenartige Ängste zu sprechen, als eine andere Teilnehmerin über ihren Mann berichtete, der an Kehlkopfkrebs in fortgeschrittenem Stadium leidet und darüber, wie wichtig es für die Ehepartner sein könne, ihre Ängste auch wahrnehmen und mitteilen zu können. In dieser Sitzung ging die Patientin während der obligatorischen Entspannungstherapie, in die ich angstlösende Suggestionen einstreute, in eine tiefe Entspannungstrance. Das nächste Mal erschien sie völlig verändert: vergnügt und lachend berichtete sie, daß sie mit ihrem Mann einen Maiausflug mit Grillfest unternommen habe (nachdem sie seit ihrer Operation kaum mehr unter die Leute gegangen war) und während des ganzen Tages überhaupt keine Schmerzen gehabt habe, und da habe sie gedacht: „Jetzt hab ich's überwunden" - und meinte damit ihre Krebserkrankung. Die anderen Gruppenteilnehmerinnen reagierten darauf mit deutlicher Freude und fortan mit großer Anteilnahme, nachdem zunächst das Auftauchen einer krebskranken Frau die Gruppenstimmung merklich verdüstert hatte.

Dann kamen die Schmerzen jedoch zurück. Drei Wochen später ereignete sich eine heftige Blutung aus dem Uterus, die eine sofortige Klinikeinweisung verlangte. Es stellte sich jedoch heraus, daß die Blutung in keinerlei Zusammenhang mit ihrer „Krankheit" stand - während des ganzen Klinikaufenthalts hatte sie keinerlei Schmerzen. Sie kamen verstärkt wieder, als ein neugebildeter Knoten im Narbenbereich zur Abklärung anstand. Nach dem erneuten negativen Befund hatte die Patientin den Zusammenhang zwischen ihrer Angst und ihren Schmerzen begriffen und begann, die Entspannungstherapie und die Gespräche in der Gruppe für sich zu nutzen. Sie verstand es nun, aufkommenden Schmerz als Zeichen für angstvolle innere Anspannung zu interpretieren und konnte durch Ablenkung, Bewegungsübungen und durch Atmungsentspannung einer Aufschaukelung der Schmerzen gegensteuern.

Dieser Fall zeigt deutlich, daß auch bei einem erklärungskräftigen somatischen Befund ein zusätzlicher psychogener Schmerzauslöser wirksam sein kann.

Er zeigt aber auch, daß Schmerzen - dies gilt für chronische Schmerzen generell und insbesondere im Zusammenhang mit psychisch belastenden Krankheiten - ganz individuell exploriert werden müssen, um zu verstehen, wie das Zusammenspiel zwischen den Gedanken des Patienten, seinen Emotionen und seinen Körpersensationen vonstatten geht und sich fortentwickelt.

Psychologische Schmerztherapie - Allgemeine Prinzipien

Bevor ich zur Darstellung psychologischer Behandlungsverfahren für Krebsschmerzen übergehe, will ich zunächst einige allgemeine Prinzipien nennen, die bei der Schmerztherapie grundsätzlich berücksichtigt werden sollten:

Der Therapeut sollte möglichst genau klären, welcher Zusammenhang zwischen Schmerz und Krebserkrankung besteht, bzw. welchen Zusammenhang der Betroffene selbst sieht und die Therapie darauf abstimmen.

Dem Patienten muß das Zusammenspiel körperlicher und psychischer Einflüsse bei der Schmerzwahrnehmung anhand eines einfachen Modells so erklärt werden, daß er sein individuelles Schmerzproblem in diese Zusammenhänge einordnen kann, z. B. wie Streß, Angst, aber auch Schmerzen selbst, reflektorisch zu Muskelverspannungen führen und wie diese wiederum Schmerzen verstärken oder wie Katastrophengedanken ihrerseits Angst und innere Unruhe hervorrufen können, etc.

Es ist auch günstig, die individuellen Schmerzbewältigungsstrategien des Patienten zu explorieren, sie auf ihre Effektivität in verschiedenen Situationen hin zu überprüfen und sie nach Möglichkeit in die Therapie einzubeziehen. Alle Menschen haben solche Strategien, manche sind z. B. exzellente Ablenkungsexperten, setzen diese Fähigkeit aber nicht gezielt ein. Wir sagen gern: jeder hat seinen inneren Fakir, den er nur aktivieren muß.

Hierdurch wird die Eigenaktivität des Patienten und das, was Bandura (1977) „self efficacy" nennt, gestärkt. Unter solchen Gesichtspunkten sind „aktive" Verfahren den „passiven", zu denen Psychopharmaka, aber auch manche klassischen Hypnoseformen (s. unten) gehören, vorzuziehen.

Das gleiche gilt für Interventionen, die die Kontrollüberzeugung des Krebskranken fördern. Spiegel (1986) konnte z. B. zeigen, daß bei Patientinnen mit metastasierendem Mammakarzinom, die eine Gruppentherapie erhielten, welche ihre Bewältigungskompetenzen und ihre Kontrollüberzeugungen verbesserten, sowohl die Stimmungslage als auch die emotionale Schmerzverarbeitung positiv beeinflußt wurden, obwohl Dauer und Häufigkeit der Schmerzen sich nicht von der Kontrollgruppe unterscheiden. Auch Rozensky (1985) berichtet, daß diejenigen Patienten, die entspannter und weniger ängstlich waren und eine ausgeprägte eigene Kontrollüberzeugung hatten, sowohl eine bessere Compliance gegenüber ihrer Hyperthermiebehandlung als auch höhere Schmerztoleranz bzw. eine niedrigere subjektive Schmerzintensität zeigten. Der Stellenwert von Kontrollüberzeugungen wird in der Literatur nicht nur mit Hinblick auf eine positiv zu bewertende Krankheitsanpassung (vgl. Taylor et al. 1984), sondern zunehmend mehr auch mit Bezug auf Schmerzbewältigung betont (vgl. Nehemkis et al. 1982; Marks et al. 1986). In diesem Zusammenhang berichtet Harris (1985) ein interessantes Fallbeispiel: eine 44jährige Krebspatientin, die wegen starker Schmerzen, Appetitlosigkeit und Übelkeit um eine hypnotische Intervention nachsuchte, zeigte sich nach der Hypnose sehr befriedigt darüber, daß ihr der Therapeut Suggestionen für aktives Schmerzcoping gegeben hatte, im Gegensatz zu ihrem vorherigen Therapeuten, der, ebenfalls in Hypnose, das Ertragen ihrer Schmerzen suggeriert habe.

Auch die Wichtigkeit des Vertrauens in die Schmerzkontrollkompetenz des Arztes sollte nicht unterschätzt werden: Krebspatienten sollten Informationen erhalten, wo sie einen Arzt finden, der in der Lage und willens ist, ihren (vielleicht erst später auftretenden) Schmerzen die angemessene Aufmerksamkeit und therapeutische Fürsorge zukommen zu lassen.

Psychologische Schmerztherapie - Darstellung und Indikationen

Schmerzimmunisierungstraining. Patienten, die auf eine schmerzhafte diagnostische Prozedur oder auf Schmerzen als Therapiefolgen vorbereitet werden sollen, brauchen ausreichend genaue Informationen und kognitive Kontrollstrategien, um sowohl antizipatorische als auch später auftretende aktuelle Ängste zu bewältigen. Turk u. Renner (1981) beschreiben ein „pain coping skills training", mit dem durch frühzeitige Vermittlung von Schmerzbewältigungstechniken sowie realitätsadäquaten Informationen später entstehende Schmerzen günstig beeinflußt werden konnten.

Aufmerksamkeitslenkung. Unter den Schmerzbewältigungstechniken ist die Aufmerksamkeitssteuerung der beste „painkiller". Hier unterscheidet man die konzentrative Aufmerksamkeitsbindung an äußere Reize von der inneren, kognitiven Aufmerksamkeitslenkung. Beide Arten bedürfen eines angeleiteten Konzentrationstrainings, wobei die äußere Aufmerksamkeitssteuerung den meisten Personen besser vertraut und deshalb als Einstieg günstig ist.

Im Sloan Kettering Cancer Center in New York werden Ablenkungsstrategien bei schmerzhaften diagnostischen Eingriffen wie Knochenmark- und Lumbalpunktionen und zur Verringerung von Nebenwirkungen bei Chemotherapie mit großer Kreativität angewandt. Besonders für Kinder und jugendliche Krebspatienten gibt es Computerspiele, mit denen man Krebszellen von Kampffischen jagen und fressen lassen kann (in Anlehnung an Simonton et al. 1982), quietschende Blaserollen, wie man sie von Kindergeburtstagen kennt, Videofilme, die sehr tapfere Kinder als Modelle zeigen etc. (s. auch McGrath et al. 1986).

Aufmerksamkeitskonzentrierende kognitive Strategien sind sehr wichtige Schmerzkontrolltechniken auch für Zeiten, in denen Patienten allein und ohne soziale Unterstützung auskommen müssen, z. B. wenn sie in der Nacht wachliegen oder längere Zeit auf eine diagnostische oder therapeutische Intervention warten müssen. Welche Gedanken, vielleicht Erinnerungen, welche inneren Bilder oder vorgestellten Erlebnisse für den Einzelnen günstig sind, muß nicht nur sorgfältig exploriert, sondern auch zusammen mit dem Patienten ausgearbeitet und eingeübt werden.

Entspannungsverfahren, Biofeedback, Musiktherapie. Bei den verhaltensmedizinisch orientierten Schmerzbewältigungsprogrammen, wie sie z. B. von Cleeland u. Tearnan (1986) in der Wisconsin School of Medicine angewandt werden (s. auch Fishman u. Loscalzo 1987), stehen neben der kognitiven Schmerzkontrolle v. a. Entspannungsverfahren im Mittelpunkt der psychologischen Hilfestellung, um den Patienten Selbstkontrolle über muskuläre Spannungszustände sowie vegetative und emotionale Störungen zu vermitteln.

Entspannungstherapie als unspezifisches Basisverfahren kann auch bei Krebsschmerzen in Gruppen eingesetzt werden. Sykes (1987) warnt aber davor, solche unspezifischen Verfahren wie Entspannung und Biofeedback einzusetzen, ohne zu explorieren, was genau den Patienten schmerzt. Für die Schmerzbehandlung haben sich 2 Verfahren, die progressive Muskelrelaxation nach Jacobson (vgl. Bernstein u. Borkovec 1975) und das EMG- bzw. EEG-Biofeedback durchgesetzt, da sie schnell, d. h. in wenigen Sitzungen von fast allen Patienten erlernt werden können. Im Vergleich zum autogenen Training stellen diese „robusten“ Verfahren hinsichtlich Umgebungsgestaltung, Übungsintensität und autosuggestiver Fähigkeiten keine hohen Anforderungen.

Bei der progressiven Muskelrelaxation ist zudem ein Wahrnehmungstraining für angespannte vs. entspannte Muskulatur eingebaut, das die Zuwendung des Kranken zu seinem Körper auf eine Weise anregt, die ihm sowohl Kontrolle vermittelt als auch eine vertrauensvollere Hinwendung zu körperlichen Empfindungen erlaubt, die ja bei Krebskranken sehr oft verlorengegangen ist. Was Bischoff (1988) über die Ablenkung sagt, gilt auch von der Entspannung: Krebspatienten müssen oft erst überzeugt werden, daß sie sich beides erlauben können. Sie hören ängstlich in ihren Körper hinein, lehnen ihn ab, erleben ihn als feindlich und müssen erst wieder lernen, wie sie ihm durch innere Ruhe und Vertrauen beistehen können.

Das Biofeedback ist weniger personalaufwendig und anderen Entspannungstrainings in seiner Effektivität vergleichbar, jedoch nicht überlegen (Jessup u. Neufeld 1979; Turner u. Chapman 1982). Auch wird es von Patienten, die eine eher instrumentelle Haltung gegenüber ihrem Körper haben, gut angenommen, da das Biofeedbackgerät den Erfolg objektiviert zurückmeldet. Das fördert unmittelbar den „belief that I can". Fotopoulos et al. (1979), die den Einsatz von Biofeedback bei Krebsschmerzen überblicken, plädieren dafür, Biofeedback nur als Adjunkt einzusetzen, da sie die unmittelbare persönliche Beziehung zwischen Patient und Therapeut bei Krebskranken als unverzichtbar einschätzen. Das gleiche gilt m. E. auch für den Einsatz von Kassetten mit Entspannungstexten, die oft nur kurzzeitige Erfolge bringen. Andererseits können solche Audiokassetten, die vom Therapeuten selbst und individuell für den einzelnen Patienten besprochen wurden, in Zeiten des Alleinseins für den Patienten hilfreich sein.

Wenn allerdings z. B. im Klinikalltag mit seinen bekannten personellen Engpässen keine persönliche therapeutische Zuwendung zu den Schmerzpatienten geleistet werden kann, sind auch „anonyme" Entspannungskassetten nützlich. Graffam u. Johnson (1988) verglichen die Effektivität zweier jeweils 15minütiger Entspannungsanleitungen auf Tonband („progressive Muskelrelaxation", und „geleitete Imagination", hier eine musikalisch unterlegte Anleitung zu visueller Imagination) bei einer Gruppe von 20 nichtterminalen Krebspatienten mit Schmerzen. Mit beiden Verfahren wurde eine deutliche Schmerzlinderung erreicht, wobei die meisten Patienten mit der progressiven Muskelrelaxation besser zurechtkamen. Die Autoren heben hervor, daß die Entspannungskassetten trotz des hohen Geräuschpegels im Krankenhaus effektiv eingesetzt werden könnten, daß solche Tonbänder billig und leicht verfügbar seien und daß die Patienten diese Therapieform als sehr angenehm und hilfreich empfunden hätten.

Einige Autoren berichten auch gute Erfolge mit verschiedenen Formen von Musiktherapie: Fagen (1982) z. B. setzt aktive und passive Musiktherapie bei Kindern im terminalen Stadium ihrer Krebskrankheit ein, mit dem expliziten Ziel, die Kinder bis zu ihrem Tode an kreativen Aktivitäten teilhaben zu lassen und hilft ihnen so bei der Bewältigung von Angst und Schmerzen. Desgleichen auch Bailey (1983, 1986): sie untersuchte die differentiellen Effekte von Tonband- und Live-Musik auf Schmerz- und Stimmungsparameter bei 50 Krebspatienten im Alter von 17–69 Jahren und erzielte auf allen Ebenen wesentlich bessere Ergebnisse mit Live-Musik, obwohl auch Tonbandmusik nach eigener Wahl, wie Zimmerman et al. (1986) berichten, signifikante Schmerzreduktion hervorruft.

In der praktischen Anwendung werden Entspannungsverfahren wohl am häufigsten als Kombinationen aus progressiver Muskelrelaxation, geleiteter Imagination, direkten bzw. indirekten hypnotischen Suggestionen, manchmal auch ergänzt durch Bewegungs- und Musiktherapie, durchgeführt.

Hypnose – Literaturstudien. Das bei weitem am häufigsten angewandte Verfahren zur psychologischen Therapie von Krebsschmerzen ist die Hypnose.

In der Literatur finden sich viele Einzelkasuistiken oder Untersuchungen mit kleinen Fallzahlen, die über die Effektivität der Hypnose auch bei schweren Krebsschmerzen berichten, jedoch nur wenige kontrollierte klinische Studien.

Eine frühe Arbeit stammt von Cangello (1961), der über 81 Patienten im Alter von 17–76 Jahren berichtet, die im Rahmen der täglichen medizinischen Behandlung zusätzlich 15minütige Hypnosesitzungen erhielten. Nur 8 Patienten mußten wegen ungenügender Hypnosetiefe aus der Untersuchung ausgeschieden werden, 50 der 73 Patienten zeigten ausgezeichnete bis gute Schmerzlinderung. Neun Patienten zeigten keine Besserung.

Elton et al. (1983) zitieren eine Untersuchung von Lea et al. (1960), die bei 12 von 17 schwer schmerzleidenden Krebspatienten durch Hypnosebehandlung eine Verringerung ihrer Analgetikaeinnahmen erreichen konnten, 3 von ihnen kamen völlig ohne Medikamente aus. Auch Brechner et al. (1987) untersuchten Schmerzpatienten in fortgeschrittenem Stadium, die Narkotika benötigten. Bei der Gruppe, die zusätzlich ein 90minütiges Hypnosetraining erhielten, das Suggestionen zur Schmerzlinderung, aber auch Unterweisung zur Autohypnose, beinhaltete, konnten nicht nur die Analgetika reduziert, sondern auch in anderen schmerzassoziierten Parametern wie Stimmung, Lebensqualität, psychosoziale Funktionen Verbesserungen gegenüber der Kontrollgruppe festgestellt werden, wiewohl sich der körperliche Zustand der Patienten im Verlauf der Untersuchung allgemein verschlechterte. Mittlerweile gibt es eine Fülle solcher Ergebnisse, z. B. Sacerdote (1970), Spiegel u. Bloom (1983), Spiegel (1985, 1986) und Margolis (1983, 1985). Hypnose wird auch zunehmend in verhaltensmedizinische Schmerzbewältigungsprogramme intergriert (z. B. Ahles 1985).

Die Arbeitsgruppe um LeBaron u. Zeltzer (Zeltzer u. LeBaron 1982, 1983) hat die Wirkung von Hypnose auf akute Schmerzen bei Kindern und Jugendlichen untersucht.

Hilgard u. LeBaron (1982) behandelten beispielsweise 24 Kinder und Jugendliche mit Leukämie bei schmerzhaften Knochenmarkspunktionen mit Hypnose und konnten feststellen, daß von den 19 hochsuggestiblen Patienten 10 bereits nach einer Hypnosesitzung und 5 weitere nach 2 Sitzungen beachtliche Schmerzverringerung erlebten, während die 5 weniger suggestiblen Patienten nur weniger Angst hatten, jedoch kaum Schmerzlinderung erfuhren. Andere Autoren (z. B. Jay 1985; Jay et al. 1986) wenden im gleichen Setting verhaltenstherapeutische Programme mit Modellvideos, Atemtherapie, imaginativer Entspannung und Hypnose auch bei kleinen (3,5 bis 7jährigen) Kindern an. Sie argumentieren, daß bei Kindern hypnotische Verfahren günstiger seien als supportive Gesprächstherapie und Entspannungstraining, da ihre Konzentrationsfähigkeit begrenzt sei (s. auch Zeltzer u. LeBaron 1983). An diesen Berichten erstaunt, daß oft schon eine einzige Intervention genügt, um bei akuten schmerzhaften Eingriffen gute Effekte zu erzielen.

Aus all diesen Forschungsberichten geht allerdings nicht deutlich hervor, welcher Art die hypnotherapeutischen Interventionen waren.,

Hypnose – alte und neue Formen. Vertreter klassischer Hypnoseformen (z. B. Stokvis u. Wiesenhütter 1971; Hilgard u. Hilgard 1975a, b; Schultz 1979) sehen Hypnose als ein Verfahren an, in dem der Therapeut aktiv, mittels Suggestion, auf den passiv annehmenden Patienten, der sich in einem veränderten (hypnotischen) Bewußtseinszustand befindet, Einfluß nimmt (unterschiedliche Definitionsvarianten diskutieren Elton et al. 1983). Auch Patienten verstehen unter Hypnose oft einen manipulativen Eingriff, dem sie sich passiv ausgeliefert fühlen, sie assoziieren dabei Kontrollverlust und reagieren daraufhin ängstlich bis ablehnend: dies fanden Hendler et al. (1986), als sie 105 ambulante Krebspatienten (Durchschnittsalter 61 Jahre), die Chemotherapie erhielten, nach ihrer Einstellung befragten zu einem Entspannungstraining mit autosuggestiven Elementen, das gegenüber einer Gruppe als Hypnose, gegenüber der anderen Gruppe als Entspannung deklariert worden war.

In der klassischen Hypnose ist die Suggestibilität des Patienten, konzipiert als stabiles Persönlichkeitsmerkmal und meßbar mit Suggestibilitätsskalen (z. B. Hilgard u. Hilgard 1975a), ein wichtiger Erfolgsprädiktor. In Labor-, aber auch in klinischen Studien wurde eine direkte Beziehung zwischen hoher Suggestibilität und dem Erfolg hypnotischer Schmerzreduktion gefunden (z. B. Hilgard u. Hilgard 1975b).

Die Anwendung und das Verständnis von Hypnose hat, insbesondere unter dem Einfluß von Milton H. Erickson (z. B. Erickson u. Rossi 1981) und seinen Schülern (z. B. Lankton u. Lankton 1983; Peter 1985), eine starke Veränderung erfahren. Sie sehen Suggestibilität eher als ein Interaktionsphänomen an (vgl. auch Haley 1958), das sich einstellt bzw. entwickelt, wenn Patient und Therapeut intensiv und mit gutem Rapport an einem für den Patienten emotional wichtigen Problem arbeiten (vgl. Sacerdote 1970). Suggestibilität bedeutet hier die Bereitschaft, dem Therapeuten vertrauensvoll zu folgen, wenn er den Patienten anleitet, seine eigenen Ressourcen zu entdecken und zur Problemlösung zu nutzen. Wenn der Patient dabei die Fähigkeit, aus der Realität heraus und in eine imaginierte Welt hineinzugehen, z. B. beim Lesen, Musikhören oder in Tagräumen, schon mitbringt, kann dies erleichternd wirken. Von manchen Patienten wird diese Fähigkeit in der Therapie auch erst wiederentdeckt oder neu entwickelt. Finer (1979) übt beispielsweise die hypnotische Trance durch ein Entspannungs- und Imaginationstraining ein. Suggestibilität in dieser Konzeption kann daher nicht vor dem Aufbau einer stabilen Patient-Therapeut-Beziehung erfaßt werden. Eine zusammenfassende Definition von Hypnose aus Ericksons Perspektive gibt Zindel (1988).

Hypnose und Schmerzbehandlung. Hypnose bei Tumorschmerzen kann im Rahmen einer Psychotherapie zur Konfliktklärung und -bearbeitung eingesetzt werden, wenn hier das Agens für die Schmerzentstehung vermutet wird. Im folgenden will ich mich jedoch auf die Darstellung einiger Beispiele beschränken, die direkt auf die Veränderung des Schmerzerlebens abzielen.

Leerhypnose, als Entspannungsverfahren ohne spezielle Analgesiesuggestionen, hat mit anderen Entspannungstechniken vergleichbare Wirkung, reduziert Angst und vegetative Symptomatik, wirkt aber auf starke Schmerzen oft nicht ausreichend effektiv (vgl. Spink 1983). Durch Suggestionen gesteigerten Wohlbefindens kann aber eine schmerzantagonistische Gegenerfahrung erzeugt werden (vgl. Wengle 1988).

Direkte Analgesiesuggestionen, insbesondere sog. Negativsuggestionen wie: „Sie fühlen keine Schmerzen mehr" werden vom Patienten selten angenommen.

Dagegen sind *Parästhesien* durch sukzessive Veränderung des sensorischen Empfindens (sensorische Transformation) erfolgreicher und führen manchmal zu völliger Schmerzfreiheit. Zur Erzeugung einer Parästhesie bittet man den Patienten z. B. auf Unterschiede zwischen der schmerzenden und einer Körperstelle, die sich gut anfühlt, zu achten, und zwar hinsichtlich solcher Kategorien wie Kühle – Wärme,

Schwere - Leichtigkeit, Hell - Dunkel, Spannung - Entspannung etc. Dann kann der Patient die schmerzende Stelle langsam mit angenehmen Empfindungen auffüllen oder auch in Taubheit oder ein Prickeln umwandeln. Sodann kann der unangenehme Körperbereich mehr und mehr aus der Wahrnehmung ausgeblendet (dissoziiert) werden.

Ein ähnliches Vorgehen wird bei der sog. *Handschuhanästhesie* benützt: nach der Suggestion sukzessiver Taubheitsempfindung einer Hand, wird das Anästhesiegefühl in die schmerzende Körperstelle übertragen. Umgekehrt können Schmerzen von einer „beruhigend aufgelegten Hand aufgesogen werden", solange, bis die Körperstelle leer von Schmerz ist. Peter (1986), der u. a. diese Verfahren beschreibt, betont auch, daß bei einer solchen Vorgehensweise eine formale Tranceinduktion nicht nötig sei, da sich der Trancezustand durch die Führung der Wahrnehmung von selbst einstelle. Dies wird sicher jeder, der mit diesen Verfahren arbeitet, bestätigen können.

Die Induktion von Amnesie für kurzzeitige, schmerzhafte Ereignisse ist aus der klassischen Hypnose gut bekannt. Auch für chronische Schmerzen können, mittels *zeitlicher Desorientierung,* beispielsweise schmerzfreie frühere Perioden ins Jetzt herübergeholt werden.

Auch *symbolische Transformationen,* etwa die Vorstellung des Nervensystems als elektrischer Schaltanlage, die durch Knopfdruck unterbrochen werden kann, wird von manchen Patienten gut akzeptiert. Jede Suggestion muß aber für jeden bzw. mit jedem individuellen Patienten sorgfältig ausgeformt werden.

Erickson war ein Meister der *indirekten Suggestion* (z. B. Erickson 1966), die auch als hypnotische Einstreutechnik bezeichnet wird. Dabei werden therapeutische Suggestionen in irgendeinen verbalen Kontext, z. B. eine Anekdote oder Geschichte eingestreut und durch nonverbale Signale (z. B. Änderung der Sprechrichtung oder Intonation) markiert. Hoppe (1985) konnte zeigen, daß ihre Wirkung bei Patienten mit chronischen Schmerzen direkten Suggestionen überlegen ist.

Mit Hinblick auf die *Anwendung* hypnotherapeutischer Verfahren *bei Krebspatienten* berichten Peter u. Gerl (1984), daß sie, im Vergleich zu Patienten mit psychosomatischen Schmerzen, bei Krebspatienten eine erstaunlich gute Kooperation feststellen konnten. Sie sind in der Regel sehr motiviert, da sie durch die Schmerzen keinen Krankheitsgewinn haben. Sie sind in hohem Maße empfänglich für Anregungen und Aufträge, ihre Wahrnehmung und Kognition so umzuorganisieren, daß sie symptomatische Erleichterung gewinnen. Sie nehmen das therapeutische Beziehungsangebot meist gern an und haben oftmals eine stark ausgeprägte Kraft zu hoffnungsvollen Imaginationen, die die schmerzlindernden Suggestionen unterstützen.

Abschließend sei nicht versäumt, daran zu erinnern, daß sich in den Schmerzen Krebskranker auch viel anderes Leid bündelt und ausdrückt und daß eine beruhigende soziale Geborgenheit, wie sie z. B. in der häuslichen und der Krankenhauspflege bereitgestellt werden kann, die eigentlich wichtige und unverzichtbare Basis für jede Schmerztherapie darstellt.

Literatur

Ahles TA, Blanchard EB, Ruckdeschel JC (1983) The multidimensional nature of cancer-related pain. Pain 17:277–288

Ahles TA (1985) Psychological approaches to the management of cancer-related pain. Semin Oncol Nurs: 1/2:141–146

Avellanosa AM (1982) Experience with transcutaneous electrical nerve stimulation for relief of intractable pain in cancer patients. J Med 13:203–213

Bailey LM (1983) The effects of live music versus tape-recorded music on hospitalized cancer patients. Music Therapy 3/1:17–28

Bailey LM (1986) Music therapy in pain management. J Pain Sympt Management 1/1:25–28

Bandura A (1977) Self-efficacy: toward a unified theory of behavioral change. Psychol Rev 84:191–215

Bauer KH (1963) Das Krebsproblem. Springer, Berlin Göttingen Heidelberg

Beecher HK (1959) Measurement of subjective responses. Quantitative effects of drugs. Oxford Univ. Press, New York

Bernstein DA, Borkovec TD (1975) Entspannungstraining. Handbuch der Progressiven Muskelentspannung. Pfeiffer, München

Bischoff C (1988) Verhaltensmedizinische Hilfestellungen bei Tumorschmerz. MMW 130/8:125–126

Black P (1979) Management of cancer pain: on overview. Neurosurgery 5:507–518

Bond MR (1985) Cancer pain: psychological substrates and therapy. In: Fields HL et al. (eds) Adv Pain Res Ther 9:559–567

Bond MR, Pearson IB (1969) Psychological aspects of pain in women with advanced cancer of the cervix. J Psychosom Res 13:13–19

Bonica J (1979) Importance of the problem. In: Bonica J, Ventafridda V (eds) Adv Pain Res Ther 2

Bonica JJ (1980) Cancer pain. In: Bonica JJ (ed) Pain. Raven, New York, pp 335–362

Bradley LA (1983) Coping with chronic pain. In: Burish TG, Bradley LA (ed) Coping with chronic disease. Academic Press. New York London, pp 339–379

Brechner JLG, Giannini JA, Khoury GF, Mayo R de, Maslow ER (1987) The comparative effectiveness of hypnosis combined with analgesic tailoring alone in the management of cancer pain. Pain [Suppl 4, AGM 653]

Brigden ML, Barnett JB (1987) A practical approach to improving pain control in cancer patients. West J Med 146:580–584

Cangello VW (1961) The use of hypnotic suggestions for relief of malignant disease. Int J Clin Exp Hypn 9:17–22

Cleeland CS (1984) The impact of pain on the patient with cancer. Cancer 54:2535–2541

Cleeland CS (1985) Measurement and prevalence of pain in cancer. Semin Oncol Nurs 1:87–92

Cleeland CS (1987) Barriers to the management of cancer pain. Oncology [Suppl] April: 19–26

Cleeland CS, Tearnan BH (1986) Behavioral control of cancer pain. In: Holzman AD, Turk DC (eds) Pain management. A handbook of psychological treatment approaches. Pergamon, New York, pp 193–212

Craig KD (1980) Ontogenetic and cultural influences on the expression of pain in man. In: Kosterlitz HW, Terenius LY (eds) Pain and socitie (Dahlem-Konferenz). Verlag Chemie, Weinheim

Dalton JA, Feuerstein M (1988) Biobehavioral factors in cancer pain. Pain 33:137–147

Daut RL, Cleeland CS (1982) The prevalence and severity of pain in cancer. Cancer 50:1913–1918

Drechsel U (1984) Treatment of cancer pain with neurolytic agents. In: Zimmermann M, Drings P, Wagner G (eds) Pain in the cancer patient. Springer, Berlin Heidelberg New York Tokyo (Recent results in cancer research, vol 89, pp 137–147)

Elton D, Stanley G, Burrows G (1983) Psychological control of pain. Grune & Stratton, Sydney

Erickson MH (1966) The interpersonal hypnotic technique for symptom correction and pain control. Am J Clin Hypn 8:198–209

Erickson MH, Rossi EL (1981) Hypnotherapie. Pfeiffer, München

Fagen TS (1982) Music therapy in the treatment of anxiety and fear in terminal pediatric patients. Music Ther 2/1:13–23

Finer B (1979) Hypnotherapy in pain of advanced cancer. In: Bonica JJ, Ventafridda V (eds) Advances in pain research and therapy, vol 2, Raven, New York, pp 223–229

Fishman B, Loscalzo M (1987) Cognitive-behavioral interventions in management of cancer pain: principles and applications. Med Clin North Am 71/2:271–287

Foley KM (1979) Pain syndromes in patients with cancer. In: Bonica JJ, Ventafridda V (eds) Advances in pain research and therapy, vol 2. Raven, New York, pp 59–75

Foley KM (1985) Pharmacologic approaches to cancer pain management. In: Fields HL et al. (eds) Advances in pain research and therapy, vol 9. Raven, New York, pp 629–653

Foley KM (1987) Cancer pain syndromes. J Pain Sympt Management 2:13–17

Fotopoulos SS, Graham C, Cook MR (1979) Physiologic control of cancer pain. In: Bonica JJ, Ventafridda V (eds) Advances in pain research and therapy, vol 2. Raven, New York, pp 231–245

Graffam S, Johnson A (1988) A comparison of two relaxationstrategies for the relief of pain and its distress. J Pain Sympt Management 2:229–231

Haley J (1958) An interactional explanation of hypnosis. Am J Clin Hypn 1:41–57

Harris JE (1985) Hypnosis in the relief of pain in the cancer patient. Med Hypnoanal 6/1-2:64–65

Hendler T, Cobie S, Redd WH (1986) Fear of hypnosis: the role of labelling in patients acceptance of behavioral interventions. Behav Ther 17/1:2–13

Hilgard ER, Hilgard JR (1975a) Stanford hypnotic clinical scale. In: Hilgard ER, Hilgard JR (eds) Hypnosis in the relief of pain. Kaufman, Los Altos

Hilgard ER, Hilgard JR (1975b) Hypnosis in the relief of pain. Kaufman, Los Altos

Hilgard JR, LeBaron S (1982) Relief of anxiety and pain in children and adolescents with cancer: quantitative measures and clinical observations. Int J Clin Exp Hypn 30/4:417–442

Hoppe F (1985) Direkte und indirekte Suggestionen in der hypnotischen Beeinflussung chronischer Schmerzen. Empirische Untersuchung. In: Peter B (Hrsg) Hypnose und Hypnotherapie nach Milton H. Erickson. Pfeiffer, München, S 58–75

Jacob W (1986) Symptom Schmerz – Leiden als Ereignis. In: Luban-Plozza B (Hrsg) Patient, Arzt, Familie im Umgang mit Schmerz und Leid. Springer, Berlin Heidelberg New York Tokyo, S 27–29

Jay SM (1985) Behavioral management of children's distress during painful medical procedures. Behav Res Ther 23/5:513–520

Jay SM, Elliott C, Varni JW (1986) Acute and chronic pain in adults and children with cancer. J Consult Clin Psychol 54/5:601–607

Jessup BA, Neufeld RW (1979) Biofeedback therapy for headache and other pain: an evaluative review. Pain 7:225–271

Lankton SR, Lankton C (1983) The answer within: a clinical framework of Ericksonian hypnotherapy. Bruner & Mazel, New York

Lea PA, Ware PD, Monroe PR (1960) The hypnotic control of intractable pain. Am J Clin Hypn 3:3–8

Margolis CG (1983) Hypnotic imagery with cancer patients. Am J Clin Hypn 25/2-3:128–134

Margolis CG (1985) Hypnotic interventions for pain management. Int J Psychosom 32/3:12–19

Marks G, Richardson JL, Graham JW, Levine A (1986) Role of health locus of control beliefs and expectations of treatment efficacy in adjustment to cancer. J Pers Soc Psychol 51:443–450

Massie MJ, Holland JC (1987) The cancer patient with pain: Psychiatric complications and their management. Med Clin North Am 71/2:243–258

McGrath PA, deVeber P, Leveret L (1986) The management of acute pain evoked by medical procedures in chilren with cancer. J Pain Sympt Mangement 1/3:145–150
McKegney FP, Bailey LR, Yates JW (1981) Prediction and management of pain in patients with advanced cancer. Gen Hosp Psychiatry 3:95–101
Melzack RC (1973) The puzzle of pain. Pinguin, Harmondsworth
Nehemkis AM, Charter RA, Stampp MS, Gerber KE (1982) Reattribution of cancer pain. Int J Psychiatr Med 12:213–228
Peter B (1985) (Hrsg) Hypnose und Hypnotherapie nach Milton H. Erickson. Pfeiffer, München
Peter B (1986) Hypnotherapeutische Schmerzkontrolle. Hypn Kogn 3/1:27–1
Peter B, Gerl W (1984) Hypnotherapie in der psychologischen Krebsbehandlung. Hypn Kogn 1:56–69
Porges P (1984) Local anaesthetics in the treatment of cancer pain. In: Zimmermann M, Drings P, Wagner G (eds) Pain in the cancer patient. Springer, Berlin Heidelberg New York Tokyo
Portenoy RK (1987) Optimal pain control in elderly cancer patients. Geriatrics 42:33–44
Rozensky RH (1985) Tolerance of pain by cancer patients in hyperthermia treatment. J Psychosoc Oncol 3:75–82
Sacerdote P (1970) Theory and practice of pain control in malignancy and other protracted or recurring painful illnesses. Int J Clin Exp Hypn 1:160–180
Schag CC, Heinrich RL, Ganz PA (1983) Cancer inventory of problem situations: an instrument for assessing cancer patients' rehabilitation needs. J Psychosoc Oncol 1:11–24
Schreml W (1981) Medikamentöse Schmerztherapie bei Krebspatienten. Med Klin 76:43–47
Schultz JH (1979) Hypnosetechnik. Fischer, Stuttgart
Seemann H, Schug S, Zech D, Zimmermann M (1988) Bericht über den 2nd International Congress on Cancer Pain, 14.–17. Juli 1988, New York. Schmerz 2. Springer, Berlin Heidelberg New York Tokyo, pp 216–224
Senn HJ, Clauss A (1982) Schmerzen und Schmerzbekämpfung bei Tumorkrankheiten. Schweiz Med Wochenschr 112:1158–1164
Siegfried J, Kuehner A, Sturm V (1984) Neurosurgical treatment of cancer pain. In: Zimmermann M, Drings P, Wagner G (eds) Pain in the cancer patient. Springer, Berlin Heidelberg New York Tokyo (Recent results in cancer research, vol 89, pp 148–156)
Simonton OE, Matthews-Simonton S, Creighton J (1982) Wieder gesund werden. Rowohlt, Reinbek
Spiegel D (1985) The use of hypnosis in controlling cancer pain. Cancer 35/4:221–231
Spiegel D (1986) Psychosocial interventions with cancer patients. J Psychosoc Oncol 3/4:83–95
Spiegel D, Bloom JR (1983) Group therapy and hypnosis reduce metastatic breast carcinoma pain. Psychosom Med 45/4:333–339
Spink PJ (1983) Hypnosis in the relief of pain: a literature review. Med Hypnoanal 4/1:12–16
Stam HJ, Ewens S, Goss C, Rosental L, Urton B, Casselman J, Thomson S (1987) The relationship between cancer pain and psychological distress: effects of interference of pain in daily life. Pain [Suppl 4]: Abstr. 279
Stokvis B, Wiesenhütter E (1971) Der Mensch in der Entspannung. Hippokrates, Stuttgart
Sykes NP (1987) Pain control in terminal cancer. Int Disabil Stud 9/1:33–37
Taylor SE, Lichtman RR, Wood JV (1984) Attributions, beliefs about control, and adjustment to breast cancer. J Pers Soc Psychol 46:489–502
Teske K, Daut R, Cleeland SC (1983) Relationship between nurses' observations and self-report of pain 16:289–296
Turk DC, Rennert KS (1981) Pain and the terminally-ill cancer patient: a cognitive social learning approach. In: Sobel H (ed) Behaviour therapy in terminal care: a humanistic approach. Ballinger, Cambridge
Turner JA, Chapman CR (1982) Psychological interventions for chronic pain: a critical review. I. Relaxation training and biofeedback. Pain 12:1–23

Twycross RG (1975) Diseases of the central nervous system: relief of terminal pain: Br Med J October:212–214

Twycross RG (1980) Incidence and assessment of pain in terminal cancer. In: Twycross RG, Ventafridda V (eds) The continuing care of terminal cancer patients. Pergamon, Oxford, pp 56–74

Twycross RG, Fairfield S (1982) Pain in far advanced cancer. Pain 14:303–310

Ventafridda V, Tamburini M, De Canno F (1985) Comprehensive treatment in cancer pain. In: Fields HL, Dubner R, Cervero F (eds) Advances in pain research and therapy, vol 9. Raven, New York, pp 617–628

Wagner G (1984) Frequency of pain in patients with cancer. In: Zimmermann M, Drings P, Wagner G (eds) Pain in the cancer patient. Springer, Berlin Heidelberg New York Tokyo (Recent results in cancer research, vol 89, pp 64–71)

Weisenberg M (1977) Pain and pain control. Psychol Bull 84:1008–1044

Weisenberg M (1982) Cultural and ethnic factors in reaction to pain. In: Al-Issa I (ed) Culture and psychopathology. University Press, Baltimore, pp 187–198

Wengle H (1988) Hypnose in der interdisziplinären Therapie des chronischen Schmerzpatienten. Prax Psychother Psychosom 33/4:193–199

WHO (1986) Cancer pain relief. World Health Organization, Geneva

Wolf J (1911) Die Lehre von der Krebskrankheit von den ältesten Zeiten bis zur Gegenwart. Fischer, Jena

Woodforde JM, Fielding JR (1975) Pain and cancer. In: Weisenburg M (ed) Pain, clinical and experimental perspectives. Mosby, St. Louis, pp 332–336

Zborowski M (1952) Cultural components in responses to pain. J Soc Issue 8:16–30

Zborowski M (1969) People in pain. Josey-Bars, San Francisco

Zeltzer L, LeBaron S (1982) Hypnosis and nonhypnotic techniques for reduction of pain and anxiety during painful procedures in children and adolescents with cancer. J Pediatr 101:1032–1035

Zeltzer L, Le Baron S (1983) Behavioral intervention for children and adolescents with cancer. Behav Med 5/2–3:17–22

Zenz M (1985) Ambulante Schmerztherapie mit Opiaten. Diagn. Intensivmed 18:24–27

Zimmermann M, Drings P (1984) Guidelines for therapy of pain in cancer patients. In: Zimmermann M, Drings P, Wagner G (eds) Pain in the cancer patient. Springer, Berlin Heidelberg New York Tokyo (Recent results in cancer research, vol 89, pp 1–12)

Zimmermann L, Pozehl B, Duncan K (1986) The effects of music therapy on oncologic patients with chronic pain (meeting abstract). Oncol Nurs Forum [Suppl 2] 13:74

Zindel JP (1988) Hypnose und tiefenpsychologische Arbeit. Prax Psychother Psychosom 33/4:183–192

Zum Ergebnis

Mit Verweis auf neueste Literatur einerseits, mit anschaulichen Patientendarstellungen andererseits macht die Autorin auf die mangelhafte Beachtung v. a. chronischer Schmerzzustände aufmerksam, die im Verlauf einer Krebserkrankung auftreten können. Als mögliche Ursachen diskutiert sie zum einen die rein somatische Orientierung sowohl praktisch als auch wissenschaftlich Tätiger, die speziell Krebsschmerzen als relativ gut behandelbar ansehen, zum anderen eine Reihe von kommunikativen Barrieren zwischen Patienten und medizinischem Personal. Vor allem die Tendenz, die Schmerzen als Begleiterscheinung einer Krebserkrankung beinahe selbstverständlich vorauszusetzen und sie (aus der Patientensicht) häufig mit stoischer Haltung zu ertragen, trägt dazu bei, daß Krebsschmerzen im Vergleich zu anderen chronischen Schmerzformen eine zu geringe Beachtung finden. Basierend auf einem multifaktoriellen Modell der Schmerzgenese werden Konzepte verdeutlicht, innerhalb derer psychische Faktoren neben somatischen als wesentliche Determinanten des individuellen Schmerzerlebens angesehen werden. Außerordentlich wichtig sind dabei neuere Ansätze, denen es aufzuzeigen gelingt, daß die relevanten psychologischen Prozesse deutlich von psychopathologischen Vorgängen zu unterscheiden sind. Ansatzpunkte für therapeutische Interventionen sieht Seemann in der Reduzierung von mit Schmerzen einhergehenden Ängsten, in der Vermittlung der Fähigkeit zu kognitiver Ablenkung, in der Stärkung von Gefühlen der Selbstwirksamkeit („self efficacy") und eigener Kontrollmöglichkeiten. Neben einer Reihe verhaltensmedizinischer Verfahren, von denen v. a. die progressive Muskelrelaxation empirisch überprüft ist, weist sie auf den vielversprechenden Einsatz von musiktherapeutischen und hypnotherapeutischen Verfahren insbesondere bei krebskranken Kindern hin.

Die Redaktion

Psychologische Hilfen zur Verarbeitung von Chemotherapie und Strahlenbehandlung

R. Schwarz

Zusammenfassung

Die modernen Tumortherapien legen den Patienten hohe psychophysische Belastungen auf, die zusammen mit den Folgen der Erkrankung selber eine Notlage heraufbeschwören, in der die Patienten für den psychosozialen Betreuer nur schwer zugänglich sind. Deswegen ist besonders auf Grundvoraussetzungen zu achten wie die reibungslose, kompetente Abwicklung der Behandlung, eine personelle Konstanz und ruhige Atmosphäre. Zur flankierenden Unterstützung des onkologischen Teams im Sinne einer mittelbaren Patientenbetreuung sind psychosoziale Hilfen auch für das Personal zu leisten durch Fallbesprechungen, Stationskonferenzen oder Balint-Gruppen. In der Arbeit mit den Patienten selber kommt es u. a. darauf an, den Circulus vitiosus aus Erwartungsangst – Verspanntheit – Verstärkung der Nebenwirkungen – vergrößerte Angst zu unterbrechen. Wirksame supportive Methoden stellen Entspannungsverfahren dar in Kombination mit einer tragenden psychotherapeutischen Beziehung. Psychotherapie mit gestalterischen Mitteln hat sich ebenfalls bewährt.

Summary

Modern cancer therapy imposes high psychophysical strain on patients. This strain, in combination with the physical illness itself, causes a severe situation of distress in which patients are hardly accessible to the psychological helper. Therefore the basic conditions of treatment must especially be taken into account, such as smooth, competent handling of the oncological therapy, personnel constancy, and a calm atmosphere. As support for the oncological team and thus indirectly for the patients, psychological help for the personnel should be provided in form of case discussions, ward conferences, or Balint groups. In dealing with patients it is important to interrupt the vicious circle of fear – tension – increased side effects – increased fear. Support can be gained from relaxation training combined with a stable psychotherapeutic relationship. Creative psychotherapy (arttherapy) has also proved to be effective.

Therapeutische Ambivalenz in der Onkologie

Der Fortschritt der Krebsmedizin bemißt sich nicht zuletzt daran, inwieweit sich neue Behandlungsperspektiven eröffnen lassen. Entgegen einem als historisch zu betrachtenden therapeutischen Pessimismus ist Krebskrankheit heute nicht mehr denkbar ohne Krebstherapie. Nicht immer fällt allerdings die Antwort auf die Frage leicht, was schlimmer sei, die Behandlung oder die Erkrankung, v. a. wenn wir an die große Zahl (ca 30%) der Patienten denken, deren Leiden in ein chronisches Stadium übergeht.

Abgesehen von der wachsenden Zahl der mit großer Aussicht auf Erfolg primär kurativ behandelten Tumorkranken stellt die Entscheidung für die richtige Therapie, nach Art, Radikalität und zeitlicher Abfolge wohl den am schwersten zu lösenden Konflikt in der heutigen Tumormedizin dar, was zu einer ethischen Rück- und Neubesinnung der Grundlagen des ärztlichen Handelns geführt hat (Herfarth u. Schlag 1987). In diesen Zusammenhang gehört auch die Selbstkritik des renommierten britischen Onkologen Michael Baum (1983, zit. nach Betzler u. Gallmeier 1983), der sich nicht im Stande sieht, die Frage: „Beeinflußt die Behandlung den natürlichen Verlauf [des Mammakarzinoms]?" klar zugunsten der Therapie zu beantworten. In Einklang mit dieser Skepsis stehen die Daten von Schmähl u. Ehrhart (1987), die für die Zeit von 1942–1986 keine nennenswerte Zunahme der medianen Überlebenszeit beim metastasierenden Brustkrebs erkennnen lassen. Selbst gute therapeutische Chancen bei anderen Krankheitsstadien und anderen onkologischen Krankheitsbildern lassen nicht übersehen, daß es in der Onkologie keine Möglichkeit gibt, den therapeutischen Eingriff schädigungsfrei für den Organismus, exklusiv auf das pathologische Substrat zu beschränken (Thiel 1981; Jungi 1982; Begemann 1988), so daß der alte Grundsatz: „Die Therapie darf nicht gefährlicher sein als die Krankheit", von unverminderter Aktualität bleibt und nicht immer einfach zu befolgen ist, wie die Diskussion zum Thema „Übertherapie" (vgl. Nagel 1988) belegt.

Daß die mit den Betroffenen identifizierte Öffentlichkeit so großen Anteil an dieser Diskussion nimmt, hat verschiedene Ursachen: In der Therapie, die alle Aufmerksamkeit der Patienten auf sich zieht, verdichten sich Ängste, die von der krankheitsbedingten Bedrohung, den therapieinduzierten Schädigungen, von begleitenden psychosozialen Belastungen und persönlichen Vorerfahrungen herrühren; die therapeutische Szene gerät in ein Assoziationsfeld mit Bildern der Vernichtung wie „Gaskammer", „KZ", – Bilder, die in Betreuungsgesprächen oft aufscheinen, in denen sich die innere Verfassung der Patienten vor den Pforten der Strahlen- oder Chemotherapie spiegelt und die eine aggressionsgeladene und zugleich hilflose Ambivalenz den Behandelnden und Pflegenden – oder auch den „Gesunden" insgesamt – gegenüber ausdrücken.

Angesichts der offenkundigen und kaum zu lindernden Not der Patienten wird das Erfordernis einer psychosozialen Betreuung – und zwar auch für das Personal – kaum in Frage stehen und zunehmend auch durch entsprechende Institutionen angeboten. Dahinter bleibt die gezielte und systematische Beachtung der Beeinträchtigungen durch die Behandlung weit zurück, die von den Folgen des Krankheitsprozesses oft schwer trennbar einen gemeinsamen Belastungskomplex darstellen. Das zögernde Erwachen des Interesses der naturwissenschaftlichen Onkologie auch an solchen psychoonkologischen Fragen wird stimuliert durch die Erkenntnis der sich deutlich abzeichnenden Grenzen der Therapierbarkeit. Der inzwischen inflationär verwendete Begriff „Lebensqualität" zeugt in diesem Zusammenhang von einer Verschiebung der Wertsetzung – vom Heilungsprinzip zur Schadensminimierung.

Der Patient zwischen Krankheit und Therapie

Wenngleich im Einzelfall Krankheitsverlauf und Therapieindikation eine zunehmende Individualisierung des therapeutischen Vorgehens erzwingen, sind doch – ungeachtet der großen Spielbreite der Reaktionen des einzelnen Kranken – bei den jeweiligen Behandlungsverfahren bestimmte, für die Patienten belastende Merkmale mit einiger Regelmäßigkeit anzutreffen, die somit auch für den Kranken individuell verschieden zu lösende Bewältigungsaufgaben stellen.

Den differenziellen medizinischen Behandlungsmethoden kommt jeweils eine eigene psychologische Bedeutung zu. Klassischerweise werden 3 Behandlungsstrategien unterschieden: die operative Entfernung des Tumors, die Strahlentherapie und die antineoplastische Chemotherapie, jeweils einzeln oder in Kombinationen angewandt.

In jüngerer Zeit gesellen sich bestimmte immunstimulierende Verfahren und Hormontherapien dazu, und viele Patienten unternehmen zusätzlich noch „alternative" oder „biologische" Behandlungsversuche.

Das chirurgische Vorgehen erscheint für die Patienten emotional am wenigsten vorbelastet und wird am ehesten als Hoffnungsträger erlebt – trotz oder vielleicht auch wegen der Radikalität der Operationen, wo das Übel mit der Wurzel entfernt wird, mit einem „sauberen Schnitt weit im Gesunden". Kognitiv und sinnfällig nachvollziehbar kann Heilung, wenn auch unter Opfern, erreicht werden. Dabei erscheint angesichts des Diagnoseschocks „Krebs" der Verlust von Organen oder Funktionen als tolerierbarer Preis für das Überleben.

Die Strahlentherapie als zweitältestes Verfahren im Kampf gegen den Krebs ist dagegen entschieden schwerer vorurteilsbefrachtet, galt sie doch lange Zeit als böses Omen, als Hinweis auf ein kaum noch therapierbares Endstadium. Hier hat sich allerdings ein gewisser Wandel ergeben, zumal die Strahlentherapie in vielen Fällen weniger von unmittelbaren Nebenwirkungen belastet ist als die medikamentösen Therapieformen (Steinert 1987). Andererseits aber fühlen sich viele Patienten geängstigt durch die überwältigenden Apparaturen, das kalte und beziehungslos erscheinende, von Licht und Luft abgeschlossene Behandlungsambiente und das automatenhaft, seelenlos funktionierende technische Arsenal.

Die antineoplastische Chemotherapie, wie auch die Strahlentherapie – beide von Kriegswaffen abgeleitet – sind vielen Kranken in ihrer Wirksamkeit weder intellektuell vollends faßbar noch der sinnlichen Wahrnehmung zugänglich – am ehesten noch durch die Schwere der Nebenwirkungen, die sich durch kaum beherrschbare konditionierte Reaktionen nicht selten bis zur Unerträglichkeit steigern (Schwarz et al. 1985). Es fällt den Patienten schwer, an eine heilsame oder lindernde Wirkung dieser Behandlungsformen zu glauben, wenn sie nicht in der palliativen Therapiesituation beispielsweise zur Schmerzbekämpfung eingesetzt werden oder sich tastbare Geschwulste zurückbilden. Vielfach aber wird die Behandlung des Krebsleidens als gravierender erlebt als der Tumor selbst, oder was nicht selten vorkommt, es kann paradoxerweise zu einer großen Verunsicherung führen, wenn die angekündigten Nebenwirkungen ausbleiben.

Auf die parallel zu den genannten Behandlungsverfahren eingesetzte Hormontherapie, die oft nicht unerhebliche Nebenwirkungen hat, kann ich hier nicht weiter eingehen.

Nicht verwunderlich ist angesichts der als beziehungslos und auf Fernwirkung ausgelegt empfundenen Strahlenbehandlung und der als „Gift" erlebten Chemotherapie, daß sich zahlreiche Patienten parallel dazu den sog. biologischen oder unkonventionellen Therapieformen zuwenden, wovon sie sich u. a. eine Neutralisierung der Schädigung durch „die heilbringenden Kräfte der Natur" versprechen. Diese sog. alternativen Heilmethoden sind zu verstehen als individuelle Mittel der Krankheitsbewältigung und haben in sofern, ungeachtet einer fraglichen biologischen Wirksamkeit, auf das Befinden stabilisierende Effekte (Michel et al. 1986; Manz 1986).

Die Befindlichkeit der Patienten ist somit von mehreren Faktoren bestimmt:

1) Von der jeweiligen Krankheitsphase: Kursorisch läßt sich unterscheiden zwischen einem vordiagnostischen und einem diagnostischen Abschnitt, der Phase der Diagnoseauf- und Erklärung mit anschließender Therapieplanung, gefolgt von Primär- und möglichen Folgetherapien, der Nachsorge, dem Übergang in ein chronisches Stadium bis hin zur terminalen Phase oder auch einer potentiellen Heilung.
2) Von der Behandlungsform und Indikation, die kurativ, adjuvant oder palliativ ausgerichtet sein kann.
3) Schließlich spielt der Prozeß der inneren Annäherung an die Krankheits- und Schicksalsrealität eine Rolle; Kübler-Ross (1971) hat hierzu ein inzwischen weithin bekanntes Kategorien- und Phasenschema entworfen.

Es leuchtet unmittelbar ein, daß Patienten sich kaum gleichzeitig mit der Problematik einer Krebsdiagnose, den Gedanken an die mögliche Prognose, den Umständen der Therapie zusammen mit den gewandelten Gegebenheiten ihrer allgemeinen Lebenssituation auseinandersetzen können. Es ist ebenfalls evident, daß dieselben Bewältigungsmechanismen nicht in allen Krankheits- und Therapieabschnitten gleich nützlich sein können; die Adaptivität einer aktiven Copingeinstellung (Hasenbring 1987) mag zwar in vielen Situationen von Vorteil sein, unter belastenden therapeutischen Bedingungen (Chemotherapie, Transplantationen) erscheint die Fähigkeit zur Regression, des sich vertrauensvoll Ausliefernkönnens als „Subordination auf Zeit" (Hahn 1988) oder als „Regression im Dienste des Ich" (Kris 1977) dem aktuellen Befinden und dem Überwinden der Krise eher förderlich als eine aktiv kontrollierende Haltung. Sowohl bei der Strahlentherapie als auch bei medikamentösen Tumorbehandlungen gilt die klinische Erfahrung, daß viele Krebspatienten die Möglichkeit brauchen, sich von den realen und phantasierten Konsequenzen ihres Leidens innerlich distanzieren zu können. Die Sperrungen des Denkens und Fühlens sind als Notfallreaktionen gesunde Anpassungsleistungen, die auf keinen Fall überrannt werden dürfen.

Psychosoziale Betreuung

Eine Betreuung von Krebskranken, die eher umfassend psychosozial als spezifisch psychologisch gesehen werden sollte, muß an die persönlichen Vorstellungen der Patienten über Krankheit und Behandlung anknüpfen (Becker 1987; Verres 1986) und hat sich in die individuelle Situation des Patienten zwischen Krankheit, Behandlung und psychosozialem Kontext einzufügen. Aus dieser Sicht ergeben sich 2 psychotherapeutisch-betreuerische Ansatzpunkte, wobei der Begriff „Psychotherapie“ hier in umfassendem Sinn zu sehen ist. Gemeint sind ein weites Spektrum professioneller Maßnahmen, die auf das psychosomatische Wohlergehen der Patienten abzielen.

Es gelten zwar einige generelle betreuerische und psychotherapeutische Metaregeln (Cohen et al. 1986), und die Tatsache, daß supportive Betreuung hilfreich ist (Watson 1983; Forester et al. 1987), wird wohl allgemein akzeptiert. Das praktische Handeln im Kontext der Strahlen- und Chemotherapie kann sich allerdings kaum auf präzise Forschungsergebnisse stützen. Es liegen v. a. Bestandsaufnahmen über Beschwerdenbilder und Spätfolgen nach entsprechenden Therapieverfahren vor (vgl. Maguire et al. 1978; Silberfarb et al. 1980; Schwarz et al. 1985; Hughson et al. 1987). Fragen der differentiellen Wirksamkeit psychotherapeutischer oder psychosozialer Interventionen harren weitgehend noch der wissenschaftlichen Bearbeitung, genauso wie das Problem der Bereitschaft von Patienten, überhaupt psychosoziale Hilfen anzunehmen. Bisher ist es Sache des persönlichen, betreuerischen Feingefühls und Geschicks des Einzelnen und seiner klinischen Erfahrung, inwieweit Kontakte überhaupt zustande kommen. Trotz einer, wie man meinen möchte, offensichtlichen Betreuungsbedürfigkeit bei belastenden, oft kombinierten therapeutischen Prozeduren, sind Patienten wenig geneigt, auf ein dialogisch ausgerichtetes Betreuungsangebot einzugehen. Ein großer Teil der vorliegenden Ausführungen fußt somit auf der subjektiven Eindrucksbildung durch langjährige klinische Arbeit und auf kasuistischen Mitteilungen (Meerwein 1981; Bos-Branolte 1987) und weniger auf wissenschaftlich gewonnenen Ergebnissen.

Vor- und Randbedingungen für psychosoziale Betreuung

Über psychologische Hilfen zur Verarbeitung belastender Therapiesituationen nachzudenken, heißt zuvor die Frage zu stellen, was muß beachten werden, um für die organisch-onkologische und psychosoziale Behandlung die günstigsten Bedingungen zu schaffen? An erster Stelle steht die behandelnde Institution selber (Forester et al. 1978). Im Regelfall ist davon auszugehen, daß die Patienten über die Gefahren und Belastungen genauso wie über die Chancen der Behandlung informiert sind - und sein wollen (Dodd u. Ahmed 1987). Die Entscheidung für solch eingreifende Therapiemaßnahmen beinhaltet für die Patienten gleichzeitig die Entscheidung für einen bestimmten Arzt, für ein bestimmtes Krankenhaus und für ein betreuendes Team. Der Patient will sich darauf verlassen können, daß eine perfekte Kontrolle der medizinischen Befunde erfolgt. Sichere Handhabung von technischen Schwierigkeiten zusammen mit einer routinierten, reibungslosen Kooperation aller Beteiligten bieten einen Hintergrund, der den Kranken nicht zusätzlich verunsichert. Dazu gehört, was längst nicht immer die Regel ist, daß Wartezeiten vor Applikation der Therapie möglichst vermieden werden. Wenn diese Prinzipien nicht beachtet werden, geraten die ohnehin sehr beunruhigten Kranken leicht in einen Zustand von gesteigerter Erwartungsangst, oft gepaart mit Ohnmacht und Ärger, was einerseits die Verträglichkeit der Medikation beeinträchtigt, andererseits auch die Gesprächsbereitschaft aller Beteiligten drastisch dämpft. Unserer Erfahrung nach reichen die bestgemeinten ärztlichen, pflegerischen und auch psychosozialen Hilfsangebote nicht, wenn sich die Institution nicht vermöge einer geordneten Struktur in der Lage sieht, eine Atmosphäre zu schaffen, die Ruhe, Vertrauenswürdigkeit und Kompetenz ausstrahlt (Hinweise bezogen auf angemessenes Vorgehen bei der Strahlenbehandlung bei Kindern und Jugendlichen geben Poehler et al. 1981).

Das onkologische Team

Die Person, die die Therapie verabreicht, ist für den Kranken genauso wichtig wie die chemische Substanz oder die Strahlendosis selber. Genauso wie zum Sicherheitsgefühl des Patienten die reibungslose Organisation gehört, so sind konstante Bezugspersonen wichtig, die der Patient kennt und bei denen er sich aufgehoben fühlen kann. Der ständige Wechsel von Ärzten und Schwestern gerade in onkologischen Abteilungen bedeutet eine zusätzliche Belastung für den Kranken.

Hoffnung und Zuversicht, die lebensbedrohlich erkrankte Menschen in die Behandlung setzen, hängen nicht zuletzt auch davon ab, in welcher Haltung Arzt und Pflegende dem Patienten begegnen können, mit welcher unausgesprochenen Botschaft sie die Therapie verabreichen. In gleicher Weise, wie es Patienten oft schwerfällt, die jeweilige Behandlung als hilfreich zu erleben, haben auch die Ärzte und das Pflegepersonal mit Zweifeln zu kämpfen. Gerade hier wird deutlich, daß Kranke, Behandelnde und Pflegende in einem wechselseitigen Austausch miteinander stehen, einmal im Sinne der Kooperation, dann aber auch in gegenseitiger Sensibilisierung und Verunsicherung; auf die Krankheit bezogen würde das heißen: „Wir leiden nicht nur miteinander, sondern auch aneinander“ (Rohde 1974). Dazu tragen spezifische Konfliktfelder im onkologisch-therapeutischen Bereich bei, wie z. B. die Diskrepanz zwischen dem therapeutisch Machbaren auf der einen, den Widerständen, sich selber und den Patienten die Tatsache dieser Diskrepanz einzugestehen und einem globalen Heilungsanspruch auf der anderen Seite.

Eine zentrale psychosoziale Hilfe für den Patienten besteht im Kontext des hier Geschilderten darin, institutionelle Gegebenheiten bedürfnisgerecht zu gestalten und die Arbeits- und Empathiefähigkeit des therapeutischen Teams zu unterstützen. Gerade die Arbeit mit den Behandlungsteams in Form von Balint-Gruppen oder Stationskonferenzen hat sich als wirksames Instrument erwiesen, die psychischen Belastungen in Grenzen zu halten und somit mittelbar auch das Therapieumfeld der Patienten zu verbessern (Stucke 1982; Schmidt 1984; Neubig 1988).

Psychotherapeutischer Zugang

Wenden wir uns nun der unmittelbaren betreuerisch-therapeutischen Arbeit mit den Patienten zu. Ziele gesprächsorientierter Psychotherapie, sowohl mit psychodynamischem als auch verhaltenstherapeutischem Hintergrund, sind emotionale Entlastung, Stützung, Hilfe zur Neuorientierung und evtl. auch die Bearbeitung von zwischenmenschlichen und innerseelischen Konflikten. Wie erwähnt sind Patienten unter Strahlen- oder Chemotherapie mit verbalen Therapieangeboten schwer erreichbar. Ob die angemessene Hilfe in der Thematisierung mit Ziel der Lockerung oder im Nichtanrühren der Abwehrhaltung besteht, ist eine Entscheidung, die nur aus der Arbeit mit dem einzelnen Patienten heraus gefällt werden kann.

Es gibt eine Reihe von Kranken, die – sei es wegen ihrer Persönlichkeit, sei es wegen ihrer krankheits- oder behandlungsbedingten Verfassung, allein durch das Medium der Sprache keine Entlastung finden. Kranke, deren Beschwerden von starken Gefühlen, z. B. Unruhe, Angst oder auch Zorn begleitet sind, denen sie keinen Ausdruck verleihen können, geraten oft in einen circulus vitiosus: Der andrängende Affekt blockiert das Denken und verstärkt durch eine generalisierte Verspanntheit die ursprünglichen Beschwerden, wodurch noch zusätzliche körperliche und seelische Symptome provoziert werden (Sims 1987).

Zur Früherkennung dieser besonders durch seelische und psychophysische Symptome belasteten Personen liegen erst wenige, z. T. schwer in Handlungsanweisungen umsetzbare Forschungsergebnisse vor. Gefährdet (im Zusammenhang mit Chemotherapie) sollen Personen sein, die unter Seekrankheit leiden (Morrow 1985), besonders ängstlich sind (Jacobson et al. 1988) und die sich unbewußt gegen die Therapie wehren (Chang 1981) oder die hohe „repression"-Werte auf Byrne's (1964) „repression-sensitization scale" aufweisen (Schwarz et al. 1985).

Im Zusammenhang mit Strahlen- und Chemotherapie (die meisten Untersuchungen befassen sich allerdings mit Patienten, die antineoplastische Medikation erhalten) hat eine psychotherapeutisch orientierte Begleitung folgende Aufgaben:

1) die wechselseitige Verstärkung von Angst, innere Verspanntheit, Übelkeit und Erbrechen als konditionierte Reaktionen zu unterbrechen,
2) die Patienten bei der Krankheitsbewältigung zu unterstützen,
3) eine hilfreiche, therapeutische Beziehung anzubieten.

Die Entdeckung, daß verhaltenstherapeutische Entspannungsverfahren gute Erfolge bei der Reduktion insbesondere von Übelkeit und Erbrechen zeitigen, hat eine große, auch wissenschaftliche Resonanz gefunden. Insbesondere die folgenden Forschergruppen haben verschiedene Entspannungsverfahren allein oder in Kombination mit systematischer Desensibilisierung, im persönlichen Kontakt oder mittels Tonbandanweisungen eingesetzt: Burish u. Carey 1984; Morrow 1986; Carey u. Burish 1987, Burish et al. 1987; Schwarz u. Kaufmann 1988; dort werden die spezifischen Studiendesigns näher erläutert. Das gemeinsame Grundschema beruht auf der Unterweisung in einem Entspannungsverfahren, das die Patienten in therapieassoziierten Situationen und auch während der Behandlung anwenden sollen. Die Effekte dieser Intervention werden in der Regel gegenüber geeigneten Kontrollgruppen mittels Beschwerdenlisten und Tagebüchern erfaßt.

Nahezu alle einschlägigen Studien berichten bemerkenswerte Erfolge, wobei jedoch Uneinigkeit besteht, wie diese zu interpretieren seien. In der Literatur werden verschiedene Wirkungsmechanismen diskutiert:

1) Auf einem psychophysiologischen Effekt soll die Entspannungstherapie beruhen vermöge ihrer beruhigenden, angst- und spannungslösenden Wirkung. In der Regel wird die progressive Muskelrelaxation nach Jacobson (1938) angewandt.
2) Eine Gegenkonditionierung durch Desensibilisierung geht v. a. die Angstsymptomatik an.
3) Symptombesserung wird weiterhin verstanden als Effekt einer wiedergewonnenen Kontrolle oder Selbständigkeit durch das Gefühl, den Symptomen und Beschwerden aktiv etwas entgegensetzen zu können.
4) Als ein weiterer Wirkungsmechanismus ist die Funktion des Therapeuten selber als einer hilfreichen Bezugsperson in Betracht zu ziehen.

Dem Wunsch, die nebenwirkungsreduzierende Psychotherapie möglichst personalsparend einzusetzen, entspricht der Ansatz, die Entspannungsinduktion durch Tonbandanweisungen zu vermitteln; hier bleiben die Erfolge jedoch hinter denen durch persönlich gesprochene Entspannungsanweisungen zurück (Carey u. Burish 1987). Es wäre also zu prüfen, inwieweit nicht nur ein Entspannungseffekt, sondern auch Beziehungsmomente wirksam sind. Trotz des Kontrollgruppendesigns, das regelmäßig angewandt wird - mit unspezifischem Betreuungsangebot an die Kontrollgruppe - läßt sich diese Hypothese letztlich nicht prüfen, da die Kontakte mit den Kontrollpatienten nicht dokumentiert sind.

Im Zweifel, ob der Kontrollgruppenansatz geeignet sei, die Zuwendung durch den Therapeuten konstant zu halten, protokollierten wir in einer eigenen Untersuchung die Länge der jeweiligen Kontakte, den gefühlsmäßigen Rapport, das Interesse der Patienten an der Behandlung und die Inhalte der Gespräche (Schwarz u. Kaufmann 1988).

Trotz des Bemühens, dieselbe Zeitspanne mit allen Patienten zu verbringen, erwies sich der Kontakt mit der Entspannungsgruppe als deutlich länger und intensiver. Nach dem Entspannungstraining verwickelten die Patienten den Therapeuten in intensive Gespräche, wohingegen die Mitglieder der Kontrollgruppe sich eher abweisend und gesprächsunwillig zeigten.

Die Patienten der Behandlungsgruppe entwickelten enge persönliche Beziehungen zu den Therapeuten und sprachen offen über ihre Gefühle gegenüber der Krebserkrankung und der Chemotherapie - und auch über persönliche Konflikte. Gleichzeitig wurden sie lebhafter und emotional beteiligter.

Oft wird ja den Krebspatienten eine besondere „Krebspersönlichkeit“ unterstellt - sie seien gefühlsmäßig nicht erreichbar, in ihren Affekten unterkühlt, distanziert, seien zwar freundlich und oberflächlich zugewandt, ohne daß sie aber tiefergehende Beziehungen riskierten oder eigene Bedürfnisse äußerten (vgl. Schwarz, in diesem Band). Auf den ersten Blick schien dieses Charakterbild auch für Chemotherapiepatientinnen zuzutreffen. Wir haben aber jetzt eher den Eindruck, daß es sich vielmehr um typische Bewältigungformen handelt, zum Schutze gegen ängstigende und bedrohliche Gedanken in Zusammenhang mit Krankheit und Therapie.

Maxie Wander, Schriftstellerin aus Leipzig, die 1972 an Brustkrebs verstarb, schilderte eindrucksvoll diese innere Befindlichkeit: „Über meine Verzweiflung schreibe ich nicht. Ich verdränge das Ungeheuer und rede vom Alltäglichen.“ An einer anderen Stelle schreibt sie, sie empfinde sich „...wie ein verwundetes Tier, das sich tot stellt, um nicht noch mehr verletzt zu werden.“

Entspannungstherapie als basistherapeutisches Angebot für Patienten unter Chemo- und Radiotherapie hat auch darin seine Berechtigung, daß durch einen solchen verhaltenstherapeutisch-technischen Zugang die Patienten in ihren verständlichen Ängsten erst einmal geschützt sind. Im Zuge dieser Behandlung, die meist als hilfreich erlebt wird, können die Patienten Schritt für Schritt Zutrauen zum Therapeuten fassen und auf diesem Rückhalt die innere Abwehr schließlich in ihrem eigenen Tempo lockern.

Ein weiterer therapeutischer Zugang, der allerdings voraussetzt, daß die Patienten schon Vertrauen zum Betreuer gewonnen haben, besteht in der symbolischen, bildhaften Darstellung ihrer Situation. Erfahrungen in diesem Bereich werden berichtet von Dreifuss-Kattan (1986) und Schwarz u. Kaufmann (1988). Wenn Patienten bereit sind, die aktuellen, gefühlsbelastenden Ereignisse und Phantasien ins Bild zu setzten, zu malen, kann im Gespräch über diese Bilder das Empfinden und Fühlen, das im Bild symbolischen Ausdruck findet, wahrgenommen, verstanden und bewußtseinsmäßig nachvollzogen werden. Viele Patienten im Erwachsenenalter haben allerdings große innere Widerstände gegen das Malen und sind möglicherweise auch überfordert, sich mit den bildhaften Vorstellungen auseinanderzusetzen, die im Zusammenhang mit ihrer aktuellen Lebenssituation auftauchen. Deshalb wird dieser Weg oft mit mehr Erfolg in der Betreuung von krebskranken Kindern beschritten (Bürgin 1978).

Literatur

Becker H (1986) Psychoonkologie. Springer, Berlin Heidelberg New York Tokyo

Begemann H (1988) Therapie als Wissenschaft. Dtsch Med Wochenschr 113:1198–1203

Betzler M, Gallmeier MW (1983) Mammakarzinom – weiterhin vieles offen. MMW 125:293–295

Bos-Branolte G (1987) Psychological problems in survivors of gynaecologic cancers. Master's thesis, University of Leiden

Bürgin D (1978) Das Kind, die lebensbedrohliche Krankheit und der Tod. Huber, Bern

Burish TG, Carey MP (1984) Conditioned responses to cancer chemotherapy: Etiology and treatment. In: Fox BH, Newberry BH (eds) Impact of psychoendocrine systems in cancer and immunity. Hogrefe, Lewiston New York Toronto

Burish TG, Carey MP, Krozely MG, Greco FA (1987) Conditioned side effects induced by cancer chemotherapy: Prevention through behavioral treatment. J Consult Clin Psychol 55:42–48

Byrne D (1964) Repression-sensitization as a dimension of personality. In: Maher BA (ed) Progress in experimental personality research, vol 1. Academic Press, New York

Carey M, Burish TG (1987) Providing relaxation training to cancer chemotherapy patients: A comparison of three delivery techniques. J Consult Clin Psychol 55:732–737

Chang JC (1981) Nausea and vomiting in cancer patients: An expression of psychological mechanisms. Psychosomatics 22:707–709

Cohen RE, Blanchard EB, Ruskdeschl JC, Smolen RC (1986) Prevalence and correlates of posttreatment and anticipatory nausea and vomiting in cancer chemotherapy. J Psychosom Res 30:643–654

Dodd MJ, Ahmed N (1987) Preference for type of information in cancer patients receiving radiation therapy. Cancer Nurs 10:244–251

Dreifuss-Kattan E (1986) Praxis der klinischen Kunsttherapie. Huber, Bern Stuttgart Toronto

Forester BM, Kornfeld DS, Fleiss J (1978) Psychiatric aspects of radiotherapie. Am J Psychiatry 135:960–963

Forester BM, Kornfield DS, Fleiss J (1987) Effects of psychotherapy on patients distress during radiotherapy for cancer. Psychosom Med 44:118

Hahn P (1988) Ärztliche Propädeutik. Springer, Berlin Heidelberg New York Tokyo

Hasenbring M (1987) Zur Verarbeitung und Bewältigung einer Krebserkrankung. Verhaltensther Psychosoz Prax 19:383–399

Herfarth C, Schlag P (1987) Ethische Probleme in der chirurgischen Behandlung Krebskranker. In: Schmähl D, Ehrhardt H (Hrsg) Ethik in der Behandlung Krebskranker und Schwerkranker. Zuckschwerdt, München Bern Wien San Francisco.

Hughson AVM, Cooper AF, McArdle CS, Smith DC (1987) Psychosocial effects of radiotherapy after mastectomy. Br Med J 294:1515–1518

Jacobson E (1938) Progressive relaxation. University of Chicago Press, Chicago

Jacobson PB, Andrykowski MA, Redd WH (1988) Nonpharmacologic factors in the development of posttreatment nausea with adjuvant chemotherapy for breast cancer. Cancer 61:379–385

Jungi WF (1982) Internistische Tumorbehandlung (Tumorchemotherapie) In: Glaus A, Jungi WF, Senn HJ (Hrsg) Onkologie für Krankenpflegeberufe. Thieme, Stuttgart New York

Kris E (1977) Die ästhetische Illusion. Suhrkamp, Frankfurt am Main

Kübler-Ross E (1971) Interviews mit Sterbenden. Kreuz, Stuttgart

Maguire GP, Lee EG, Bevington DJ, Küchemann C, Cabtree RJ, Cornell C (1978) Psychiatric problems in the first year after mastectomy. Br Med J 285:963–965

Manz R (1986) Coping und soziale Unterstützung bei Mamma-Carzinom. Diplomarbeit, Mannheim

Meerwein F (1981) Die Arzt-Patientenbeziehung des Krebskranken. In: Meerwein F (Hrsg) Einführung in die Psychoonkologie. Huber, Bern Stuttgart Wien, S 84–165

Michel U, Schwarz R, Kaufmann M (1986) Compliance bei adjuvanter Chemotherapie. Rehabilitation 25:17–23

Morrow GR (1975) The effect of a susceptibility to motion sickness on the side effects of cancer chemotherapy. Cancer 55:2766–2770

Morrow GR (1986) Effect of the cognitive hierarchy in the systematic desensitazation treatment of anticipatory nausea in cancer patients: A component comparison with relaxation only, counseling, and no treatment. Cogn Ther Res 10:421–446

Nagel GA (1988) Begriff und Ursache der Überbehandlung in der Onkologie. Dtsch Krebsges Mitt 3:4–8

Neubig H (1988) Die Angst des Krebskranken in der Balint-Gruppenarbeit. Balintgruppe Klin Prax 1:120–128

Poehler A, Riedesser P, Jobke A, Wannenmacher M (1981) Psychische Aspekte der Strahlenbehandlung von Kindern und Jugendlichen. Klin Pädiatr 193:184–188

Rohde JJ (1974) Veranstaltete Depressivität. Internist 15:277–282

Schmähl D, Ehrhart H (1987) Ethik in der Behandlung Krebskranker und Schwerkranker. Zuckschwerdt, München Bern Wien San Francisco

Schmidt H (1984) Balintarbeit mit den Mitarbeitern einer internistischen onkologischen Station – ein Erfahrungsbericht. Patientenbezogene Med 8:51–74

Schwarz R, Kaufmann M (1988) Psychotherapy in support of patients undergoing antineoplastic chemotherapy. In: Senn HJ, Schmid L (eds) Supportive care in cancer patients. Springer, Berlin Heidelberg New York Tokyo

Schwarz R, Michel U, Hornburg E (19875) Chemotherapy and psychological sideeffects in breast cancer patients. Stress Med 1:221–224

Silberfarb PM, Philibert D, Levine PM (1980) Psychosocial aspects of neoplastic disease: II. Affective and cognitve effects of chemotherapy in cancer patients. Am J Psychiatry 137:597–601

Sims SER (1987) Relaxation training as a technique for helping patients cope with the experience of cancer: a selective review of the literature. J Adv Nurs 12:583–591

Steinert H (1987) Die Befindlichkeit von Krebspatienten während einer Strahlentherapie. In: Lamprecht F (Hrsg) Spezialisierung und Integration in Psychosomatik und Psychotherapie. Springer, Berlin Heidelberg New York Tokyo

Stucke W (1982) Die Balintgruppe. Deutscher Ärzte-Verlag, Köln

Thiel HJ (1981) Strahlennebenwirkungen. Musik Med 18:7–26

Verres R (1986) Krebs und Angst. Springer, Berlin Heidelberg New York Tokyo

Wander M (1980) Leben wär' eine prima Alternative. Luchterhand, Darmstadt Neuwied

Watson M (1983) Psychosocial intervention with cancer patients: a review. Psychol Med 13:839–846

Zum Ergebnis

Ein angemessener Umgang mit den Nebenwirkungen von Chemotherapie und Strahlenbehandlung beginnt bereits mit der Reflexion ethischer Zielkonflikte vor Indikationsstellung der Behandlung: Es ist im vornherein nicht immer abklärbar, ob die Therapie eventuell gefährlicher sein wird als die Krankheit. Psychosoziale Betreuung in diesem Bereich muß somit das Personal einschließen. Die Zuwendung des Patienten zu einer gleichzeitigen sog. biologischen oder unkonventionellen Therapieform kann ungeachtet einer fraglichen biologischen Wirksamkeit stabilisierende Effekte auf das Befinden haben. Schwarz betont, daß eine hauptsächlich aktiv-kontrollierende Copingeinstellung nicht grundsätzlich empfehlenswert ist, da sie eine Überforderung bedeuten kann und daß eine Fähigkeit zur Regression im Sinne eines Sich-vertrauensvoll-ausliefern-Könnens zeitweilig sogar förderlicher sein kann. Des weiteren spricht sich Schwarz gegen starre Trainingsprogramme aus zugunsten einer individuell angepaßten Betreuungsweise.

Eine auf Reibunslosigkeit und Perfektion ausgerichtete sichere Handhabung der onkologischen Techniken kann eine wichtige beruhigende Wirkung haben, wenn der gesamte Kontext Verläßlichkeit anzeigt. Psychologische Interventionen müssen also nicht erst am Patienten ansetzen, sondern die gesamte Struktur und Atmosphäre der betreffenden Klinik im Auge haben, damit der Patient sich aufgehoben fühlen kann.

Psychotherapeutische Gespräche erfordern gerade während der Chemotherapie bzw. Strahlentherapie einen sehr behutsamen Umgang mit psychischen Abwehrhaltungen des Patienten. Eine rein sprachliche Bearbeitung der Belastungen führt nicht immer zu einer emotionalen Entlastung. Auch symbolisch-bildhafte Darstellungen der Situation können hilfreich sein. Die wichtigsten Aufgaben der psychotherapeutischen Unterstützung in diesen Phasen sind:

1) Unterbrechung der wechselseitigen Verstärkung von Angst, innerer Verspanntheit, Übelkeit und Erbrechen als konditionierte Reaktionen,
2) Unterstützung bei der Krankheitsbewältigung,
3) Aufbau einer hilfreichen therapeutischen Beziehung.

Verhaltenstherapeutische Methoden führen zu guten Erfolgen durch direkte Induzierung von Entspannung und damit auch Angstlösung, durch Desensibilisierung sowie durch Förderung der Selbstwirksamkeit des Patienten und das gleichzeitige Erleben des Therapeuten als einer hilfreichen Bezugsperson. Entsprechend sind automatisierte verhaltenstherapeutische Methoden (z. B. mit Entspannungsinduktion durch Tonbandanweisungen) weniger wirksam als eine persönliche Betreuung.

Die Redaktion

Das psychosoziale Betreuungsangebot in der pädiatrischen Onkologie

B. Siegrist, U. Koch

Zusammenfassung

Das Modellprogramm „Psychosoziale Betreuung krebskranker Kinder und Jugendlicher“ wird vom Bundesministerium für Arbeit und Sozialordnung (BMA) gefördert. Ziel dieses Modellprogramms ist die Verbesserung der Versorgung krebskranker Kinder und Jugendlicher und ihrer Familien. Im Anschluß an die Erprobungsphase soll das Modellprogramm, an dem 32 pädiatrisch-onkologische Stationen/ Abteilungen teilnehmen, in die Regelversorgung übernommen werden. Die Evaluation der klinisch-konzeptionellen Aspekte des Modellprogramms wurde von der Abteilung Rehabilitationspsychologie der Universität Freiburg durchgeführt. Die hier berichteten Ergebnisse zu quantitativen und qualitativen Aspekten der psychosozialen Betreuung stellen einen Teilaspekt der Gesamtevaluation dar. Sie beziehen sich auf die personelle Ausstattung und Qualifikation der psychosozialen Dienste, die Schwerpunktsetzung in der psychosozialen Versorgung, das Spektrum der psychosozialen Betreuungsangebote, die Übernahme der Betreuungsaufgaben durch die verschiedenen Berufsgruppen der psychosozialen Dienste und Faktoren der Leistungsfähigkeit.

Summary

The pilot program “Psychosocial Care in Pediatric Oncology”, which is financed by the Minister of Labor and Social Affairs, FRG, aims at improving psychosocial care for children with cancer and their families. It is expected to be transferred into the regular health care system. There are 32 pediatric wards participating in the program. The evaluation of clinical and conceptual aspects of the pilot program has been conducted by the Department of Rehabilitation Psychology, University of Freiburg. Results are reported on quantitative and qualitative aspects of the psychosocial care provided: professional qualification of the psychosocial personnel, priorities in psychosocial care, scope of psychosocial interventions, fields of activity of the different professions within the psychosocial services, and factors affecting efficiency.

Einleitung

In der Bundesrepublik Deutschland ist für Tumorerkrankungen im Kindes- und Jugendalter mit einer Inzidenz von mindestens 110 Neuerkrankungen bezogen auf 1 Mio. Kinder pro Jahr zu rechnen, d. h. etwa 1100–1200 Kinder und Jugendliche unter 15 Jahren erkranken pro Jahr neu (Gutjahr 1987; Kaatsch u. Michaelis 1987). Der Fortschritt in der medizinischen Behandlung führte in den letzten 15 Jahren zu einer enormen Verbesserung der Heilungschancen, allerdings werden im Zuge der damit verbundenen Chronifizierung Fragen der Bewältigung der Erkrankung und ihrer Behandlung immer dringender gestellt (zum Stand der pädiatrischen Psychoonkologie s. Eckert et al. 1990). Inzwischen besteht international kein Zweifel mehr daran, daß zusätzlich zur medizinischen Behandlung eine psychosoziale Betreuung der erkrankten Kinder, Jugendlichen und ihrer Familien notwendig ist.

In der BRD hat die psychosoziale Betreuung in der pädiatrischen Onkologie im Gegensatz zu den angloamerikanischen Ländern eine junge Geschichte. Eine Vorreiterfunktion erfüllen seit Mitte der 70er Jahre psychosoziale Arbeitsgruppen an den Universitätskinderkliniken Hamburg, Heidelberg, Freiburg und Bonn (Ebeling u. Wallis 1981; Knispel 1988; Häberle et al. 1988; Petermann et al. 1987; Riedesser 1983).

Unter Berücksichtigung dieser für die BRD bereits erprobten Behandlungskonzepte gab es Anfang 1986 laut einer Umfrage der Gesellschaft für pädiatrische Onkologie (GPO) nur an 3 pädiatrisch-onkologischen Zentren Planstellen für psychosoziale Mitarbeiter/innen, an 8 weiteren Zentren wurden Stellen aus Drittmitteln, meist über Elterninitiativen, finanziert. Nach zahlreichen privaten und öffentlichen Initiativen zur Verbesserung der Versorgung krebskranker Kinder, Jugendlicher und deren Familien übernahm das Bundesministerium für Arbeit und Sozialordnung 1986 das Modellprogramm „Psychosoziale Betreuung krebskranker Kinder und Jugendlicher". Eine Besonderheit dieses Modellprogramms ist, daß es bundesweit gefördert wird und in dieser Breitflächigkeit eine Chance darstellt, eine für bundesrepublikanische Verhältnisse angemessene psychosoziale Betreuungskonzeption zu entwickeln und diese in die Regelversorgung überzuleiten.

Das Modellprogramm „Psychosoziale Betreuung krebskranker Kinder und Jugendlicher" und die Evaluation

Das Modellprogramm „Psychosoziale Betreuung krebskranker Kinder und Jugendlicher" wird seit dem 01. 07. 1987 bis Ende 1989 vom Bundesministerium für Arbeit und Sozialordnung (BMA) gefördert. 32 pädiatrisch-onkologische Stationen/Abteilungen in der BRD sind am Modellprogramm beteiligt.

Die Fördermaßnahmen erstrecken sich auf die Finanzierung von zeitbegrenzten Stellen für psychosoziale Mitarbeiter/innen auf pädiatrisch-onkologischen Stationen/Abteilungen innerhalb der gesamten BRD (Förderkriterium: mindestens 15 Neuaufnahmen pro Jahr). Unter Berücksichtigung bereits vorhandener Stellen konnten die Zentren je nach Größe der Stationen/Abteilungen bis zu maximal 3

Stellen beantragen, für Zentren, die Knochenmarktransplantationen durchführen, konnte noch eine weitere Stelle eingeworben werden.

Innerhalb einer allgemein gehaltenen Rahmenkonzeption (Gesellschaft für Pädiatrische Onkologie, 15.04. 1986), hatten die pädiatrisch-onkologischen Abteilungen einen großen Spielraum zur Gestaltung der psychosozialen Betreuung. Dieser Freiraum erlaubte den Kliniken, auf lokale Verhältnisse abgestimmte praxis- und bedürfnisorientierte Betreuungskonzepte zu entwickeln.

Der Auftrag zur Evaluation der klinisch-konzeptionellen Aspekte des Modellprogramms erging an die Abteilung Rehabilitationspsychologie, Universität Freiburg.[1] Folgende Übersicht zeigt die Dimensionen der klinisch-konzeptionellen Evaluation, die insgesamt berücksichtigt wurden (für eine zusammenfassende Darstellung der Ergebnisse der Evaluation s. Koch et al. 1989):

- inhaltliche Gestaltung der psychosozialen Betreuung,
- Organisation der psychosozialen Dienste,
- Konzepte der psychosozialen Betreuung,
- Akzeptanz und Integration der psychosozialen Dienste,
- kurzfristige Effekte der psychosozialen Betreuung aus der Sicht der verschiedenen Berufsgruppen.

Nachfolgend wird auf die Gestaltung der psychosozialen Betreuung eingegangen, da in Berichten über psychosoziale Arbeit eine detaillierte Betrachtung der Angebotsseite meist fehlt. Die Darstellung dieses Teilbereichs der Evaluation bezieht sich auf die Beschreibung und Bewertung der personellen Ausstattung der psychosozialen Dienste und die beruflichen Qualifikationen der Mitarbeiter/innen, die Schwerpunktsetzungen in der psychosozialen Betreuung im Hinblick auf die Zielgruppen und die Settingbedingungen, das Spektrum der psychosozialen Betreuungsangebote, bestehende Engpässe in den bisher realisierten Betreuungsangeboten und die Übernahme psychosozialer Betreuungsaufgaben durch die verschiedenen Berufsgruppen der psychosozialen Dienste.

Methodik

Im Rahmen der klinisch-konzeptionellen Evaluation wurde insgesamt ein zielorientierter Bewertungsansatz verfolgt (s. dazu Härter 1988; Koch et al. 1989).

Der Gewinnung allgemeiner Sollvorstellungen sowie der Ableitung von Bewertungskriterien bezüglich der Gestaltung psychosozialer Betreuungsangebote diente zunächst eine umfangreiche Literaturanalyse (Eckert 1988). In einem 2. Schritt wurden Interviews und Gruppendiskussionen mit relevanten Expert(inn)engruppen der pädiatrischen Onkologie zu einem wünschenswerten psychosozialen Betreuungsangebot geführt. Eine sich anschließende umfangreiche Fragebogenerhebung an 4

---

[1] Die kosten- und leistungsrechtlichen Fragestellungen wurden von der Abteilung Gesundheitsversorgung der Prognos Köln bearbeitet.

Tabelle 1. Datenbasis im Rahmen der Istanalyse (psychosoziales Betreuungsangebot)

Zielgruppe	Interview	Fragebogen	Gesamt
Ärztlicher Dienst	34	29	63
Pflegedienst	32	22	54
Psychosozialer Dienst	51	15	66
Gesamt	117	66	183

Expertengruppen (ärztlicher Dienst, Pflegedienst, psychosozialer Dienst, Elternvertreter/innen; n = 141) erfaßte Zielvorstellungen u. a. zur wünschenswerten personellen Ausstattung (Vergabe von Stellen an psychosoziale Berufsgruppen), zur wünschenswerten Verteilung der psychosozialen Betreuungsangebote auf die Zielgruppen sowie der wünschenswerten Verteilung des psychosozialen Angebots insgesamt auf die Settingbedingungen.

Die anschließende Istanalyse der psychosozialen Betreuungsangebote erfolgte in Form einer Klinik- und Berufsgruppenuntersuchung in den 32 pädiatrisch-onkologischen Stationen/Abteilungen. Befragt wurden jeweils pro Station/Abteilung mehrere Vertreter/innen des ärztlichen Dienstes, des Pflegedienstes und des psychosozialen Dienstes mit für die Untersuchung speziell entwickelten Interview- und Fragebogenverfahren (s. Koch et al. 1989). Tabelle 1 zeigt die für diesen Artikel relevante Datenbasis im Überblick.

Die Datenanalyse bezüglich der oben genannten Fragestellungen erfolgte unter Verwendung von Verfahren der deskriptiven und prüfenden Statistik. Bei Untergruppenvergleichen wurden folgende unabhängigen Variablen berücksichtigt: universitäre vs. städtische Kliniken, Zeitpunkt der Einrichtung (Alter) der psychosozialen Dienste, Dichte der personellen Ausstattung, Berufsgruppenzugehörigkeit (ärztlicher, pflegerischer und psychosozialer Dienst) und Leistungsfähigkeit der psychosozialen Dienste. Dieser komplexe Index zur Leistungsfähigkeit der psychosozialen Dienste kann hier nicht im Detail dargestellt werden. Er umfaßt mehrere Bewertungsebenen pro Klinik: Die Perspektive des ärztlichen Dienstes, des Pflegedienstes, des psychosozialen Dienstes und des Evaluationsthemas. Innerhalb jeder Ebene wurden Einzelmerkmale, wie z. B. auf der Ebene der in den Kliniken tätigen Berufsgruppen Zufriedenheit mit dem Angebot, Zufriedenheit mit der Verteilung des Angebotes, Beurteilung der Akzeptanz der Betreuung, Zufriedenheit mit der Inanspruchnahme, zu psychometrisch überprüften (Itemanalyse) Summenskalen zusammengefaßt.

Ergebnisse der Evaluation zum psychosozialen Betreuungsangebot

Personelle Ausstattung der psychosozialen Dienste

Nach Aussagen der befragten Ärzte/Ärztinnen und des Pflegepersonals wurde die Neueinrichtung psychosozialer Dienste in der pädiatrischen Onkologie notwendig, da sie sich selbst aufgrund der gewachsenen Anforderungen in der medizinischen Versorgung einer adäquaten psychosozialen Betreuung sowohl in zeitlicher wie auch fachlicher Hinsicht nicht mehr gewachsen fühlten. Mit dem Modellversuch werden die personellen Voraussetzungen für die Gestaltung spezieller psychosozialer Dienste in 32 Kliniken geschaffen.

Zum Untersuchungszeitpunkt sind insgesamt 90 psychosoziale Mitarbeiter auf den Stationen tätig (dies schließt auch Stellen ein, die nicht durch das Modellprogramm des BMA finanziert werden). Bezieht man die mittlere Personalstärke pro Station/Abteilung auf die mittlere Zahl der jeweiligen Neuaufnahmen pro Jahr, so ergibt sich eine Relation zwischen psychosozialen Mitarbeitern/Mitarbeiterinnen und Neuaufnahmen pro Jahr von 1:18 (allerdings mit starken Schwankungen von 1:7 bis 1:28). Im Rahmen der Sollanalyse wurde für eine wünschenswerte personelle Ausstattung psychosozialer Dienste eine Relation von 1:13 ermittelt, d.h. die realisierte Quote liegt unterhalb dieser Expertenempfehlung. Diese haben dabei allerdings einen weiter gefaßten Aufgabenkatalog eines psychosozialen Dienstes im Auge, was folgend deutlicher werden wird.

Betrachtet man die Verteilung der Berufsgruppen bezüglich aller psychosozialer Mitarbeiter so entfallen 37% auf psychologisch-therapeutische Berufsgruppen, 34% auf sozialpädagogisch-sozialarbeiterische Berufsgruppen, 6% auf Erzieher/innen, 10% auf die Gruppe der Kinderkrankenschwestern/pfleger, die verbleibenden 12% stellen eine Sammelgruppe unterschiedlicher Professionen dar (Beschäftigungstherapeut(inn)en Kunst- und Musiktherapeut(inn)en Heilpädagogen u. ä.).

Bezüglich der beruflichen Qualifikationen der psychosozialen Mitarbeiter[2] läßt sich feststellen: Die Mitarbeiter/innen sind durchschnittlich 3 Jahre berufstätig, bevor sie in der pädiatrischen Onkologie den Dienst aufnehmen. Drei Viertel von ihnen haben bereits vor ihrer Tätigkeit in der pädiatrischen Onkologie berufliche Erfahrungen mit psychosozialer Tätigkeit gesammelt. Ca. 80% aller Mitarbeiter weisen psychotherapeutische Weiter- bzw. Fortbildung auf (Supervision/Balint-Gruppe miteingeschlossen); dabei steht die klientenzentrierte Gesprächspsychotherapie an erster Stelle, gefolgt von Verhaltenstherapie und Familientherapie sowie Entspannungsverfahren/autogenes Training; um abgeschlossene Weiterbildungen handelt es sich allerdings nur bei 25% (33% der Psycholog(inn)en.

Insgesamt fällt bei der Betrachtung der personellen Ausstattung der psychosozialen Dienste in den Kliniken bezüglich der Zusammensetzung der Teams und der Qualifikationen der Mitarbeiter/innen die große Heterogenität auf. Die beiden Hauptberufsgruppen der psychosozialen Dienste sind die psychologisch-psychotherapeutischen und die sozialarbeiterisch-sozialpädagogischen. Damit sind auch

---

[2] Diese Ergebnisse gehen auf die Teiluntersuchungen von Prognos Köln (vgl. auch Koch et al. 1989) zurück.

Tabelle 2. Schwerpunktsetzung in der psychosozialen Betreuung

	Ist[a] [%]	Soll[a] [%]
Zielgruppen		
Kinder und Jugendliche	(50)	(50)
Eltern und Geschwister	(39)	(34)
Personal/onkologisches Team	(11)	(16)
Settingbedingungen		
Stationär	(70)	(54)
Angebote in der Ambulanz	(17)	(24)
Ambulant-nachgehend	(13)	(22)
	n = 183[b]	n = 141[c]

[a] Gemittelte prozentuale Schätzwerte (ärztlicher Dienst/Pflegedienst/psychosozialer Dienst).
[b] Interviews/Fragebogen (ärztlicher Dienst/Pflegedienst/psychosozialer Dienst).
[c] Fragebogen (Experten/innen).

gleichzeitig die Schwerpunkte einer psychosozialen Betreuung in der pädiatrischen Onkologie umrissen. Diese doppelte Ausrichtung steht in Einklang mit den Empfehlungen der Expert(inn)en (Sollanalyse). Keineswegs sind die neu eingestellten psychosozialen Mitarbeiter/innen, wie zu Beginn des Modellprogramms befürchtet, berufsunerfahren. Sie haben eine relativ breite, aber für die Tätigkeit in der pädiatrischen Onkologie oft wenig spezifische Qualifikation. Diese Einschätzung seitens der Evaluation korrespondiert mit den Aussagen der psychosozialen Mitarbeiter/innen selbst. Sie sehen bei sich ein Defizit v. a. im Bereich fachspezifischer psychologischer Interventionen, die in der pädiatrischen Onkologie angewandt werden könnten. Von dieser Einschränkung abgesehen, bestehen insgesamt gute Voraussetzungen bei den neuen Diensten für ein breitgefächertes und qualitativ angemessenes psychosoziales Betreuungsangebot.

Schwerpunktsetzungen in der psychosozialen Betreuung

Tabelle 2 beschreibt die Verteilung der zur Verfügung stehenden Arbeitskapazität der psychosozialen Dienste über alle pädiatrisch-onkologischen Stationen/Abteilungen; dies zum einen im Hinblick auf die Zielgruppen, zum anderen im Hinblick auf die Settingbedingungen, unter denen sie erbracht werden (stationär/Klinikambulanz/ambulant-nachgehend).

Die Schwerpunktsetzung hinsichtlich der Zielgruppe der *Kinder und Jugendlichen* gleicht dem Sollwert aus der Expert(inn)enstudie. Bei den *Familien* und dem *Personal* gibt es insofern tendenzielle Abweichungen, als die Istanalyse eine stärkere Akzentuierung bei der Familienbetreuung als empfohlen setzt, dagegen das Angebot für das Stationspersonal geringer ist als von den Expert(inn)en gefordert wird.

Prinzipiell kann die psychosoziale Betreuung in der pädiatrischen Onkologie im stationären Rahmen, im Rahmen der Klinikambulanz und ambulant-nachgehend erbracht werden. Aus Tabelle 2 ist ersichtlich, daß die realisierte Schwerpunktsetzung bezüglich der Settingbedingungen im stationären Bereich von der von den Expert(inn)en als wünschenswert erachteten deutlich abweicht. Nach Ansicht der Expert(inn)en sollten die psychosozialen Betreuungsleistungen stärker sowohl in der Ambulanz als auch ambulant-nachgehend erbracht werden.

Untergruppenvergleiche zeigen, daß psychosoziale Dienste in städtischen Kliniken und „neu" eingerichtete Dienste ihre psychosozialen Angebote stärker als die universitären bzw. schon länger etablierten Dienste im stationären Bereich erbringen, d.h. hier ist die Abweichung zu den Zielvorgaben einer auch ambulant-nachgehenden Betreuung besonders ausgeprägt. Darüber hinaus sind personell besser ausgestattete Dienste auch stärker im ambulant-nachgehenden Bereich tätig.

Aus evaluativer Sicht ist bezüglich der Schwerpunktsetzung der psychosozialen Dienste der Ausbau der Personalarbeit und der ambulanten bzw. ambulant-nachgehenden Betreuung zu fordern. Allerdings zeigt sich, daß hier Faktoren wie die Dauer seit der Etablierung des psychosozialen Dienstes und die personelle Ausstattung eine Rolle spielen. Die Motivation zu einer Veränderung der Ausrichtung der Dienste dürfte zum gegenwärtigen Zeitpunkt allerdings wenig ausgeprägt sein. So sind zum einen zwei Drittel bis drei Viertel der Berufsgruppen mit der zur Zeit vorgenommenen Schwerpunktsetzung zufrieden bis sehr zufrieden. Zum anderen – und dies ist sicher der gewichtigere Grund – erschwert das gegenwärtige Leistungsrecht eine ambulant-nachgehende Betreuung erheblich.

Spektrum der psychosozialen Betreuungsangebote

Das Spektrum der verschiedenartigen psychosozialen Angebote für die einzelnen Zielgruppen der Betreuung in den 32 Kliniken zeigt eine große Verschiedenartigkeit. Schon unter quantitativer Perspektive wird dies sichtbar: So werden für die Kinder und Jugendlichen im Durchschnitt 10 unterschiedliche psychosoziale Angebote pro Station/Abteilung erbracht (Range 5–16), für die Eltern und Geschwister im Schnitt 8 Angebote (Range 3–12) und für das Personal durchschnittlich 2 Angebote (Range 0–6).

Tabelle 3 zeigt das Betreuungsspektrum *für die erkrankten Kinder und Jugendlichen* in der prozentualen Häufigkeit, mit der diese Angebote in den Stationen/Abteilungen erbracht werden.

Zu den regelmäßig erbrachten Angeboten der psychosozialen Dienste *für die erkrankten Kinder und Jugendlichen* gehören zunächst allgemeine, wie Beschäftigung und Freizeitaktivitäten, die Vermittlung von Kontakten zwischen den Kindern und Jugendlichen untereinander und die Begleitung zu Untersuchungen sowie die psychologische Vorbereitung auf medizinische Eingriffe. Angebote wie beratende und stützende Gespräche, kreative Angebote, Beratung in schulisch-rehabilitativer Hinsicht, Angebote zur Angst- und Schmerzbewältigung sowie Entspannungstraining etc. werden etwa auf der Hälfte der Stationen/Abteilungen (40–60%) angeboten. Sozialrechtliche Betreuung der Jugendlichen, Psychodiagnostik, Sterbebegleitung, Gespräche mit therapeutischem Charakter oder funktionelles Training gehö-

Tabelle 3. Das Spektrum der psychosozialen Betreuungsangebote für die Kinder und Jugendlichen (32 Stationen/Abteilungen)

Inhalt	Häufigkeit [%]	Wichtigkeit[a] Rangplatz
Beschäftigung (spielen, vorlesen)	(91)	2
Vermittlung von Kontakten (Kinder/Jugendliche untereinander)	(91)	
Vorbereitung auf medizinische Eingriffe	(88)	
Begleitung zu Untersuchungen	(81)	
Einzelgespräche/Gespräche mit beratendem Charakter	(63)	1
Verfügbarkeit/Anwesenheit als Gesprächspartner/in	(53)	3
Nachbetreuung/Hausbesuche	(53)	
Stützende Gespräche	(50)	5
Kreative Angeobte	(50)	
Beratung in schulischer/rehabilitativer Hinsicht	(47)	
Entspannungstraining	(44)	
Systematische Interventionen zur Angst- u. Schmerzbewältigung	(41)	
Sozialrechtliche Beratung (Jugendliche)	(31)	4
Psychodiagnostik	(28)	
Sterbebegleitung	(25)	
Therapeutische Gespräche	(25)	6
Funktionelles Training	(25)	
Ausflüge/Spaziergänge	(22)	
Jugendlichengruppen	(19)	
Spieltherapie	(16)	
Krisenintervention	(13)	

[a] Rangordnung der Angebote nach Wichtigkeit gemittelte Werte der Angaben der ärztlichen und pflegerischen Dienste (n = 117 Interviews/Fragebogen).

ren nicht zu den regelmäßig erbrachten Angeboten der psychosozialen Dienste (in 20–30% der Kliniken).

Vergleicht man dies mit den Vorstellungen über wünschenswerte psychosoziale Betreuungsangebote (Expert(inn)en; Literatur), so enthält das Spektrum alle Elemente eines als sinnvoll erachteten Angebotes für die Kinder und Jugendlichen. Allerdings ist festzustellen, daß bestimmte fachspezifische Angebote, wie Rehabilitationsberatung oder systematische psychologische Interventionen bisher offensichtlich nicht zu den regelhaft erbrachten Angeboten gehören.

Untergruppenvergleiche ergaben tendenzielle Unterschiede in dem Sinne, daß das Maßnahmenspektrum älterer Dienste breiter und fachspezifischer ausgerichtet ist, während „neue" Dienste eher ihre Präsenz und Verfügbarkeit auf Station zu demonstrieren scheinen.

Die zusätzlich durch den ärztlichen und den pflegerischen Dienst vorgenommene Einschätzung der aus ihrer Sicht wichtigsten Betreuungsangebote des psychosozialen Dienstes für Kinder und Jugendliche ergibt keine durchgängige Übereinstimmung dieser Einschätzungen mit den Häufigkeiten, mit denen diese Angebote

Tabelle 4. Das Spektrum der psychosozialen Betreuungsangebote für die Eltern und Geschwister (32 Stationen/Abteilungen)

Inhalt	Häufigkeit [%]	Wichtigkeit[a] Rangplatz
Sozialrechtliche Beratung	(88)	1
Einzelgespräche/Gespräche mit beratendem Charakter	(81)	2
Gruppenangebote (Elterngruppe, -abend)	(75)	6
Nachbetreuung/Hausbesuche	(63)	5
Erziehungsberatung	(59)	7
Stützende Gespräche	(56)	3
Vermittlung von Kontakten (Eltern untereinander)	(56)	
Verfügbarkeit/Anwesenheit als Gesprächspartner/in	(38)	4
Vermittlung von Kontakten zur Elterninitiative	(34)	
Psychosoziales Erstgespräch	(31)	
Krisenintervention	(28)	
Therapeutische Gespräche	(25)	
Vermittlung von Kuren	(22)	
Betreuung der Geschwister	(19)	8
Sterbebegleitung	(19)	
Betreuung „verwaister" Eltern	(19)	
Gespräche mit Geschwistern	(13)	

[a] Rangordnung der Angebote nach Wichtigkeit gemittelte Werte der Angaben der ärztlichen und pflegerischen Dienste (n = 117 Interviews/Fragebogen).

erbracht werden (vgl. Tabelle 3). Gerade relativ häufig angebotene psychosoziale Betreuungsmaßnahmen, wie z. B. die Vermittlung von Kontakten, die Vorbereitung auf medizinische Eingriffe sowie die Begleitung zu Untersuchungen werden von dem medizinischen Personal nicht als wichtige psychosoziale Angebote genannt. Andere Leistungen, wie die sozialrechtliche Beratung oder therapeutische Gespräche, werden nur in einem Teil der Stationen/Abteilungen vom psychosozialen Dienst erbracht, vom medizinischen Personal aber als vergleichsweise wichtig eingeschätzt.

Diese hier sichtbar werdenden Diskrepanzen zwischen der tatsächlich vorgenommenen Schwerpunktsetzung im Angebotsspektrum durch die psychosozialen Dienste selbst und der Bedeutsamkeit der Angebote im Urteil des medizinischen Persoanls erklären sich – läßt man eine mögliche Beeinflussung durch die unterschiedliche Befragungstechnik außer acht – z. T. aus Positionsunterschieden zwischen den Berufsgruppen; sie könnten allerdings auch ein Indiz dafür sein, daß die psychosozialen Dienste ihr Leistungsangebot noch nicht hinreichend transparent vermittelt haben.

Zu den regelmäßig für die Zielgruppe der *Eltern und Geschwister* erbrachten psychosozialen Angeboten (in mindestens 75% aller Kliniken) gehören sozialrechtliche Beratung, Einzelgespräche mit beratendem Charakter sowie spezifische Gruppenangebote (Elterngruppen). Weiterhin werden relativ häufig Nachbetreuungsangebote (Hausbesuche), Erziehungsberatung, stützende Gespräche sowie Kontakt-

Tabelle 5: Spektrum spezifischer Angebote der psychosozialen Dienste für das onkologische Team (32 Kliniken)

Inhalt	Häufigkeit [%]	Wichtigkeit[a] (Rangplatz)
Teamgespräche/Stationsrunde	(50)	1
Informelle Besprechungen	(44)	3
Stützende Einzelgepräche	(38)	2
Fortbildung	(25)	
Besprechungen im Rahmen der Visite	(16)	
Besprechungen im Rahmen der Pflegeübergabe	(16)	
psychosoziale Fallbesprechungen	(9)	

[a] Rangordnung der Angebote nach Wichtigkeit gemittelte Werte der Angaben der ärztlichen und pflegerischen Dienste (n = 117 Interviews/Fragebogen).

vermittlungen zwischen gleichermaßen betroffenen Eltern als Dienstleistungen beschrieben.

Ein Vergleich mit der Beurteilung der Angebote nach ihrer Wichtigkeit durch das medizinische Personal zeigt, daß die Verfügbarkeit als Gesprächspartner/in einen höheren Stellenwert einnimmt als dies nach der Häufigkeit zu erwarten wäre. Dagegen wird die Anbahnung von Kontakten zwischen den Eltern kaum als bedeutsam eingeschätzt.

Der Vergleich des vom psychosozialen Dienst beschriebenen Angebots für die Familien mit den Erwartungen der Experten zeigt, daß in einigen Bereichen sowie in einem Teil der Kliniken Verbesserungen möglich sind bzw. ein Ausbau der Angebote sinnvoll erscheint (z. B. psychosoziale Erstgespräche, Betreuung der Geschwister, Betreuung „verwaister“ Eltern).

Im Angebot für das *Stationspersonal* (Tabelle 5) wird sichtbar, daß Teamgespräche bzw. Stationsrunden, informelle Besprechungen und stützende Einzelgespräche nur in etwa jeder 3. Klinik als spezifische Angebote realisiert werden. Gezielte Fortbildungsangebote sind noch seltener. Die Häufigkeiten dieser Angebote spiegeln das bereits oben genannte Defizit in der Personalarbeit wider. Aus Expert(in-n)ensicht wird hier die Weitergabe psychosozialer Kompetenzen an das medizinische Personal als besonders dringlich erachtet.

Die von psychosozialen Diensten hier am häufigsten genannten Angebote (Teamgespräche, informelle Besprechungen und stützende Einzelgespräche für das Personal) werden auch vom medizinischen Personal als wichtig eingeschätzt.

Die an alle 3 Untersuchungsgruppen gerichtete Frage nach noch vorhandenen Engpässen in der psychosozialen Betreuung zeigt, daß bestimmte notwendig erscheinende Angebote aus Kapazitätsgründen gar nicht oder nicht in der nötigen Dichte erbracht werden können. Als spezifische Defizite werden die fehlenden psychosozialen Angebote für die Altersgruppe der erkrankten Jugendlichen genannt, weiterhin für die Geschwister sowie fehlende Fortbildungsangebote zur Qualifizierung des medizinischen Personals. Unter qualitativen Gesichtspunkten wird darüber hinaus eine stärkere Strukturierung und Transparenz der verschiedenen Angebote gefordert.

Diese von den Stationen/Abteilungen selbst berichteten Engpässe stimmen mit der in diesen Punkten ebenfalls kritischen Einschätzungen durch die Evaluation überein.

Übernahme psychosozialer Betreuungsaufgaben durch die verschiedenen Berufsgruppen

Die Frage der Aufgabenverteilung zwischen den verschiedenen Berufsgruppen innerhalb des psychosozialen Dienstes ist unter verschiedenen Gesichtspunkten brisant. Zum einen sind damit eine Reihe berufsständischer Konflikte angesprochen (z. B. Stellung der Psycholog(inn)en, gegenüber Ärzte/Ärztinnen), zum anderen sind mit dieser Festlegung kostenrelevante Fragen im Zusammenhang mit der Übernahme der Dienste in die Regelversorgung verbunden. Die Kostenträger werden, sollten sich Argumente dafür finden, daß die gleichen Leistungen von verschiedenen Berufsgruppen innerhalb des psychosozialen Dienstes erbracht werden können, diejenige Berufsgruppe finanzieren, die tarifrechtlich am wenigsten Kosten verursacht.

Die von den einzelnen Berufsgruppen innerhalb der psychosozialen Dienste übernommenen Aufgabenbereiche, so wie sie in den Interviews mit den psychosozialen Mitarbeitern/Mitarbeiterinnen sichtbar wurden, zeigt Tabelle 6.

Eine Reihe von Betreuungsaufgaben werden offensichtlich als Gemeinschaftsaufgaben des psychosozialen Dienstes betrachtet. Es sind die relativ häufig angebotenen Leistungen (vgl. Tabellen 3 und 4), und könnten in diesem Sinne als eine psychosozialen Basisversorgung in der pädiatrischen Onkologie gewertet werden.

Die beiden Hauptgruppen der psychosozialen Betreuung – die *psychologisch-psychotherapeutischen* und *sozialarbeiterisch-sozialpädagogischen* Berufsgruppen – weisen darüber hinaus einige spezifische Tätigkeitsschwerpunkte auf, die sich recht gut mit dem spezifischen Profil dieser Berufsgruppen decken (psychologisch-therapeutische Aufgaben durch Psychologen/innen, sozialrechtliche Beratung durch Sozialarbeiter/-pädagogen). Allerdings sind einige dieser hier aufgeführten berufsspezifischen Tätigkeitsfelder auf den Stationen und in den Abteilungen keine regelhaften Betreuungsangebote. Insbesondere gilt dies für die Aufgabenfelder der Diplom-Psycholog(inn)en (systematische Interventionen, Psychodiagnostik und psychosoziale Erstgespräche). Die Durchführung von Elterngruppen und die Personalarbeit werden wiederum als ein gemeinsames Arbeitsfeld der beiden Hauptberufsgruppen des psychosozialen Dienstes gesehen.

Für die anderen Berufsgruppen lassen sich folgende spezifische Tätigkeiten berichten: *Erzieher/innen* sind fast ausschließlich für die Beschäftigung der Kinder und Jugendlichen zuständig. *Kinderkrankenschwestern/pfleger* haben – entsprechend den Förderbedingungen des BMA – ihren spezifischen Arbeitsschwerpunkt in der (ambulanten) Nachbetreuung. Für kreative Angebote sind *Beschäftigungstherapeut(inn)en,* für funktionelles Training *Heilpädagog(inn)en* in besonderem Maße zuständig.

Tabelle 6. Übernahme einzelner Betreuungsaufgaben durch die psychosozialen Berufsgruppen

Kinder und Jugendliche	Eltern und Geschwister
Betreuungsaufgaben, die vom psD insgesamt, d. h. von allen psychosozialen Berufsgruppen geleistet werden	
- Beschäftigung allgemein	- Einzelgespräche (beratend)
- Vermittlung von Kontakten	- Hausbesuche/Nachsorge
- Begleitung zu Untersuchungen	- Vermittlung von Kontakten
- Einzelgespräche (beratend)	- Verfügbarkeit als Gesprächsparter/in
- Verfügbarkeit als Gesprächspartner/in	
Betreuungsaufgaben, die vornehmlich durch Psychologen/innen geleistet werden	
- Vorbereitung auf medizinische Eingriffe	- Durchführung von Elterngruppen
- stützende und therapeutische Gespräche	- Erziehungsberatung
- systematische Interventionen zur Angst und Schmerzbewältigung	- stützende und therapeutische Gespräche
- Entspannungstraining	- psychosoziale Erstgespräche
- Psychodiagnostik	
Betreuungsaufgaben, die vornehmlich durch Sozialpädagogen/innen bzw. Sozialarbeiter/innen geleistet werden	
- sozialrechtliche Beratung Jugendlicher	- sozialrechtliche Beratung
- Beratung in schulischer und rehabilitativer Hinsicht	- Durchführung von Elterngruppen
- spezifische Beschäftigungsangebote	- Vermittlung von Kontakten zur Elterninitiative
	- Vermittlung von Kuren für Familien

Faßt man die Trends in der Übernahme einzelner Betreuungsaufgaben zusammen, so läßt sich bezüglich der häufigsten psychosozialen Maßnahmen eine relativ große Schnittmenge von Tätigkeiten zwischen den Berufsgruppen feststellen. Diese festgestellte Überschneidung kann unterschiedlich interpretiert werden. Positiv gesehen ist es unter klinischen Gesichtspunkten notwendig, daß eine Reihe von Betreuungsaufgaben - auch im Hinblick auf eine psychosoziale Basisversorgung flexibel von allen psychosozialen Berufsgruppen übernommen wird. Erkennbar ist, daß das Spektrum zu leistender Aufgaben von keiner Berufsgruppe allein geleistet werden kann, daß also ein multidisziplinäres psychosoziales Team erforderlich ist.

Kritisch betrachtet, wäre u. E. eine weitergehende Differenzierung der Tätigkeitsfelder der einzelnen Berufsgruppen als bisher realisiert wünschenswert. Diese Differenzierung könnte durch eine fachspezifischere Ausrichtung und Konzeption der psychosozialen Maßnahmen insgesamt erreicht werden. Wie oben ausgeführt, ist hierbei an noch fehlende Angebote für erkrankte Jugendliche bzw. Geschwister, an einen Ausbau der Personalarbeit sowie der ambulant-nachgehenden Betreuung und an systematische Interventionen, z. B. zur Angst- und Schmerzbewältigung zu denken. Damit würde auch eine stärkere Strukturierung und Transparenz des

Angebotes erreicht werden. In Übereinstimmung mit den befragten Berufsgruppen in den Kliniken selbst zeigt sich, daß neben den zur Verfügung stehenden Ressourcen im personellen Bereich die Dauer der Etablierung des psychosozialen Dienstes für die noch fehlende Differenzierung ein wichtiger Faktor ist. Berücksichtigt man, daß die als gemeinschaftlich definierten Aufgaben die häufigsten Maßnahmen sind, daß diese vom medizinischen Personal als wichtig eingeschätzt werden und damit auch vom psychosozialen Dienst erwartet werden dürften, so stellt sich die Frage, ob sich nicht Dienste v.a. in der Anfangszeit der Etablierung zur eigenen Legitimation zunächst auf diese Bereiche konzentrieren zuungunsten der Übernahme fachspezifischerer Aufgaben. Darüber hinaus kommt gerade für den Bereich der systematischen Interventionen erschwerend hinzu, wie dies auch von den psychosozialen Mitarbeiter/innen selbst gesehen wird, daß ein spezifisches Fortbildungsangebot für die pädiatrische Onkologie in der BRD für diesen Bereich bisher fehlt. Hier wäre es u. E. sinnvoll, die v.a. in den USA speziell in der pädiatrischen Onkologie gemachten Erfahrungen zu nutzen. So wird dort ein breites Spektrum an therapeutischen Techniken zur Bewältigung der Behandlungsphase (hypnotische Verfahren: Kellerman et al. 1983; Spink 1983; Zeltzer u. LeBaron 1983; progressive Muskelentspannung: Dahlquist et al. 1985, Dolan et al. 1982; systematische Desensibilisierung zur Schmerzbewältigung oder Kontrolle von konditioniertem Erbrechen: Redd et al. 1987; Ross & Ross 1984a, b; Vorbereitung auf medizinische Interventionen: Jay et al. 1985, Melamed 1985; McEvoy et al. 1985) erfolgreich eingesetzt.

Insgesamt muß jedoch betont werden, daß die Leistungsfähigkeit der psychosozialen Dienste als positiv zu bewerten ist. Aus den Variablen, die auf die Leistungsfähigkeit der psychosozialen Dienste hinweisen, wurde ein komplexer Gesamtindex gebildet, in den die Angaben der ärztlichen, pflegerischen und psychosozialen Dienste sowie Beurteilungen des Evaluationsteams eingehen (vgl. Methodik).

Es zeigt sich, daß danach 61% der psychosozialen Dienste als gut leistungsfähig, 29% als eingeschränkt und 10% als weniger leistungsfähig eingeschätzt werden. Ein Extremgruppenvergleich leistungsfähiger mit weniger leistungsfähigen Diensten brachte, bezogen auf das Betreuungsangebot, tendenziell folgende Unterschiede:

- leistungsfähigere Dienste bieten generell ein breiteres Spektrum an Betreuungsangeboten an,
- leistungsfähigere Dienste erbringen fachspezifischere psychosoziale Betreuungsangebote,
- leistungsfähigere Dienste richten ihr Angebot schwerpunktmäßig stärker auf die Kinder und Jugendlichen sowie das Personal aus,
- leistungsfähigere Dienste sind eher auch im ambulanten Bereich tätig.

Diese Unterschiede zwischen den verglichenen psychosozialen Diensten deuten darauf hin, daß zwischen Leistungsfähigkeit und der Art des psychosozialen Angebots Bezüge bestehen, die mit den zuvor genannten Ergebnissen korrespondieren. Die Unterschiede sind allerdings z.T. nicht sehr stark ausgeprägt, weil offensichtlich noch andere Faktoren, wie z.B. die Organisation der psychosozialen Dienste, das verfolgte Arbeitskonzept, die Gestaltung der Informationsprozesse und der Grad der Integration des psychosozialen Dienstes ins onkologische Team darüber bestimmen, wie wirkungsvoll ein psychosozialer Dienst arbeitet.

Zusammenfassende Diskussion

Im Verhältnis zu angloamerikanischen Ländern hat die psychosoziale Betreuung krebskranker Kinder und Jugendlicher und ihrer Familien in der BRD eine vergleichsweise junge Geschichte. Das bundesweite Modellprogramm „Psychosoziale Betreuung krebskranker Kinder und Jugendlicher" (BMA), an dem 32 pädiatrisch-onkologische Stationen/Abteilungen beteiligt sind, stellt die Basis für die Entwicklung eines angemessenen psychosozialen Betreuungskonzeptes im Hinblick auf eine Überführung in die Regelversorgung dar. Ein Bedarf nach einer speziellen psychosozialen Betreuung wird vom medizinischen Personal insgesamt bestätigt. Die zentrale Frage ist, wie diese Dienste die ihnen gestellten Betreuungsaufgaben innerhalb einer medizinischen Institution ausfüllen.

Im Rahmen der klinisch-konzeptionellen Evaluation zum Modellprogramm wurden u. a. die Voraussetzungen zu sowie die quantitative und qualitative Ausgestaltung der psychosozialen Betreuungsangebote untersucht. Es zeigt sich, daß die Voraussetzungen für ein breit gefächertes psychosoziales Betreuungsangebot, über alle Stationen/Abteilungen betrachtet, als gut zu bezeichnen sind. Die beiden Hauptberufsgruppen sind psychologisch-psychotherapeutische und sozialarbeiterisch-sozialpädagogische, womit bereits die Schwerpunkte der Betreuung festgelegt sind. Weitere Berufsgruppen, wie z. B. Heilpädagog(inn)en, Kunst- und Musiktherapeut(inn)en, Beschäftigungstherapeut(inn)en, spielen bezogen auf die Einstellungspraxis eine eher nachgeordnete Rolle.

Im psychosozialen Betreuungsangebot sind über alle Kliniken betrachtet einige kritische Punkte auszumachen. Während das Spektrum der Betreuungsangebote alle von Expert(inn)en für sinnvoll erachteten Elemente enthält, wäre ein Ausbau der realisierten Betreuung hinsichtlich der Personalarbeit und der ambulanten Betreuung wünschenswert. Darüber hinaus sollten auch aus der Sicht der befragten Berufsgruppen Betreuungsangebote speziell für erkrankte Jugendliche und die Geschwister in stärkerem Umfang als bisher realisiert erbracht werden. Eine weitergehende Differenzierung des psychosozialen Betreuungsangebotes im Hinblick auf eine fachspezifischere Ausrichtung wäre wünschenswert. Hiermit könnten zum einen neben den gemeinschaftlichen Tätigkeitsbereichen klarere berufsspezifische Tätigkeitsprofile sichtbar werden, zum anderen würde dies auch mit einer weitergehenden Strukturierung und damit auch höheren Transparenz einhergehen. Gründe für diese z. T. auch von den befragten Berufsgruppen selbst berichteten Defizite sind zum einen noch bestehende personelle Engpässe sowie das Fehlen für die pädiatrische Onkologie spezifischerer Fortbildungsmöglichkeiten. Letzteres ist auch nicht weiter verwunderlich, stellt man die junge Geschichte der psychosozialen Betreuung in der BRD in Rechnung. Hinzu kommt, daß generell für systematische Interventionen bei chronisch kranken Kindern und Jugendlichen ein Defizit an anwendungsbezogener Forschung und Umsetzung dieser Interventionen im Vergleich zu angloamerikanischen Ländern zu verzeichnen ist.

Berücksichtigt man insgesamt die Dauer, die für die Etablierung einer psychosozialen Versorgung i. allg. notwendig ist (etwa 3–5 Jahre; vgl. Köhle u. Joraschky 1986), so ist die bisher erreichte Leistungsfähigkeit der psychosozialen Dienste nach etwa $^1/_2$ Jahren Laufzeit des Modellprogramms positiv zu bewerten. Es überrascht nicht, daß länger etablierte psychosoziale Dienste eher den Zielvorstellungen hinsichtlich der Gestaltung psychosozialer Betreuung in der pädiatrischen Onkologie gerecht werden.

Das Ziel des Modellprogramms - die Übernahme der psychosozialen Betreuung in die Regelversorgung - scheint greifbar nahe. Zum gegenwärtigen Zeitpunkt äußern sich Spitzenverbände der Krankenkassen positiv bezüglich der Übernahme des Modellprogramms in die Regelversorgung. Damit würde zum ersten Mal in der Geschichte der BRD eine flächendeckende psychosoziale Betreuung begleitend zu einer medizinischen Behandlung regelhaft finanziert werden. Wieweit diese Sonderstellung der pädiatrischen Onkologie nicht zwangsläufig zu einer Deklaration von Bedarf an psychosozialer Betreuung für andere Gruppen chronisch Kranker führen wird, bleibt abzuwarten. Inzwischen angelaufene Modellvorhaben für Mukoviszidose und chronische Niereninsuffizienz im Kindes- und Jugendalter beim BMA legen die Hoffnung nahe, daß in einigen Jahren für chronisch kranke Kinder und Jugendliche insgesamt eine Verbesserung der psychosozialen Betreuung erreicht werden kann.

Literatur

Dahlquist LM, Gil KM, Armstrong FD, Ginsberg A, Jones B (1985) Behavioral management of children's distress during chemotherapy. J Beh Ther Exp Psychol 16:325-329

Dolan J, Allen HA, Sawyer HW (1982) Relaxation techniques in the reduction of pain, nausea and slepp disturbances for oncology patients: a primer for rehabilitation counselors. J Appl Rehab Couns 13:35-39

Ebeling A, Wallis H (1981) Die Situation leukämiekranker Kinder und ihrer Familien. Erste Ergebnisse einer Querschnittsuntersuchung im Rahmen eines Modellversuchs zur psychosozialen Betreuung onkologisch kranker Kinder. Monatsschr Kinderheilkd 129:34-37

Eckert MK (1988) Psychosoziale Betreuung von krebskranken Kindern und Jugendlichen. Überblick und Bewertung der Literatur. Psychol. Diplomarbeit, Universität Freiburg

Eckert MK, Siegrist B, Koch U (1990) Aspekte der Krankheitsbewältigung und Konzepte psychosozialer Betreuung bei Krebserkrankungen im Kindes- und Jugendalter. Jahrbuch der medizinischen Psychologie, Bd 4. Springer, Berlin Heidelberg New York Tokyo (in Vorbereitung)

Gutjahr P (1987) Krebs bei Kindern und Jugendlichen. Deutscher Ärzte Verlag, Köln

Häberle H, Schwarz R, Brandeis W (1988) Psychosoziale Versorgung der onkologischen Kinderstation. Kinderarzt 19:462-467

Härter M (1988) Allgemeine Ziel- und Bewertungsdimensionen psychosozialer Versorgung in der pädiatrischen Onkologie aus der Sicht von Expertinnen und Experten. Psychol. Diplomarbeit, Universität Freiburg

Jay SM, Elliot CH, Ozolius M, Olson RA, Druitt SD (1985) Behavioral management of children's distress during painful medical procedures. Behav Res Ther 23:513-520

Kaatsch P, Michaelis J (1987) Jahresbericht 1986 über die kooperative Dokumentation von Malignomen im Kindesalter. Institut für Medizinische Statistik und Dokumentation, Mainz

Kellerman J, Zeltzer L, Ellenberg L, Dasch J (1983) Adolescents with cancer. Hypnosis for the reduction of the acute pain and anxiety associated with medical procedures. J Adolesc Health Care 4:85-90

Knispel J (1988) Leitfaden für eine klinikgebundene systematische psychosoziale Versorgung krebskranker Kinder und ihrer Familien. Philos. Dissertation, Universität Hamburg

Koch U, Siegrist B, Schmid R, Wedell-Niemann B (1989) Zusammenfassung und Bewertung der Ergebnisse der Evaluation des Modellprogramms „Psychosoziale Betreuung krebskranker Kinder und Jugendlicher." Bundesministerium für Arbeit und Sozialordnung, Bonn

Köhle K, Joraschky P (1986) Die Institutionalisierung der Psychosomatischen Medizin. In: Uexküll T von (Hrsg) Psychosomatische Medizin. Urban & Schwarzenberg, München Wien BAltimore, S 406–464

McEvoy RN, Duchon D, Schaefer CSW (1985) Therapeutic play-group for patients and siblings in a pediatric oncology ambulatory unit. Top Clin Nurs 7:10–18

Melamed BG (1985) Psychologische Operationsvorbereitung bei Kinder, Monatsschr Kinderheilkd 133:371–374

Petermann F, Noeker M, Bode U (1987) Psychologie chronischer Krankheiten im Kindes- und Jugendalter. Psychologie Verlags Union, München

Redd WH, Jacobsen PB, Die-Trill M, Dermatis H, McEvoy M, Holland JC (1987) Cognitive/attentional distraction in the control of conditioned nausea in pediatric cancer patients receiving chemotherapy. J Consult Clin Psychol 55:391–395

Riedesser P (1983) Psychosoziale Versorgung tumorkranker Kinder und ihrer Familien. Med Klin 78:531–533

Ross DM, Ross SA (1984a) Teaching the child with leukemia to cope with teasing. Issue Compr Ped Nurs 7:59–66

Ross DM, Ross SA (1984b) Stress reduction procedures for the schoolage hospitalized leukemic child. Ped Nurs 10:393–395

Spink PJ (1983) Hypnosis with kids makes sense. Med Hypnonal 4:125–129

Zeltzer L, LeBaron S (1983) Hypnotische und nichthypnotische Interventionen zur Linderung von Schmerz und Angst unter schmerzhaften Eingriffen bei krebskranken Kindern und Jugendlichen. Exp Klin Hypn 1:1–8

Zum Ergebnis

Die Evaluation des vom Bundesministerium für Arbeit und Soziales (BMA) geförderten Modellprogramms „Psychosoziale Betreuung krebskranker Kinder und Jugendlicher" erfolgte anhand einer Ist-Soll-Analyse, die über Literaturanalysen, Gespräche mit Experten/innengruppen der pädiatrischen Onkologie sowie über standardisierte Befragungen gewonnen wurde. In den Vergleich gingen u. a. ein: personelle Ausstattung der einzelnen psychosozialen Berufsgruppen, die Verteilung der psychosozialen Betreuungsangebote auf die jeweiligen Zielgruppen, Verteilung des psychosozialen Angebotes auf unterschiedliche Settingbedingungen (stationär, Klinikambulanz, ambulant-nachgehend). Die Ist-Soll-Analyse kam im wesentlichen zu folgenden Ergebnissen:

- die Relation zwischen psychosozialen Mitarbeiter/innen und Neuaufnahmen pro Jahr erreichte im Rahmen des Modellprogramms noch nicht die Expertenempfehlungen (1:18 versus 1:13).
- Die in der Regel berufserfahrenen psychosozialen Mitarbeiter/innen weisen eine breite, aber für die Tätigkeit in der pädiatrischen Onkologie wenig spezifische Qualifikation auf. Es fehlen v. a. die Einbeziehung systematischer, z. B. verhaltensmedizinischer Interventionen, gezielte Rehabilitationsberatung sowie Sterbebegleitung.
- Die psychosozialen Betreuungsleistungen sollten stärker als bisher realisiert sowohl in der Ambulanz als auch ambulant-nachgehend erbracht werden. Das gegenwärtige Leistungsrecht erschwert dies jedoch.
- Eine weitere Diskrepanz ergibt sich für die Arbeit mit dem medizinischen Personal. Die Experten wünschen eindeutig mehr Fortbildung und Supervision von Seiten der psychosozialen Mitarbeiter/innen.

Die institutionellen und personellen Voraussetzungen dafür, die gewünschten Sollvorstellungen zu erreichen, werden von den Autoren jedoch als sehr günstig eingeschätzt. Eine Übernahme dieser modellhaften psychosozialen Betreuung in die Regelversorgung scheint den Autoren zufolge sehr aussichtsreich.

Die Redaktion

Die Last der Helfer in der Onkologie

A. Ullrich

Zusammenfassung

Die Institution Akutkrankenhaus ist für die Versorgung chronisch Kranker, insbesondere Krebskranker, nur unzureichend eingerichtet: Die Betreuung der Patienten reduziert sich auf die rein medizinische Behandlung, für psychosoziale Unterstützung bleibt kaum Zeit. Für das berufliche Selbstverständnis der Helfer (Ärzte und Pflegepersonal) ergeben sich daraus große Konflikte, da die Grenzen der therapeutsichen Intervention sehr eng gesteckt sind und die Bedürfnisse der Patienten nur teilweise erfüllt werden. Eine empirische Untersuchung in Bayern konnte bestätigen, daß die Belastungen auf onkologischen Stationen erheblich sind und Auswirkungen auf die Gesundheit und berufliche Identität der Helfer haben. Die Belastungen sind abhängig von individuellen Voraussetzungen (Alter, Berufserfahrung) sowie institutionellen Parametern wie Arbeitszeitmustern, Ausstattung der Station und Berufsklima. Entlastung muß bei den institutionellen Strukturen beginnen.

Summary

General hospitals have insufficient facilities to care for chronically ill people, particularly cancer patients. The care for these is recuced to purely medical treatment, and hardly any time is left for supportive care. The possibilities for therapeutic intervention are fairly restricted and the patients' needs can only be met to a limited extent, creating severe conflicts in the staff (doctors and nurses) occupational identities. An empirical study carried through in Bavaria, F.R.G., succeeded in demostrating that the stress suffered by the staff in cancer wards affects both their health and professional identity. The burdens experienced by them depend on factors specific to individuals (age, job experience) and on institutional factors (work schedules, ward equipment, occupational climate). Relief for the staff will have to proceed from the institutional structures.

Vorbemerkung

Betrachtet man die Arbeit onkologisch tätiger Ärzte und Schwestern, so könnte man an den Mythos des Sisyphos denken: Einen Stein bergauf bewegen zu müssen in der Gewißheit, daß er wieder entgleiten und dem Tal zustreben wird. Die onkologischen Helfer versuchen insbesondere bei fortgeschrittenen Krebsstadien, das Tumorwachstum aufzuhalten; sie müssen aber nicht selten nach einer zeitlich nicht überschaubaren Stillstandsphase erkennen, daß der Tumor wieder die Oberhand gewonnen hat und - nunmehr kaum beeinflußbar - zum Tod des Patienten führen wird. Und bei jedem neuen Patienten kann es zu einer neuen Aufgabe des Sisyphos kommen. Das letztendlich oft frustrane Handeln bleibt nicht ohne Folgen für die Helfer. Es kann zu Zweifeln an der eigenen beruflichen Identität führen durch das Gefühl, versagt zu haben und den Ansprüchen des Patienten nicht gerecht geworden zu sein. Jeder verstorbene Patient bedeutet ein Verlusterlebnis, das bewältigt werden muß. Trauerarbeit ist Teil des beruflichen Alltags. Identifikation mit Krebspatienten heißt auch, sich selbst in der Position des Kranken zu sehen und sich der eigenen, stark verdrängten Todesfurcht bewußt zu werden.

Einschränkend ist zu bemerken, daß bei einem Teil der Tumorpatienten Heilungserfolge gelingen, wie z. B. in der Therapie von Kinderleukämien (akute lymphatische Leukämie) und einigen Erwachsenentumoren (Hodentumoren, Morbus Hodgkin). Quantitativ spielt dies jedoch eine geringe Rolle, da es bei den häufigsten Tumorarten (Bronchialkarzinom, Mammakarzinom) in den letzten Jahren zu keiner entscheidenden Verbesserung der Überlebensraten gekommen ist. Circa zwei Drittel aller Patienten mit der Diagnose „Krebs" werden an dieser Erkrankung sterben. Eine epidemiologische Studie (Bailar u. Smith 1986) konnte in den USA trotz der immensen Forschungstätigkeit und der Fülle neuer Therapieschemata in den letzten 30 Jahren keine Änderung der Krebsmortalität nachweisen.

Die Last der Helfer in der Onkologie ist nicht nur ein intrapsychisches Problem der Konfliktverarbeitung, der Berufsidentität und des Umgangs mit der eigenen Todesfurcht. Sie beruht auch auf einem strukturellen Problem der Institution Krankenhaus, denn Onkologie ist noch fast ausschließlich klinische Medizin. Studien zu allgemeinen Arbeitsbedingungen im Krankenhaus haben ergeben, daß die Belastung für die Beschäftigten vielerorts sehr hoch ist. Abzulesen ist dies z. B. an der hohen Fluktuationsrate und Berufsabgangsquote bei Krankenschwestern (Grauhan 1968). Hall (1988) konnte im Rahmen einer Studie an Assistenzärzten im 1. klinischen Ausbildungsjahr bei ca. 30% schwere psychoreaktive Depressionen feststellen. Sie belegt, daß die Partnersituation der jungen Ärzte zu einem hohen Prozentsatz stark konfliktbeladen ist und führt dies auf die immense Arbeitsbelastung durch die klinische Tätigkeit zurück. Schon länger ist bekannt, daß bei Ärzten eine im Vergleich zur Normalbevölerung erhöhte Suizidalität (Reimer u. Kurthen 1985) und Suchtproblematik (Vaillant et al. 1973) zu finden ist.

Personalmangel, starre hierarchische Strukturen, dadurch fehlender Teamgeist und unzureichende Kooperation untereinander sowie belastende Arbeitszeiten (Pröll u. Streich 1984) werden in der Literatur als entscheidende Ursachen für Personalüberlastung angesehen. Die bisherigen Angaben dazu, ob die Arbeit mit Tumorpatienten besondere, sich von anderen Fachgebieten unterscheidende Belastungen mit sich bringt, widersprechen sich (Oleske et al. 1984; Stewart et al.1982).

Die Problematik chronischer Krankheiten, Sterben und Tod im Krankenhaus, ist nicht onkologiespezifisch. Chronische, nicht tumorbedingte Krankheitsverläufe mit schlechter Prognose sind bei den Herz-Kreislauf-Erkrankungen ebenso vertreten wie bei der Gruppe der sog. Autoimmunerkrankungen (z. B. Sklerodermie). Im Unterschied zu diesen Erkrankungen ist Krebs mit einem sozialen Stigma belegt. An Krebs zu leiden bedeutet, einen „Sturz aus der normalen Wirklichkeit" (Gerdes 1985) hinter sich zu haben und der Bedrohlichkeit eines kaum beeinflußbaren Prozesses ausgeliefert zu sein. Dies hat Auswirkungen auf die Arbeit der Helfenden, auf das Bild ihrer Tätigkeit unter Kollegen und in der breiten Öffentlichkeit. Reimer u. Kurthen (1985) wiesen in ihrer Studie nach, daß ca. 30% der von ihnen untersuchten Ärzte Krebspatienten weniger gern behandeln als andere Patienten. Eine Reihe von Autoren (z. B. Köhle 1984; Meerwein 1976) haben sich mit der Frage befaßt, welche Konflikte sich aus der Arbeit mit Krebspatienten ergeben und wie die Helfer damit umgehen. Eine Zusammenfassung findet sich im folgenden Abschnitt. Es wird dann darauf eingegangen, wie sich das Problem der Helferbelastung auch quantitativ mit Methoden der empirischen Streßforschung beschreiben läßt. Die aus Einzelfallanalysen bekannte Tatsache, daß Helfer in der Onkologie „ausbrennen", d. h. aufgrund eines chronischen Überlastungsphänomens ihre Berufsidentität verlieren, psychosomatische Symptome entwickeln und mitunter den Beruf wechseln, soll mit quantitativen Methoden untersucht werden.

Beziehungsproblematik zwischen Krebspatient und Helfer

Der Umgang mit Krebspatienten stellt Ärzte und Pflegepersonal vor Aufgaben, die über die in der Ausbildung erlernten Strategien „instrumenteller Arbeit" (Köhle 1984) hinausgehen. Das zur Verfügung stehende medizinische Therapieangebot reicht nicht aus, den Patienten von seiner Krankheit zu befreien, d. h. die Befürfnislage des Patienten zu erfüllen. Ärzte und Pflegepersonal werden zu Begleitern, die zwar lindern, aber nicht heilen können. Der Grundkonflikt zwischen der Erwartungshaltung der Patienten und der uneingestandenen Hilflosigkeit der Helfer ist kaum überbrückbar. Meerwein (1976) analysierte, wie Ärzte mit Patienten in fortgeschrittenem Krebsstadium umgehen. Er beobachtete Vermeidungs- und Verleugnungsstrategien, die er als Schutzmechanismen bezeichnet. Es werden ausweichende Antworten gegeben, verharmlosende Begriffe verwendet und eine Pseudorealität vermittelt, die den Wünschen und Sehnsüchten beider Kommunikationspartner entspricht: der Erhaltung der Fassade des Arztes als Heiler sowie dem Glauben des Patienten, kraft ärztlicher Hilfe von der Krankheit geheilt werden zu können. Bei den Ärzten führt diese fehlende Übereinstimmung von Reden, Handeln und Fühlen keineswegs zu Entlastung. Spaltungstendenzen sind selbst Ursachen für weitere Konflikte und Spannungen im Behandlungsteam. Für das Pflegepersonal, das sehr viel näher mit dem Patienten arbeitet als die Ärzte, ergibt sich aus dem Umgang mit nicht aufgeklärten Patienten eine Quelle belastender, höchst ambivalenter Situationen. Mit dem Fortschreiten der Erkrankung wird es immer schwieriger, das „Lügengebäude" aufrechtzuerhalten, da die Realität immer deutlicher am Zustand des Patienten abzulesen ist. Alle weiteren Behandlungsschritte gestalten sich als problematisch. Bleiben nach belastenden und von schweren Nebenwirkungen begleiteten Therapien die erwarteten Erfolge aus, kann es zu mehr oder weniger versteckten Vorwürfen von seiten der Patienten und ihrer Angehörigen kommen. Complianceprobleme, Klinikwechsel, die Suche nach alternativen Heilmethoden schließen sich an. Dies wiederum hinterläßt bei den Helfern um so deutlicher das Gefühl, versagt zu haben und nicht fähig gewesen zu sein, den Patienten auf der Basis einer tragfähigen Patient-Helfer-Beziehung zu begleiten.

Meerwein (1976) wollte mit seiner Analyse nicht den Eindruck erwecken, die mehr oder weniger unbewußten Abwehrstrategien der Helfer im Umgang mit Krebspatienten werten zu wollen. Er betrachtet sie als Ausdruck einer Überforderung, die sich aus mangelnder beruflicher Vorbildung und den unzureichenden Strukturen des beruflichen Alltags ergibt. In den Ausbildungsprogrammen der Krankenschwestern, im Medizinstudium und in Fortbildungskatalogen der Klinikärzte fehlen Lerninhalte zu Fragen der Kommunikation und Interaktion mit Problempatienten fast vollständig (Huck u. Petzold 1985).

Streßkonzept und Burnoutbegriff

Belastung als Objekt quantitativer Forschung bedarf zunächst einer begrifflichen Klärung. aus dem englischen Sprachraum sind die Begriffe „stressor", „stress" und „coping" in die deutschsprachige Terminologie eingeflossen. Entsprechungen finden sich im Deutschen mit „subjektiver Belastung" als Streß, „objektiver Belastung" als Stressor und „Bewältigungsstrategie" als Coping. Selye (1974) entwickelte ein psychohysiologisches Streßmodell. Er versteht unter Streß eine psychohormonelle Reaktion des Menschen auf äußere Reize (Stressoren). Der erreichte Alarmzustand ist Ergebnis einer komplexen Interaktion von äußeren Stimuli und individueller Reaktion. Er kann als Akutstreß bezeichnet werden. Diesem Konzept entspricht die Unterscheidung von äußeren streßverursachenden Faktoren und dem individuell erreichten Streß. Nach Lazarus (1966) ist das letztlich entstandene individuelle Streßniveau eine Funktion aus den äußeren Stressoren und den individuellen Fähigkeiten, Streß zu bewältigen. Unter Coping versteht er die Strategien, mit deren Hilfe Streß reduziert werden kann.

Streß, Stressor und Coping sind die Kategorien zur Operationalisierung von Arbeitsbelastung. Streß als Summe von Adaptationsprozessen ist dann als pathologisch bzw. als Distreß anzusehen, wenn es zu einem Mißverhältnis zwischen Stressoren und Coping gekommen ist. Eine zu große Zahl von belastenden Situationen kann ebenso zu Distreß führen wie ein ineffektives Bewältigungsverhalten des Individuums. Zusammenhänge zwischen Berufsstreß und Erkrankungen wurden von verschiedenen Autoren beschrieben (z. B. Theorell 1974), sind aber aus arbeitsmedizinischer Sicht nicht anerkannt. Der Bereich arbeitsmedizinischer Kompetenz erschöpft sich im wesentlichen im Aufstellen von Grenzwertkonzepten über gefährliche Substanzen am Arbeitsplatzund Einstellungskriterien.

Das begrifflich noch etwas unklare Burnoutsyndrom definiert sich als Folgezustand chronischer Belastung bei Beschäftigten in sozialen Berufen (Freudenberger 1974). Der berufliche Umgang mit hilfsbedürftigen Menschen wird im Vergleich zu anderen Tätigkeiten als Belastung eigener Qualität anerkannt. Dem Streßkonzept und dem psychosomatischen Ansatz verwandt, unterscheidet der Burnoutbegriff zwischen somatischen Beschwerdebildern, Verhaltensauffälligkeiten und psychischen Symptomen (Maslach u. Pines 1977). Zum Burnoutsyndrom zählen Infektanfälligkeit, Schlaflosigkeit, Verspannungszustände ebenso wie Konflikte mit der beruflichen Identität. Die anfangs engagierte Zuwendung dem Patienten gegenüber wandelt sich zu einem rigiden Verhalten bis hin zu Zynismus. Auch sozialer Rückzug der Helfer im privaten Bereich wird dem Burnoutsyndrom zugeschrieben.

Mit der Einführung des Burnoutbegriffs richtete sich erstmals das Forschungsinteresse auf Beschäftigte in sozialen Berufen. Der professionelle Umgang mit Menschen, die Hilfe benötigen, bedeutet eine Belastung besonderer Art. „Helfen" heißt empathisch handeln, d. h. unter Beteiligung der eigenen Mitgefühle Dienstleistungen erbringen. Die Arbeit betrifft das eigene emotionale Erleben. Strauss et al. (1980) sprechen von „Gefühlsarbeit" als Spezifität sozialer Berufe. Die empathische Belastung ist um so stärker, je leichter die Identifikationsmöglichkeiten für die Helfer und je ausgeprägter das miterlebte Leid der Patienten sind. Das Fach Onkologie ist in diesem Zusammenhang besonders betroffen, wie sich auch aus einer größeren Anzahl von Veröffentlichungen ablesen läßt (Übersichtsartikel bei McElroy 1982).

Zum Stand empirischer Streßforschung in der Onkologie

Das Interesse für die Situation der Beschäftigten in sozialen Berufen war bis in die 70er Jahre hinein noch sehr gering. Spezifische Literatur zu onkologischen Helfern gehörte zu den Ausnahmen und war meist anekdotischer Natur.

Methodisch stellt sich das Problem zunächst in der Operationalisierung von subjektiver Belastung (Streß). Einige Forscher unternahmen den Versuch, das individuelle Streßerlebnis als Kriterium für die Streßbeurteilung zu wählen. Dazu gehört die Fragestellung: Fühlen Sie sich belastet, und wie stark? Die Ergebnisse sind entsprechend der Streßtheorie abhängig von einer Fülle von Variablen, so daß die Befunde nur schwer vergleichbar sind. Ein weiterer Ansatz besteht darin, Indikatoren für Streß festzulegen, wie z. B. Störungen der Befindlichkeit und der Berufszufriedenheit und Verhaltensauffälligkeiten der Beschäftigten. Diese Vorgehensweise hat sich in mehreren Studien bewährt.

Die Frage nach der Spezifität onkologischer Arbeitsbelastung und deren Anteil am Burnout der Mitarbeiter stellt für die Untersucher eine besondere Herausforderung dar. Sollte sich herausstellen, daß Beschäftigte onkologischer Stationen signifikant höheren Belastungen ausgesetzt sind als ihre Kollegen anderer Fachrichtungen, hat dies auch berufspolitische Forderungen zur Folge. Methodisch stellt sich hier das Problem der Vergleichbarkeit von z. T. unterschiedlichen Arbeitsinhalten und Arbeitsabläufen.

Trotz der nicht unerheblichen methodischen Schwierigkeiten gibt es eine Anzahl von Studien mit relevanten Ergebnissen. Sie stützen sich in der Mehrzahl auf kleine Fallzahlen und beschäftigen sich fast ausschließlich mit der Krankenpflege.

Vachon et al. (1978) untersuchten mittels eines standardisierten Befindlichkeitsscores das Pflegepersonal einer Station für palliative Medizin und verglichen

Streßniveaus u.a. mit denen einer Gruppe von Brustkrebspatientinnen. Die Schwestern zeigten kaum niedrigere Streßwerte als die Patientinnen. Als Ursache geben die Autoren Empathieproblematik, Teamprobleme und mangelhafte Vorbereitung auf die Anforderungen des Berufs an. Eindimensionale Untersuchungen dieser Art sind nur sehr begrenzt aussagefähig und vergleichbar, da sie nicht auf die Abhängigkeit des Streßniveaus von individuellen und institutionellen Faktoren eingehen.

Die folgenden Studien sind wegen ihrer klaren Indikatorenbildung und der Fragestellung nach der Spezifität onkologischer Tätigkeit aufschlußreich.

Gray-Toft u. Anderson (1981) operationalisieren Streß als Summe von belastenden Einzelepisoden, d.h. besonders häufig vorkommenden Konfliktsituationen im Alltag einer Krankenschwester (Nurse Stress Scale). Das Pflegepersonal von 5 Stationen unterschiedlicher Fachrichtungen (n = 122) nahm an der Untersuchung teil, darunter Beschäftigte einer onkologischen und einer palliativen Station. Drei übergeordnete Bereiche wurden als wichtige Stressorengruppen herausgearbeitet: Arbeitfülle, unzureichende Ausbildung und emotionale Belastung durch das Miterleben von Leiden und Sterben. Hohe subjektive Belastung korrelierte mit niedriger Berufszufriedenheit und geringer Berufsverweildauer. Soziodemographische Variablen, beruflich Position und strukturelle Bedingungen der Stationen konnten zu Streß in Beziehung gesetzt werden. Innerhalb eines Stationsteams zeigten sich erhebliche Belastungsunterschiede zwischen Schwestern unterschiedlicher beruflicher Positionen. Es wurde deutlich, daß Rollenkonflikte, z.B. bei einer Stationsschwester zwischen Pflegedienstleitung und ihren Kolleginnen, für das Zustandekommen von Berufsbelastung eine große Bedeutung haben. Ein weiterere interessanter Aspekt war der Vergleich verschiedener Stationen untereinander. Das Streßprofil zeigte unerwarteterweise keinen Zusammenhang zur Art der Erkrankung der versorgten Patienten. Eine medizinische Station wies die höchste Personalbelastung auf, während beim Personal auf der Hospizabteilung die geringsten Streßwerte gemessen wurden. Die onkologische Station zeigt durchschnittliche Belastungswerte. Die paliative Abteilung verfügte über ein junges, gut funktionierendes Team, hatte gute Arbeitsbedinungen und unterzog sich regelmäßiger Supervision. Die medizinische Station dagegen war geprägt von ungünstigen räumlichen Verhältnissen, überalterten Strukturen und schweren Teamkonflikten, insbesondere auch mit den Ärzten. Empathieprobleme können somit nicht als entscheidende Prädiktoren von Streß angesehen, sondern müssen in Zusammenhang mit der Arbeitssituation gebracht werden.

Die Studie von Avent et al. (1981) vergleicht onkologische Schwesternteams im stationären mit demjenigen im ambulanten onkologischen Dienst derselben Klinik. Interessant war der methodische Ansatz einer Verlaufsbeobachtung. Die Belastung der ambulant tätigen Schwestern war deutlich niedriger als die der stationär beschäftigten. Da es sich im wesentlichen um ein ähnliches Patientengut handelte, dürften diese Unterschiede auf die Arbeitsbedingungen zurückzuführen sein.

Zu den wenigen empitischen Arbeiten, die sich mit der Belastung onkologisch tätiger Ärzte befassen, gehört die Studie von Slaby u. Glicksmann (1986). Sie vergleicht Ärztegruppen, die – je nach ihrem Fachgebiet – mit unterschiedlichen lebensbedrohlichen Situationen der Patienten konfrontiert sind: Notärzte, Kardiologen und Onkologen. Der beobachtete Streß wurde in Beziehung gesetzt zur

Kontaktzeit der Ärzte mit den Patienten und deren Familien, zur Behandlungsdauer der Patienten insgesamt, zu Empathieproblemen, zu sozialer Stigmatisierung der Erkrankungsart und zum Risiko ärztlicher Tätigkeit, Fehlentscheidungen zu treffen, die zu schweren Schäden bei den Patienten führen können. Die Onkologen lagen in dieser Studie an erster Stelle der Belastung, die Notärzte zeigten den geringsten Streß und die Kardiologen wiesen mittlere Werte auf. Die Unterschiede werden als Folge einer mehr oder weniger starken emotionalen Betroffenheit der Ärzte durch das Schicksal ihrer Patienten interpretiert.

Die Kriterien „Belastungsintensität" und „Fachrichtung Onkologie" sind in den zitierten Studien nicht eindeutig zueinander in Beziehung zu setzen. Werden - wie in den Studien von Avent et al. (1981) und Gray-Toft u. Andersen (1981) - die instituionellen Bedingungen näher beleuchtet, treten Strukturprobleme in den Vordergrund. Der empathische Anteil im Sinne von Gefühlsarbeit (Strauss et al. 1980) muß in Beziehung zu weiteren Kriterien gesetzt werden.

Studie über die Belastung von onkologischen Helfern an Kliniken in Bayern

Studien zur Personalbelastung auf onkologischen Stationen stammen meist aus dem englischen Sprachraum und sind angesichts der national sehr unterschiedlichen Organisations- und Ausbildungsstruktur der Helfer nur sehr schwer auf hiesige Verhältnisse übertragbar. Ein Projekt am Max-Planck-Institut für Psychiatrie (Ullrich 1987) hat erstmals der Versuch unternommen, bundesrepublikanische Verhältnisse in der Onkologie zu untersuchen. Angelegt als Pilotstudie sollten Kriterien für die Beurteilung von Belastungen und deren Interdependenz geprüft werden, ohne die Frage der Spezifität und der damit nötigen Vergleichsgruppe einzubeziehen, um den konzeptionellen Rahmen überschaubar zu halten. Ebenfalls wurde der Bereich Coping ausgeklammert. Streß und Stressoren bilden die Beobachtungsgrößen. Innerhalb des Bundeslandes Bayern wurden 13 Kliniken mit onkologischen Abteilungen ausgewählt (36% aller Kliniken mit onkologischen Abteilungen). Einbezogen waren Pflegepersonal und ärztliches Personal. Onkologisch Tätige befinden sich auf chemotherapeutisch oder strahlentherapeutisch orientierten Stationen. Auf operativen Abteilungen werden Tumorpatienten in der Regel nicht über längere Zeit betreut.

Meßinstrumente der Untersuchung war ein in mehreren Schritten erarbeiteter Fragebogen, der sich aus 3 Teilen zusammensetzte: Soziodemographische und institutionelle Parameter bildeten die sog. harte Datenbasis, ein Katalog mit 60 Problempunkten aus dem Berufsalltag zur Messung der subjektiven Belastung schloß sich an. Ein weiterer Abschnitt mit Skalen zu Beschwerdehäufigkeit (v. Zerssen 1976), Berufszufriedenheit und subjektivem Streßempfinden sollte den Personalstreß in seinen verschiedenen Erscheinungsformen erfassen.

91 Schwestern und Pfleger und 57 Ärzte und Ärztinnen nahmen an der Untersuchung teil (Rücklaufquote: Ärzte: 68%, Pflegepersonal: 51%).

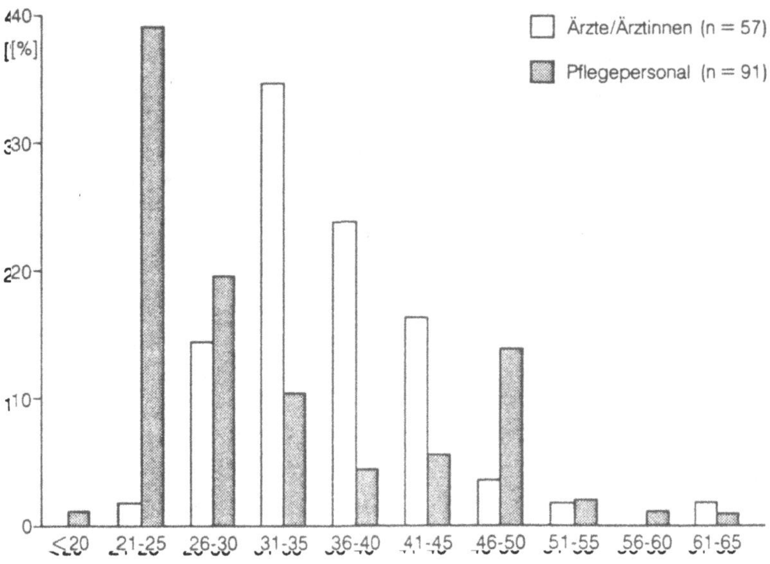

Abb. 1. Altersverteilung der Stichprobe

Soziodemographische Struktur der Stichprobe, institutionelle Arbeitsbedingungen und Prädiktoren von Belastung

Es ist voranzustellen, daß onkologische Stationen sich weder institutionell noch personell von anderen internistischen Stationen unterscheiden. Ein Vergleich mit Referenzdaten erbrachte keinen signifikanten Unterschied. Es gelten für onkologiche Stationen die gleichen knapp bemessenen Personalschlüssel für Ärzte wie für das Pflegepersonal. Es gab Hinweise, daß der allgemeine Pflegeschlüssel von 1974 (2,5 Betten pro Schwester) vielerorts nicht nur nicht eingehalten, sondern sogar beträchtlich überschritten wird (bis 3,0).

Die Zusammensetzung der Stichprobe zeigt auch keine größeren Abweichungen von der für die jeweiligen Berufsgruppe typischen Struktur: ca. 90% des Pflegepersonals sind weiblich, 75% des ärztlichen Personals männlich. die Altersverteilung zeigt Abb. 1. Das Pflegepersonal arbeitet fast ausschließlich im Schichtdienst: etwa je zur Hälfte im Wechsel zwischen Früh- und Spätdienst und zur Hälfte mit zusätzlichem Nachtdienst. Die Schichten folgen unregelmäßig aufeinander und sind daher asynchron zu den allgemein üblichen Arbeitszeiten. Soziale Kontakte sind dadurch erheblich erschwert. Ärzte arbeiten zwar in einem regelmäßigeren Rhythmus, leisten aber eine große Anzahl von Überstunden ab (mehrheitlich 40 und mehr pro Monat). Ärzte arbeiten also im Schnitt 25% mehr, als wozu sie tarifvertraglich verpflichtet wären. Dadurch ergibt sich eine Unterbesetzung von 1 Stelle auf jeweils 4 Ärzte. Hinzu kommen noch Bereitschaftsdienste bzw. Rufbereitschaften.

Die Betreuung der onkologischen Patienten erstreckt sich über insgesamt bis zu 40 Monate. In dieser Zeit reihen sich mehr oder weniger lange (4–6 Wochen) stätionäre Aufenthalte aneinander.

Tabelle 1. Zusammenhang zwischen subjektiver Belastung und institutionellen bzw. soziodemographischen Variablen (Aus Ullrich 1987)

Die subjektive Belastung ist höher bei Helfern ...	Ärztliches Personal	Pflegepersonal
- mit jüngerem Lebensalter	0,33	0,29
- mit geringer Berufserfahrung	0,33	n.s.
- mit geringer onkologischer Erfahrung	0,32	n.s.
- mit vielen Bereitschaftsdiensten	0,32	-
- in Vollzeitbeschäftigung	n.s.	0,25
- im Dreischichtwechseldienst	-	0,27
- in Zusammenarbeit mit vielen unausgebildeten Kräften	n.s.	0,32
- auf Station mit geringen Anteil onkologischer Betten	n.s.	0,23
und korreliert mit:		
- körperlichen Symptomen	0,61**	0,53**
- Berufszufriedenheit (negativ)	0,31**	n.s.
- psychosozialem Gesamtstreß	0,40**	0,44**

kein * = $p<0{,}05$, ** = $p<0{,}001$

Die Angaben zu Personalstruktur und Arbeitsbedingungen bargen an sich schon eine Fülle von Informationen, die für die Frage nach der Belastung relevant sind. Es gibt Hinweise dafür, daß Krankenschwestern über ein nicht sehr ausgeprägtes soziales Netz verfügen. Bei Ärzten lassen sich Konflikte zwischen dem Familienleben und der starken zeitlichen Bindung am Arbeitsplatz ablesen. Mit Hilfe der nächsten Abschnitt vorgestellten Variable „subjektive Belastung" könnten Hypothesen, die einen Zusammenhang zwischen Berufsstreß und individuellen bzw. strukturellen Variablen vermuteten, belegt werden. Tabelle 1 zeigt den Zusammenhang zwischen subjektiver Belastung und institutionellen bzw. soziodemographischen Variablen. Das Streßniveau war bei den Schwestern im Zweischichtwechseldienst günstiger als bei ihren Kolleginnen, die zusätzlich Nachtdienst ableisten mußten. Bei den Ärzten war mit steigender Anzahl abzuleistender Bereitschaftsdienste das Streßniveau signifikant höher. Weiterhin gab es Zusammenhänge zwischen soziodemographischen Daten und subjektiver Belastung. Jüngere Krankenschwestern und Ärzte litten signifikant mehr unter ihrem Beruf als ihre älteren Kollegen. Ärzte mit mehr Berufserfahrung und spezifisch onkologischer Erfahrung zeigten deutlich niedrigere Streßniveaus. Obwohl in der Studie Coping nicht näher untersucht wurde, liegt die Vermutung nahe, daß Bewältigungsstrategien sehr eng von individuellen Voraussetzungen abhängen.

Es gab weiterhin Hinweise auf Zusammenhänge zwischen institutioneller Struktur und Belastung: Schwestern, die mit vielen unausgebildeten Hilfskräften zusammenarbeiten mußten, hatten signifikant höhere Belastungswerte.

Rein onkologische Stationen wiesen insgesamt niedrigeren Personalstreß auf als gemischt onkologische Stationen. Dieses zunächst unerwartete Ergebnis wurde verständlich beim Vergleich der Arbeitsbedingungen: auf rein onkologischen

Stationen waren günstigere Voraussetzungen anzutreffen als auf gemischt onkologischen Stationen. Ähnliche Befunde über die Zusammenhänge von Arbeitsstreß und Stationsstruktur wurden auch von Gray-Toft u. Anderson (1981) erhoben.

Messung der Berufsbelastung

Drei Meßansätze wurden zur Quantifizierung von Berufsbelastung herangezogen: subjektive Belastung als Summenwert des Fragenkataloges zu Konfliktsituationen, Beschwerdeliste (v. Zerssen 1976) und ein Berufszufriedenheitsrating. Die Annahme, daß diese Kategorien unterschiedlicher Beobachtungsebenen das Phänomen Streß weitgehend widerspruchsfrei beschreiben können, wurde bestätigt (s. Tabelle 1, unterer Teil). Hohe subjektive Belastung korrelierte in beiden Berufsgruppen hochsignigikant mit hohem Beschwerdensummenwert. Bei den Ärzten gaben es einen signifikanten Zusammenhang zwischen hoher subjektiver Belastung und geringer Berufszufriedenheit. Als Ausnahme korrelierte dies beim Pflegepersonal nicht. Ein Bias im Sinne sozialer Erwünschtheit wäre zu diskutieren.

Die Einzelergebnisse aus der Beantwortung des Fragenkataloges entwarfen ein differenziertes Bild der Belastung durch onkologische Tätigkeit. Dazu gehören empathische Probleme (Umgang mit Sterben und Tod, Patient-Helfer-Interaktion), Berufsklima, strukturelle Unzulänglichkeit (z. B. Fehlen von Einzelzimmern für Sterbende) und Probleme durch Interferenz zwischen Berufs- und Privatleben (Zeitmangel, Erschwerung sozialer Kontakte, eingeschränktes Familienleben). Die Mehrzahl der Items war für Ärzte und Pflegepersonal identisch, so daß eine Gegenüberstellung unterschiedlicher Belastungsmuster in den beiden Berufsgruppen möglich ist. Empathieprobleme werden vom Pflegepersonal als höher belastend empfunden als von den Ärzten. In Fragen der Berufsidentität ergeben sich bemerkenswerte Übereinstimmungen. Etwa die Hälfte der Ärzte wie der Schwestern haben Phasen, in denen sich sich „wie ausgebrannt“ fühlen, am „Nutzen ihrer Arbeit zweifeln“ und „enttäuscht über die begrenzten Möglichkeiten der Medizin“ sind.

Zu den spezifisch ärztlichen Bereichen gehören Diagnosegespräche und Therapieentscheidungen. Hohe Belastungen treten auf, wenn Ärzte sich im Konflikt zwischen zweifelhaftem therapeutischem Erfolg und den schwerwiegenden Nebenwirkungen, die sie bei den Patienten durch ihr Eingreifen verursacht haben, befinden. An dieser Problematik entzünden sich auch Konflikte zwischen Ärzten und Pflegepersonal. Es wurde deutlich, daß von seiten des Pflegepersonals therapeutische Entscheidungen oft nicht mitgetragen werden können. Seiner Ansicht nach ist das therapeutische Konzept oft nicht an der Gesamtsituation und Lebensqualität der Patienten orientiert. 55% der Schwestern empfinden es als stark belastend, daß Patienten nicht immer ausreichde Schmerztherapie erhalten.

Die Unterschiede im Belastungsprofil zwischen Ärzten und Schwestern geben einen Hinweis darauf, daß individuelle wie berufsspezifische Faktoren zu spezifischen Copingstrategien führen, die dadurch unterschiedliche Belastungsintensitäten nach sich ziehen. Der durch eine Konfliktsituation entstandene Streß kann daher individuell wie berufsspezifisch stark differieren. Die Belastung insgesamt dürfte bei beiden Berufsgruppen jedoch gleich stark sein, da Burnoutsymptome in gleicher Häufigkeit auftreten. Die Korrelation von subjektiver Belastung und psychosomatischen Symptomen ist in beiden Berufsgruppen gleich hoch, wenn auch das Symptommuster für die jeweilige Untergruppe unterschiedlich ist. Fast alle Schwestern geben Kreuz- und Rückschmerzen - bedingt durch die physische Belastung ihres Berufs, z. B. durch schweres Heben - an, aber nur 60% der Ärzte. Bei der gesamten Stichprobe sind Müdigkeit und Reizbarkeit als Symtome sehr verbreitet.

Schlußbemerkung

Ist Helferstreß ein lohnendes Objekt onkologischen Forschungsinteresses? Besteht ein Handlungsbedarf, die Situation der Helfer durch strukturelle und begleitende Maßnahmen zu verbessern, und ist dies auch aus Patientensicht begründbar?

Psychoonkologie als Forschungszweig hat sich u. a. deshalb etabliert, weil das eindimensional somatisch orientierte Hilfsangebot der Medizin insbesondere bei onkologischen Patienten nicht ausreicht. Krankheitsbewältigung benötigt Kommunikation und Kooperation zwischen dem Patienten und seinen Helfern. Nur dadurch lassen sich Ängste abbauen und für beide Teile akzeptable therapeutische Entscheidungen treffen. Für Helfer ist der Umgang mit Krebspatienten ein Arbeitsinhalt, auf den sie von der Ausbildung her nicht vorbereitet sind. Vermeidungs-und Verdrängungsstrategien sind zwar als Schutzmechanismen verständlich, gehen aber an den Bedürfnissen der Patienten vorbei. Psychosoziale Betreuung der onkologischen Patienten als Aufgabe und Arbeitsinhalt wird von den Klinikträgern bisher nicht anerkannt. Die Helfer auf Krebsstationen sind mit derselben Arbeitsfülle konfrontiert, wie sie im Krankenhaus allgemein üblich ist. Ärzte und Schwestern werden vielerorts durch die Bewältigung der rein medizinischen Aufgaben bis an den Rand ihrer Möglichkeiten belastet. Versuche, durch Fortbildungsprogramme und Supervision die Helfer zu unterstützen, sind auf der Basis der derzeit gültigen Personalschlüssel zum Scheitern verurteilt. Ansätze zu einer dringend notwendigen Reduzierung der Belastung onkologischer Helfer liegen daher in erster Linie im strukturellen Bereich. Psychoonkologische Forschung könnte dazu beitragen, auf der Grundlage fundierter Befunde eine Bedarfssituation bei Helfern wie bei Patienten deutlich zu machen, an der auch Klinikträger und Entscheidungsgremien nicht mehr vorbeigehen können. Zusammenhänge zwischen Überlastung im Beruf, Krankenstand, Ausfallzeiten und Berufswechsel könnten auch zu ökonomischen Überlegungen führen, präventive Maßnahmen zur Streßverminderung einzuführen. Eine wirksame Entlastung läßt sich jedoch nur durch eine Verbesserung der Personalsituation auf onkologischen Stationen, verbunden mit mehr Aus- und Fortbildung, erreichen.

Literatur

Avent RA, Maisiak RS, Cain MC, Reymann PE, Yarbro CH (1981) Professional/personal stressors and coping methods of oncology nurses. (Meeting abstract: 6th Annual Congress of the Oncology Nursing Society, May 4–6, Baltimore, p 104)

Bailar JC III, Smith EM (1µ986) Progress against cancer? N Engl J Med 314:1226–1232

Freudenberger HJ (1974) Staff burn-out. J Soc Issues 30:159–165

Gerdes N (1985) Der Sturz aus der normalen Wirklichkeit und die Suche nach Sinn. (Ergebnisbericht der 2. Jahrestagung der Deutschen Arbeitsgemeinschaft für Psychoonkologie, München)

Grauhan A (1968) Untersuchungen über den Berufsweg von Schwestern. Dtsch Schwesternz 5:230

Gray-Toft P, Anderson JG (1981) Stress among hospital nursing staff: its causes and effects. Soc Sci Med 15A:639–647

Hall A (1988) Emotional stress in physicians. Br Med J 296:252–253

Huck K, Petzold H (1985) Death Education, Thanatagogik - Modelle und Konzepte. In: Spiegel-Rösing I, Petzold H (Hrsg) Die Begleitung Sterbender. Junfermann, Paderborn

Köhle K (1984) Aufklärung von Patienten in fortgeschrittenem Krebsstatium. MMW 126:214–218

Lazarus RS (1966) Psychological stress and the coping process. McGrawHill, New York

Maslach C, Pines A (1977) The burn-out syndrome in the day care setting. Child Care Q 6:110–113

McElroy AM (1982) Burnout - a review of the literature with application to cancer nursing. Cancer Nurs 5:211–217

Meerwein F (1976) Bemerkungen zur Arzt-Patient-Beziehung bei Krebskranken. Z Psychosom Med Psychoanal 22:278–300

Oleske D, McDonnell AM, Becker A (1984) Is oncology nursing hazardous to your health? (Meeting abstract: Oncology Nusing Societly's Ninth Annual Congress, May 1984, Toronto, p 89)

Pröll U, Strech W (1984) Arbeitszeit und Arbeitsbedingungen im Krankenhaus. Bundesanstalt für Arbeitsschutz, Dortmund

Reimer C, Kurthen B (1985) Zur Beziehungsproblematik zwischen Ärzten und Krebspatienten. Psychother Psychosom Med Psychol 35:86–94

Selye H (1974) Streß, Bewältigung und Lebensgewinn. Piper, München

Slaby AE,Glicksmann AS (1986) Adaptation of physicians to managing lifethreatening illness. Integr Psychiatry 4:162–165

Stewart BE, Meyerowitz BE, Jackson LE, Yarkin KL, Harvey JH (1982) Psychological stress associated with outpatient oncology nursing. Cancer Nurs 5:383–387

Strauss A, Fagerhaugh S, Suczek B, Wiener C (1980) Gefühlsarbeit. Kölner Z Soziol Soz Psychol 32:630–651

Theorell T (1974) Life events before and after onset of a preamture myocardial infarction. In: Dohrenwend DS, Dohrenwend BP (eds) Stressful life events: their nature and effects. Wiley, New York

Ullrich A (1987) Krebsstation: Belastungen der Helfer. Lang, Frankfurt Bern

Vachon MLS, Lyall WAL, Freeman SJJ (1978) Measurement and management of stress in health professionals working with advanced cancer patients. Death Edus 1:365–375

Vaillant GE, Sobowale NC, McAthur C (1973) Some psychologic vulnerabilities of physicians. N Engl J Med 287:372–375

Zerssen D von (1976) Klinische Selbstbeurteilungs-Skalen (KSb-S) aus dem Münchner Psychiatrischen Informationssystem. Die Beschwerdeliste. Beltz, Weinheim

Zum Ergebnis

Trotz der Tatsache, daß ca. zwei Drittel aller Patienten mit der Diagnose „Krebs“ an dieser Erkrankung sterben müssen, ist die psychische Belastung des medizinischen Personals beim Umgang mit Krebskranken nicht a priori als eine onkologiespezifische Problematik anzusehen. Verschiedene emprische Untersuchungen unter Einschluß von Kontrollgruppen haben jedoch spezifische Belastungen der Helfer in der Onkologie herausgearbeitet. In einer eigenen Untersuchung von 91 Schwestern und Pflegern sowie 57 Ärzte und Ärztinnen in Bayern fand Ullrich:

- Indikatoren für institutionelle und personelle Unterschiede zwischen onkologischen und anderen internistischen Krankenstationen führten zu keinem signifikanten Ergebnis.
- Bei Schwestern im Zweischichtenwechseldienst war das Streßniveau günstiger als bei denjenigen Schwestern, die zusätzlich Nachtdienst ableisten mußten.
- Bei den Ärzten war das Streßniveau mit steigender Anzahl von Bereitschaftsdiensten höher.
- Die subjektive Belastung war bei jüngeren Helfern größer als bei älteren.
- Rein onkologische Stationen gingen mit niedrigerem Personalstreß einher als gemischtonkologische Stationen, da die ersteren Stationen angemessener ausgestattet waren.
- Etwa die Hälfte der Ärzte wie der Schwestern und Pfleger äußerten Phasen, in denen sie sich „wie ausgebrannt“ fühlten.
- Eine besondere onkologiespezifische Belastung von Ärzten liegt in dem Konflikt zwischen zweifelhaftem therapeutischem Erfolg von Maßnahmen und deren schweren Nebenwirkungen.
- 55% der Schwestern und Pfleger empfanden es als stark belastend, daß Patienten nicht immer ausreichende Schmerztherapie erhalten.

Die wichtigste Entlastung liegt auf der organisatorisch-strukturellen Ebene, nämlich in einer Verbesserung der Personalsituation und einer verstärkten onkologiespezifischen Aus- und Fortbildung.

Die Redaktion

Heilpraktiker und Krebs – Subjektive Krankheitskonzepte und Therapeutik nichtapprobierter Heilkundiger

R. Alting

Zusammenfassung

25 Heilpraktiker wurden in halbstandardisierten, problemzentrierten Tonbandinterviews über ihren gedanklichen und praktischen Umgang mit Krebs befragt. Es erfolgte eine kontextsensitive inhaltsanalytische Auswertung.

Bei etwa der Hälfte der Interviewten wurde die Kontrollattribution als hoch eingeschätzt, d. h. sie ließen erkennen, daß sie Krebs in hohem Maße für kontrollierbar, beeinflußbar hielten, sei es auf präventivem, sei es auf therapeutischem Gebiet. Dieser unrealistische Optimismus läßt sich v. a. auf die Überzeugung zurückführen, eine Vielzahl von diagnostischen und therapeutischen Verfahren zur Verfügung zu haben, die denen des offiziellen Medizinsystems weit überlegen seien. Ein charakteristisches Merkmal der meisten Verfahren war das sog. iatromagische Element. Es wird vermutet, daß die affektive Ebene des magischen Denkens und Handelns dem subjektiven Erleben des Krebskranken von Bedrohung und Gefahr entgegenkommt. Bedenklich erscheinen die irrationalen Elemente, die zu einem teilweise absurden Mimikry der naturwissenschaftlichen Medizin geführt haben.

Summary

A total of 25 nonmedical practitioners were questioned as to their conceptual and practical dealings with cancer. The semistandardized, problem-centered interviews were evaluated by a contextually sensitive content analysis. Approximately half the respondents assessed the control factor as high, i.e. they implied that they considered cancer to be highly controllable and susceptible to treatment, whether prophylactically or therapeutically.

This unrealistic optimism is due in part to a conviction that a multitude of diagnostic and therapeutic procedures are available to the nonmedical practitioner which are greatly superior to those of the official medical system. One characteristic feature of almost all procedures was the element of magic. It is assumed that the affective emotional level of magical thinking and acting complies with the cancer patient's experience of threat and danger. The disquieting factor is the presence of strongly irrational elements which have led to a partly absurd mimikry of scientific medicine.

Einleitung, Material und Methodik

Der Berufsstand des Heilpraktikers war in den letzten Jahren immer wieder Gegenstand politischer Auseinandersetzungen. Für eine fundierte Diskussion dieser Problematik ist es wichtig, Kenntnisse über die Binnenstruktur dieses „paramedizinischen“ Bereiches zu gewinnen. Ziel der im folgenden dargestellten Studie war es, mit den Mitteln der Sozialforschung die einzelnen therapeutischen Handlungsweisen von Heilpraktikern mitsamt ihrem subjektiven gedanklichen Bedeutungsumfeld zur Darstellung zu bringen. Die Exploration war exemplarisch zentriert auf eine definierte Krankheitsgruppe, die der Krebserkrankungen.

In halbstandardisierten Interviews wurden 25 Heilpraktiker einer kreisfreien Stadt in Baden-Württemberg und zweier angrenzender Landkreise zu folgenden Themenkomplexen befragt: Möglichkeiten der Krebsfrüherkennung, der Krebstherapie und der Nachsorge und der persönlich-private Umgang der Heilpraktiker mit dieser Krankheit. Die Interviews wurden auf Tonband aufgezeichnet und kontextsensitiv inhaltsanalytisch ausgewertet.

Das methodische Vorgehen orientierte sich im wesentlichen an den Arbeiten von Mayring (1983) und Verres (1986). Nach wörtlicher Transkription und Paraphrasierung erfolgte die Reduktion, indem bedeutungsgleiche, bzw. bedeutungsähnliche Paraphrasen unter einem formelhaften Begriff zusammengefaßt wurden. Diese Schritte der Reduktion gingen einher mit der Festlegung bestimmter Hierarchien innerhalb des so entstehenden Kategoriensystems, also Generalisierungen auf ein einheitliches Abstraktionsniveau. So wurden insgesamt 158 Variablen erstellt. Dieses Kategoriensystem lag der nun folgenden Kodierung zugrunde. Für jedes Interview wurde schließlich in dieser Weise ein Kodierschema erarbeitet, das zur elektronischen Datenverarbeitung herangezogen wurde. Neben der Ermittlung der bloßen Häufigkeitsverteilungen kamen hierbei verschiedene statistische Tests zur Anwendung.

Demoskopische Repräsentativität kann und soll natürlich kein Kriterium einer solchen aufwendigen medizinpsychologischen Studie sein. Festzuhalten ist aber, daß in dem Gebiet, aus dem die explorative Stichprobe gezogen wurde, nur 10 derjenigen nicht interviewt werden konnten, die für diese Untersuchung überhaupt in Frage kamen. Die Gesamtheit der Ergebnisse wurde als Dissertation vorgelegt (Alting 1987). Im folgenden werden ihre wichtigsten Aspekte, bezogen auf das Thema der psychosozialen Onkologie, dargestellt, wobei die Ergebnisse der inhaltsanalytischen Auswertung jeweils gleich diskutiert und in Beziehung zur Fragestellung gesetzt werden.

Einstellungen und Verhalten im Bereich der sekundären Prävention von Krebs (Krebsfrüherkennungsuntersuchungen)

Im 1. Interviewkapitel wurde das Thema der sekundären Prävention, der Krebsfrüherkennung, behandelt. Es kamen sowohl das offizielle Programm als auch die unkonventionellen Methoden zur Sprache, sofern sie von den Heilpraktikern angewendet wurden. Fast alle sahen in der Krebsfrüherkennungsuntersuchung, so wie sie derzeit im offiziellen Medizinsystem von den Ärzten praktiziert wird, ein Verfahren mit geringem Nutzen und teilweise großen Risiken. Trotzdem stellte eine Beeinflussung der Patienten in Richtung Nichtteilnahme eine singuläre Ausnahme dar.

20 der Befragten gaben an, im Rahmen der Krebsfrüherkennung in ihrer Praxis unkonventionelle Verfahren anzuwenden. Genannt wurden folgende: Irisdiagnose; Test nach Neunhoeffer und Gutschmidt; Test nach Kaelin und Weissenborn; Elektroakupunktur nach Dr. Voll; Scheller-Test; Test der Aura; Sklenartest; Brehmer-Test; Vinzenz-Test; Thermoregulationsverfahren; Kirlian-Photographie; Sauerstoffmessung im Blut. Theoretischer Hintergrund und Art der Durchführung dieser Verfahren sind z. T. völlig verschieden, der überwiegende Anteil erhebt aber denselben Anspruch: Mit ihrer Hilfe soll es angeblich gelingen, eine Krebserkrankung in einem sehr frühen Entwicklungsstadium aufzudecken, Jahre vor einer klinischen Manifestation, vor einer morphologischen, pathohistologischen Veränderung. Dieses Vorstadium wird als „Präkanzerose" bezeichnet. Im Falle der Diagnose eines solchen „präkanzerösen" Zustandes kommen nach Angabe der befragten Heilpraktiker verschiedene Therapien, ebenfalls aus dem unkonventionellen Bereich, zum Einsatz, um somit die drohende Manifestation der Erkrankung zu verhüten. Der Erfolg dieser Behandlung wird dann wieder mit denselben Verfahren der unkonventionellen Diagnostik kontrolliert. Welche Bedeutung der beschriebene Sachverhalt haben kann, soll das folgende Zitat aus einem Interview verdeutlichen: „Bei der Hälfte der Patienten stelle ich eine Präkanzerose fest", sagte eine Heilpraktikerin, die zur Diagnose das sog. Thermoregulationsverfahren verwendete.

Wir haben es hier mit einem in sich geschlossenen System von Diagnose, Therapie und Therapiekontrolle zu tun, das von außen nur sehr schwer zu beurteilen ist, sei es durch einen Mediziner oder durch den betreffenden Patienten. Es beinhaltet die Möglichkeit der Auslösung von Krebsängsten bis hin zu Kanzerophobien.

In ihrer Dissertation beschreibt Völcker (1987) die Voraussetzung dafür, daß „wohl alle Menschen bereit wären, zur Krebsfrüherkennungsuntersuchung zu gehen: wenn eine hundertprozentige Erfassung aller Tumoren möglich wäre sowie eine Behandlung, die nicht verstümmelt und hundertprozentig zur Heilung führt. Diese Ziele sind leider utopisch. „Den Anspruch, diese Utopie schon verwirklicht zu haben, erheben diejenigen, die den Gebrauch der unkonventionellen Methoden zur Krebsfrüherkennung propagieren."

Einstellungen und Verhalten im Bereich der Krebstherapie

Ein weiterer Aspekt der beruflichen Beschäftigung von Heilpraktikern mit Krebs ist die Frage, wie sie sich bei Verdacht auf ein klinisch manifestes Krebsleiden verhalten, z. B. bei Palpation eines Tumors, und wie sie sich bei einer sicher diagnostizierten Krebserkrankung verhalten.

Es stellte sich heraus, daß immerhin 3 der Befragten „von Anfang an eigene, alternative Behandlungsmethoden anstrebten". Das Verhalten der übrigen 22, das mit der Kategorie „zum Arzt, in die Klinik schicken" beschrieben wird, wurde im einzelnen folgendermaßen dargestellt: Entweder wurden sog. vorbereitende Behandlungen geschildert, die die Befragten durchführten, bevor sie die Patienten in die Klinik schickten, oder sie gaben ihnen laut ihren Angaben Ratschläge mit auf den Weg ins Krankenhaus, welchen Therapien zugestimmt werden sollte und welchen nicht. In allen Fällen wurde eine solche Beratung so geschildert, daß die Patienten einer Operation zustimmen, eine Strahlen- oder Chemotherapie aber ablehnen sollten.

16 der Befragten führten aus, daß sie die Diagnose „Krebs" schon einmal selbst gestellt hätten. Davon gaben 7 an, dies schon „öfters" oder „häufig" getan zu haben. Insgesamt behandelten 23 der Heilpraktiker bei Krebs auf die eine oder andere Weise selbst, und hier faßten 6 der Befragten ihre Methode als „alternativ" auf, d. h. sie glaubten, diese Verfahren könnten prinzipiell die ärztliche Therapie ersetzen, auch wenn sie das im Einzelfall wohl nicht anstrebten. Die übrigen 17 stellten ihre Behandlungsform als „additiv", ergänzend zur ärztlichen dar, aber nichtsdestoweniger als notwendig und unentbehrlich für eine angemessene Therapie.

Folgende unkonventionellen Behandlungsformen bzw. Therapeutika bei Krebs wurden in den Interviews genannt: Mistelpräparate, Sauerstoff, Ozon, Zellpräparate, Thymuspräparate, Enzympräparate, Bachblüten, Koenzyme, Faktor AF 2, Petrasch-Anthozym, Plenosol, Polyerga, Propolis, Schlangentoxine, Selen, Spenglersane, Vitamine, Zellatmungsaktivator-A-Komplex, Diätetik, Psychotherapie. Bei aller Unterschiedlichkeit der Verfahren bzw. Therapeutika wurde ihnen von ihren Anwendern i. allg. eine große Wirksamkeit zugesprochen, ohne daß sie sie von unerwünschten Wirkungen begleitet sahen. Damit brachten sie sie auch oft in Gegensatz zur ärztlichen Krebstherapie. Diese doch eher unrealistische Einschätzung der therapeutischen Möglichkeiten[1] hat m. E. folgende bedenkliche Aspekte:

1) Patienten könnten von einer möglicherweise kurativen Therapie abgehalten werden, indem man ihnen vermittelt, „alternative" Behandlungsmethoden zur Verfügung zu haben. Dies kommt sicher nur in seltenen Ausnahmefällen vor, stellt aber prinzipiell eine große Gefahr dar.
2) Bei Inkurabilität werden Hoffnungen geweckt, die nicht erfüllt werden können. Daneben stellen Geld- und Zeitverlust auch einen schwerwiegenden Umstand dar.
3) Patienten, die grundsätzlich nicht an die Wirksamkeit der unkonventionellen Therapieverfahren glauben, können sich dennoch oftmals eines quälenden Zweifels nicht erwehren, womöglich lebensrettende Maßnahmen versäumt zu haben. Hier spielen Veröffentlichungen der sog. „yellow press" eine Rolle, aber auch die vermeintlich guten Ratschläge von Freunden und Familienangehörigen.

Es bleibt zu erörtern, warum derartige Behandlungsmethoden, deren Wirkungen nicht über den Placeboeffekt hinauszugehen scheinen (Schumacher 1986), immer verbreiterte Anwendung finden, weit über den Heilpraktikerbereich hinaus.

---

[1] Bei fast der Hälfte der Befragten wurde der Grad ihrer Kontrollattribution bezüglich Krebs als hoch eingeschätzt, d. h. sie ließen während der Gespräche erkennen, daß sie die Krankheit in hohem Maße für beeinflußbar hielten, sei es durch primäre oder sekundäre Präventionsmaßnahmen, sei es durch die Behandlung der manifesten Krankheit.

Hier lassen sich 3 Erklärungsansätze finden:

1) Die Situation der Hilflosigkeit angesichts eines erkennbar inkurablen Tumorleidens stellt auch für den Therapeuten eine erhebliche Belastung dar. Dies kann u. U. die Flucht ins Irrationale auslösen: Das Greifen nach dem letzten Strohhalm, ut aliquid fiat.
2) In aller Regel geht die unkonventionelle Diagnostik und Therapie mit viel Zeitaufwand, körperlichem Kontakt oder körperlicher Nähe einher.[2]
3) Als wichtigster und typischster Aspekt in diesem Zusammenhang erscheint allerdings das „iatromagische“[3] Element, das sich wie ein roter Faden durch Konzepte der Diagnostik und Therapeutik zieht.

Iatromagische Elemente der unkonventionellen Diagnostik und Therapeutik

Für einen Patienten ist das subjektive Erleben seiner Erkrankung, in diesem Fall der Krebserkrankung, ein wesentlicher Faktor seiner Situation. Je mehr er mit den Dingen und Phänomenen seines Lebens und seiner Umgebung auf einer eher affektiven Ebene verbunden ist (Rothschuh führt als extreme Beispiele das Kind und den Dichter an), desto wichtiger werden diese subjektiven Aspekte des Krankheitserlebens. Im Falle der Krebserkrankung können z. B. die Gefühle des Grausamen, Heimtückischen, Unberechenbaren, aber vielleicht auch des Verfaulenden, Schmutzigen den entscheidenen Bezug zur eigenen Krankheit darstellen. (Untersuchungen z. B. von Dornheim (1983) weisen in diese Richtung.)

Im folgenden wird an einigen Beispielen aufgezeigt, daß vielfach die Konzepte der Diagnostik- und Therapieverfahren, die in der Studie beschrieben werden, einen ebenso starken empathischen Konnex besitzen. Über die Analyse von möglichen Krebskonnotationen (metapherähnlicher Bedeutungsinhalt eines Wortes) wird auf den wahrscheinlichen Zusammenhang zwischen einer primär affektiven Bezugsebene, für die der Analogschluß typisch ist, und bestimmten Konzeptelementen hingewiesen.

Krebskonnotation „bedrohlich durch das Heimtückische, Unberechenbare“

Auf die Frage, was für ihn das Charakteristische von Krebs sei, antwortete ein Heilpraktiker u. a.: „Das unbemerkt Schleichende.“ Ein entsprechender iatromagischer Analogschluß wäre dann folgendes Therapiekonzept: „Dann verwende ich noch in ziemlichem Umfang Schlangentoxine ..., die in den verschiedensten

---

[2] Beispielsweise kann sich die „Elektroakupunktur nach Dr. Voll“ über 2 h hinziehen. Die subtilen taktilen Reize, die dabei gesetzt werden, sind sicherlich sehr wohltuend.

[3] Rothschuh führte den Begriff „Iatromagie“ ein mit folgender Definition: „Unter Iatromagie verstehe ich magisches Handeln und Denken, soweit es sich auf die Erhaltung, Wiedererlangung und Stärkung der Gesundheit bezieht, also auf Magie im Bereich der Medizin, aus der sie nach Plinius auch stammt“ (Rothschuh 1978).

Erdteilen gewonnen werden und die sich bei der Krebsbehandlung ausgezeichnet bewährt haben." In der Systematik Rothschuhs, der die Iatromagie in Simile- und Singularitätsmagie gliedert, hätten wir hier ein Beispiel für Singularitätsmagie: „Singularitätsheilwirkungen vermutet man von Naturobjekten, die durch überraschende Wirkungen und Eigenschaften beeindrucken. Beispiel: Gegen Vergiftungen helfen Schlangeneingeweide ... Singularitätswirkungen ... gehen aus vom Unheimlichen (unheimliche Tiere)" (Rothschuh 1978).[4]

Krebskonnotation „bedrohlich durch das Unheimliche"

Die Befragten bekamen eine Selbstratingliste von ätiopathogenetischen Vorstellungen vorgelegt. Das Item „Erdstrahlen, geopathische Zonen, Wasseradern" erreichte eine fast 100%ige Zustimmung. In diesem Zusammenhang erläuterte ein Heilpraktiker seine Vorstellung eines „Krebshauses", dessen Bewohner durch die sog. Erdstrahlen in höchstem Maße gefährdet gewesen seien, an Krebs zu erkranken:

„Ich hatte von der Militärregierung in Stuttgart eine Wohnung in einem Haus bekommen, das ist von den Nachkommen der Familie Dreyfuß, die bekannte Dreyfuß-Affäre, gell. Und deshalb, die Nazis hatten denen das weggenommen, und deshalb hab ich von der Militärregierung dort eine Wohnung gekriegt. Es war ein total unterstrahltes Haus; Efeu, typisch englisch. Es war ein ausgesprochenes Spukhaus, auch noch zusätzlich. Das geht ins Parapsychologische ..."

Vorstellungen über die Ätiopathogenese von Krebs bewegen sich hier auf einer stark affektiven Ebene und führen geradewegs zu einem weit verbreiteten Konzept der Primär- bzw. Sekundärprävention: „... hab ich schon öfters einen mir bekannten Wünschelrutengänger gebeten, da mal nachzuschauen. Und daß durch die Veränderung des Bettes, nur ein, zwei Meter zur Seite gestellt, die Krankheit, die sonst unbeeinflußbar blieb, plötzlich Besserung zeigte."[5]

Dieselbe Krebskonnotation des Unheimlichen läßt sich vielfach der Terminologie der sog. Irisdiagnose[6] zuordnen.

„Das Lungenkarzinom ..., handelt es sich um dunkle Zeichen ..., quillt sozusagen aus der Tiefe hervor. Man hat den Eindruck, als wenn man von einem Auge angestarrt wird" (Kriege 1978).

---

[4] Hingegen beruht das Simileprinzip laut Rothschuh auf dem Glauben an Heilwirkungen durch das Ähnliche: „Die Vermutung einer inneren Verwandtschaft und Zuneigung (Sympathie) des Ähnlichen zueinander." Ein Beispiel aus unserem Themenkreis wäre die z. T. schon verbotene (Frisch-) Zelltherapie. Zehn der 25 Befragten gaben an, sie zur Krebsbehandlung einzusetzen. Ein similemagisches Denken läßt sich m. E. auch hinter der folgenden Äußerung eines Heilpraktikers vermuten: „Zum Beispiel läßt sich Lungenkrebs mit Ozon sehr gut beeinflussen." Der iatromagische Analogschluß ließe sich so formulieren: Dem Organ, das den Sauerstoff dem Körper zuführen soll und in dieser lebenswichtigen Funktion durch den Krebs bedroht ist, wird mit der Zuführung von „potenziertem" Sauerstoff, dem Ozon, zu helfen versucht.

[5] Bemerkenswert, welch hohen Grad an Kontrollattribution die Vorstellung von so etwas wie „Erdstrahlen" birgt.

[6] Insgesamt gaben 14 der 25 befragten Heilpraktiker an, die Irisdiagnostik in Zusammenhang mit der Krebsfrüherkennung einzusetzen.

Es ließe sich denken, daß bei der Beobachtung der zahlreichen Gewebslücken, der sog. Krypten und Lakunen, die jede Iris aufweist, assoziativ-projektionsähnliche Prozesse ablaufen, so wie das bei einem projektiven Test, wie dem Rorschach-Test, gezielt auszulösen versucht wird.

Krebskonnotation „unrein, schmutzig“

Auf die Frage hin, was er in dem Fall tun würde, wenn er bei einem seiner Patienten Krebsverdacht hätte, schilderte ein Heilpraktiker seine Vorgehensweise folgendermaßen:

„In allererster Linie würde ich nach dem Prinzip: Gleiches mit Gleichem, erst einmal die Materie säubern, d. h. den Menschen erst einmal versuchen, wieder sauber zu kriegen ... Ich kann nicht auf dem alten Dreck versuchen, oben drauf mich um den Krebs zu kümmern ... 3, 4, 5, 6 Wochen Reinigungsvorgang ... seh' zu, daß das erst mal wieder sauber wird. Dann bleibt meistens gar nicht mehr viel übrig, dann gehts den Leuten meist viel besser, ganz von alleine.“[7]

Aus dem Bereich der Irisdiagnostik läßt sich folgendes Äquivalent anführen: „... weil die Leber beim Pankreaskrebsgeschehen stets beteiligt ist, ... finden wir auch ein verschmiertes verdunkeltes Leberfeld.“

Die Indikation zur Ozontherapie wird einmal so begründet: „... ob gute Venen da sind, ob man eine große Blutwäsche machen kann. Das gibt eine große Verbesserung im Sinne der Reinigung.“

Ein anderer Heilpraktiker beschreibt folgende Maßnahme zur Prävention, bzw. Therapie von Krebserkrankungen: „Die Hydrokolontherapie: Das ist die Darmreinigung mittels eines Einlaufes, ... technisch perfekt ..., da wird der Darm auf der gesamten Länge des Dickdarmes von alten Darmkotresten und Darmsteinen befreit, Schleimhaut geht mit ab ...“

Das zurückfließende Wasser und die herausgepülten Stuhlreste sind für den Patienten in einem Sichtfenster beobachtbar; so kann ein nachdrückliches Erlebnis der Reinigung vermittelt werden. Es läßt sich diskutieren, ob dieses Einlaufverfahren rituelle Komponenten aufweist, so wie Waschungen als religiöse Zeremonien durchgeführt werden.

Einer der Befragten brachte das Beispiel einer Reinigung auf einer mehr metaphysischen Ebene, wir finden „Unreines, Schmutziges“ als Krebsmetapher im Therapiekonzept des „geistigen“, des „esoterischen Heilens“: „Wir sind umgeben von kosmischer Energie, nehmen ständig Energie auf. Damit wir Energie aufnehmen können, brauchen wir Chakren, die dafür entspannt, offen, sauber sind, rein sozusagen. Und diese Chakren ... können verschmutzen ... dann kommt keine Energie mehr rein, und das kann der Anfang einer Krankheit sein. Wir reinigen diese Chakren ...“

Magisches Denken und Handeln in der Medizin stellte von jeher den Versuch dar, mit dem Bedrohlichen und Unheimlichen im Krankheitsgeschehen fertig zu werden.

---

[7] Auffallend auch hier der hohe Grad an Kontrollattribution in bezug auf die Therapiemöglichkeit.

So können Diagnostik- und Therapieverfahren, die einen stark empathischen Konnex aufweisen, eine gewisse Hilfe zur emotionalen Bewältigung der Belastungssituation geben. Es erscheint aber bedenklich, daß dem betreffenden Therapeuten offensichtlich meistens nicht bewußt ist, auf welcher Ebene er sich dabei bewegt. Diese iatromagische Heilpraxis wird vielfach sekundär rational zu begründen versucht, und so erscheinen oft Konzepte und Methoden als absurdes Mimikry der konventionellen Medizin. Meines Erachtens besteht die Gefahr, daß vermißte und vom Patienten gesuchte Emotionalität durch Irrationalität ersetzt wird. Der Kausalnexus, der das offizielle medizinische System der letzten Zeit geprägt und hier eventuell zu psychosozialen Defiziten geführt hat, sollte ergänzt, aber nicht aufgegeben werden.

Literatur

Alting R (1987) Heilpraktiker und Krebs. Subjektive Krankheitskonzepte und Therapeutik nichtapprobierter Heilkundiger. Med. Dissertation, Universität Heidelberg

Dornheim J (1983) Kranksein im dörflichen Alltag. Tübinger Vereinigung für Volkskunde, Tübingen

Kriege T (1978) Grundbegriffe der Irisdiagnostik. Iris, Osnabrück

Mayring P (1983) Qualitative Inhaltsanalyse. Beltz, Weinheim Basel

Rothschuh KE (1978) Iatromagie. Westdeutscher Verlag, Opladen

Schumacher K (1986) Die Problematik der sogenannten unkonventionellen Krebstherapie. Med Klin 81:423–428

Verres R (1986) Krebs und Angst. Subjektive Theorien von Laien über Entstehung, Vorsorge, Früherkennung, Behandlung und die psychosozialen Folgen von Krebserkrankungen. Springer, Berlin Heidelberg New York Tokyo

Völcker A (1987) Die Motivation von Laien zur Teilnahme an der Krebsfrüherkennungsuntersuchung. Med. Dissertation, Universität Heidelberg

Zum Ergebnis

Der Autor führte 25 semistrukturierte Interviews mit Heilpraktikern durch, die anschließend inhaltsanalytisch ausgewertet wurden. 20 der 25 Befragten erwähnten verschiedene unkonventionelle Verfahren, die sie in ihrer Praxis zur Krebsfrüherkennung einsetzen wie z. B. Irisdiagnostik. Bei der Diagnose eines als Präkanzerose bezeichneten Zustandes kommen verschiedene – ebenfalls unkonventionelle – Therapiemethoden zum Einsatz, deren Erfolg wiederum mit denselben Verfahren der unkonventionellen Diagnostik kontrolliert wird. 22 der 25 Befragten zeigten eine Bereitschaft zur Weiterleitung von Krebspatienten an einen Arzt. 23 Befragte gaben an, Krebspatienten auch selbst zu behandeln; 6 Befragte glaubten, ihre Therapiemethoden könnten die ärztliche Therapie u. U. ersetzen, 17 Befragte stellten ihre Behandlungsform als additiv dar. Alting richtet sein Augenmerk hauptsächlich auf solche Vorstellungen von Heilpraktikern, die aus der Sicht der professionellen Medizin als kaum überprüfbar angesehen werden. Exemplarisch diskutiert er einige Methoden von Heilpraktikern im Hinblick auf – wie er es nennt – „iatromagische Elemente“ des therapeutischen Handelns, und er stellt Analogien zum sprachlichen Umgang mit Krebskonnotationen her wie z. B. „heimtückisch“, „unheimlich“, „unrein“, „schmutzig“.

Bestimmte Behandlungsprozeduren ausschließlich unter ihrem rituellen Aspekt zu betrachten, kann allerdings nicht nur im Bereich der sog. alternativen Heilmethoden, sondern ebenso im Bereich der professionellen ärztlichen Medizin zur Schlußfolgerung führen, hier seien magisch wirkende Erlebens- und Handlungsmuster im Spiele. Die von Alting besonders hervorgehobenen Reinigungsrituale bei der Hydrokolontherapie sind u. E. paradigmatisch für die Schwierigkeit, bei der Interpretation solcher subjektiver Konzepte zur Prävention und Therapeutik das eigentlich als wirksam bezeichnende Agens überhaupt zu benennen. Es ist ja durchaus denkbar, daß derartige intensive Reinigungsrituale – je nach dem weiteren Lebenskontext – weiterreichende Neuorientierungen der Person anregen, die tatsächlich zu einem dauerhaft bewußteren Ernährungsverhalten führen mit fettarmer, ballaststoffreicher Kost, Reduzierung von Umweltgiften und Tabakrauch usw. Die von Alting benannten und kritisierten Behandlungskonzepte wären in solchen Fällen nur einzelne Elemente innerhalb einer umfassenderen Konzeption zur bewußteren Lebensführung, die nicht unbedingt gänzlich im Widerspruch zu Erkenntnissen der professionellen ärztlichen Medizin stehen müßte. Es ist sehr zu hoffen, daß die noch etwas bruchstückhafte Pilotstudie von Alting systematischere und umfassendere Untersuchungen anregt.

Die Redaktion

V. Zukunftsperspektiven

Psychoonkologische Forschung – Was hat sie für den Umgang mit Krebskranken gebracht?

P. Herschbach

Zusammenfassung

Die Frage wird diskutiert, in welchem Maße der psychoonkologisch tätige Therapeut von den Ergebnissen deutschsprachiger psychoonkologischer Forschung profitieren kann. Hauptthemen einschlägiger Forschungsvorhaben sind die psychosoziale Situation der Krebspatienten, die Krankheitsbewältigung und Versorgungskonzepte. Die Ergebnisse haben zwar zu einer allgemeinen Sensibilisierung für die seelische Situation der Patienten geführt und die Notwendigkeit psychosozialer Unterstützungsangebote belegt, sie helfen dem Therapeuten im Einzelfall jedoch wenig. Die Ursache für diesen Mangel an praktischer Nützlichkeit wird weniger in forschungsmethodischen Problemen als in der unzureichenden Kommunikation zwischen Forschern und Therapeuten gesehen.

Summary

The question of how useful psycho-oncology research is for the work of German-speaking psycho-oncological therapists is dissussed. The central issues in research here are psychosocial stress, coping strategies, and therapeutic concepts. The results have made an important contribution toward a general awareness of the psychological situation of cancer patients and justify the work of psycho-oncologists. The task of finding a solution in an individual case is left to the resources, experience, and sensitivity of the individual physician. The reason for this shortcoming in practice is due to methodological problems than to a lack of cooperation between investigators and psycho-oncological therapists.

Aufgaben und Probleme des Psychoonkologen

Eine unbekannte Zahl von Psychoonkologen arbeitet in stationären Einrichtungen, in Akut- und Rehabilitaionskliniken. Sie sind entweder einzelnen Stationen bzw. Abteilungen fest zugeordnet oder werden auf Abruf im Rahmen konsiliarischer Tätigkeit in Anspruch genommen. Die ambulanten Arbeitsbereiche sind schwer zu überschauen. Das Spektrum reicht von Beratungsstellen verschiedener Träger über Praxen bis zur Begleitung von Selbsthilfegruppen. Die Arbeitsfelder unterscheiden sich in ihren Anforderungen bezüglich einer Vielzahl von Merkmalen, von denen das Krankheitsstadium der Patienten wohl das bedeutsamste ist.

Das erste Problem, mit dem der psychoonkologische Praktiker konfrontiert wird, der seine Arbeit im Akutkrankenhaus beginnt, ist häufig auch das größte, nämlich die Definition seiner Aufgaben bzw. Zuständigkeiten. Nicht selten ist die Vorgabe des Arbeitgebers bzw. Chefarztes lediglich die Überzeugung, die starke psychische Belastung vieler Patienten, vielleicht auch deren schlechte Compliance, häufig wohl auch die Belastung des Pflegepersonals, mache die Unterstützung eines „Fachmannes für die Psyche“ erforderlich. Die Entscheidung, einen solchen einzustellen, fällt leichter, wenn der neue Mitarbeiter über Drittmittel (ABM-Maßnahme, Zivildienst, Hospitant, Stiftungsgelder, Forschungsdrittmittel) für eine begrenzte Zeit finanziert wird und nicht eine Planstelle „kostet“. Der Psychoonkologe muß also innerhalb dieser allgemeinen Rahmenbedingungen konkrete Ziele formulieren, ihre Umsetzung in den Stationsablauf integrieren und mit dem Stationsteam, welches vielleicht nur teilweise die Notwendigkeit seiner Tätigkeit einsieht, koordinieren.

Da seine Zeit nicht ausreicht, sich allen Patienten der Station zu widmen, muß er zunächst entscheiden, welche er auswählt. Er kann dabei davon ausgehen, daß es sinnvoller sei, möglichst viele Patienten auszuwählen, die voraussichtlich relativ schnell von seiner Betreuung profitieren werden, oder er entscheidet sich für die behandlungsbedürftigsten Patienten, die intensiverer Betreuung bedürfen. An welchen Merkmalen aber erkennt er die Patienten, die zur 1. bzw. zur 2. Gruppe gehören? Angenommen, am behandlungsbedürftigsten seien die Patienten, denen es am schlechtesten geht - woran erkennt er, daß es einem Patienten schlecht geht? Einfach wäre es, wenn der Patient sich entsprechend äußerte. Alle Erfahrungen zeigen jedoch, daß dies nur relativ wenige tun. Er muß die Patienten also beobachten und aus ihrem Verhalten auf ihr Befinden schließen. Achtet er auf Patienten, die weinen, Schmerzen äußern, sagen, daß alles doch keinen Zweck mehr habe, oder auf solche, die sich wehren, die schimpfen und kritisieren, alles hinterfragen? Vielleicht konzentriert er sich auch auf die, die alles mitmachen, ohne zu klagen und zu fragen, solche, die angenehm und unauffällig erscheinen.

Nachdem der Betreuer sich entschieden hat, nimmt er den ersten Kontakt mit dem ausgewählten Patienten auf. Wie soll er sich vorstellen, ohne daß der Patient denkt, „... wenn die mir schon einen Psychologen schicken, muß es ja schlimm um mich bestellt sein“? Worüber soll er mit ihm sprechen, welche psychologische Interventionsform ist geeignet, Erfolge zu erzielen? Was überhaupt wäre ein Erfolg, bzw. was ist das Ziel der Gespräche? Kurzfristiges Ziel könnte es sein, zur Stimmungsaufhellung des Patienten beizutragen, oder dafür zu sorgen, daß er der weiteren Behandlung wieder optimistisch entgegensieht. Ein langfristiges Ziel wäre es, zu einer günstigen Krankheitsbewältigung beizutragen. Welche Form der Krankheitsbewältigung aber ist günstig und welche schädlich? Ist es gut, wenn der Patient darüber nachdenkt, ob und wieweit seine Lebensführung dazu beigetragen hat, daß er Krebs bekommen hat und in der Folge dieser Analyse beschließt, sein Leben völlig zu ändern, oder ist es besser, wenn er über solcherart Fragen nicht nachdenkt und sich vornimmt, weiterzuleben wie bisher?

Nachdem der Psychoonkologe sich über Behandlungsziel und Behandlungsform klar geworden ist und regelmäßige Gespräche durchgeführt hat - das Vorhandensein von Zeit und Raum voraussetzt -, muß er wieder entscheiden, wann seine Behandlung beendet werden soll, wann die Behandlungsziele erreicht sind. Gut wäre es, wenn er seine Bemühungen durch das Erreichen der Ziele rechtfertigen könnte, z. B. dadurch, daß der Patient sich optimistischer äußert, weniger aggressiv ist und insgesamt zufriedener wirkt. Gut wäre dies, damit das onkologische Team von der Notwendigkeit eines psychoonkologischen Mitarbeiters überzeugt wird oder zumindest nicht vom Gegenteil. Eher ungünstig dagegen wäre es, wenn der Patient sich nun noch mehr beklagt und ständig Erklärungen und Begründungen für das ärztliche Handeln fordert. In diesem Falle nämlich sollte der Psychoonkologe gute Gründe dafür vorzutragen wissen, daß er der Überzeugung ist, die Therapieziele seien erreicht worden. Der Patient sei nämlich aktiver und optimistischer geworden, er sei jetzt bereit, die Verantwortung für sein Leben wieder in die eigene Hand zu nehmen und sein jetziges Leben spiele sich eben auf der Station ab.

Ein 2. Aufgabenschwerpunkt des Psychoonkologen kann darin bestehen, zur psychischen Entlastung des Krankenpflegepersonals beizutragen. Wiederum stellt sich ihm die Frage, welche Krankenpflegepersonen in welcher Weise belastet sind und welche Maßnahmen geeignet wären, etwas dagegen auszurichten. Ein Anlaß zu seiner Einstellung war ja die Einschätzung des Chefarztes, daß hier ein besonderer Handlungsbedarf vorliegt und daß es gut wäre, z. B. eine „Balint-Gruppe" einzurichten. Angenommen, der Psychoonkologe käme, nachdem er mit den Krankenpflegekräften gesprochen und Struktur, Ausstattung und Arbeitsabläufe auf der Station beobachtet hat, ebenfalls zu dem Schluß, daß das Krankenpflegepersonal in außerordentlicher Weise belastet ist und daß Art und Ausmaß dieser Belastungen weitgehend unabhängig von den strukturellen Arbeitsbedingungen sind. Da er zudem den Eindruck gewonnen hat, daß die Hauptbelastungen des Krankenpflegepersonals mit der Identifikation mit moribunden Langzeitpatienten und mangelhafter Kommunikation mit den Ärzten zusammenhängen, kommt er zu der gleichen Auffassung wie sein Chef, nämlich, daß eine regelmäßig stattfindende Gruppenveranstaltung hilfreich wäre.

Bevor die neue Gruppe beginnen kann, sind jedoch noch einige Fragen zu klären. Zu welcher Zeit, wie oft und wie lange findet die Gruppe jeweils statt, in oder außerhalb der Dienstzeit? Ist es günstig, wenn er als Mitglied des Teams die Gruppe leitet, oder ist es vorteilhaft, einen externen unbeteiligten Gruppenleiter zu engagieren? Wenn ja, wer bezahlt ihn? Nehmen sowohl Ärzte als auch Schwestern an der Gruppe teil - auch der Chefarzt? An welchem Gruppenkonzept orientiert er sich? Geht er direktiv nach einem festen Kurriculum vor oder nondirektiv im Sinne einer Selbsterfahrungsgruppe? Orientiert sich die Gruppenarbeit an der Diskussion über Patienten oder an spontan geäußerten Konfliktstoffen?

Wenn alle Beteiligten mit den Vorstellungen des Psychoonkologen übereinstimmen, insbesondere davon überzeugt sind, daß die neue Gruppe Erleichterung bringen wird, kann die Arbeit beginnen. Wenn dann die Fluktuation nicht allzu groß ist und die Veranstaltung etwa ein Jahr lang durchgeführt wurde, wäre es günstig, wenn sich Erfolge einstellten. Etwa dergestalt, daß die Personalfluktuation auf der Station geringer geworden ist, die Arbeitsausfallzeiten reduziert werden konnten, daß generell das Stationsklima besser geworden ist und auch die Patienten spüren, daß sich etwas geändert hat. Ungünstig wäre es, zumindest vom Standpunkt des Chefarztes und der Krankenhausleitung aus, wenn die Zahl der Kündigungen zugenommen hätte und strukturelle Mängel verstärkt diskutiert würden. In eine besonders mißliche Lage geriete der Psychoonkologe, wenn er die letztgenannten Veränderungen als Erfolg seiner Gruppenarbeit interpretieren würde.

Neben den genannten Schwerpunktbereichen werden Psychoonkologen zunehmend zur Bewältigung der folgenden Probleme hinzugezogen: zur Begleitung sterbender Patienten, zur psychologischen Behandlung der Nebenwirkungen zytostatischer Therapie, zur psychologischen Behandlung chronischer Schmerzen sowie zur Familientherapie mit Angehörigen von Tumorpatienten („social support").

Weniger ausführlich als bisher soll Bezug genommen werden auf den 2. wesentlichen stationären Arbeitsbereich des Psychoonkologen, die Rehabilitationskliniken. Die Klientel unterscheidet sich von der in Akutkliniken v. a. durch das Krankheitsstadium und besondere Selektionskriterien, folglich auch durch spezifische psychische Belastungen. Grundsätzlich wird er dort mit ähnlichen Problemen konfrontiert. Diese Probleme beziehen sich auf die Kontaktaufnahme bzw. Motivierung der Patienten zur Teilnahme an psychosozialen Behandlungsangeboten, auf die Frage nach dem individuellen Therapieziel, der entsprechend indizierten Therapiemaßnahme sowie nach deren Erfolgsbeurteilung.

Im ambulanten Bereich, etwa in Beratungsstellen, stellen sich die Probleme der Selektion und Motivierung in geringerem Umfang, da der ratsuchende Patient in der Regel sein Anliegen, den Grund seines Kommens und somit auch das Behandlungsziel vorgibt oder zumindest stärker reflektiert hat. Der Psychoonkologe wird gemeinsam mit dem Patienten das Behandlungsziel überprüfen und entscheiden, welche Form der Behandlung zur Anwendung kommt. Das Spektrum reicht in der Praxis von Sozialberatungen über die klassischen Psychotherapieverfahren bis hin zu verschiedensten körperbezogenen Verfahren, unterschiedlichen Entspannungsverfahren und Mal- oder Kunsttherapien. Einige Behandlungen können als Einzel-Gruppen- oder Familientherapien durchgeführt werden. Möglicherweise rekurriert der Therapeut auch auf onkologiespezifische Erfahrungen, etwa die von Simonton et al. (1982), Tausch (1981) oder LeShan (1982). Nach welchen Kriterien aber entscheidet er im Einzelfall, welches Verfahren zum Einsatz kommt? Vermutlich praktiziert er die Pschotherapieform, in welcher er eine Ausbildung genossen hat. Aller Wahrscheinlichkeit nach wird dies ein Verfahren sein, welches seinen Ursprung und seinen Platz in der Behandlung von Neurosen hat; dies gilt für die meisten der klassischen Psychotherapieverfahren (vgl. Herschbach 1983a, b). Sind diese Ansätze aber auch hilfreich bei der Behandlung von Krebspatienten? Dem Psychoonkologen bleibt kaum etwas anderes übrig, als sich auf seinen subjektiven Eindruck zu verlassen.

Ergebnisse psychoonkologischer Forschung

Welche Hilfe kann der so beschriebene Psychoonkologe, der mit viel Engagement in der psychosozialen Praxis mit Tumorpatienten arbeitet, finden, wenn er sich über die Ergebnisse der einschlägigen Forschung in Deutschland informiert?

Er könnte sich zunächst einen generellen Überblick über die Psychoonkologie verschaffen, indem er z. B. auf Ziegler (1982), Bammer (1981), Meerwein (1985) oder Bräutigam u. Meerwein (1985) zurückgreift. Eine Zusammenstellung deutschsprachiger empirischer Forschungsarbeiten kann er der Arbeit von Stegie u. Mödinger (1986) entnehmen. Diese Zusammenstellung sollte er jedoch ergänzen durch die neueren Arbeiten von Verres (1986), v. Kerekjarto u. Schug (1987) und Aebischer (1987). Der Mühe, sich auch mit älteren deutschen Studien zu beschäftigen, muß er sich nicht unbedingt unterziehen, da die Ergebnisse inzwischen aktualisiert oder verworfen („Krebspersönlichkeit") wurden; die Entwicklung insgesamt verlief von eher persönlichkeitspsychologischer Konstruktforschung hin zu pragmatischeren kliniknahen Fragestellungen und Methoden.

Stegie u. Mödinger (1986) fanden 47 publizierte Forschungsberichte aus den Jahren 1975–1985. Ergänzt um die besagten 3 Arbeiten werden für die folgende Betrachtung 50 Studien zugrunde gelegt. Gegenstand der empirischen Untersuchungen waren die Themen: „Compliance" (2 Studien), „Aufklärung" (7), „Vorsorge" (4), „psychotherapeutische Interventionen" (5), „Krankheitsbewältigung/Coping" (9) und „psychosoziale Belastungen/Lebensqualität" (29), davon die Schwerpunktbereiche „Sexualität" (6) und „Partnerschaft/Familie" (5).

Die meisten Untersuchungen belegen und beschreiben, unter welchen psychosozialen Belastungen Tumorpatienten während und im Anschluß an die medizinische Primärbehandlung leiden. Zusätzlich enthalten viele Studien korrelative Zusammenhänge der Belastungsformen mit demographischen und medizinischen Personenmerkmalen. Die nicht zu unterschätzende Bedeutung dieser Forschungen liegt v. a. darin, daß alle Personen, die mit der Betreuung von Krebspatienten konfrontiert sind, sensibilisiert wurden für das Ausmaß seelischer Beteiligung insgesamt, aber auch spezifischer aufmerksam wurden für Hauptprobleme bestimmter Populationen. Die Kenntnis psychosozialer Risikofaktoren, der Merkmale also, die in engem Zusammenhang mit bestimmten Belastungsformen stehen, erlaubt in gewissen Grenzen die Beachtung vorbeugender Sorgfalt.

Für die generell gewachsene Sensibilisierung gegenüber der psychischen Situation des Patienten steht der Begriff „Lebensqualität". Dieser Begriff hat inzwischen erfreulicherweise Eingang gefunden in die Routinemedizin und wird zunehmend zum Zusatzkriterium für die Beurteilung medizinischen Handelns.

Den 2. Schwerpunkt psychoonkologischer Forschung bildet die Analyse der Krankheitsbewältigung. Auch hier hat sich die Entwicklung von persönlichkeitspsychologischen Modellen hin zu klinischer Nähe entwickelt. Trotzdem ist die Relevanz für den Praktiker noch sehr eingeschränkt, denn es liegen zwar umfangreiche und sehr differenzierte Beschreibungen von Bewältigungsformen vor, es mangelt jedoch bisher noch an zuverlässigen Bewertungsmöglichkeiten (vgl. Heim 1988). Für den Praktiker bedeutet dies, daß er zwar sein Handeln generell legitimieren kann, u. a. mit der inzwischen unbestrittenen Tatsache, daß die Form der Krankheitsbewältigung einen relevanten Einfluß auf Überlebenslänge und Überlebensqualität hat, daß er jedoch weder generell noch im Einzelfall entscheiden kann, welches Coping hilfreich ist und welches nicht. Indikationskriterien für sein Handeln kann er also auch aus dieser Forschung z. Z. noch nicht ableiten.

An 3. Stelle der Rangreihe steht das Thema „Aufklärung". Hier ist natürlich in erster Linie der behandelnde Arzt angesprochen, da Psychoonkologen bestenfalls zum Aufklärungsgespräch hinzugezogen werden, ansonsten wohl eher über die Folgen unangemessener Aufklärungsgespräche mit dieser Thematik konfrontiert werden. Die entsprechenden Forschungsergebnisse sind nicht aktuell, sondern gehören wohl inzwischen eher zum etablierten Wissen. Immer wieder wird belegt, daß die überwiegende Mehrzahl der Patienten aufgeklärt werden möchte, daß die Frage nicht ist, ob, sondern wie aufgeklärt wird, daß die Informationsangebote wiederholt gemacht und stufenweise an das Bewältigungsvermögen des Patienten angepaßt werden müssen. Unklar ist geblieben, wie das Bewältigungsvermögen des Einzelnen beurteilt werden soll (s. oben) und wie häufig tatsächlich in der beschriebenen Weise aufgeklärt wird.

Der letzte praxisrelevante Bereich umfaßt die „psychotherapeutischen Interventionen"; hierzu liegen 5 Forschungsberichte vor. Es werden psychosoziale Versorgungskonzete vorgestellt und bewertet. Insgesamt imponieren die folgenden allgemeinen Erfahrungen. Nur ca. 1/4 der betroffenen Patienten äußern den Behandlungsbedarf von sich aus, unter diesen dominieren eindeutig Frauen. Die Bandbreite der Gesprächsthemen ist sehr groß, als Interventionen werden häufig Krisenintervention, supportive Therapie, Kurzpsychotherapie genannt. Strukturierte informative Behandlungsangebote werden leichter angenommen als interpretierende oder konfrontierende Psychotherapieformen.

Für die Bewertung dieser Forschung gilt ähnliches wie in den bereits genannten Bereichen: die allgemeine Bedeutung der untersuchten Themen und Probleme für das Verständnis und die Betreuung der Patienten wird belegt. Konkrete Aussagen lassen sich jedoch selten über die spezifischen Settingbedingungen der Untersucher hinaus verallgemeinern. Wünschenswert wäre hier eine Psychotherapieforschung, die konkrete Aussagen über den Anwendungsbereich der Methode (differentielle Indikation) macht, Therapieziele reflektiert, das Vorgehen konkret, d. h. nachvollziehbar beschreibt und Daten über die Wirksamkeit vorlegt. Die Studie von Fiegenbaum et al. (1979) kommt diesem Anspruch nahe. Die Autoren beschreiben den Anwendungsbereich (Krebspatienten mit entstellenden Gesichtsoperationen), sie äußern sich über das Therapieziel (Reduktion sozialer Ängste, Steigerung der Selbstzufriedenheit), beschreiben die Interventionen genau (Selbstsicherheitstraining, Rollenspiele) und untersuchen den Effekt der Therapie im Rahmen eines Kontrollgruppendesigns.

Resümee: Welche Forschung nutzt dem psychoonkologischen Praktiker?

Die psychoonkologische Forschung in Deutschland hat eine große allgemeine Bedeutung für die Behandlung von Krebspatienten und die Fortbildung der Betreuer. Sie hat nicht nur wesentlich dazu beigetragen, daß die psychoonkologische Versorgung der Medizin hinzugefügt wurde (z. B. im Rahmen einer wachsenden Zahl von Versorgungsmodellen), sie hat auch die Medizin selbst verändert, mindestens insofern sie biologisch-medizinischen Kriterien zur Entscheidung über Behandlungen psychologische hinzugefügt hat („Lebensqualität"). Die Ganzheit(liche Medizin) ist zwar immer noch mehr als die Summe ihrer Teile, aber ohne alle Teile chancenlos.

Der praktisch tätige Therapeut profitiert jedoch wenig von ihr, wenn er Anhaltspunkte zur Lösung seiner Probleme im Einzelfall sucht. Er bleibt angewiesen auf die allgemeine klinisch-psychologische Ausbildung, auf spezifisch-onkologische Einzelerfahrungen und insbesondere auf Begabung und Intuition.

Wie nun müßte Forschung gemacht werden, um nützen zu können?

Das Problem liegt weniger in der Forschungsmethodologie als in schlechter Arbeitsteilung. Forschung wird von Forschern gemacht, Praxis von Praktikern. Allzu oft handelt es sich um verschiedene „Arten von Menschen". Die einen arbeiten in Universitäten oder Universitätskliniken und haben das *Know-how,* welches man braucht, um Fragebogen zu konstruieren, mit Computern umzugehen und last, not least um Forschungsgelder zu beantragen. Seltener haben sie sich psychotherapeutisch qualifiziert, Patienten treffen sie eher zufällig. Praktiker haben schon während des Studiums mehr Gefallen an klinischer Psychologie als an Methodenlehre gefunden, sie haben anschließend eine oder mehrere Psychotherapieausbildungen absolviert und sich in der Folgezeit eher durch die Lektüre von Maxie Wander und Fritz Zorn weiterqualifiziert als durch Artikel in Fachzeitschriften. Falls sich beide Gruppen zuweilen auf denselben Tagungen treffen sollten, reden sie eher gegeneinander als miteinander.

Das zentrale Problem der Forschung ist das Stellen der richtigen Fragen. Dies kann der Praktiker am besten. Die Fragen sollten erwachsen aus seinen konkreten Problemen und Unsicherheiten am Arbeitsplatz. Beispiele sind: „Wie kann ich zeitökonomisch herausfinden, welche Patienten am dringendsten psychologischer Beratung bedürfen?" oder „Wie kann ich objektiv den Nutzen meiner Arbeit dokumentieren?", „Welchen Patienten empfehle ich eine Selbsthilfegruppe?" oder „Womit hängt es zusammen, ob meine Beratungsangebote von Patienten in Anspruch genommen werden?" Die Voraussetzung dafür, daß entsprechende Fragen im Rahmen von Forschungsprojekten beantwortet werden können, ist zunächst, daß dies der Praktiker grundsätzlich für möglich hält. In einem engen Dialog mit einem Forscher sind sodann diese Fragen in Operationalisierungen und Studiendesigns zu übersetzen. Der gesamte Dialog muß von der Frage durchdrungen bleiben, welche wissenschaftlich zu erwartenden Ergebnisse welche klinischen Konsequenzen haben würden.

Forschungslogisch impliziert diese Forderung, die Polarisierung im uralten Paradigmenstreit („klinische Hermeneutik" vs. „theoriegeleitete Forschung") zu überwinden. Gemeint ist ein Forschungsprozeß, der „spiralenförmig" seinen Ausgang im konkreten Einzelsetting nimmt und induktiv zu allgemeinen Aussagen führt, deren Relevanz für die praktische Ausgangsfrage dann wieder deduktiv geprüft wird.

Was die Forschungsthemen betrifft, so scheint es z. Z. insbesondere an der Entwicklung einer kliniknahen Psychodiagnostik zur Behandlungszuweisung und Wirksamkeitsprüfung zu mangeln. Außerdem sollten Bedarf sowie förderliche und hinderliche Bedingungen für die Durchführung von Personalgesprächsgruppen untersucht werden.

Sollte die Verteilung von Qualifikationen und Interessen bei psychoonkologisch tätigen Forschern und Praktikern so zweigipflig verteilt sein wie oben skizziert, so ist eine Verbesserung der angewandten psychoonkologischen Forschung vorerst an strukturelle Bedingungen geknüpft, die den Dialog zwischen Forschern und Praktikern erlauben bzw. fördern. Dies könnte z. B. auf Tagungen geschehen, die inhaltlich und didaktisch auf dieses Ziel hin ausgerichtet werden. Aber auch Stiftungen und Ministerien, als hauptfinanziers von Drittmittelforschung, könnten in ihren Ausschreibungen und Richtlinien diese Kooperation fördern. Grundvoraussetzung ist, daß der Praktiker daran glaubt, daß Forschung ihm in der Praxis weiterhelfen kann und daß der Forscher bereit ist, seine Methodologie der klinischen Realität anzupassen und nicht versucht, den umgekehrten Weg zu gehen.

Literatur

Aebischer K (1987) Brustkrebs. Huber, Bern Stuttgart Toronto

Bammer K (1981) Krebs und Psychosomatik. Kohlhammer, Stuttgart

Bräutigam W, Meerwein F (1985) Das therapeutische Gespräch mit Krebskranken. Huber, Bern Berlin Heidelberg

Fiegenbaum W, Reinhaus R, Reinhaus S (1979) Psychosoziale Maßnahmen in Rehabilitation von Patienten mit Karzinomen im Gesichtsbereich. Mitt DGVT [Sonderheft] 1:110–121

Heim E (1988) Coping und Adaptivität: Gibt es ein geeignetes oder ungeeignetes Coping? Psychother Med Psychol 38:8–18

Herschbach P (1983a) Einige Überlegungen zur psychosozialen Rehabilitation von Krebspatienten. Rehabilitation 22:33–35

Herschbach P (1983b) Stand und Forschungsperspektiven der Psychotherapie im Rahmen der psychosozialen Krebsnachsorge. In: Bettex M (Hrsg) Umgang mit Krebs als Realität oder Metapher. DAPO, München

Kerekjarto M von, Schug S (1987) Psychosoziale Betreuung von Tumorpatienten im ambulanten und stationären Bereich. Zuckschwerdt, München Bern Wien San Franzisko

Le Shan (1982) Psychotherapie gegen den Krebs. Klett-Kotta, Stuttgart

Meerwein F (1985) Einführung in die Psychoonkologie, 3. Aufl. Huber, Bern Stuttgart Wien

Simonton CO, Matthews-Simonton S, Creighton J (1982) Wieder gesund werden. Rowohlt, Hamburg

Stegie R, Mödinger HJ (1986) Methodenkritische Analyse deutschsprachiger empirischer Forschungsarbeiten (1975–1985) zu psychosozialen Auswirkungen maligner Tumoren. Forschungsberichte der Albert- Ludwigs-Universität, Freiburg im Breisgau

Tausch A-M (1981) Gespräche gegen die Angst. Rowohlt, Hamburg

Verres R (1986) Krebs und Angst. Springer, Berlin Heidelberg New York Tokyo

Ziegler G (1982) Psychosomatische Aspekte der Onkologie. Enke, Stuttgart

Zum Ergebnis

Wir haben Peter Herschbach zu diesem Beitrag aufgefordert, weil er über langjährige Erfahrungen sowohl in psychoonkologischer Forschung als auch in der alltäglichen Beratung Krebskranker verfügt.

Die Aufgaben- und Problembeschreibung für Psychoonkologen in medizinischen Einrichtungen deutet die Komplexität dieses Handlungsfeldes recht lebendig an. Erhebliche Beziehungsprobleme zwischen Ärzten/Arbeitgebern und dem „Fachmann für die Psyche" sind fast immer von vornherein vorprogrammiert. Der „Fachmann für die Psyche" steht vor der oft schwierigen Entscheidung, entweder möglichst viele Patienten auszuwählen, die voraussichtlich relativ schnell von seiner Betreuung profitieren werden, oder sich v. a. den besonders behandlungsbedürftigen Patienten zuzuwenden, die intensiverer Betreuung bedürfen. Der klinisch tätige Psychoonkologe ist nicht nur mit eigenen Gewissensproblemen konfrontiert, sondern er ist zugleich ein Forscher im Feld, der aus seinen Erfahrungen Konsequenzen zieht, welche für Krebsbetroffene, die in seinen Verantwortungsbereich geraten, schnell eine existentielle Bedeutung erlangen können. Herschbach äußert sich nicht dazu, ob bzw. welche der zahlreichen standardisierten medizinpsychologischen Erhebungsmethoden für diese diagnostische Aufgabe als brauchbar anzusehen sind.

Ähnliche Probleme stellen sich hinsichtlich der inhaltlichen Ausgestaltung von Gesprächen. Das Wissen des Psychoonkologen über „günstige" bzw. „schädliche" Formen von Krankheitsbewältigung ist nicht immer eine Hilfe für das professionelle Gesprächsverhalten, sondern es kann vielleicht gerade einer unbefangenen zwischenmenschlichen Begegnung im Wege stehen.

Die von Herschbach dargestellten Probleme der psychosozialen Unterstützung und Kompetenzförderung von Krankenpflegepersonen wurden von der psychoonkologischen Forschung bisher kaum in der Weise untersucht, daß Entscheidungshilfen für den praktischen Umgang mit Copingstrategien abgeleitet werden könnten. Die Komplexität dieser Fragestellungen erfordert wesentlich aufwendigere Forschungsdesigns unter Einschluß von detaillierten, anschaulichen und gut geordneten Erfahrungsberichten.

Es ist interessant, daß Herschbach die Frage, welche Hilfe die einschlägige Forschung dem mit Tumorpatienten arbeitenden Psychoonkologen bietet, zunächst mit einem Hinweis auf Überblickswerke beantwortet. Das Verfassen von Überblickswerken ist weder bei Praktikern noch bei Forschern besonders angesehen, und doch zeigt sich hier, daß die Vermittlung zwischen Forschung und Praxis zu den wichtigsten Aufgaben der medizinischen Psychologie gehört.

Die Redaktion

Desiderate an die künftige psychoonkologische Forschung

N. Gerdes

Zusammenfassung

Die Wünsche an die Forschung werden in diesem Beitrag abgeleitet aus einer Analyse des „Dilemmas“, das die Psychoonkologie ganz zwangsläufig von den Krebskranken übernimmt: im Prozeß der Krankheitsbewältigung muß eine Einheit gefunden werden zwischen der „Normalität“, die in unserer Gesellschaft etabliert ist, und Momenten in der Wirklichkeitserfahrung von Krebskranken (vor allem in der Metastasierungsphase), die in fundamentalem Widerspruch zu eben dieser Normalität stehen. Dazu gehören vor allem die Momente von „Unbeherrschbarkeit der Wirklichkeit“, die in der Erfahrung des spürbar nahenden eigenen Todes unabweislich zum Vorschein kommen und die normale Konstruktion einer vom Menschen kontrollierbaren Realität grundlegend in Frage stellen. Mein zentraler Wunsch an die psychoonkologische Forschung ist, daß sie sich nicht nur auf die „Anpassung der Krebskranken an die Normalität“ konzentriert, sondern verstärkt auch die zweite Seite des Dilemmas erkundet: nämlich eine Anpassung der Normalität an die „Tiefendimension“ des menschlichens Lebens, die sich (unter anderem) in der Wirklichkeitserfahrung von Krebskranken so deutlich zeigt.

Summary

(Future tasks for research in psychooncology.) In this article the main tasks of psychooncological research are derived from an analysis of the "dilemma" that psychooncology necessarily inherits from cancer patients: during the process of coping, the necessity for leading life according to the patterns of "normality" has to be reconciled with existential experiences that contradict fundamentally (especially in the course of progressive disease) this very normality. The awareness of one's own death approaching and the experience of utter helplessness in the face of it tends to shatter the normal construction of reality as something that we are in control of. From this point of view, I wish that psychooncological research would not only concentrate on assisting cancer patients in the process of adaptation to normality but also increasingly face the "second horn of the dilemma": namely the adaptation of the patterns of normality to the specific dimension of the human condition which manifests itself so clearly in the existential experience of cancer patients (among others).

Die Formulierung des Themas enthält einige Implikationen, die eine Äußerung dazu teils erleichtern, teils erschweren: zum einen darf unter dem Titel „Desiderate ..." *gewünscht* werden, und da Wünschen etwas Persönliches ist, darf jedenfalls meine eigene Sicht des Wünschenswerten äußern, ohne zuvor dem Moloch der Konsensfähigkeit geopfert zu haben - und das erscheint erst einmal leicht. Zum anderen aber enthält das Thema auch die Aufforderung zu einem unbescheidenen Blick auf das gesamte Feld der Psychoonkologie: wenn man sich schon mal richtig was wünschen darf, sollte man nach Möglichkeit den *Nervus rerum* treffen, und dies setzt zweifellos voraus, daß man nicht einzelne Teilaspekte, sondern das Ganze in den Blick nimmt; dies wiederum ist gewöhnlich nicht so leicht.

Glücklicherweise aber kann ich mich hier auf den ersten Beitrag in diesem Sammelband beziehen: in ihrer Darstellung des Dilemmas der Psychoonkologie hat Almuth Sellschopp einen Gesamtrahmen angesprochen, der meine Wünsche an die künftige psychoonkologische Forschung ganz zwanglos zu den springenden Punkten lenkt. Als erstes wäre deshalb das Dilemma der Psychoonkologie zu rekapitulieren.

Wenn dieses Dilemma so fundamental ist, wie Almuth Sellschopp es darstellt, muß es bereits im Grundansatz der Psychoonkologie auszumachen sein. Worum also geht es in der Psychoonkologie? In der Praxis besteht die generelle Aufgabe der Psychoonkologie darin, Krebskranken und den Menschen, die mit ihnen in Verbindung stehen, dabei zu helfen, die besonderen psychosozialen Belastungen zu bewältigen, die mit einer Krebserkrankung verbunden sind. Was aber heißt hier eigentlich „bewältigen", und um welche „Belastungen" geht es dabei?

Zu beiden Fragen gibt es inzwischen eine kaum noch überschaubare Fülle von Untersuchungen, Beobachtungen und Selbsterfahrungsberichten, und es kann hier nicht darum gehen, all jene individuell wichtigen Einzelaspekte zu erörtern, denen sich die Psychoonkologen in ihrer therapeutischen Arbeit oder in speziellen Forschungsprojekten stellen müssen.

Die grundlegendste und massivste Belastung einer Krebserkrankung geht m. E. davon aus, daß eine Krebsdiagnose von den Betroffenen verbreitet als „Todesdrohung" oder gar als „Todesurteil" empfunden wird, verbunden mit Vorstellungen von verstümmelten therapeutischen Eingriffen, von langem Siechtum zunehmendem Verfall des eigenen Körpers und einem möglicherweise qualvollen langsamen Sterben. Für die Betroffenen hat der Hinweis darauf, daß inzwischen viele Krebskranke geheilt werden können, relativ wenig Bedeutung: jeder weiß, daß in vielen Fällen die Krankheit eben doch tödlich endet und daß dem Sterben eine lange Leidenszeit vorausgehen kann. Da kein Betroffener ausschließen kann, daß nicht doch dieses Schicksal auf ihn wartet, enthält jede Krebsdiagnose faktisch eine ganz reale Todesdrohung: der eigene Tod tritt hinter dem Horizont einer weit entfernten und damit irrealen Zukunft hervor in die Gegenwart und konfrontiert das eigene Wesen mit dem, was er am meisten fürchtet: seine Auflösung. Die besonderen Schreckensvorstellungen, die mit einer Krebserkrankung (und neuerdings auch mit AIDS) verbunden sind, resultieren daraus, daß man diesen Prozeß der Auflösung möglicherweise über eine lange Zeit bei vollem Bewußtsein wird miterleben müssen, der fortschreitenden Zerstörung im eigenen Körper ohnmächtig ausgeliefert.

Diese Konfrontation mit der spürbar nahenden Wirklichkeit des eigenen Todes erschüttert die Welt, in der man bisher gelebt hat und die man so selbstverständlich mit anderen Menschen geteilt hat, bis auf den Grund. Die ganze Wucht dieser

Erschütterung wird wohl erst dann wirklich akut, wenn bei fortschreitender Metastasierung langsam die Hoffnung schwindet, man könne vielleicht doch noch geheilt werden und ins gewohnte Leben zurückkehren.

Die Existenzerfahrung, die dann beginnt, hatte sich zwar auch schon vorher (z. B. im Schock der Diagnoseeröffnung oder in Zeiten seelischer „Tiefs" danach) angekündigt, konnte aber immer wieder durch die Hoffnung auf eine mögliche Heilung beschwichtigt werden; in der Phase forschreitender Metastasierung drängt sie mit wachsender Macht ins Bewußtsein: das eigene Leben kann gegen den bereits begonnenen Prozeß seiner Zerstörung nicht geschützt werden, und weder ich selbst noch all die anderen Menschen, die doch angeblich alles so gut im Griff haben, können irgendetwas dagegen tun. Die Erschütterung, die von dieser Erfahrung ausgeht, stellt das ganze bisher gewohnte Lebensgefühl und Weltbild fundamental in Frage: nicht ich beherrsche die Wirklichkeit, sondern die Wirklichkeit beherrscht mich, und letztlich bin ich ihr total machtlos ausgeliefert. Und die Zukunft wird auch nicht immer besser, sondern - nach allen gängigen Maßstäben - voraussichtich nur noch schlimmer. Und von all den Lebenszielen, für die ich bisher gelebt habe, ist jetzt so vieles einfach total sinnlos: Sicherheit gibt es offensichtlich sowieso nicht, und was soll ich mit Geld, gehobener Berufsposition, Ansehen, Häuschen mit Garten, angenehmem Leben etc., wenn es jetzt auf einen Abgrund von Vernichtung zugeht? Und die Gemeinsamkeit mit anderen Menschen gibt es ja wohl auch nur an der Oberfläche: wer von den anderen kann denn wirklich bei mir bleiben, wenn es auf diesen Abgrund zugeht? Selbst diejenigen, die sich Mühe geben, bei mir zu bleiben, kehren immer wieder zurück in das normale Leben, das mir nun unwiderruflich verschlossen ist.

So in etwa könnte sich die Existenzerfahrung artikulieren, die sich im Verlauf einer Krebserkrankung eröffnet.

Bei näherem Zusehen zeigt sich, daß die Merkmale, mit denen die existentielle Situation von Krebskranken beschrieben werden kann, eigentlich keineswegs etwas so sehr Besonderes oder gar irgendwie Absonderliches sind: im Grunde ist die Situation *aller* Menschen von den gleichen Merkmalen geprägt, und jeder Mensch wird früher oder später an den Punkt kommen, an dem er die gleiche (oder eine ähnliche) Existenzerfahrung macht wie ein Krebskranker. Offensichtlich geht es dabei um eine „Tiefendimension" der *Conditio humana,* die vom normalen Alltagsbewußtsein lediglich aus der Realitätskonstruktion entfernt und damit aus der Wahrnehmung ausgeblendet wird.

In der Konstruktion einer „normalen Realität" und im Alltagsbewußtsein, das in dieser Realitätskonstruktion lebt, wird diese ganze Dimension ausgeblendet, weil sich nur unter Ausschluß des Todes eine vom Menschen kontrollierbare Realität erzeugen läßt. Die Ausblendung des Todes geschieht normalerweise durch 2 recht einfache Mechanismen: zum einen wird die Wirklichkeit des unwiderruflich nahenden eigenen Todes so weit in die Zukunft projiziet, daß sie hinter dem Horizont des Sichtbaren versinkt und damit irreal wird; und zum anderen hofft man, der Tod werde, wenn es dann „irgendwann" doch einmal so weit ist, so schnell eintreten, daß man es eigentlich gar nicht merkt und dem „Ich" auf diese Weise das *Bewußtsein* seiner Auflösung erspart bleibt. Das Besondere an den Krebserkrankungen besteht darin, daß sie (z. T. wegen realer Eigenarten des Krankheitsverlaufs, z. T. wegen der damit verbundenen Assoziationen) diese Mechanismen durchbrechen, mit denen sich das normale Alltagsbewußtsein vor der Tiefendimension der menschlichen Existenz schützt und dann u. a. die Aspekte von Ohnmacht und unausweichlicher Zerstörung des eigenen Ich hervortreten und das Erleben bestimmen.

Im Prozeß der „Krankheitsbewältigung", dem zentralen Thema der Psychoonkologie, geht es nun offenkundig darum, daß diese besondere Existenzerfahrung möglichst gut „bewältigt" oder „verarbeitet" werden kann. Was aber heißt das eigentlich? Hält man sich an die psychoonkologische Literatur, so bedeutet „gute Krankheitsbewältigung": sich nicht von Depression, Angst, Verzweiflung und Hoffnungslosigkeit überfluten zu lassen, die Integrität des eigenen Ich zu behaupten, den zerstörerischen Kräften aktiv zu widerstehen, in angemessenem Maße Hilfe in Anspruch nehmen zu können, im alltäglichen Leben möglichst lange „funktionsfähig" zu bleiben und die Kommunikation mit den anderen Menschen nicht abreißen zu lassen; letztlich also: die besondere Existenzerfahrung, die sich im Verlauf der Krebserkrankung eröffnet, in den Rahmen eines „normalen Lebens" (und das heißt: in die normale Realitätskonstruktion) zu integrieren.

Und hier beginnt das Dilemma der Krebskranken und damit auch das Dilemma der Psychoonkologie: wie bereits in der Beschreibung dieser Existenzerfahrung sichtbar geworden sein dürfte, zeigen sich im Verlauf einer Krebserkrankung Aspekte der menschlichen Existenz, die in direktem Widerspruch zum vorherrschenden Bild eines „normalen Lebens" in unserer Gesellschaft stehen. Wie soll beispielsweise die Erfahrung der totalen Ohnmacht gegenüber einer völlig unbeherrschbaren Wirklichkeit integriert werden in das normale Lebensgefühl, man habe sich selbst und die Wirklichkeit ganz gut unter Kontrolle? Oder: auf welcher Ebene kann denn überhaupt kommuniziert werden zwischen einem „Todeskandidaten" einerseits und Menschen andererseits, die in der alltäglichen Illusion ihrer Unsterblichkeit leben? Und: wie soll man denn alltäglicherweise „gut funktionieren", d. h. die gewohnten Rollenerwartungen und Verhaltensmuster ausfüllen, wenn das „Ich", das doch dies alles hervorbringen und aufrechterhalten muß, so plötzlich seinen Halt im Üblichen verliert und mitten im Bodenlosen einer tödlichen Bedrohung seiner eigenen Existenz steht?

Wenn man sich so auch nur ein Stückchen weit in die existentielle Situation von Krebskranken einzufühlen versucht, wird klar: die Wirklichkeit, die sich den Krebskranken zeigt, ist nicht die bekannte normale Wirklichkeit und kann auch nicht dazu gemacht werden, ohne daß sie ihrer wesentlichsten Inhalte beraubt und damit grundlegend verfälscht würde. Gleichzeitig aber gilt: die Krebskranken müssen (dürfen) noch *leben* mit eben dieser nicht ins Normale integrierbaren Wirklichkeitserfahrung, und das heißt u. a.: apathische Resignation, soziale Isolierung, in Depression und Verzweiflung versinken und ähnliche Formen der Selbstaufgabe sind tatsächlich keine Lösungen für sie. Sie müssen deshalb eine Verbindung finden zu dem normalen Leben, das sie selbst vor der Erkrankung geführt haben und das die anderen Menschen, mit denen sie kommunizieren und interagieren, weiterhin führen.

Und hier zeigt sich das Dilemma der Krebskranken in seiner vollen Gestalt: letztlich stehen sie vor der Zumutung, das Widersprüchlichste, das wir kennen, nämlich Leben und Tod, in ihrer Existenz zur Einheit zu bringen und eine Lebensform zu finden, die die Realität des unaufhaltsam nahenden Todes mit all ihren Implikationen aus der normalen alltäglichen Verdrängung befreit und in die

Wahrnehmung der Wirklichkeit integriert. Die so wahrgenommene Wirklichkeit aber kann nicht mehr die „normale Realität" sein, die eine vom Menschen beherrschbare Wirklichkeit suggeriert und deshalb als allerersten Schritt den Tod, der so eklatant die Ohnmacht des Menschen enthüllt, aus der Wahrnehmung der Wirklichkeit entfernen muß. Wie man es also auch dreht und wendet: „normales Leben" und eine Existenzerfahrung, die die Wirklichkeit des nahenden Todes enthält, sind prinzipiell unvereinbar. Und trotzdem müssen die Krebskranken (und andere Menschen) *beides* leben. Wie soll das gehen können?

Die Psychoonkologie partizipiert ganz notwendigerweise an eben diesem Dilemma, und man könnte die Psychoonkologie von hier aus verstehen als einen Versuch der Gesellschaft, die einzelnen Betroffenen mit dieser unmöglichen Zumutung nicht allein zu lassen, sondern Wege zu suchen und vorzubahnen, die eine Lösung ermöglichen. In der Praxis ist die Psychoonkologie in zweifacher Weise mit diesem Dilemma konfrontiert: zum einen müssen die Psychoonkologen in der Betreuung einzelner Krebskranker (und ihrer Angehörigen) gemeinsam mit den Betroffenen individuelle Lösungswege entdecken und gangbar machen. Das meiste, was in diesen Prozessen individueller Betreuung und Begleitung geschieht, bleibt dem Blick der Öffentlichkeit verborgen. Zum anderen aber – und ab hier wird es öffentlich – muß die Psychoonkologie als wissenschaftliche Disziplin und als Teil des medizinischen Versorgungssystems für sich selbst und in ihren Kontakten mit ihrer wissenschaftlichen und klinischen Umgebung das Dilemma zu thematisieren und zu lösen versuchen. Und da wäre zunächst zu fragen: wie geht sie eigentlich *faktisch* mit diesem Dilemma um?

Für den Bereich der klinischen Tätigkeit von Psychoonkologen hat Almuth Sellschopp sehr deutlich gezeigt, daß hier im Grunde der Druck zur „Normalisierung" der Kranken mit ihren psychosozialen Problemen im Vordergrund steht. Zwar sind Ärzte und Pflegekräfte in zunehmendem Maße bereit und auch fähig, auf „Psychisches" bei den Patienten Rücksicht zu nehmen, aber – durchaus verständlich und berechtigt – doch nur insoweit, als dadurch der gewohnte Ablauf der Stationsarbeit nicht übermäßig beeinträchtigt wird. Zu den anerkannten und willkommenen Aufgaben der Psychoonkologen in klinischen Settings gehören deshalb Aktivitäten wie Krisenintervention, Desensibilisierung gegen Nebenwirkungen der Chemotherapie, Entspannungsübungen, Partnertherapie, Bearbeitung von Lebenskonflikten, die durch den Krankheitsschock aufgedeckt werden u. ä. Gemeinsam ist all diesen Aktivitäten, daß sie darauf abzielen, die Patienten soweit in die „Normalität" zurückzuführen, daß ihre Probleme im Rahmen des „Handhabbaren" bleiben und den normalen Ablauf der Dinge nicht gefährden. Dies ist – für sich genommen – sicherlich eine legitime und wichtige Zielsetzung im Rahmen der klinischen Arbeit und schließlich auch für die Patienten ein wesentlicher Beitrag zur Lösung der einen Seite des Dilemmas. Aber unübersehbar führt die Konzentration der Psychoonkologie auf die „Normalisierungsfunktion", die ihr im klinischen Bereich zugeschrieben wird, zu der Gefahr, daß die andere Seite des Dilemmas, nämlich die in die bestehende Normalität nicht integrierbare Existenzerfahrung der Krebskranken, systematisch verharmlost oder ganz verdrängt wird. Der Trend zu einer stärkeren Professionalisierung der klinischen Psychoonkologie wird diese Gefahr mit Sicherheit noch verstärken: die „normalitätsbedrohenden" Aspekte des menschlichen Lebens, die im Gegenstand der Psychoonkologie eigentlich so überdeutlich enthalten sind, werden soweit beschwichtigt und entschärft, bis auch sie „machbar" erscheinen und damit in die vorherrschende Realitätskonstruktion der Industriegesellschaft integriert werden können.

Im Bereich der psychoonkologischen Forschung ist genau derselbe Mechanismus zu beobachten. In den Theorien zur Krankheitsbewältigung beispielsweise werden die verschiedenen Bewältigungsstrategien auf einem Kontinuum angesiedelt, dessen Endpunkte durch „aktive Konfrontation" und „kämpferische Selbstbehauptung" einerseits, bzw. durch „apathische Selbstaufgabe" andererseits markiert sind. Und die Ergebnisse der empirischen Forschung über den Erfolg der verschiedenen Bewältigungsstrategien sind eindeutig: natürlich ist es besser, alle Kräfte gegen die Krankheit zu mobilisieren, als in Depression und Verzweiflung zu versinken und sich selbst aufzugeben - zumal dieses Ergebnis vorprogrammiert ist, wenn man „Aktivität", „soziale Integration", „Funktionsfähigkeit im alltäglichen Leben" und ähnliche Indikatoren der Normalität als Erfolgskriterien einsetzt. Entscheidender als solche methodischen Bedenken scheint mir jedoch zu sein, daß das gesamte Kontinuum von Möglichkeiten der Krankheitsbewältigung von vornherein vollständig auf der Seite der „Normalität" angesiedelt ist und deshalb als einzige Alternative zur „kämpferischen Selbstbehauptung" eben die resignierende Haltung einer apathischen oder verzweifelten Selbstaufgabe zulassen kann. Offenkundig aber kann doch eine Haltung von kämpferischer Selbstbehauptung allenfalls in der Phase der Primärtherapie und des rezidivfreien Verlaufs ohne massive Verfälschung der Realität überhaupt durchgehalten werden; in der Phase fortschreitender Metastasierung erweist sie sich ganz unübersehbar als illusorisch. Konsequenterweise gibt es denn auch in der Psychoonkologie keine theoretischen Ansätze und kaum empirische Forschung zur Bewältigung progredienter Krankheitsverläufe. Innerhalb der bestehenden Konstruktion einer normalen Wirklichkeit kann das auch nicht „bewältigt" werden; und zwar weder von den Kranken noch von der Psychoonkologie - jedenfalls nicht ohne massive Verdrängung, Verharmlosung oder illusorische Vertröstung. (Und sobald es dann ans Sterben geht, löst sich das Dilemma auf, weil dann „die andere Dimension" nicht mehr in ein normales Leben integriert werden muß.)

Die verbreiteten Konzepte zur „Lebensqualität" sind in ganz ähnlicher Weise eindimensional von der vorherrschenden Normalität aus konstruiert: die eingeführten Meßinstrumente registrieren „hohe Lebensqualität" dann, wenn ein Betroffener möglichst viel Aktivität, „Funktionsfähigkeit im alltäglichen Leben", „soziale Integration" u. ä. zeigt und möglichst wenig Schmerzen, Angst, Depressivität, Hoffnungslosigkeit usw. Natürlich geht es nicht darum, diese Ziele geringzuschätzen oder gar zu diskriminieren. Aber: ein Konzept der Lebensqualität, das bei fortschreitender Krankheit ganz automatisch eine Abnahme der Lebensqualität (mit Tendenz gegen Null) postuliert, ist für die Kranken selbst völlig untauglich, weil es ihnen die Möglichkeit abspricht, trotz körperlicher und seelischer Leiden und trotz zunehmender Distanz zu den „Gesunden" die Qualität ihres eigenen Lebens vielleicht jetzt erst wirklich zu entdecken. Was das Konzept tatsächlich mißt, ist „Integration in die gängige Vorstellung von einem normalen Leben"; daß dies gleichgesetzt wird mit "Lebensqualität", scheint mir ein Beleg für die behauptete Eindimensionalität der psychoonkologischen Forschung.

Als Antwort auf die Frage: wie geht eigentlich die Psychoonkologie selbst mit dem Dilemma um, das sie zwangsläufig von den Krebskranken übernimmt, zeigt sich also, daß sie sich – aufs Ganze gesehen – auf die eine Seite des Dilemmas, nämlich die „Anpassung an die bestehende Normalität“, schlägt und die andere Seite, nämlich die „Anpassung der Normalität an die Wirklichkeitserfahrung der Krebskranken“ verharmlost oder ganz verdrängt. Damit aber wird die Psychoonkologie im Grunde ihrer Aufgabe nicht gerecht und droht gerade das Spezifische ihres „Gegenstandes“ preiszugeben.

Wie also kann es weitergehen? Ich denke, man muß das Dilemma selbst zu Rate ziehen; und da kann ganz generell gesagt werden, daß sich ein Dilemma nie lösen läßt auf derselben Ebene, auf der es sich stellt und daß es deshalb immer eine Aufforderung enthält, den Standpunkt, von dem aus die Situation samt den verfügbaren Handlungsalternativen definiert wird, zu wechseln. Insofern ist ein richtiges Dilemma etwas sehr Kostbares: in ihm kommt die bisherige Sichtweise eines Aspektes der Wirklichkeit an eine unüberwindbare Grenze; und zwar an eine Grenze, an der die gewohnte Realitätskonstruktion mit der Wirklichkeit zusammenstößt: das Dilemma ist Ausdruck einer Wirklichkeit, die innerhalb der bestehenden Realitätskonstruktion nicht integriert werden kann und deshalb eine Ausweitung dieser Konstruktion auf einer neuen Ebene erzwingt.

Freundlicherweise nun enthält das Dilemma selbst mehr oder minder verschlüsselte Hinweise darauf, wie diese neue Ebene aussieht, und man kann sich von ihm dorthin führen lassen – vorausgesetzt allerdings, man kann ihm zunächst einmal aufmerksam und geduldig zuhören, ohne es zu vorschnellen Lösungen zu drängeln. Das Dilemma kann seine Lösung nur jemandem mitteilen, der seine Sprache gelernt hat und mit ihm vertraut geworden ist. Und das heißt: in bezug auf ein Dilemma ist das Wichtigste nicht, es möglichst schnell lösen zu können, sondern im Gegenteil: seine ungelöste Komplexität möglichst lange auszuhalten und es möglichst gut von allen Seiten kennenzulernen.

Und hier bin ich nun endlich bei meinen Wünschen an die psychoonkologische Forschung angelangt: ich wünsche mir, daß die Forschung im Bereich der Psychoonkologie ganz zentral selbst zu diesem Prozeß des Vertrautwerdens mit den beiden so unvereinbaren Seiten des Dilemmas wird; daß sie sich also gerade mit der ungelösten Komplexität ihres Gegenstandes anfreundet und den fundamentalen Widerspruch, der für unser Verständnis darin enthalten ist, hütet als das Kostbarste, was sie besitzt.

Daß die eine Seite des Dilemmas („Integration ins Normale“) dabei vernachlässigt würde, braucht man wohl nicht zu befürchten: alle Anzeichen deuten darauf hin, daß der „Mainstream der psychoonkologischen Forschung durch interne Entwicklungen (z. B. zunehmende Professionalisierung) und durch „osmotischen Druck“ aus den klinischen Settings ganz zwangsläufig in diese Richtung gelenkt wird. Und hier gibt es ja in der Tat wichtige und schwierige Aufgaben zu lösen, von denen Peter Herschbach in seinem Beitrag zu diesem Sammelband die vorrangigen benannt hat.

Meine Wünsche an die psychoonkologische Forschung können sich deshalb – wenn denn das Wünschen überhaupt etwas hilft – eigentlich auf die zweite, die weitgehend verdrängte Seite des Dilemmas beschränken. Und da wäre mein Wunsch zunächst einmal ganz generell, daß die zweite Seite des Dilemmas überhaupt angesehen und für ebenso wirklich und dringlich gehalten wird, wie die erste. Meines Erachtens ist es das Vorrecht der Psychoonkologie – und zugleich ihre vornehmste, wenn auch schwierigste Aufgabe – am Beispiel der Krebskranken jene Aspekte der menschlichen Wirklichkeit zu erforschen und dem Bewußtsein zugänglich zu machen, die in einem fundamentalen Gegensatz zur vorherrschenden „Normalität" stehen und deshalb von uns allen (und nicht nur von den Krebskranken) mehr oder weniger total verdrängt werden. Der „Einstiegspunkt" in diese Dimension ist der Psychoonkologie von den Krebskranken, und zwar v.a. von denjenigen mit progredienter Erkrankung, vorgegeben: es ist die persönliche Erfahrung, daß ich in einer Wirklichkeit lebe, die ich letztlich nicht kontrollieren kann, und daß ich mit jedem Schritt, den ich tue, auf den Moment zugehe, an dem ich dieser Wirklichkeit machtlos ausgeliefert sein werde – ob ich nun will oder nicht.

Vor einer morbiden Fixierung auf das Düstere und Sinnlose, das von diesem Einstiegspunkt zunächst einmal ausgeht, kann eigentlich nur eines schützen: die gleicherweise persönliche Erfahrung, daß aus derselben Wirklichkeitsdimension, die den Tod enthält, auch alle wirkliche Lebendigkeit entspringt. Zahlreiche Krebskranke haben auch diese Erfahrung gemacht – und zwar unter den extrem belastenden Bedingungen der Krankheit. „Bewältigt" werden kann die Realität des spürbar nahenden eigenen Todes m. E. nur, wenn die *gesamte* Wirklichkeitsdimension, zu der die Erfahrung der Todesnähe einen „Einstiegspunkt" darstellt, dem Erleben zugänglich wird. Dann zeigt sich nämlich ein Grundverhältnis von „Ich" und „Wirklichkeit", das zwar ganz anders ist als das, von dem die vorherrschende Realitätskonstruktion ausgeht, das dafür aber auch die „Grenzerfahrungen" des menschlichen Lebens aufnehmen kann: die Wirklichkeit nicht als „Gegner" des „Ich" in einer Auseinandersetzung, in der ich entweder die Wirklichkeit besiege oder von ihr besiegt werden, sondern als das „lebendige Sein" (oder wie immer man es bezeichnen will), das auch das eigene Dasein hervorgebracht und im Sein gehalten hat und es nun in sich zurücknimmt.

Die Wörter werden leider sehr schwierig an dieser Stelle, und die psychoonkologische Forschung wird hier erst einmal eine Sprache finden (d. h. von und mit den Kranken lernen) müssen, die eine Kommunikation mit dem normalen Alltagsbewußtsein ermöglicht. Diesen Prozeß kann man auch in dem hier vorgelegten Versuch nicht einfach überspringen, und insofern muß man sich an dieser zentralen Stelle mit einem etwas mageren Hinweis begnügen: es gibt doch offensichtlich ein ganz anderes Verhältnis von „Ich" und „Wirklichkeit", das man manchmal spüren kann mit Gefühlen von zuverlässigem Gutaufgehobensein, Zutraulichkeit von beiden Seiten, Geborgenheit in einer unbeschreiblich lebendigen Wirklichkeit, die nicht mein Gegner ist, sondern ...

Hier deutet sich eine „dritte Alternative" der Krankheitsbewältigung an, die zwar nicht auf „aktive Konfrontation" oder „kämpferische Selbstbehauptung" setzt, damit aber noch lange nicht in „apathische Selbstaufgabe" verfällt. Logischerweise wird diese Alternative allerdings erst zugänglich, wenn man aufhört, die Wirklichkeit als Gegner zu betrachten, dem es den eigenen Willen aufzuzwingen gilt. Und deshalb wünsche ich der Psychoonkologie, daß sie sich nicht zu sehr von der „Normalität" vereinnahmen läßt, die ja gerade in der Industriegesellschaft von dieser vorausgesetzten Gegnerschaft geprägt ist, sondern möglichst viel von den Kranken lernt – und zwar am aufmerksamsten von jenen Kranken, die in diese Normalität nicht mehr zurückkehren können. Die psychoonkologische Forschung müßte damit – teils ergänzend zum Mainstream, teils im Widerspruch dazu – selbst zum Prozeß dieses Lernens von den Kranken werden.

Wenn in diesem Prozeß die „andere Dimension“ der Wirklichkeit zugänglicher wird und schließlich Ansätze zu einer Integration mit einer (allerdings gewandelten) Normalität sichtbar werden, wird das in mehrfacher Hinsicht einen Fortschritt bedeuten: zum einen wird die Psychoonkologie den Therapeuten helfen können, die Lebenssituation von Krebskranken in *allen* Aspekten wahrzunehmen und gangbare Wege der Krankheitsverarbeitung zu erkunden und anzubahnen. Zum anderen wird eine Wandlung der bestehenden Normalität in der Weise, daß sie mit der „anderen Dimension“ des menschlichen Lebens kompatibel wird, den Krebskranken (und viele anderen) zumindest die extremen Härten eines „Sturzes aus der normalen Wirklichkeit“ ersparen. Und – last but not least: eine solche Integration wird der Normalität und damit uns allen ganz neue Horizonte eröffnen.

Zum Ergebnis

Nikolaus Gerdes kritisiert die einseitige Ausrichtung v. a. der psychoonkologischen *Forschung* hinsichtlich ihrer Orientierung an der „Normalität“. Sowohl Konzepte der Lebensqualität als auch Modelle der Krankheitsverarbeitung und -bewältigung seien zu sehr auf eine Reintegration in das „normale“ Leben, d. h. in ein am Überleben orientiertes Leben, ausgerichtet. Dies durchaus im vermuteten gegenseitigen Einverständnis zwischen Patient und Forscher. Die andere Seite der Existenzerfahrung eines krebserkrankten Menschen, die Konfrontation mit der Todesbedrohung, die Gerdes als „Tiefendimension der Conditio humana“ bezeichnet, werde zu sehr ausgeklammert. Dieser Situation, der sich v. a. Krebsbetroffene im Terminalstadium ausgesetzt sehen, steht die psychoonkologische Forschung bisher weitgehend mittellos gegenüber. Hier nützen weder Entschuldigungen, etwa in dem Sinne, diese Fragen seien methodisch schwer „in den Griff zu bekommen“, noch Hinweise darauf, daß der eigene Copingfragebogen in einem von 65 Items ein Umgehen mit diesem Teil der Existenzerfahrung erfasse. Nikolaus Gerdes berührt einen wesentlichen und gleichermaßen empfindsamen Bereich. Dabei fordert er ein Akzeptieren des Dilemmas durch die psychoonkologische Forschung in der Hoffnung, daß mit Hinwendung und Akzeptanz neue Lösungswege gefunden werden können. Vielleicht würde dabei das Kriterium „Normalität“ durch „Lebendigkeit“ ersetzt werden. Nehmen wir seine Aufforderung zu dieser Aufgabe an, wohl ist diese an die Forscher gestellte Anforderung derjenigen sehr nah, mit der Krebsbetroffene konfrontiert sind.

Die Redaktion

B. Forschungsstrategien in der medizinischen Psychologie

Hermeneutik in der Psychologie

D. Beckmann

Einleitung

Man bat mich vor längerer Zeit, etwas über den Sinn hermeneutischer Psychologie zu schreiben. Als Psychologe lernt man im Studium, daß es da tradierte Ansätze gibt, die allerdings allein historischen Wert haben sollen. Moderne Psychologie sei naturwissenschaftlich begründet. Irgendwo habe ich diese Auffassung auch immer geteilt, irgendwo aber auch nicht. Mit dieser Ambivalenz hängt wohl auch der Umstand zusammen, daß ich fachlich seit nun fast 30 Jahren sehr an der Psychoanalyse interessiert war, nie aber Psychoanalytiker werden wollte.

Die folgenden Ausführungen sind also durch eine Auftragsarbeit entstanden. Durch die Begrenzung der Textlänge mußten viele Argumente verkürzt werden. Ich hoffe, daß ich vielleicht noch dazu kommen werde, die im folgenden aufgeführten Gesichtspunkte an anderer Stelle redundanter und erschöpfender darzustellen. Meine Grundposition ist jedoch hier ganz deutlich zu machen: Die europäischen Denktraditionen seit der „Achsenzeit" (Jaspers 1957), in der sich letztlich heutige Rationalität gründet, mißachten und verteufeln die menschliche Natur und die Natur überhaupt. Aus meiner Sicht kann deshalb psychologische Hermeneutik nur bei Dilthey (1924) ansetzen, der die Gefühle zum Anker aller Erkenntnis gesetzt haben wollte. Andererseits kann man auch weiter zurückgreifen, indem man sich ansieht, wie zur Zeit der Renaissance bestimmte antike Weltbilder (Zarathustra, Deuterojesaja und Pythagoras) durchgesetzt wurden, indem anderes Wissen verteufelt und durch die Hexenverfolgungen ertränkt und verbrannt wurde (vgl. Beckmann D 1989b). Nietzsche war der Auffassung, daß die seit der Renaissance entstandenen Grundbegriffe der Naturwissenschaften (Zeit, Raum, Kausalität etc.) nicht auf Erkenntnis der Natur, sondern der „Bemächtigung" von Dingen gerichtet seien, d.h. der Existenzsicherung des Menschen (vgl. Habermas 1968a). Schon die Avesta (Zarathustra original, nicht Nietzsche) unterscheidet zwischen dem Kampf für das Gute und den teuflischen Mächten der Natur, zu denen auch alle Fremden gerechnet wurden (Schoeps 1970). Um nicht mißverstanden zu werden: auch im alten China (500 v. Chr.) gab es schon den Streit, ob der Mensch mit der (Laotse, Tschuangtse) oder gegen die Natur (Konfuzius) leben solle (Yutang 1955). Es hilft wenig, wenn z. B. Toynbee (1988) den Taoismus als Rückkehr in ein „selbstgenügsames Neolithikum" abqualifiziert.

Hermeneutik ist ein bis heute methodologisch wenig strukturiertes Verfahren zur Aufklärung historischer Entwicklungen. Der Ansatz stammt aus der Philosophie und auch der Soziologie, deren Gegenstände sich ja im Prinzip dem experimentellen Zugang entziehen. In der Psychologie ist das hermeneutische Verfahren nicht tradiert, durchaus aber in der Psychoanalyse. In den einzelnen Kapiteln werden methodische Regeln formuliert, die eine psychologische Hermeneutik begründen könnten.

Hermeneutik ergänzt die Methoden der nomothetischen Wissenschaften, umgreift diese jedoch auch, da alles Wissen historischen Wandlungen unterworfen ist. Hierdurch ergibt sich auch, daß es keine objektive Hermeneutik geben kann. Der transzendentale Anspruch, daß der Forscher losgelöst von seiner historisch gewachsenen Position einen rein objektiven Zugang zu Gegenständen gewinnen könnte, ist falsch. Jeder Forscher ist immer auch Zeitgenosse. Hermeneutik ist dadurch gekennzeichnet, daß der Forscher seinen Gegenstand auch als Teil von sich selbst begreift. Er ist nicht nur objektivierender Beobachter, sondern ganz zentral auch Teilnehmer. Genau das macht den hermeneutischen Ansatz so schwierig: Objektivität ist der Grad der Beurteilerübereinstimmung, deren Bedingungen analysiert werden können, mehr nicht.

Wie noch zu zeigen sein wird, hat der hermeneutische Ansatz eine Reihe von Quellen, die sehr weit in die abendländische Philosophie zurückreichen. Einleitend sollten hier jedoch allein 2 Trends herausgehoben werden, die mit der Geschichte der Psychologie verbunden sind.

Nach der französischen Revolution entstand unter dem Druck der bürgerlichen Restauration auch die Psychologie als Fach in Ablösung der kritischen Sozialpsychiatrie der Zeit des Vormärz (Beckmann D 1984a). Die psychologische Orientierung repräsentiert den romantischen Rückzug auf innere Freiheiten, wo doch äußere zunehmend weniger erreichbar erschienen. Typische Fachvertreter aus dieser Zeit sind Feuchtersleben (1806–1894) und Lotze (1817–1881). Die innere Freiheit wurde als Freiheit des Geistes verstanden, im Kontrast zum Determinismus von Natur und Gesellschaft (Beier 1988; Huppmann 1988). Dieser Aspekt von Psychologie scheint auch heute wieder modern zu sein, in einer Zeit der politischen Ohnmacht gegenüber den Bedrohungen durch Aufrüstung, Umweltzerstörung und wachsender Armut.

Am Ende des vorigen Jahrhunderts bot Wundt (1832–1920) dann jedoch, ganz im Zeichen der bürgerlichen Restauration, eine Orientierung an, die auf Quellen des Humanismus zurückführbar ist und die romantische Weltsicht in der Psychologie ablöste: Die Reduktion von Psychologie auf den experimentellen Ansatz entspricht der Überzeugung, daß durch Technik alles Unglück überwindbar sei. Die klassischen „Experimentiermeister" der frühen Neuzeit hofften so die Angst vor Vernichtung durch Pestepidemien, Kriege und Hungersnöte zu überwinden (Beckmann G 1987). Insofern greift die experimentelle Psychologie Ansätze auf, die historisch weiter zurückreichen, aber auch auf noch vitalere Bedrohungen bezogen sind. Zum historischen Wandel gehört jedoch auch die Tatsache, daß die Folgen der experimentellen Orientierung der Wissenschaften selbst eine Bedrohung geworden sind. Damit stellt sich auch die Frage, ob der romantische Aspekt von Psychologie tragfähig ist, zumal er genauso wie die experimentelle Psychologie bis hin zur modernen Kognitionspsychologie (vgl. Graumann 1988) übersieht, daß der Mensch ein psychosoziales Wesen ist. Aus hermeneutischer Sicht ist der Mensch immer Täter und Opfer seiner Zeit. Die klassische Dichotomie zwischen Freiheit (Geist) und Zwang (Natur) scheint ja auch überwunden, wenn man sich z. B. die theoretischen Ansätze zur Selbstorganisation alles Lebendigen vor Augen führt. Derartige Ansätze enthalten eine demokratische Metapher: Natur als Zufall und Organisation.

Der 2. Trend betrifft die wissenschaftliche Orientierung der Psychologie als Wissenschaft selbst. Zunehmend wurde in den letzten Jahren deutlich, daß die Laborforschung Alltagsprobleme der Menschen verfehlt: Menschen werden geboren, wachsen in Krisen heran, zeugen Kinder, erkranken akut oder chronisch, werden alt und sterben. Die wichtigsten Lebensereignisse können im psychologischen Labor nicht vorkommen. Dilthey (1833–1911) hat als Anhänger der „historischen Schule" als erster deutlich gemacht, daß menschliche Handlungen immer auch biologische Determinanten enthalten. Er ist Schüler von Schleiermacher (1768–1834), der als evangelischer Theologe durchaus auch an romantischen Bewegungen seiner Zeit teilnahm, jedoch auch Aufklärer war. Nach Kant (1724–1804) hat sich Wissenschaft nach den Gegenständen zu richten, sie hat sich von der Natur belehren zu lassen. Diese Position der Aufklärung ist heute fast vergessen, wo doch operationale Begriffe Gegenstände erst konstituieren, Rechenprogramme Gegenstände kommunizierbar machen und methodologische Dogmen Techniken sanktionieren.

Dieser kritische Aspekt hermeneutischer Wissenschaft wird im folgenden hervorgehoben, Natur als Teil des Menschen zu begreifen. Hierbei muß jedoch ein Argument des Weltbildes der Aufklärung korrigiert werden. Wissen ist nicht allein rational begründbar, Verstehen ist nicht allein an der Ich-Identität als Anker festgemacht.

Verstehen

Der hermeneutische Ansatz zielt auf Verstehen von geschichtlichen Ereignissen. Die nomothetischen Wissenschaften können keinen Beitrag hierzu leisten, da sie ja gerade von geschichtlichen Wandlungen unabhängige Naturgesetze erforschen wollen.

Hierdurch ergeben sich zwischen den hermeneutischen Methoden und den naturwissenschaftlichen Ansätzen nicht nur ergänzende Beziehungen:

a) Naturwissenschaft kommt ohne Hermeneutik nur dann aus, wenn sie sich auf Technik reduzieren läßt.
b) Jede naturwissenschaftliche Theorie, die mehr als bloße Technik sein will, ist letztlich nur als geschichtliches Ereignis zu betrachten, das hermeneutisch interpretierbar ist.
c) Hermeneutik ohne Berücksichtigung naturwissenschaftlicher Erkenntnisse ist unwissenschaftliche Metaphysik.

Um diese Bestimmungen zu verdeutlichen, muß kurz auf die historischen Quellen der Hermeneutik eingegangen werden. Etwas vereinfacht können folgende 3 Traditionen unterschieden werden:

Die Stoa als Philosophie des ländlichen Adels in der Antike ging von dem zentralen ethischen Argument aus, daß der Mensch mit der Natur in Harmonie leben solle. Alle Lebewesen seien miteinander verwandt (vgl. Beckmann D 1984a). Der Mensch ist hiernach Teilnehmer und Beobachter der Natur. Diese Position der Stoa wurde dann vom römischen Katholozismus verteufelt, die ja den Menschen qualitativ von den anderen Lebewesen abgehoben wissen wollte und seine animalischen Anteile als verflucht betrachtete. Die Gestalt des Teufels ist der Pan, nach griechischer Mythologie der Sohn des Hermes (Beckmann D 1989b).

Im 2. und 3. Jahrhundert n. Chr. gab es eine hermeneutische Schule, die weit verbreitet war. Grundlage dieser Bewegung waren ägyptische Quellen, nach denen Wissenschaft dem Naturverständnis zu dienen hat (vgl. Schoeps 1970). Dieser Strang erreichte über arabische Quellen das frühe Mittelalter, das im Prinzip das naturwissenschaftliche Wissen der alten Kulturen aufsog. Es wurde zu einer Naturphilosophie entwickelt, die gleichzeitig über die Alchimie die Grundlagen der Chemie und über den Vitalismus auch die Anfänge moderner Medizin begründete, wie z. B. bei Paracelsus (1493–1541).

Die 3. Tradition ist noch heute nicht vergessen. Im 14.–16. Jahrhundert wurden die naturwissenschaftlichen Werke der Antike erneut studiert, nun aber auch allgemein lesbar in die deutsche Sprache gebracht. Diese Übersetzungen begründeten die Aufklärung als Weltbild der Naturwissenschaften bis in das 19. Jahrhundert, wie z. B. das griechische Weltbild von den Krankheiten als Disharmonie der Körperflüssigkeiten. Die pharmakologischen Angaben des Dioscorides (1610/1964) sind z. B. bis heute nahezu unerforscht.

Zur humanistischen Tradition, daß zunächst allein durch die Auslegung alter Texte wissenschaftliche Wahrheit zu erlangen ist, gehört auch die Auffassung Luthers, daß nur die Bibel gelten solle, nicht aber römisch-katholische Dogmatik. Hermeneutik wurde hierdurch auch eine Methode der kritischen Christen. Hierdurch entstand jedoch eine geradezu metaphysische Verschärfung der tradierten Dichotomie, die zwischen „Geist“ und „Natur“. Diese Dichotomie ist bis heute erhalten, wenn z. B. behauptet wird, daß nur der Mensch Qualitäten wie „Sorge“, „Liebe“, „Geist“ oder auch „Humor“ habe (vgl. z. B. Tize 1987). Im Kontrast zu den antiken Hermeneutikern kommt in dieser Tradition Natur nur noch als Randbedingung vor.

Hierdurch entstanden die sog. Geisteswissenschaften, insbesondere auch alle neueren Philosophien, die sich als „hermeneutische Wissenschaften“ verstehen. Am populärsten ist wohl Heidegger, obwohl er nicht nur für mich kaum verstehbar geschrieben hat. Die Natur des Menschen kommt bei Heidegger (1927/1960) allenfalls als reduzierte Randbedingung als „Dasein“ vor. Alles andere ist Geist. Hier muß man wohl auch anmerken, daß bei Heidegger andererseits auch die starkdeutschen Elemente immer weniger zu übersehen sind.

Die geschichtlichen Umdeutungen, was eigentlich Hermeneutik ist, sind also ziemlich radikal. War Hermeneutik ursprünglich die Wissenschaft von den natürlichen bürgerfernen Welten, die sich der technischen Kontrolle entziehen und den Bürgern unheimlich waren, wird sie durch die Reformation, die im wesentlichen eine bürgerliche Bewegung war, zu einer Lehre von der geistigen Freiheit des bürgerlichen Christen und zu einer Haltung der modernen Naturwissenschaften, daß man Naturwissenschaft im Labor zu treiben habe. Diese Haltung war den Aufklärern noch fremd. Naturerkenntnis bezog sich ganz wesentlich auf die Aufarbeitung von Reiseerfahrungen. Sie war damit Feldforschung.

Warum dem „Geist“ des Menschen derartige Bedeutung zugemessen wird, ist aus den theologischen Traditionen verständlich. Albert (1971) deutet diese Tendenz sehr richtig als eine Akzentuierung des „Hörens und Vernehmens“ in der Tradition des Bibelglaubens, als eine „offenbarungstheologische Vorstellung“, die die „Hermeneutiker“ beherrschen, die den Naturwissenschaften Erkenntnismöglichkeiten über den Menschen und menschliche Gesellschaften absprechen.

Mit philosophischer Hermeneutik wird deshalb häufig eine Heilserwartung verknüpft, die ganz im Gegensatz zur Aufklärung steht. Damals kämpften die Philosophen gegen die Dogmen der Kirche, insbesondere auch mit naturwissenschaftlichen Argumenten.

Eine andere Tradition der heutigen Hermeneutik ist der Epoche der Aufklärung mehr verpflichtet, wenn z. B. Soziologen wie Habermas das emanzipatorische Erkenntnisinteresse betonen. Die Aufklärung wollte ja den Mensch aus seiner Unmündigkeit befreien. Aber auch bei Habermas (1968a) gilt das oben angeführte inhaltliche Argument, daß Natur ebenfalls nur als Randbedingung vorkommt, indem sie über „Arbeit" vermittelt wird. Der Glaube an die emanzipatorische Kraft von Arbeit ist andererseits schon für die Aufklärung typisch, nicht jedoch als Ausgrenzung von Natur. Die Aufklärer waren u. a. auch Naturphilosophen, häufig im Streit mit Physikern, wenn sie z. B. den Kraftbegriff intensional verstanden wissen wollten (Beckmann D 1984a).

Erst durch Freud wird die Eingrenzung von Hermeneutik auf das Verstehen von Texten überwunden. Die Psychoanalyse will verbale und nonverbale Zeichen verstehen. Durch die Betonung der nonverbalen Sprachebenen wird gleichzeitig auch relativiert, daß Natur und Geist des Menschen unverbunden sind. Seit dieser Ansatz auch in die Philosophie eingedrungen ist, entstand ein heilloses Durcheinander, das bis heute nicht aufgearbeitet ist.

Piaget (1972) hebt besonders kritisch den Aspekt heraus, daß die Deutschen bis heute nicht verstehen wollen, daß die Subjektivität alles Lebendigen eine biologische Tatsache ist, nicht aber eine Metaphysik. Der Hang der Deutschen zur Metaphysik würde auch erklären, warum der Faschismus als Glaube an eine totale Subjektivität so virulent werden konnte.

Richtig ist sicher, daß aus heutiger Sicht Hermeneutik als die Wissenschaft vom Verstehen sich zentral auf die Subjektivität aller Erkenntnis bezieht. Gerade hierdurch ist sie eine kritische Wissenschaft, indem sie durch die psychoanalytischen Traditionen auch dem Begriff der Gegenübertragung verpflichtet ist, d. h. der Klärung der Anteile, die vom subjektiven Erleben des Forschers abhebbar sein können. Damit ist Hermeneutik Naturwissenschaft, so wie sie die Humanisten schon verstanden.

Regel Nr. 1: Alle Lebensäußerungen können als Zeichen interpretiert werden, nicht nur die schriftliche und mündliche Rede.

Regel Nr. 2: Jede Weltanschauung ist daraufhin zu prüfen, ob sie den Menschen als Teil der Natur versteht.

Regel Nr. 3: Metaphysisch orientierte „Hermeneutik" erkennt man daran, daß dem Menschen Eigenschaften zugesprochen werden, die ihn von allen anderen Organismen unterscheiden sollen.

Zeichen

Im Sinne der griechischen Mythologie beschäftigt sich Hermeneutik mit der Deutung von Zeichen, genauer noch, mit der Erhaltung und Deutung von Wegweisern auf der Reise. Die Markierungspunkte sind konstant, während der Mensch sich bewegt.

Wenn in der Antike Wanderer unterwegs waren, pflegten sie Steinhaufen als Markierungen für Wege anzulegen. Jeder, der vorbeikam, fügte einen Stein hinzu. Derartige Wegweiser hießen bei den alten Griechen Hermen. Der Gott Hermes brachte den Reisenden Glück und Gewinn. Hermes vermittelte zwischen Kultur und Natur. Er war der Gott der praktischen Vernunft der armen Leute, die nicht ihren bürgerlichen gesicherten Ort hatten.

Die Gestalt des Hermes geht auf uralte Mythen zurück, daß der Weg des Menschen nur im Schutze eines natürlichen Begleiters sicher sei. Bei den meisten Naturvölkern ist es die Treue des Hundes, der auch die toten Seelen führt und schützt, in alten griechischen Mythen der Kynozephalus (Hundekopf). Eine späte Version ist der Kynismus, der von Sloterdijk (1983) eindrucksvoll aufgearbeitet wurde. Der Hund als Begleiter des Menschen ist immer auch ein archaisches Symbol für weibliche Sexualität (Beckmann D 1989b). In christlicher Version (seit dem 12. Jahrhundert) überlebte die Hermesgestalt im Christophorus (der das Christkind über den Fluß trägt), der noch heute von den Fernfahrern nicht nur in England als Heiliger verehrt wird. Er schützt vor plötzlichem Tod (Delort 1987).

Die Reisenden galten bis in die Neuzeit als vogelfrei. Die „Räuber, Gauner und Vagabunden" hatten ihre eigenen Wegweiser („Zinken"), um ihr Leben zu sichern. Man malte Zeichen auf die Häuser der Bürger: „krank spielen lohnt sich", „man kann zudringlich werden", „Besitzer ist brutal" etc. (vgl. Neeb 1987). Wie aus Rittern und Knechten in der frühen Neuzeit Raubritter und Reisige wurden, soll hier nicht dargestellt werden. Es war eine Entwicklung, die sich als Untergang einer Kultur verstehen läßt. Die Bürger waren seßhaft und siegreich zugleich, die alten Grundherren waren zu Raubrittern mit ihren Reisigen geworden (vgl. Anker 1987). Damit verschwand auch die nichtbürgerliche Identität, die von der Stoa und den Kynikern ausformuliert wurde.

Die Überzeugung jedoch, daß alles Lebendige beseelt sei (Vitalismus) zieht sich durch alle Epochen der psychologischen Medizin (Beckmann 1984b, 1987).

Durch Einfluß der Humanisten setzte sich die bürgerliche Weltauffassung durch, die durch 2 Merkmale gekennzeichnet ist: Sie ist eng verbunden mit der römisch-katholischen Welt, die zur Zeit der Reformation in Frage gestellt wurde. die römisch-katholische Tradition betont die Rationalität des Menschen (Emotionalität = Animalität). Sie schließt weibliche Lebensbereiche aus der Öffentlichkeit aus, wodurch die Tätigkeiten der praktischen Vernunft abgewertet wurden. Durch diese Entwicklungen auf dem Hintergrund schwerster sozialer Krisen (Pestepidemien, Hexenverfolgungen etc.) fand die Rückorientierung auf die Auslegung antiker Schriften („ad fontes") und schließlich der Bibel („sola scriptura") statt. Durch diese neuzeitliche Entwicklung war, wie schon dargestellt, nun Hermeneutik zur Textauslegung geworden, wodurch u. a. auch Naturwissenschaftler und Philosophen als Ketzer verfolgt wurden (Nigg 1986), die sich in Widerspruch zu den jeweils herrschenden Textinterpretationen setzten.

Wie weit die Textgläubigkeit reicht, kann man z. B. daran erkennen, daß die formale Logik des Aristoteles, der noch im Psychologielexikon von Hofstätter (1957a) der meistzitierte Autor ist, erst von Frege (1891/1962) Ende des 19. Jahrhunderts hinterfragt wurde.

Aus heutiger Sicht sind 3 Entwicklungen zu unterscheiden, die wiederum vielfältige Verzweigungen aufweisen: der angelsächsische Empirismus (Natur als Kausalität = Gott bewegt alles), die Aufklärung (der Mensch erfährt Natur durch die rationalen Kategoerien = Gott zeigt sich im Menschen) und das technische Verständnis (der Mensch bewegt die Natur als Herrscher der Schöpfung). Alle 3 Hauptströmungen lassen sich aus dem Bibelglauben ableiten. Im Prinzip zeigen sich katholische, lutheranische und calvinische Grundüberzeugungen (vgl. Abschnitt „Feld"), die zur stoischen Philosophie in fundamentalem Widerspruch stehen. Im modernen Sprachgebrauch könnte man feststellen, daß alle 3 Entwicklungen eines gemeinsam haben: der Mensch braucht die Natur als Gottesbeweis, als Zeuge oder aber als Objekt. Die Stoa ging davon aus, daß die Natur den Menschen nicht braucht, da er doch nur ein Teil von ihr ist.

Wenn man sicher ist, daß der Mensch Teil der Natur ist, sind die Zeichen, die ein Hermeneutiker verstehen möchte, nicht auf gesprochene und geschriebene Sprache zu reduzieren. Es gibt prinzipiell eine Fülle von nonverbalen Zeichen, die das jeweilige Verhältnis eines Menschen zur Natur andeuten. Hierbei sind aus psychologischer Sicht die Zeichen am bedeutsamsten, die sich auf die menschliche Natur beziehen: Sexualität, Konzeption, Geburt, Entwicklung ... Rückbildung, Sterben etc. Viele Zeichen kann man jedoch nur im Artenvergleich verstehen, andere nur, wenn man die historisch gewachsenen Muster kennt, mit menschlicher Natur umzugehen.

Der letzte Aspekt ist von besonderer Bedeutsamkeit, da sich dem Menschen Natur nur über Kultur vermittelt. Ein Arzt kann z. B. als aufgeklärter Mensch Frauen bei der Geburt Schmerzmittel anbieten, weil er nicht der Auffassung ist, daß eine Frau unter Schmerzen gebären soll, oder weil er Schmerzen für natürlich hält, oder weil er technikgläubig ist. Jede dieser Haltungen entspricht bestimmten Traditionen. Er könnte sogar die Überzeugung haben, daß Geburtshilfe im Prinzip nicht nötig sei, weil er an die „natürliche" Geburt glaubt. Aufklärung bringt hier nur der Kulturvergleich, daß Geburt immer mit Zuwendung und Hilfestellung verbunden ist, um das Maß an möglicher Selbstbestimmung der Gebärenden zu optimieren. Zunächst wäre hier zu fragen, was die Schmerzen als Zeichen für eine bestimmte Frau bedeuten. Im Extrem mag sie ja auch ihrem Mann beibringen wollen, was eine Frau ertragen muß, oder aber auch die Schmerzen als Legitimation der Mutterrolle gegenüber dem Kind verstehen. Manche Frauen gebären ja auch mit orgastischer Lust. Zeichen sind immer mit der Lebensgeschichte des Menschen verbunden.

Ein 2. Aspekt ist besonders bedeutsam, weil er eine Position kritisiert, die besonders auch für die Aufklärung gilt. Bei Kant (1787/1915) sind die Anker von Naturerkenntnis die Ideen, die die Vernunft ausmachen. Die rationalen Kategorien des Menschen haben nach dieser Auffassung ihren Ursprung in der Ich-Identität des Menschen. Hiernach mißt der Mensch Naturbewegungen an sich selbst. Er kommt damit in das Dilemma, daß er nicht Natur sein darf, um Natur erkennen zu können, eine Haltung, die tatsächlich für die Aufklärung besonders typisch ist (vgl. Hubig 1985). Hermeneutik dient nach dieser Auffassung auch der Herstellung von Ich-Identität. Wie ungeheuerlich dieser Ansatz sein kann, spürt man, wenn heute z. B. ein alter Mann immer noch seine faschistischen Grundüberzeugungen praktiziert, die aus seiner Sozialisation stammen. Zu historischer Zeit war seine Ich-Identität ja auch deshalb eine andere als heute, gerade wenn sie konstant bleibt.

Aus psychoanalytischer Sicht kann man das Postulat der Aufklärung differenzieren: Ich-Identität ist ein Prozeß, nicht eine unverrückbare Meßlatte. Sie stellt sich insbesondere auch dadurch her, daß man seinen Erinnerungen nicht so einfach trauen darf, da man besonders auch unangenehme Erfahrungen verdrängt haben kann.

Aus Sicht der Stoa fehlt aber immer noch eine zentrale Bestimmung: auch der Psychoanalytiker geht davon aus, daß alle Zeichen möglichst verbalisierbar sein sollten. Rein empirisch erreicht die Psychoanalyse ja auch nur die intelligenten, attraktiven und sozial erfolgreichen Menschen, wie Freud selbst kaum bürgerliche

Mittelschicht, sondern nahezu ausschließlich Oberschicht behandelt hat. Die Psychoanalyse geht davon aus, daß allein die Kindheit die Ich-Identität bestimme, d. h. die Auseinandersetzung von Natur und Kultur („Triebschicksale“) die kindlichen Motive forme, die dann lebenslang stabil bleiben würden. Als Ergebnis von Gesundheit entstehe dann die Freiheit von Natur, wie auch die Kulturentwicklung des Menschen gesehen wird (Elias 1978). Die Potenz der Verbalität erscheint dann aus dieser Sicht als Mündigkeit, durchaus im Sinne der Aufklärung.

Erst die Kommunikationstheoretiker überschreiten diese Barriere, indem sie den nonverbalen Zeichen, d. h. der pragmatischen Semantik von Handlungen mehr Bedeutung zumessen als den verbalen Inhalten (vgl. Abschnitt „Sprache“). Ob sie mit diesem Ansatz auch mehr praktische Vernunft zulassen, kann heute nur Hoffnung sein. Man gewinnt nicht selten den Eindruck, daß die „Systemtheoretiker“ ihre eigenen Befangenheiten übersehen. Die Psychoanalyse kennt im Prinzip die Subjektivität aller Erkenntnis. Der Begriff der Gegenübertragung (vgl. Kutter et al. 1988) umgreift ja die verschiedensten Quellen möglicher Befangenheiten.

Regel Nr. 4: Im ursprünglichen Sinne sind Zeichen Wegweiser für die praktische Vernunft.

Regel Nr. 5: Die praktische Vernunft ist eher mit weiblichen Tugenden verbunden.

Regel Nr. 6: Zeichen, in denen sich Veränderungen des Menschen (Lebenszyklus und Epochen) abbilden, sind an natürlichen Vorgängen (Zeugung, Geburt, Krankheit, Sterben etc.) festgemacht.

Alltag

Der hohe Grad an Komplexität des Alltags macht die besondere Schwierigkeit hermeneutischer Ansätze aus.

Laborwissenschaften haben es mit der Übersicht einfacher, da sie sich nach Regeln ausrichten, die zwar jeder lernen könnte, die jedoch oft nicht akzeptierbar sind. Das hat praktische, aber auch theoretische Gründe. Die theoretischen Gründe liegen auf logischer und empirischer Ebene. Laborwissenschaften haben die Möglichkeiten, etwas allgemein Gültiges zu spezifizieren und etwas Spezifisches einer allgemeinen Theorie zuzuordnen (Deduktion und Induktion). Allerdings sind die logischen Bedingungen, die wissenschaftliches Erklären möglich machen (H-O-Schema, Stegmüller 1969), derart anspruchsvoll, daß sie zumindest in den Sozialwissenschaften als schwer erfüllbar gelten (Kreppner 1975). Empirisch entsteht darüber hinaus die Schwierigkeit, daß Kausalität im Prinzip mit dem logischen Begriff der Implikation zwar Berührungen zeigt, aber selbst kein logischer Begriff ist, sondern ein empirischer. Darüber hinaus gibt es bis heute keine Logik der Ethik, d. h. keine, die über zukünftige Sollzustände Aussagen machen könnte.

Die übliche Lösung dieser Schwierigkeiten sieht so aus, daß man das Experiment bemüht, um Kausalaussagen abzusichern. Dabei wird oft übersehen, daß der experimentelle Ansatz Kausalitäten voraussetzt, nicht aber erzeugen kann.

Die praktischen Gründe liegen im wesentlichen darin, daß es die naive Versuchsperson nicht gibt. Aber ethische Gründe begrenzen die Möglichkeiten auch.

Ein Beispiel hierzu ist die Forschung zur Frage nach Anlage/Umwelt der Intelligenz. Es gibt keinen Versuchsplan zu dieser Frage, der realisierbar wäre, da man mit Menschen letztlich nicht planvoll experimentieren darf (vgl. Lewontin et al. 1988). Der Druck kann schließlich dazu führen, daß Daten ermogelt werden, wie es der prominente Intelligenzforscher Burt (vgl. Fölsing 1984) gemacht hat. Auf die Motive soll hier nicht eingegangen werden, nur darauf verwiesen werden, daß es wissenschaftliche Fragen in Fülle in den Humanwissenschaften gibt, bei denen Experimente Tabubereiche berühren. Nach Schuler (1980) sind die erfolgreichen Forscher leider auch die mit den geringsten Skrupeln. Das liegt daran, daß die Prinzipien experimenteller Forschung gleichzeitig als Dogmen von Wissenschaftlichkeit vertreten werden können, entweder ethische oder methodologische Normen übertreten zu müssen (Herrmann 1979). Tierversuche unterliegen der prinzipiellen Paradoxie, daß man gleichzeitig annehmen muß, daß Tiere dem Menschen ungleich (ethisch) und auch gleich (methodologisch) sind.

Vielleicht ist es an der Zeit, daß das aristotelische Dogma, daß nichts ohne Ursache geschehe, aufgegeben wird. Es widerspricht ja auch ganz fundamental den stochastischen Modellen, die in allen Wissenschaften heute üblich geworden sind.

Warum der experimentelle Ansatz so erhaben erscheint, liegt wohl auch an einem anderen Interesse. Wenn man Wirkungen nicht erklären will, sondern nur benutzen, kommt man über das Experiment gut weiter. Man betreibt dann aber Technik. Wenn man darauf verzichtet, erklären zu wollen, ist es immerhin möglich, zu kontrollieren. Der technische Aspekt wird dann zum Ziel der Forschung, so daß Kausalität als Effizienz verstanden wird. Viele Verhaltenstherapeuten denken nach dem "it works" - Prinzip (vgl. auch Westmeyer 1973, 1977). Zurecht weist Herrmann (1979) darauf hin, daß Wissenschaft mehr als Technologie ist. Handwerker benutzen auch effiziente Methoden, wobei Erklärungen, warum etwas läuft, nicht relevant sind, jedoch die Kontrolle der Bedingungen.

Hermeneutiker haben ein anderes Verhältnis zum Alltag. Der Laborwissenschaftler, gleich ob er technische oder wissenschaftliche Forschung betreibt, erreicht den Alltag erst, wenn er systematisch beobachtet, beschrieben, kontrolliert und bei wissenschaftlichen Zielen auch erklärt hat und sich eine praktische Bewährung ergibt. So haben z. B. die sicher gut fundierten Theorien der operanten und klassischen Konditionierung, die im Labor entwickelt wurden, ihre Bewährung im Alltag gerade erst angetreten.

Hermeneutiker haben den Alltag zum Gegenstand, indem sie wahrnehmen, deuten, interpretieren, verstehen und mitteilen. Sie verändern den Alltag nicht direkt. Ob etwas nützlich oder schädlich ist, kann Gegenstand sein, aber nicht Prinzip. Insofern kann sich Hermeneutik auch nicht im Alltag bewähren. Hermeneutik ermöglicht den Alltag. Sie ist Voraussetzung für einen reflektierten Alltag. Hermeneutiker können den Alltag nur indirekt verändern, indem sie zu mehr Reflexion verhelfen.

Die Reflexion geschieht zirkelhaft, indem das Wahrnehmungsmaterial mit Vorbegriffen abgesucht wird. Die Ergebnisse des Suchens werden dann in neue Vorbegriffe gebracht, um den Wahrnehmungsvorgang erneut am selben Material zu probieren. Diesen Vorgang, den man hermeneutischen Zirkel nennt, wiederholt man so oft, bis die Begriffe das Wahrgenommene verständlich machen. Über Induktion und Deduktion ist auch die „Abbuktion“ (vgl. Abschnitt „Faszination“) beteiligt. Der Prozeß des Versuchs, sich etwas verständlich zu machen, kann auch scheitern, wenn das Wahrgenommene nicht auf Begriffe zu bringen ist. Dann muß man sich damit begnügen, was man wahrgenommen hat, wenn es auch noch so widerspruchsvoll ist, andernfalls kann aus dem hermeneutischen Zirkel ein Zirkelschluß werden (vgl. Abschnitt „Vorurteil").

Regel Nr. 7: Kausalaussagen über Alltagsereignisse ist i. allg. mit großer Skepsis zu begegnen.

Regel Nr. 8: Experimente ermöglichen in der Regel, allein technische Effizienzen herauszufiltern, die im Alltag jedoch unbeabsichtigte Wirkungen haben können.

Regel Nr. 9: Hermeneutik nimmt den Alltag wahr, deutet ihn, interpretiert, versteht und teilt ihn mit (im Unterschied zu experimenteller Forschung, die systematisch beobachtet, beschreibt, kontrolliert und - bei nicht nur technischen, sondern auch wissenschaftlichen Zielen - erklärt):

Hermeneutischer Ansatz	Experimenteller Ansatz
Wahnehmen	Beobachten
Deuten	Beschreiben
Interpretieren	Kontrollieren
Verstehen	Erklären
Mitteilen	Darstellen
Hermeneutischer Zirkel	Experimenteller Versuch

Feld

Wissenschaftliche Forschung, die sich allein auf Laborforschung stützt, hat das Grundproblem der externen Validität (vgl. Abschnitt „Alltag"). Da Feldforschung dem Alltag näher ist, hofft man gelegentlich, Laborforschung so durch Feldforschung zu ergänzen, daß dieses Problem überwunden wird. Feldforschung mangelt es jedoch meist an interner Validität, wodurch exakte Laborforschungsergebnisse nur selten ins Feld übertragbar erscheinen. Auch kann man im Feld quasiexperimentelle Bedingungen aufsuchen, überwindet aber die primären Schwierigkeiten auch nur manchmal, daß externe und interne Validität negativ miteinander in Beziehung stehen.

Bei technischer Forschung, die nur auf Kontrolle der Bedingungen, nicht aber auf Erklärung hinaus will, gilt dieses Grundproblem nicht, da sich technische Laborentwicklungen durchaus auf das Feld übertragen lassen, jedoch oft nur mit unerwünschten Nebenwirkungen. Auch kann man Feldbeobachtungen im Labor systematisch untersuchen, solange allein der technische Effekt, den man zufällig beobachtet hat, maximiert werden soll. So gibt es bis heute eine unübersehbare Fülle von Drogen, halbsynthetischen und synthetischen Arzneimitteln, wobei die wissenschaftliche Erklärung der Wirksamkeiten weit hinterherläuft und oft völlig unklar ist. Die Gruppe der psychisch wirksamen Medikamente ist hier ein gutes Beispiel.

Ein reflektierter Alltag hat nun zunächst, besonders heute, auch technische Tatsachen zu respektieren, die in ihrer latenten Bedeutung besonders verborgen sind. Im ursprünglichen Sinn heißt Technik das, was man heute Kunsthandwerk nennen würde. Jeder Handwerker verstand sich in der Antike als Künstler, der den Alltag verschönern wollte. Technik unter dem Aspekt der Effizienz zu sehen, ist neuzeitlich. Dieser Begriff enthält einen Bezug zur Natur, der menschliches Handeln als zweckorientiert begreift (vgl. Abschnitt „Kunst").

Um dieses spezielle Verhältnis zur Natur zu verstehen, kann man auf die Veränderung des Alltags verweisen, der sich in der frühen Neuzeit durchsetzte. Im Mittelalter war der Adel in die Harmonie einer Welt eingeschlossen, die keine Veränderung kannte (vgl. Beckmann G 1987). Mit der Reformation setzten sich 2 Denkformen durch, die gegen die katholische Macht gerichtet waren, die sich im ausgehenden Mittelalter auch weltlich durchzusetzen versuchte. Luther vertrat, daß Glauben und Wissen 2 Welten angehören, Calvin, daß Glauben und Wissen dasselbe sind. Da aus dem Katholizismus vorgegeben war, daß Natur beherrscht werden soll, löste sich bei den Lutheranern das Wissen über die Natur von Glaubenswelt. Wissenschaft wurde möglich, ohne die Natur beherrschen zu wollen. Glaube wiederum bezog sich nicht auf Natur, wodurch der Bezug zur Natur frei wurde. Im Calvinismus mußte dagegen der Bereich der Natur neu definiert werden, der vom Menschen beherrschbar ist. Es entstand das Menschenbild der puritanischen Selbst- und Naturkontrolle, das wiederum genau dem modernen Verständnis von Technik entspricht. Es ist der Teil der Natur, der kontrollierbar ist, wodurch Glauben und Wissen vereinbar erschienen (vgl. Beckmann D 1989a).

Kant (1787/1915) versuchte diese beiden Weltbilder zu versöhnen. Für die calvinisch geprägten Engländer war Kausalität = Natur, wie z. B. auch bei Newton, da Natur doch technisch verstanden werden kann. Für die deutschen, lutheranisch denkenden Philosophen war Kausalität eine Offenbarung Gottes in idealistischer Tradition. Erst Kant versuchte beide Denkformen zu verbinden, indem er annahm, daß Kausalität eine Idee ist, die unter anderen Ideen (vgl. auch Schopenhauer 1819/1892) Naturerfahrung erst ermöglicht. In die Natur hinaus, quasi ins Feld, ging aber keiner der klassisch bürgerlichen Philosophen. Sie saßen am Schreibtisch und dachten, woraus wohl auch die Tradition entstand, die Welt allein durch sprachlogische Analysen begreifen zu wollen. Erst Rousseau, der als Botaniker die Alpen erwanderte, versuchte sich zu lösen. Im lutheranischen Sinne jedoch Natur ganz als eine Welt zu sehen, die auch fern von allen Glaubensinhalten erfahren werden kann, gelang erst A. v. Humboldt. Als Weltreisender eröffnete er Felder, die noch heute im Blick sind. Sein Bruder Wilhelm studierte Sprachen fremder Völker, war aber als Bildungsminister weniger auf Reisen.

Felder unter dem Aspekt der Kausalität zu erfassen, ist jedoch weder technisch noch wissenschaftlich möglich. Fern aller Vorannahmen sammelte A. v. Humboldt zunächst Material, das dann noch Jahrzehnte aufgearbeitet werden mußte. Dies zeigt sich auch daran, daß seine Reisebeschreibungen über die indianischen Kulturen fast nur Vorurteile enthalten. Fremde Kulturen kann man ja auch nicht mitnehmen wie z. B. Pflanzen in Herbarien, die man dann in Ruhe studieren kann (z. B. hier 60000).

Felder sind meist so offen, daß im Prinzip unendlich viel Material gesammelt werden kann. Genau daraus entsteht ein methodisches Grunddilemma, da keine Beobachtungskategorie der Mannigfaltigkeit eines Feldes gerecht wird. Allerdings kann man durch Faktorenanalysen und analoge Verfahren, wenn man sie als hermeneutische Verfahren versteht, schon komplexe Zusammenhänge übersichtlicher ordnen. Wie auch bei der Laborforschung gibt es die Möglichkeit, die Kategorien hermeneutisch zu reflektieren, um den latenten Sinn zu begreifen.

Am Beispiel der Mannigfaltigkeit der Lösungen von multivariaten Zusammenhängen, wie z. B. bei der Art der Faktorenanalyse, deren Zahl von Faktoren, der Form der Rotationsbedingungen etc. läßt sich zeigen, daß auch die mathematischen Möglichkeiten zur Analyse von korrelativen Zusammenhängen Toleranz der Forscher untereinander verlangen. Dieselben Korrelationen können ganz verschieden geordnet und damit auch interpretiert werden, je nach den Vorannahmen. Felder sind also auch deshalb offen, weil die interpretativen Vorannahmen zu unterschiedlichen Rekonstruktionen führen.

Feldforschung ermöglicht im Prinzip nur die Erfassung korrelativer Daten, nicht jedoch kausal gerichteter. Bei einer wissenschaftlichen Theorie ergibt sich eine kausale Interpretation erst durch eine theoretische Erklärung, jedoch nie durch eine Feldbeobachtung. Auch Pfadanalysen bis hin zu Lisrel-Verfahren sind keine kausalen Theorien, allenfalls Methoden, bei denen Kausalannahmen unterstellt werden können. Sie entsprechen damit im Ansatz durchaus dem Begriff der Kausalität bei Kant. Insofern ist die Auffassung dogmatisch, daß man allein über Varianzanalysen Kausalitäten „nachweisen" könne. Dies kann entweder nur technisch gemeint sein, womit man auf wissenschaftliches Erklären verzichtet, oder theoretisch, daß die Beobachtungen einer vorab angenommenen kausalen Abhängigkeit nicht widersprechen. Andererseits muß betont werden, daß über Varianzanalysen immerhin mehr als simple monokausale Modellannahmen überprüfbar wurden, wie sie noch heute z. B. in manchen Bereichen der Physiologie üblich sind, offensichtlich deshalb, weil die Möglichkeiten varainzanalytischer Versuchsplanung noch nicht so weit bekannt geworden sind. Mehr aber als 2–3 unabhängige Variablen sind aber auch über Varianzanalysen nicht kontrollierbar.

Hilfreich ist zunächst immer das Wissen darüber, wodurch ein Begriff, wie der der Kausalität so bedeutsam im europäischen Denken wurde. Er wurde aus der Antike in die Neuzeit übernommen und unterstellt den metaphysischen Gedanken, daß alles in der Welt eine Ursache haben müsse, so daß es auch erste Ursachen geben müsse (Gott, Naturgesetze, Triebe, Normen etc.). Russel (1968) zeigt, daß diese Position (wie auch schon Kant (1787/1915) gezeigt hat), paradox ist. Die unmittelbare Erfahrung spricht dafür, daß man manchmal Ursachen erkennt, oft aber auch nicht. Letzte Ursachen sind damit Konstruktionen, die dem Zufallscharakter vieler Erfahrungen direkt widersprechen.

Historisch entstand das Gebot der Tolerenaz in der hermeneutischen Forschung insbesondere durch Schleiermacher, der als Theologe zusammen mit Wilhelm von Humboldt die preußische Bildungsreform durchsetzte. Die preußische Tradition bezog sich zunächst auf die Toleranz der jeweils Andersgläubigen, war jedoch auch als wissenschaftliches Prinzip gemeint. Die späte Aufklärung vermischte sich nun mit romantischen Zielen: „die ganze Welt ist wie ein Buch, darin uns aufgeschrieben in bunten Zeilen manch ein Spruch ..." Daß sich Natur nur im Feld offenbart und im Labor verfremdet wird, ist heute auch eine methodologische Überzeugung der Ethologen, die allerdings nur wenig Ansehen in der akademischen Biologie genießen.

Bei der Feldforschung wird allzu häufig der Fehler gemacht, daß geschichtliche Prozesse aus dem momentanen Blickwinkel erklärt werden („Historismus"): Das Mittelalter war aus romantischer Sicht „ritterlich", aus aufklärerischer Sicht „barbarisch" und aus kirchlicher Sicht „fromm" (vgl. Russel (1968). Eine Epoche erklärt sich allein aus der Sicht der jeweiligen Zeit. Ein Patient, der plötzlich weint und nicht mehr reden kann, weist darauf hin, daß eine Situation unerträglich ist, er zeigt keine „Regression". Die Deutung als Regression unterstellt, daß dieser Patient als Kind nicht genügend Affektkontrolle gelernt habe, was damit als krankhaft abqualifiziert wird. „Historismus" unterstellt nicht nur Kausalität, sondern stellt sie auch noch auf den Kopf: man schließt aus dem Späteren auf Früheres zurück („Pseudomellontik", Lorenzen u. Schwemmer 1973).

Die Tuberkulose wurde nicht deshalb seltener, weil Erreger und Mittel gegen sie entdeckt wurden (vgl. Beckmann D 1984a), sondern weil diese Krankheit mit sozialen und persönlichen Merkmalen korreliert (Armut, Depression), die heute seltener geworden sind und auch wieder häufiger werden können. Aids korreliert mit Randgruppenmerkmalen, Armut, Mangel an Krankenhaushygiene und der weltweiten Mobilität.

Zur Feldforschung gehören korrelative Studien, wobei die Zusammenhänge hermeneutisch interpretiert werden müssen und kausale Unterstellungen meist Vermutungen bleiben.

Für hermeneutische Feldforschung bieten sich nach Mayring (1987) 5 Zugänge an: biographische Analyse, Dokumentenanalyse, teilnehmende Feldforschung, Evaluationsforschung (Suche nach Alternativerklärungen, Suche nach Negativfällen, Vergleich unterschiedlicher Methoden, Vergleich unterschiedlicher Beobachter, Effekte auf Publikum etc.) und Aktionsforschung.

Leider wird heute der hermeneutische Zugang unter dem Begriff „qualitative Daten" gehandelt, so als ob nicht auch quantitative Daten hermeneutisch analysiert werden könnten. Allerdings gibt es sicher eine positive Korrelation zwischen hermeneutischem Vorgehen und qualitativen Analysen, zumindest aber deskriptiven. Die übliche Inferenzstatistik ist ja schließlich auch nur ein Wettspiel, das vielen Forschungsgegenständen nicht gerecht werden kann.

Auf die Fülle der Möglichkeiten, systematische Forschung reflexiv zu betreiben, kann hier nicht eingegangen werden (vgl. z. B. Jüttemann 1985; Rudinger et al. 1985). Es gibt eine nahezu unübersehbare Fülle an erprobten, methodologisch durchdachten Verfahren für viele Forschungsbereiche. Auch soll darauf hingewiesen werden, daß z. B. auch Persönlichkeitsfragebögen hermeneutisch verwendet werden können, wenn man davon ausgeht, daß ein Proband von sich selbst in einer bestimmten Situation aus bestimmten Motiven ein Bild entwirft (Selbstbild), und nicht, daß Eigenschaften gemessen werden (vgl. Gießen-Test). Man kann schließlich ein so entworfenes Bild auch mit dem Probanden diskutieren. Besonders probandenzentriert ist natürlich die Gridtechnik (Kelly 1955).

Regel Nr. 10: Feld- und Laborforschung können sich ergänzen, da externe und interne Validität nicht zugleich optimiert werden können.

Regel Nr. 11: Kausalität ist nicht beobachtbar. Sie kann Voraussetzung für Beobachtungen sein, sollte aber bei Feldforschungen nicht unterstellt werden.

Regel Nr. 12: Felder sind aus verschiedenen Gründen mannigfaltig, so daß dieselben Beziehungsmuster unterschiedlichen Interpretationen zugänglich sind. Deshalb ist Toleranz ein Kernmerkmal hermeneutischer Methodologie.

Kunst

Neben den klassischen Fakultäten der Universität (Theologie, Jura und Medizin) entwickelten sich die Natur- und Geisteswissenschaften in der Renaissance als die Artes (vgl. Beckmann D 1984b). Heute wird im Sprachgebrauch verknüpft: „Wissenschaft und Technik", nicht mehr „Wissenschaft und Kunst". Die Artes waren zur Unterhaltung und Bildung gedacht. Aber schon am Beispiel des Leonardo da Vinci läßt sich zeigen, daß zwischen Kunst und Technik eine Brücke geschlagen wurde: Der Künstler entwickelte nun auch effiziente Kriegswerkzeuge. In der Antike bedeutete Technik noch Kunst, da die Vorstellung von Effizienz noch nicht herrschend war.

Die beiden Grundformen, Natur anzueignen, entweder als Kunst oder als Technik, sind fundamental. Im 1. Fall erscheint Natur als das Schöne, das man sich zu eigen machen möchte. Man sammelt Ton, um Vasen und Schalen zu formen, sammelt Farben, um Gegenstände lebendig zu bemalen. Man schneidet Holz, um Tische zu fertigen, um Häuser zu bauen etc. Man mischt Pulver, um mit Feuerwerk den Himmel festlich zu schmücken, wie im alten China. Dieses Verständnis von Kunst, sich Natur anzueignen, setzt voraus, daß man sich in Natur einfühlen kann. Solange Wissenschaft auch Kunst ist, wird man vom Forscher hören, daß sein eigentliches Ziel ist, etwas Schönes zu machen. Wenn ein Forscher gefragt wird, was denn seine Grundlagenforschung für einen Sinn habe, wenn eine technische Anwendung nicht das Ziel seiner Bemühungen sei, wird er darauf verweisen, daß er an etwas Schönem arbeite, das den Alltag bereichern könnte.

Wissenschaft als ästhetisches Interesse wird heute oft nur schamhaft eingestanden, obwohl doch eigentlich die technische Beherrschung von Natur auch immer die Gefahr enthält, daß die technisch effizienten Mittel nicht nur gegen die Natur, sondern auch gegen die Mitmenschen gerichtet werden können.

Die Frage nach dem Schönen wirft auch die Frage nach dem Häßlichen auf. Technik kann beides sein, da das Erwünschte immer mit dem Unerwünschten verbunden ist, da das Schöne und das Wirksame zunächst unabhängig voneinander sind.

In der Selbst-Fremd-Beziehung wird das Selbst um so häßlicher, je schöner der Fremde erscheint. Natur wird also dadurch zur Kunst, indem die eigene Häßlichkeit kompensiert wird: Der Kauz und das Schöne (Morgenstern 1913/1961). Der Wissenschaftler wird sich also schmücken, da er sich insgeheim vor der Natur schämt. Diese Scham enthält die Achtung vor dem Fremden. Er wird deshalb technische Mittel fürchten, weil sie ja auch auf die Natur unerwünschte Wirkungen haben könnten. Er könnte das Schöne, das er zum Schmücken braucht, auch zerstören, wenn er nicht achtsam ist.

Die umgekehrte Beziehung, wenn das Selbst um so schöner ist, je häßlicher das Fremde erscheint, ist jedoch mit Technik kompatibel. Der Forscher wird dann die Natur mit Techniken ausbeuten und sie damit um so häßlicher machen. Er wird sich effiziente Werkzeuge zulegen, die das Häßliche vermehren. Diese Grundbeziehung hat mit Wissenschaft nichts zu tun, nur noch mit Technik. Technik ohne Wissenschaft wird jedoch fürchterlich, wenn das Fremde andere Menschen sind. Es liegt eine grundsätzliche Beziehungsstörung zwischen Selbst und Fremd vor, wenn das andere nicht attraktiv ist. Die Irokesen benutzten als Abschiedsgruß: „Gehe in Schönheit".

Daß moderne Kunst, jetzt ganz unabhängig von Wissenschaft gemeint, nicht mehr den Alltag verschönern will, könnte ebenfalls als Beziehungsstörung dargestellt werden. Eine derartige Analyse gehört jedoch nicht in diesen Rahmen (vgl. aber Abschnitt „Faszination").

Als Hermeneutiker muß man die eigene Position aufzeigen, nicht nur andere abwerten. Mir fällt da nur Morgenstern (1913/1961) ein: „Er gehört zu jenen Käuzen, die oft unvermittelt-nackt Ehrfurcht vor dem Schönen packt." Hermeneutik ist im Sinne Diltheys auch immer zugleich Anthropologie (vgl. Krausser 1968):

Regel Nr. 13: Hermeneutische Wissenschaft entsteht aus ästhetischen Interessen.

Regel Nr. 14: Hermeneutiker achten das Fremde, um sich durch ihre Wahrnehmungen bereichern und belehren zu lassen.

Faszination

Wie schwer es die Hermeneutik in den psychologischen Wissenschaften heute hat, soll ein Zitat deutlich machen: „Verstehende Psychologie ... spielt in der aktuellen psychologischen Forschung wohl zurecht eine eher unbedeutende Rolle" (Wottawa 1981). Richtiger müßte man wohl sagen, daß sich der moderne Psychologe einen naturwissenschaftlichen Mantel zugelegt hat, der leider nur wenig wärmt. Außer Induktion und Deduktion gibt es ja auch noch die Abduktion: „Die Deduktion beweist, daß etwas der Fall sein muß; die Induktion zeigt, daß etwas tatsächlich wirksam ist; die Abduktion vermutet bloß, daß etwas der Fall sein mag" (Peirce, vgl. Kreppner 1975). Der erste Schritt einer Erkenntnis ist die Vermutung, die Einsicht in einen Sachverhalt, nicht die Deduktion und Induktion. Das psychologische Kriterium einer Abduktion ist die Faszination. Der Forscher ist verliebt in seine Sache. Als Einstein gefragt wurde, wenn nun seine allgemeine Relativitätstheorie nicht experimentell bestätigt worden wäre, sagte er: „Da könnt' mir halt der liebe Gott leid tun, die Theorie stimmt doch" (vgl. Fölsing 1984).

Der Erkenntnisprozeß ist also nicht rein rational begründbar. Diese Abhebung, die hier gemacht wird, bricht nicht nur mit den Traditionen, die die Laborwissenschaften beherrschen, sondern modifiziert auch klassisch überlieferte Vorstellungen, die von hermeneutischer Seite gemacht werden.

Wissenschaftliche Erklärungen in den Laborwissenschaften beziehen sich auf eine Rationalität, die den Alltag ausklammert, d. h. auf den Verstand (vgl. Abschnitt „Alltag"). Wissenschaftliches Verstehen begründet sich nach klassischer Auffassung auf die Vernunft, die den Alltag erst konstituiert, indem menschliches Handeln über reflektierte Normen entworfen wird, bevor es beobachtbar wird. Der Bezugspunkt ist die Ich-Identität, die in Form der Selbstreflexion die Freiheit möglicher Beobachtungen erst garantieren soll (Hubig 1985).

Tatsache ist jedoch, daß aus Forschungen wohl selten etwas werden kann, wenn der Forscher seinen Gegenstand nicht liebt. Nun ist diese Bedingung nicht hinreichend, aber notwendig. Der Forscher wird von seinem Gegenstand angezogen, wird sich distanzieren, um sich erneut anziehen zu lassen. Dieser emotional-kognitive Prozeß wurde oft als hermeneutischer Zirkel (vgl. Abschnitt „Alltag") beschrieben, indem ein Sachverhalt nach einer Vermutung wieder neu wahrgenommen wird, um so von Vermutung zu Vermutung fortzuschreiten, bis der latente Sinn sich enthüllt. Man kann z. B. den Lebenslauf eines Menschen immer wieder neu studieren, wenn eine neue Handlung verstanden werden will. In diesem Punkt unterscheidet sich Hermeneutik in der Psychologie nicht von Textkritik. Was z. B. der Philosoph Schopenhauer geschrieben hat, kann prinzipiell in jeder Epoche neu verstanden werden.

Die Betonung von emotionalen neben den kognitiven Anteilen des Erkenntnisgewinns bringt nun ein klares Kriterium hervor, wie man wissenschaftliches Bemühen von vorurteilshaftem Denken unterscheiden kann. Die Faszination muß sich auf den Gegenstand, den Sachverhalt beziehen. Sie darf nicht der interpretativen Ebene gelten. Wenn ein Forscher in seine Konzepte verliebt ist, ist er allenfalls von sich selbst fasziniert. Das wiederum ist für vorurteilshaftes Denken typisch (vgl. Beckmann 1988).

Dieses Kriterium kann man auch auf die Laborwissenschaften anwenden. Wenn ein Forscher nur noch seine methodologischen Konzepte liebt, wird er letztlich z. B. die Eleganz von Computerprogrammen mit Forschungsfragen verwechseln. Darüber hinaus beherrschen dann die Methoden den Gegenstand, falls dieser nicht völlig aus dem Blick gerät.

Für die klinische Psychologie ist das Faszinationskriterium ganz offensichtlich. Man wird den Lebenslauf eines Patienten nur dann intensiv studieren können, wenn der Patient für den Forscher attraktiv ist. Wie weit jedoch dieses Kriterium reicht, kann an einem Zitat von Lichtenberg (vgl. Stern 1974) verdeutlicht werden: „Das allein bringt Gewinn, latente Dinge sensibel zu machen." Lichtenberg war Experimentalphysiker zur Zeit der Aufklärung. Er meinte damit, daß z. B. die damals entwickelten mathematischen Formeln der klassischen Mechanik durch geeignete Experimentalanordnungen der Empfindung zugänglich gemacht werden können.

Der latente Sinn hermeneutischer Interpretationen ist also auch sinnlich. Der Wissenschaftler entwickelt seine Sensibilität am Gegenstand, wenn er fasziniert ist.

Als Zusatzbemerkung darf hier nicht fehlen, daß gerade der Verlust an Sinnlichkeit für die Zeit nach der Aufklärung typisch ist, die immer nur rational begründete Argumente zulassen wollte. Andererseits war der Gang der Naturwissenschaften auch so, daß immer mehr Phänomene meßbar wurden, für die der Mensch keine Sinnesorgane hat. Dadurch entstand auch ein prinzipielles Mißtrauen gegenüber jeder Sinneswahrnehmung. Die eigentliche Ursache der Verarmung an Sinnlichkeit ist in religionsgeschichtlichen Prozessen zu sehen. Hier war der calvinische Puritanismus besonders wirksam (Beckmann 1984b, 1987). Das Wort Sinnlichkeit ist ja nicht von ungefähr in seiner Bedeutung entartet. Auch das Wort Sensibilisierung hat schon wieder leider einen abwertenden Beigeschmack.

Eine Funktion moderner Kunst ist sicher, den Verlust an Sinnlichkeit zu ergänzen: das Alltägliche wird verfremdet, um Aufmerksamkeit zu erregen. Dieser Trick wurde von Brecht theoretisch begründet. Er wollte damit auch Entfremdung überwinden.

Auf der anderen Seite steht moderne Technik, die gerade durch ihre Unsinnlichkeit sich gegen Wahrnehmungen immunisiert hat. Sie setzt sich insbesondere auch dadurch immer mehr dem Verdacht aus, daß es genügt zu glauben, daß eine Technik nützlich sei. Viele moderne Gifte z. B., die synthetisiert wurden, entziehen sich den unmittelbaren Wahrnehmungsmöglichkeiten. Schmecken oder Riechen kann man auch nicht, ob etwas radioaktiv verseucht ist oder nicht, man muß es leider glauben oder nicht.

Spätestens jetzt muß dem aufmerksamen Leser deutlich geworden sein, daß hier mit dem klassisch tradierten Begriff, Hermeneutik sei eine allein rational begründbare Methode, gebrochen wird. Mir ist durchaus bewußt, daß damit dem Vorurteil der Laborwissenschaftler, daß Hermeneutik irrational sei, Vorschub geleistet werden könnte. Ich hoffe es nicht, zumal auch Hermeneutiker den Laborwissenschaftlern häufig vorwerfen, daß ihr Ansatz von Wissenschaftlichkeit irrational sei. Für jeden Psychologen muß zumindest die Tatsache klar sein, daß Emotionen weder rational noch irrational sind und daß Wahrnehmungen immer mit Emotionen verbunden sind. Ohne Wahrnehmung gibt es aber keine Erfahrung.

Der empirische Rationalismus, der zur Zeit der Aufklärung entwickelt wurde, enthält 2 Grundformen von Wissenschaftlichkeit, die beide aus psychologischer Sicht kritisierbar sind. Sie betreffen das Verhältnis von Wahrnehmung und Vorstellung. Am Beispiel des Begriffs der Kausalität läßt sich zeigen, daß entweder davon ausgegangen wird, Kausalität sei eine Vorstellung, die Wahrnehmung ermöglicht, oder Kausalität sei direkt beobachtbar. Die philosophische und auch die physikalische Auffassung geht jedoch davon aus, daß Wahrnehmung aktiv gestaltet werden muß, wenn wissenschaftliche Erkenntnis stattfinden soll. Das aber soll hier bezweifelt werden. Wahrnehmung kommt dem Gegenstand am nächsten, wenn der Sachverhalt den Wahrnehmenden ergreift. Nur dann kann man sicher sein, daß der Wahrnehmende nicht allein durch seine Vorstellungen geleitet wird (Gefühle als „Meßfühler“, vgl. Krausser 1968).

Das eigentliche Anliegen der Aufklärung war ja das Bemühen, Vorurteile zu entlarven. Die Aufklärung war bemüht, den latenten Sinn in Erfahrung zu bringen. Da war es aus historischer Sicht auch allzu verständlich, daß Vorurteile mit Emotionalität und Begriffe mit Rationalität in Verbindung gebracht wurden. Da aber Vorurteile, wie auch Begriffe, sich auf Vorstellungen beziehen, ist damit über eine mögliche Rationalität von Wahrnehmungen noch nichts ausgesagt.

Man kann im Gegenteil immer häufiger feststellen, daß Wissenschaftler von Vorurteilen eingenommen sind, die anderen Menschen Entsetzen einflößen, wenn z. B. Mediziner ohne Hirn Geborene als Organbanken verwenden (und vielleicht bald auch noch züchten). Da kann im Prinzip nur ein anderes Motiv die Forschung bestimmen (Macht, Geld, Prestige usw.) nicht aber Faszination. Auch die Rekurrierung auf mögliche Grenzen von Technik ist nicht rational begründbar, da ethische Modalitäten logisch völlig ungeklärt sind (Lorenzen u. Schwemmer 1973) und wohl auch nie klärbar sein werden, da Normen und Ideale historischen Prozessen unterworfen sind (vgl. Weber 1906/1968, 1920/1965).

So kann man den heutigen Mißbrauch von Tieren für Forschungszwecke nur mit Entsetzen wahrnehmen. Da hilft alle rationale Argumentation nicht. Das Quälen von Tieren ist darüber hinaus noch der emotionale Einstieg für das Quälen von Menschen. Rein logisch betrachtet enthält die Meinung, daß Tierexperimente für den wissenschaftlichen Fortschritt nötig sind, die archaische These, daß das Überleben des Menschen durch Tieropfer ermöglicht wird.

Regel Nr. 15: Hermeneutik interpretiert die Wirklichkeit, indem sie den Alltag in seinen historischen Bedingungen rekonstruiert.

Regel Nr. 16: Die Empfindung der Faszination ist für den hermeneutischen Zugang konstituierend.

Regel Nr. 17: Die Gefühle des Forschers sind als Meßfühler aufzufassen.

Vorurteil

Von etwas fasziniert zu sein, beschreibt eine Beziehung zwischen dem Selbst und dem Fremden. Im Alltagsleben wird man das Fremde um so mehr sich eigen machen können, als die angestachelte Neugierde durch Wissenszuwachs befriedigt wird. Man wird Vorstellungen an das Fremde herantragen, die jedoch scheitern können. Dann wird das Fremde fremd bleiben. Man wird Vorurteile zurückbehalten, da eine unbefriedigte Neugierde Abwendung bewirkt. Häufiger ist jedoch der Fall, daß die Neugierde teilweise befriedigt wird und teilweise enttäuscht. Man wird dann seine Vorstellungen teilen in verbliebene Vorurteile und in erworbenes Wissen. Das Wissen bezieht sich auf den Teil des Fremden, das nun nicht mehr fremd ist. Daß der nicht bestätigte Teil der Vorstellungen als Vorurteil verbleibt, wird man nicht bemerken, da die Befriedigung von Neugierde zu den schönsten Tätigkeiten gehört, die es gibt.

Vorurteile sind der Natur des Menschen verhaftet. Auch Tiere erwerben Wissen, indem sie ihre Vorstellungen ganz neugierig bei allem Fremden austesten. Es ist einfach nicht richtig, daß die Grundformen des Denkens nur für den Menschen typisch sind, wie von philosophisch-sprachlogischer Seite immer wieder behauptet wird (vgl. z. B. Giegel 1969). Wie aus frühkindlichen Begriffen im Laufe der Sozialisation die Begriffe von Erwachsenen entstehen, ist Gegenstand der Entwicklungspsychologie.

Vorurteile haben zunächst mit dem Lernen von Vermeidung nichts zu tun. Sie können aber durch Vermeidungen aufgeladen werden und dadurch bewußt werden, jedoch wiederum nicht als Vorurteile, sondern als Feindbilder. Wenn das Fremde nicht faszinierend ist, sondern angsterregend, kann es über klassische Konditionierung so aufgeladen werden, daß Vermeidung eintritt, die sich dann operant selbst verstärkt. Schließlich führt die Vermeidung zu der Selbstinterpretation, daß man ja das fremde Angsterregende beherrscht. Man hat das Pseudowissen erworben, daß das eigene Verhalten Ursache und nicht Folge der Vermeidung ist, die man nun nicht mehr als Vermeidung, sondern als gerechtfertigte Verteidigung versteht, um keine Angst zu haben. Dann ist aus dem Vorurteil ein Feindbild geworden, das über Lernen am Modell tradiert wird, ohne überhaupt eigene Erfahrung sammeln zu müssen.

Da Wissenschaft menschlich ist, gibt es auch kein wissenschaftliches Wissen, das nicht mit Vorurteilen und sogar Feindbildern verbunden ist. Aufgabe der Hermeneutik ist auch, derartige Anteile aufzudecken. Zeichen für gefilterte Erfahrungen sind die Methoden, die jeweils vom Forscher benutzt werden, um das Fremde in Erfahrung zu bringen. Methoden enthalten nicht nur operationale Begriffe, sondern auch Filter der Wahrnehmung. Die Empfindung der Faszination geht jedoch voraus, so daß man die Filter wechseln kann, solange die Faszination vom Fremden dominant ist und nicht etwa eine Faszination der verwendeten Filter.

Hier nun einige Beispiele, wie gesichertes Wissen mit Vorurteilen, manchmal auch Feindbildern, vermischt auftreten kann.

Man geht z. B. in der bürgerlichen Tradition davon aus, daß die Zugehörigkeit zu einer Familie auch den Status in der Gesellschaft bestimmen soll, da alles andere zu Untergang und Vernichtung führen würde. Dann projiziert man, daß der Status genetisch determiniert sei und untersucht Weiße, Schwarze und Rote. Man findet dann erhebliche Intelligenzunterschiede, womit man glaubt, bewiesen zu haben, daß der Status in der Gesellschaft natürlich begründet ist. Die Folge ist, daß man den eigenen möglichen Untergang vermeidet und den der anderen riskiert.

Ein weniger durchschaubares Beispiel ist folgendes: Man geht z. B. in der bürgerlichen Gesellschaft davon aus, daß nur der Tüchtigste einen hohen Status erreichen kann, um dadurch die Beziehungen der Familien untereinander zu klären. Dann projiziert man, daß in der Natur das Prinzip der Auslese herrsche. Nun macht man genügend Beobachtungen und findet im Tier- und Pflanzenreich überall Rangordnungen von wenig bis hin zu hochentwickelten Arten. Nun glaubt man, bewiesen zu haben, daß Rangordnungen der menschlichen Gesellschaft „natürlich" seien. Man kann das Vorurteil auch auf die Bezeihungen von Völkern ausdehnen. Dann bekommt man eine Pseudobegründung, daß Kulturen im natürlichen Prozeß wenig bis hochentwickelt seien (Sozialdarwinismus). Auch kann man das phylogenetische Vorurteil ontogenetisch anwenden. Dann bekommt man die scheinbar biologisch begründete Entwicklungstheorie von Piaget. Weniger durchschaubar ist dieses Beispiel, weil zunächst nicht auffällt, daß der Filter der Naturbeobachtung unter dem Prinzip der Auslese fast beliebig ist. Man könnte ja auch mal nach dem Prinzip symbiotischer Unterstützung beobachten. Dann würde man überall im Tier- und Pflanzenreich nachweisen, daß keine Art ohne symbiotische Unterstützung anderer Arten lebensfähig ist. Man käme dann zu dem Schluß, daß mitmenschliche Solidarität „natürlich" begründet ist.

Wissenschaft bleibt der Schwierigkeit, daß Theorien letztlich zirkelhaft begründete Vorurteile sein können, solange verhaftet, wie allein gezielte Beobachtung als zentrales Kriterium gilt. Für die Zeit der Aufklärung war es schon bedeutsam, die Dominanz von Vorstellungen beim Erkenntnisprozeß zu betonen. Wenn damals ein aufgeklärter Mensch mit dem Hexenglauben aufräumen wollte, mußte er ja zunächst davon ausgehen, daß unaufgeklärte Menschen von Vorstellungen besessen sind, die mit rationaler Erfahrung nicht im Einklang stehen. Ein vernünftiger Mensch hatte ja nie einen Teufel gesehen. Da konnte man durchaus gezielte Beobachtungen einsetzen, um derartige Vorstellungen als Vorurteile entlarven zu können.

Wie aber kommt man zu einer Widerlegung von zirkelhaften Vorurteilen, die scheinbar wissenschaftlich begründet sind? Das Prinzip der Auslese ist doch unbestreitbar. Der sicherste Weg ist der der ungezielten Wahrnehmung. Man wird genügend oft beeindruckt werden, daß grausame Konkurrenz zwischen den Arten, aber auch liebevolle Zärtlichkeit, völliges Nebeneinander, fallweise Unterstützung und vieles andere mehr vorkommen. Dazu muß man sich von den wahrgenommenen Sachverhalten zunächst faszinieren lassen können.

Viele zirkelhafte Vorurteile machen auch den umgekehrten Weg von „Wissenschaftlichkeit", nicht Mensch-Natur-Mensch, sondern Natur-Mensch-Natur. So stammt z. B. aus dem Christentum das Vorurteil, daß Frauen Teil der Natur sind. Wegen der Erbsünde sollen sie unter Schmerzen gebären, Schmerzen bei der Periode haben, weil sie fruchtbar sind etc. Gegen die Kirche setzten aufgeklärte Ärzte durch, daß Frauen auch als Menschen zu behandeln sind, indem man die Schmerzen bei der Geburt mit Schmerzmitteln behandelt. Hierdurch wurden die Schmerzen wiederum zu dem Teil der Natur erklärt, den man herausfiltert: Geburten müssen mit Schmerzmitteln behandelt werden, um sie menschlich gestalten zu können. Auch hier hilft nur die faszinierende Wahrnehmung, daß Frauen nicht nur aus Schmerz, sondern auch aus Lust bei der Geburt schreien. Das kommt ganz darauf an, was z. B. die Austreibungsphase für die Gebärende bedeutet.

Auch hier ein weniger durchschaubares Beispiel: Aus dem Christentum stammt das Vorurteil, daß Kinder gehorchen sollen. Pädagogen halten dieses Vorurteil zur Natur junger Menschen dann für menschlich, wenn man das Gehorchen über Belohnungen und nicht durch Strafe steuert.

Man macht gezielte Tierversuche, um zu zeigen, daß die Bedingungen operanter Konditionierung naturgesetzlich sind: So hat man schließlich eine Begründung dafür, daß operante Konditionierung auch überaus menschlich ist. Man kann sogar, wie Skinner es getan hat, daraus eine Kulturtheorie entwickeln. Nimmt man jedoch wahr, daß Kinder sehr oft nicht in das Schema zu bringen sind, in denen überhaupt belohnt werden kann, wird man den herausgefilterten Spezialfall beurteilen können: das brave Kind, das Autorität mal gerade akzeptiert.

Wie schon in der Antike (Topitisch 1969) gibt es auch heute Mensch-Natur-Mensch-Analogien, die sich auf unbelebte Natur beziehen. Die antiken Stände wurden in die Sterne projiziert, um aus deren „ewiger" Ordnung die Stände als gerecht begründen zu können. Modern sind Werkzeuge, die der Mensch der Natur entnimmt, um damit scheinbar Menschliches zu begründen. Habermas (1968b) definiert Natur als Gegenstand im Unterschied zu Natur als Gegenspieler (Marcuse), um Arbeit begründen zu können, die als zweckrationales Verhalten verstanden wird. Fortschritt der Kultur habe sich in der Richtung vollzogen, daß zunächst der Bewegungsapparat (Handwerkzeuge) verstärkt wurde, dann der Körper (Energie), dann der Sinnesapparat (Messen) und das Gehirn (Computer). Mit dieser Interpretation wird zweierlei unterstellt, erstens, daß Geschichte gerichtet ist (Fortschritt) und zweitens, daß unbelebte Natur nur über Technik menschlich wird (Zweckrationalität).

Diese Sichtweise ist durchaus traditionell orientiert: So benennt man je nach Waffen, die Menschen zur Verfügung hatten, manche Epochen als Steinzeit, als Bronzezeit usw., bis die Experimentatoren Kanonen entwickelten und das Gravitationsgesetz erforschten („Maschinenzeit"). Nun konnte man berechnen, mit welcher Kraft welche Massen in ein Ziel gebracht werden können. Man hätte ja auch diesen Teil der unbelebten Natur unter dem Aspekt studieren können, wie Samen von Blütenpflanzen sich nur ganz lokal oder weltweit ausbreiten, je nach den Bedingungen, die Gravitation zeitweise umgehen zu können. Wie gerade die naturwissenschaftlich begründeten Vorurteile die Welt beherrschen, wird daran deutlich, daß wir heute im „Atomzeitalter" leben. Man suchte für Waffen unerschöpfliche Energien, anstatt zu fragen, wofür eigentlich soviel Energie notwendig ist, wenn man nicht im Krieg ist. Das Vorurteil, daß man Angst vor Feinden dadurch überwindet, daß man Angst macht, ist in unserer Kultur so verbreitet, daß man es für ein Naturgesetz hält. Dabei sagt schon jede Alltagserfahrung, daß man die eigene Angst lediglich auf den Feind verschiebt und über Feindbilder schließlich noch sanktioniert (s. oben).

Auffällig ist auch, daß Psychologen immer wieder physikalische Modellvorstellungen für ihre Theorien benutzen, wie die Uhr, den Magnetismus, die Dampfmaschine, das Telefon, den Computer etc. (vgl. Beckmann D 1984b).

Vorurteile, auch solche, die als Wissenschaft imponieren, sind daran zu erkennen, daß die Forscher von ihren Vorstellungen fasziniert sind, nicht von ihren Wahrnehmungen. Wenn man vom Gravitationsgesetz fasziniert ist, wird man immer wirksamere Techniken entwickeln, um den Alltag zu verändern. Geht man davon aus, daß die Vielfalt, wie Blumen ihre Samen verbreiten, faszinierend ist, wird man erleben, daß ein Sturm winzige Samen von Afrika bis in die Arktis treiben kann, besonders aber bei Arten mit Flugsamen. Das Gravitationsgesetz wird schon dafür sorgen, daß die Samen manchmal sehr schnell, oft aber auch erst nach langer Zeit, den Boden erreichen. Es sagt da nur wenig aus, allein, daß die Chance zum Keimen garantiert ist. Atomare Strahlung sorgt z. B. für Mutationen, so daß Arten auch anpaßbar bleiben, wenn die Umwelten sich ändern, wie z. B. durch Eiszeiten. So sind die Naturgesetze, die den Atomzerfall erklären, auch interessant, wenn sie z. B. auf das Erstaunen bezogen sind, daß irgendwo plötzlich eine neue Art auftaucht.

Insofern entscheidet sich Wissenschaft an der heiklen Grenze, ob sie als Vorurteil auftritt oder aber als Erklärungsmöglichkeit faszinierender Wahrnehmungen mit begrenzten Erklärungshorizonten. Keine noch so abgesicherte Theorie erreicht die Breite der Wahrnehmungsmöglichkeiten. Viele Wahrnehmungen sind aber auch unaufklärbar, weil die emotionalen Anteile nicht immer begrifflich faßbar sind.

Abschließend noch zur Falsifikation des „Wissens" vom „Fortschritt". Die Irokesen lebten nach der Einteilung von Habermas in der „Steinzeit", in der allein der „Bewegungsapparat" verstärkt wurde. Sie hatten jedoch eine parlamentarische Demokratie, die aus Zeiten tradiert ist, als auch die Europäer „noch" in der Steinzeit lebten, und sie hatten auch eine Form von dialektischer Konfliktlösung, die den Heilsgedanken des Fortschritts, auch nicht über Dialektik als Geschichtsprozeß verstanden, nicht benötigt (Beckmann D 1984a). Sie hatten eine Medizin, die wesentlich effektiver war als die europäische bis heute ist (Stammel 1986). Der Fortschrittsglaube ist sicher auch Teil der Säkularisierung und hat insofern mit Wissenschaft überhaupt nichts zu tun, sondern mit Machtverhältnissen. Auch empfanden die Irokesen Arbeit als mühsam und versuchten sie möglichst durch Interaktion mit der Natur zu minimalisieren. Arbeit hält ja auch ganz entschieden davon ab, über neue Erfahrungen Wissen zu sammeln oder auch anderes Vergnügliches zu tun (vgl. auch Bitterli 1976).

Warum der Mensch so überaus stark von Vorurteilen eingenommen wird, kann man erklären. Das menschliche ZNS besteht überwiegend aus assoziativen Bahnen. Die efferenten und afferenten Verbindungen machen nur einen geringen Teil aus. Neuroanatomen schätzen 8%. Zu den geringen Wahrnehmungsmöglichkeiten gehört auch, daß die angeborenen Werkzeuge des Menschen wenig wirksam sind. Er ist im Vergleich zu anderen Arten eher langsam, ungeschickt und wehrlos. Hierzu gehört auch seine hohe Verletzbarkeit durch eine ungewöhnlich lange Kindheit, die allerdings die enorme Intelligenzentwicklung erst möglich macht.

Technik ist also notwendig, da durch sie Wahrnehmung gerichtet und auch Handlungen gezielt in der Auseinandersetzung mit der Natur kompensatorisch eingesetzt werden können. Je effizienter eine Technik jedoch ist, um so mehr kann sie durch unerwünschte Wirkungen verletzen. Mit einem 100-g-Hammer wird man nur kleine Nägel einschlagen können und sich kaum den Daumen verletzen, wenn man daneben haut. Die Folgen bei einem 1000-g-Hammer können da schon ganz anders sein.

Das heutige Problem der Effizienz ist nicht so sehr eine Frage nach Technik oder nicht, sondern der Glaube daran, daß jede Wirkung unmittelbar und möglichst stark sein soll. In der Medizin glaubt man z. B. seit Paracelsus daran, daß Gifte Heilmittel sind. Die Antike bezeichnete Gifte als Gifte (Dioscorides 1610/1964). In der Physik ist der Glaube an immer noch schnellere Brüter zur Energieerzeugung nicht zu übersehen. „Zeit ist Geld“, ist eine alte Formel des Kapitalismus (Weber 1929/1965). Die schnelle Küche, die schnelle Babypflege etc. erzeugen die Müllberge, die schnellen Drogen die Toten.

Schnelle Wirksamkeiten enthalten jedoch aus zweierlei Gründen potentiell Dummheit, obwohl sie zunächst intelligent gemeint sein mögen. Zum einen sind hochwirksame Mittel in der Regel mit langfristigen unerwünschten Folgen verbunden. Wenn man mit dem 1000-g-Hammer daneben haut, kann das Nagelbett sogar auf Dauer kaputt sein. Kluge Kulturen richten deshalb ihre Mittel so ein, daß mögliche Folgen für die Kinder ihrer Kinder übersehbar sind. Das führt zu ganz anderen Werthierarchien, als sie bei uns tradiert sind (Beckmann D 1986). Vielleicht erklärt dieses Verhältnis zur Technik, warum Hochkulturen, wie z. B. die der Irokesen, in der „Steinzeit“ lebten.

Zum anderen werden bei hochwirksamen Mitteln die Wahrnehmungsmöglichkeiten immer geringer. Man muß sich auf das erwünschte Ziel und die kontrollierenden Bedingungen so sehr konzentrieren, daß eine freifließende Aufmerksamkeit zugunsten extrem eingeengter Konzentration aufgegeben werden muß. Es verschwinden auch Kommunikationsmöglichkeiten, weil schließlich die Handlung alles ausfüllt. Man muß hier nicht nur an Feuerläufer denken, sondern auch z. B. an den Sportwagenfahrer auf der Autobahn oder den Bomberpilot im Krieg.

Erfahrung auszuschalten, ist aber das primäre Merkmal von Dummheit. Der Mensch als zunächst äußerst intelligente Art hat auch maximale Möglichkeit zur

Dummheit. So kann man vielen überzeugten freiheitsliebenden Demokraten den Glauben daran, daß es „gute“ und „böse“, d. h. demokratische und kommunistische, Atomwaffen gibt, deshalb nicht nehmen, weil sie in ihrer fanatischen Konzentration auf technische Mittel der Verteidigung zur Rechtfertigung von Vermeidung (s. oben) nie wahrnehmen würden, daß der Russe auch gern Speiseeis ißt. Man kann das menschliche Gehirn im Vergleich zu anderen Arten als besonders geeignet ansehen, Wahrnehmungen durch Halluzination zu ersetzen (vgl. Beckmann D 1989a).

Regel Nr. 18: Wissenschaft als sozialer Lernprozeß enthält auch immer Vorurteile, wodurch die Gefahr besteht, diese zu Feindbildern ausufern zu lassen und sich gegen neue Erfahrungen zu immunisieren.

Regel Nr. 19: Wissenschaftliche Methoden dienen leider allzu häufig dem Angstschutz.

Regel Nr. 20: Theorien sind nicht selten durch zirkelhafte Begründungen gekennzeichnet. Zwei Formen kommen vor: Mensch-Natur-Mensch und Natur-Mensch-Natur.

Regel Nr. 21: Faszinierende Theorien sind aus hermeneutischer Sicht immer verdächtig.

Regel Nr. 22: Nicht nur die Intelligenz des Menschen ist hervorragend, auch seine Dummheit.

Empfindung

Der Quellpunkt von Naturerfahrung ist die Empfindung. Sie vermittelt zwischen Außen und Innen. Je nach Bereichen der Sinne ist das Außen und Innen verbunden oder getrennt. Die Hautsinne, die Tiefensensibilität und der Gleichgewichtssinn repräsentieren distanzlos mögliche Verbindungen von Außen- und Innenwelt und sind äußerst emotional. Ein quälendes Schmerzgefühl mit Schwindelgefühlen läßt z. B. nicht mehr zu, zwischen Außen und Innen zu unterscheiden, wie z. B. auch ein sexuelles Hochgefühl. Geruch und Geschmack sind schon intensionaler gerichtet, so daß über klassische Konditionierungen Hin- und Abwendungen von nahezu beliebigen Reizen erlernt werden können. Optische und akustische Reize lassen sehr genau zwischen Innen und Außen unterscheiden, da nur in klinischen Extrembereichen bei Wahrnehmungsstörungen Projektionen in Form von Halluzinationen vorkommen, wenn ein aktiver Wachzustand vorherrscht. In anderen Bewußtseinszuständen (Traum, Entspannung, extreme Erregung) sind jedoch Innen und Außen vermischt (vgl. Krause 1988).

Reines Empfinden, bei denen Wahrnehmung und Vorstellung untrennbar vermischt sind, kommen nur bei hoher und niedriger Aktivation vor. Bei hoher Aktivation sind sie mit starken Emotionen verbunden, bei niedriger Aktivation sind sie relativ emotionsfrei. So kann z. B. ein quälendes Schmerzgefühl mit der Vorstellung verbunden sein, jetzt sterben zu müssen, ein extremes Lustgefühl, daß man sich auflöst.

Naturerfahrung ist also am unmittelbarsten, wenn die „niederen“ Sinne affiziert werden, die Hautsinne und das Körpererleben. Sie aktivieren unmittelbar Ekel,

Angst, Lust etc., ohne daß sich Intensionen überlagern, die mit völlig abgehobenen Vorstellungen verbunden sind. Bei den höheren Sinnen ist das Innen und Außen oft so verfremdet, daß Vorstellungen das Wahrgenommene völlig verstellen, wie z. B. bei optischen Wahrnehmungstäuschungen, bei Worten, deren Sinn leerformelhaft ist etc. Der Grad an Befangenheit korreliert also positiv mit dem Grad an Erregung und negativ mit dem Grad an Differenziertheit der Sinnesorgane. Andererseits ist die Befangenheit der Maßstab für die Echtheit der Wahrnehmungen. Es gibt also eine biologisch begründete Form von Affirmation und Negation, indem die Grundrichtungen von Zuwendung und Abwendung das Wahrgenommene unmittelbar mit dem Wahrnehmenden verbinden.

Nun sind Wahrnehmungen meist synästhetisch, indem mehr oder weniger alle Sinnesorgane aktiviert sind. So sagt aber doch z. B. ein flaues Gefühl im Bauch, wenn man einem Vortrag zuhört, der verbal überzeugend ist, mehr aus, als z. B. auch die glänzend gemachten Dias. Man muß nur für das Körpergefühl sensibel genug sein, um zu verstehen, daß da auch etwas gesagt und gezeigt wird, das Abwendung nötig macht. Manche Menschen sagen ja auch von sich selbst, daß sie am liebsten mit dem Bauch „denken". Die Kyniker betonen diese Art der unmittelbaren Erfahrung über die Körpersinne (vgl. Sloterdijk 1983).

Die Analyse der Wahrnehmungsmodalitäten von gemischten Gefühlen ist die eine Quelle für den Erwerb von Wissen, sofern man den undifferenzierteren Sinnen mehr Bedeutung zumißt als den differenzierteren. Wenn z. B. eine Arbeit, die im übrigen die Sensibilität befriedigt, Kopfschmerzen verursacht, ist es keine gute Arbeit (Fast die Hälfte unserer Bevölkerung leidet an Kopfschmerzen.).

Die 2. Quelle des Erwerbs von Wissen ergibt sich aus der Möglichkeit, im entspannten, also relativ affektarmen Zustand, sich einen affektiven Zustand vorzustellen. Die Distanz ist hier technisch durch den zeitlichen Abstand gegeben und inhaltlich, indem bei niedriger Aktivation assoziierte Vorstellungen gelöst von den Emotionen betrachtet werden können (Phantasie). Diese Technik der freien Assoziation ist als psychoanalytische Methode lange tradiert, wird aber heute leider selten benutzt. Auch hier sollte sich die Aufmerksamkeit des Forschers zunächst auf die Empfindungen konzentrieren, die mit erinnerten Körpergefühlen verbunden sind, zuletzt auf akustische und optische Wahrnehmungen.

Eine 3. Quelle erschließt sich durch die Analyse von Gegenübertragungen (Beckmann D 1974, 1988), da der eigene Affekt durchaus auch Reaktion auf den Affekt anderer sein kann. Unbewußte Empfindungen kann man nur über die Gegenübertragung operational definieren. Daraus ergibt sich, daß manche Empfindungen (unbewußte) nur im anderen Vorstellungen auslösen, während das Selbst befangen bleibt. Diese Definition des Unbewußten über eine bestimmte Selbst-Fremd-Beziehung überwindet den metaphysischen Anhauch, der diesem Begriff anhaftet.

Die 4. Quelle von unmittelbarer Erkenntnis ergibt sich aus der Beziehung, die Selbst und Fremd zueinander haben. Selbst-Fremd-Beziehungen haben 4 mögliche Grundmuster: Zu-Zu, Ab-Ab, Zu-Ab, Ab-Zu. Wissen hat damit zu tun, daß man Unglück und Verlust vermeiden möchte. Hermes bringt Glück und Gewinn (vgl. Abschnitt „Zeichen"). Insofern studiert der Wissenschaftler zuerst immer die Bedingungen, unter denen Unglück und Verlust entsteht, um selbst glücklich sein zu können. Für die Medizin ist z. B. typisch, möglichst viel Wissen zu erwerben, wie

Gesundheit erhalten und Krankheit vermieden wird. Faszinierend ist also der Gedanke, daß durch Wissen Unglück vermieden werden kann. Es ist eine Zu-Ab-Beziehung zwischen Selbst und Fremd. Man muß das Angsterregende schön finden können. Das Interesse am Fremden, das Angst macht, birgt natürlich auch die Gefahr, daß der Wissenschaftler selbst ängstlich wird, indem sich die Beziehung in eine Ab-Ab-Beziehung umwandelt. Dann aber ist Erkenntnis nicht mehr möglich. Allein die Zu-Ab-Beziehung erlaubt den Erwerb von Wissen, da in der Beziehung neben der Identifikation mit der Offenheit des Fremden die Distanzierung davon emotional vorgegeben ist (freischwebende Aufmerksamkeit).

Die Ab-Zu-Beziehung enthält ebenfalls die Distanz, aber nicht die Identifizierungsmöglichkeit, da das Fremde allenfalls überzeugen kann, wenn sich das Selbst abwendet. Diese Beziehung ist typisch für religiöse Situationen. Das fremde Glückbringende überzeugt das ängstliche Selbst. Glauben ist also zu Wissen konträr. Insofern ist die Aussage der Bibel richtig, daß das Essen vom Baum der Erkenntnis der Ursprung aller Sünde ist, denn Gott spricht und der Mensch in seiner Angst hört zu. Heilserwartungen wären ja auch überflüssig, wenn die jeweilige Welt nicht als Jammertal verstanden würde.

Die Zu-Zu- und Ab-Ab-Beziehungen enthalten primäre emotional distanzlose Kontaktformen. Bei Zu-Zu-Beziehungen ist man verzaubert, bei Ab-Ab-Beziehungen entsetzt.

Nur eine von 4 Möglichkeiten der Grundbeziehungen eröffnet Verstehen, insofern ist das Nichtverstehen normal. Die anderen 3 Möglichkeiten weisen auf Glauben, Zauber und Entsetzen hin. Die religionsgeschichtlichen Auseinandersetzungen zur Pestzeit enthalten nicht nur Abwertungen der Kirche von Wissen, sondern auch von Zauber (Mystik) und Entsetzen (Revolution; vgl. Beckmann G 1987).

Zum hermeneutischen Selbstverständnis gehört also auch, daß man hervorhebt, warum man etwas nicht verstehen kann. Man kann weder Glauben, noch Zauber, noch Entsetzen verstehen, jedoch aus solchen Gefühlen unmittelbar handeln. Interessant ist, daß viele philosophische Hermeneutiker eigentlich nur deshalb Glauben und Wissen verwechseln, weil sie offensichtlich keine Beziehung aufzunehmen fähig sind. Typisch ist auch hier Heidegger (1959), der z. B. über den „Sinn des Atomzeitalters“ nachdenkt und Gelassenheit empfiehlt, so ganz in narzißtischer Selbstgefälligkeit.

Die Beziehungsstörung des Narzißmus ist charakteristisch für die häufigste Form von Pseudowissenschaftlichkeit, indem aus der Zu-Ab-Beziehung das Ab gestrichen wird und nur noch der in sich ruhende Denker, von sich selbst fasziniert, in einer vermeintlichen Wüste von Unwissenden seine verbale Potenz demonstriert.

Im Abschnitt „Vorurteil“ wurde beschrieben, daß Feindbilder aus der phobischen Weltinterpretation entstehen, indem die Beherrschung von Angst nicht als Folge von Vermeidung, sondern als gerechtfertigte Verteidigung uminterpretiert wird. Auch dies ist eine narzißtische Beziehungsstörung. Sie entsteht jedoch aus der Ab-Ab-Beziehung, wobei das Ab des Fremden gestrichen und als Projektion in das Selbst aufgenommen wird, das von seiner Macht fasziniert ist. Das Selbst ersetzt die Angst durch paranoide Gedanken. Die Befreiung von Angst und Not soll durch politische Macht erreicht werden, anstatt die Bedingungen der gemeinsamen Angst von Selbst und Fremd in den Blick zu bekommen: Die eigene Atombombe ist ja z. B. nicht weniger angsterregend als die fremde.

Ganz interessant mag in diesem Zusammenhang der Hinweis sein, daß Wissenschaften, die Macht über Menschen beanspruchen, sehr folgerichtig leicht in eine militaristische Sprache verfallen. In der modernen Medizin „bekämpft“ man Krankheiten, „besiegt“ Leiden und hat heute „überlegene Waffen", indem „medizintechnische Logistik" in der „vordersten Front" zum „Einsatz" gebracht wird, auch dann, wenn gar keine Krankheiten vorliegen, wie z. B. bei Entbindungen. Der Person der „Behandelten" wird das Handeln entzogen, um ein phobisches Weltbild nicht zu gefährden.

Regel Nr. 23: Echte „Wahrnehmungen" gehen mit Befangenheit einher: der Forscher wird von der Wirklichkeit erfaßt.

Regel Nr. 24: Die undifferenzierteren Sinnesmodalitäten enthalten unverfälschtere Zeichen von Wirklichkeiten.

Regel Nr. 25: Freie Assoziationen eröffnen oft unmittelbare Wahrnehmungsinhalte.

Regel Nr. 26: Unbewußte Empfindungen bilden sich häufig in Partnern ab, wodurch die Analyse von Gegenübertragungen bedeutsam werden.

Regel Nr. 27: Man muß davon ausgehen, daß Nichtverstehen und nicht Verstehen normal ist.

Sprache

Analog zu den Besonderheiten der Sinnesorgane gibt es verschiedene Sprachebenen mit unterschiedlichen Funktionen: Körpersinne (Affirmation und Negation), Geruch und Geschmack (Sympathie und Antipathie), optische Orientierung (Selbst- und Fremdinterpretation) und akustische Signale (Metasprache), wobei jede höhere Ebene die niedere umgreift. Sprache hat die Grundfunktion, unterschiedliche Wahrnehmungen durch Vorstellungen auszugleichen (Bühler 1934).

Körperempfindungen sind als reine Empfindungen subjektiv. Sie bestätigen oder negieren eine natürliche Situation durch die Richtung und die Stärke des Affekts, ob überhaupt der Erwerb von Wissen möglich ist (vgl. Abschnitt „Empfindung"). Bei reinen Empfindungen sind Wahrnehmung und Vorstellung nicht unterscheidbar.

Auf der Körperebene gibt es 2 Möglichkeiten, die phylogenetisch vorgegeben sind, zu kommunizieren. Entweder wird vom Selbst der Affekt akzeptiert (Lachen, Weinen etc.), weil Zuwendung vorhanden ist, dann kann sich Angst, Schmerz, Lust etc. direkt mitteilen, oder das Selbst akzeptiert den Affekt nicht, weil die Situation bedrohlich ist, dann wird der Affekt dissoziiert (Beckmann D 1984a).

Der Affekt kann in 2 Formen dissoziiert werden: entweder als Selbstbezug oder als Ausdruck. Diese Formen von Körpergeschehen werden in der Psychoanalyse als Konversionssymptome bezeichnet. Beim Selbstbezug treten Körperempfindungen auf, die für das Selbst unverständlich sind, Herzrasen, Schmerzen, Mißempfindungen, Übelkeit etc., die den Mangel an Zuwendung subjektiv abbilden, ohne daß die eigentliche Bedrohung erlebt wird. Typisch sind derartige Körpererlebnisse für depressive Selbstentwertungen (Resignation), wenn z. B. eine Frau Sexualität als schmerzhaft erlebt, weil sie sich von ihrem Partner bedroht fühlt, von dem sie abhängig ist. Tritt bei mehr Selbstsicherheit eine Dissoziation auf, wird das Selbst den Konflikt verschlüsselt mitteilen (Protest), indem es motorische Zeichen verwendet: Lähmungen, Krämpfe, Bewegungsstörungen etc. Der Partner soll verstehen, daß es an Zuwendung fehlt, ohne daß das Selbst dies akzeptiert. Auch Tiere zeigen motorische Konversionssymptome, wenn z. B. ein Hund mit dem Bein lahmt, das er sonst zum Anschlagen benutzt („sei meine Mutter"), weil er sich gekränkt fühlt.

Es wird deutlich, daß nur bei fehlender Affirmation die Kommunikation zweideutig wird, da im Prinzip immer Affirmation angestrebt wird. Negationen führen dazu, daß das Selbst sich zurückzieht oder auch angreift, um entweder durch Hilfeappelle oder durch Demonstrationen zumindest teilweise Bestätigung zu finden, allerdings zu Lasten der Ich-Identität. Verstehen die Partner, warum sie bedrohlich wirken, wird deren Verhaltensänderung die Krise überwinden, indem sich Affirmation wieder einstellt. Die Fremdwahrnehmung ist in diesem Falle der Selbstwahrnehmung überlegen, wodurch sich die Methode der Gegenübertragungsanalyse besonders legitimiert (vgl. Abschnitt „Empfindung").

Die Sprachgemeinschaft hat also die Verantwortung, nicht das Selbst, wenn Dissoziationen auftreten. Dies kann phylogenetisch so verstanden werden, daß der Mensch ein Tier ist, bei dem die Gruppe das Überleben garantiert. Jedes heranwachsende Individuum macht laufend neue angsterregende Erfahrungen, die durch die Interpretationssicherheit der Erwachsenen kompensiert werden müssen, damit eine affirmative Grundsituation erhalten bleibt. Bei allen Säugern erregt jedes Neugeborene ungemeine Neugierde und Zuwendung. Es wird bei allen neuen Erfahrungen behutsam begleitet und beschützt, weil nur das Wissen der Alten relative Angstfreiheit garantiert.

Auf der nächst höheren Sinnesebene sind viele Zeichen von traditionsgebundener, d. h. losgelöst von eigenen Erfahrungen: Geruch und Geschmack gehört zur Gruppenidentität. Ob man jemand riechen kann oder nicht, zeigt zunächst die Urformen von Sympathie und Antipathie. So konnten z. B. Weiße und Rote gegenseitig ihre Körpergerüche nicht ertragen. Die Weißen waren aus Sicht der Roten unsympathisch, da sie sich nur selten wuschen und fast nie badeten. Ein Indianer badete täglich im Fluß. Die Weißen ertrugen nicht den Geruch der Hautsalben, die die Roten nach dem Baden benutzten (vgl. Stammel 1986). Phylogenetisch wird bei Säugern der Geruch häufig benutzt, um Reviere abzugrenzen, die der Gruppe gehören, wobei der Geruch für olfaktorisch sensible Arten sicher ganz stark von der Ernährung abhängig ist.

Gleiche Nahrungsmittel symbolisieren Gruppengefühle. Ohne hier weiter auszuholen (vgl. Beckmann D 1984a), sei nur darauf verwiesen, wie penibel Menschen da sein können. Kommt ein Deutscher z. B. nach Spanien, wird er nachher berichten, was er alles an fremder Küche nicht vertragen hat. Das gemeinsame Mahl in gewohnter Form ist ein archaisches Symbol für Gruppenidentität. Konversionshandlungen auf dieser Ebene sind deshalb auch besonders kränkend, wenn z. B. eine Übelkeit sich in peinlichem Erbrechen artikuliert, weil jemand eine Gruppe als widerlich erlebt. Andererseits kann bei Babys das Erbrechen auch als primäres Symptom auftreten. Es symbolisiert das Fehlen einer affirmativen Grundsituation, was demonstrativ geäußert wird, indem diese Situation nicht passiv hingenommen werden kann: Protest und nicht Resignation.

Die optischen Möglichkeiten zur Kommunikation enthalten neben den bisher dargestellten Grundfunktionen darüber hinaus die Möglichkeit, das Selbst vor dem Fremden zu interpretieren. Im Prinzip symbolisiert es Gruppenidentitäten gegenüber anderen Gruppen, indem Status und Rolle demonstriert werden. Die optischen

Zeichen sind Wappen, Kleiderordnung, Frisur und Bewegungsstereotypien, die jeweils über Gruppen hinaus einen abgemachten Wortschatz optischer Zeichen voraussetzen. So hatten z. B. die nordamerikanischen Indianer als gemeinsame Sprache das Amerind, eine Gestensprache, die über alle unterschiedlichen verbalen Sprachen hinaus verständlich war. Metasprache mag über optische Signale möglich sein, kommt aber praktisch nicht vor.

Die optischen Zeichen ermöglichen jedoch sehr viel differenziertere Symbole als die verbalen Zeichen. Es sind Bilder vom Selbst und dem anderen, die oft durch ihre Unbeweglichkeit Epochen überdauern können. Tiersymbole wie Adler, Löwe oder Drachen sind archaische Zeichen für Machtansprüche von gesellschaftlichen Organisationen.

Als Zeichen persönlicher Identität werden seit der Antike Sternzeichen benutzt, ob man ein Zwilling, ein Löwe usw. ist, entsprechend einer kosmologischen Einordnung der Person. Derartige Masken schaffen Identitätskerne für Orientierungen, indem das Selbst sich hinter diesen Masken verbirgt und sich mit ihnen gleichzeitig identifiziert. Selbst- und Fremdbilder sind sicher die ontologischste Form möglicher Ich-Identität.

Die Grunddimension aller Bilder ist Selbst-Fremd, die immer überlagert wird durch die Dimension Darstellung-Eindruck. Das Fremde stellt sich optisch nie unvermittelt dar, sondern immer in Form von Maskierungen. „Persona" heißt Maske. Dadurch ist das Gefühl von Ich-Identität immer zunächst ein Abbild von sozialer Identität, welches Bild vom selbst nach außen dargestellt wird. Zu allen Zeiten gab es in allen Kulturen Kleiderordnungen, wie man sich entsprechend der sozialen Rollen darzustellen hat. Normenkonformität der Selbstdarstellung ergibt sich durch die Kongruenz von Erwartungs-Erwartungen der verwendeten Masken.

Das Fremde imponiert nun immer dadurch, daß die Darstellung nicht den Erwartungen entspricht. In unsere Kultur sind die Selbst- und Fremdbilder zunächst nach Alter, Geschlecht und sozialem Status abgemacht. Fremd wirken alle Darstellungen, bei denen zwischen den tatsächlichen Merkmalen und den Darstellungen Widersprüche spürbar sind, wie z. B. die alte Frau, die sich wie ein junger Mann kleidet usw. Zwischen Kulturen kann das zu grotesken Mißverständnissen führen, aber auch zwischen Epochen.

Häufiger kommt es auch vor, daß ein als fremd erlebtes Aussehen, das biologisch bedingt ist (Hautfarbe usw. vorurteilshaft interpretiert wird (Rassismus).

Hermeneutisch sind allein die optischen Zeichen bedeutsam, die bewußte oder unbewußte Darstellungsfunktion haben. Sie geben Auskunft über Rollen und Formen von Rollendistanz in vielfältiger Weise. Der latente Sinn der Zeichen drängt sich oft durch Wahrnehmung ganz unmittelbar auf, wenn man sich durch das jeweils Fremdartige anmuten läßt, ohne gleich zu urteilen. Als z. B. in Nachfolge der Hippiebewegung die Beatles im Fernsehen hübsch angezogen mit langen Haaren auftraten, fehlten nur noch die Röcke zum Ausdruck weiblicher Sanftmut und Friedensbereitschaft. Der Chefchirurg, der auch heute noch im weißen Arztkittel zu Sitzungen außerhalb seiner Klinik geht, dokumentiert Anspruch auf autoritäre Macht, auch wenn er sich verbal noch so patnerschaftlich zu geben versucht. Die junge Frau, die im Dorf zur Erntezeit sich im Bikini auf die Terrasse setzt, zeigt ihre Verachtung gegenüber Leuten, die arbeiten müssen. Die Patientin, die ihre Haare in einem Knoten bindet, verrät ihre innere Abhängigkeit von allzu korrekten Eltern, die aus dem vorigen Jahrhundert zu stammen scheinen.

Die optische Sprache enthält eine Reihe von objektivierbaren Symbolen, die hier nicht dargestellt werden sollen. Wesentlich ist in diesem Zusammenhang allein, daß die optischen Zeichen immer hochkomplexe Sinnstrukturen abbilden, ganz im Unterschied zu verbalen Zeichen. Eine Qualität, die als die raffinierteste Form der Darstellung verstanden werden kann, ist jedoch leider in unserer Kultur nicht alltäglich: die selbstironische Darstellung als Deutung der Distanz zu sich selbst. Allerdings gibt es z. B. in manchen Gebieten der BRD die Tradition, daß der Karneval auch diesem Zweck dienen darf, wenn Masken die Entfremdung der Person über witzige Anspielungen unbewußt wieder einholen. Das gaht natürlich nur in Gruppen, die durch ihre Geschlossenheit die Bekanntheit von Personen voraussetzen können.

Die verbale Sprache ist die einzige Sprache, mit der man nicht nur mitteilen, sondern auch über Mitteilungen mühelos sprechen kann. Die einfache Frage, warum jemand etwas sagt, ist auf keiner anderen Sinnesebene üblich. Meist besteht das Nachfragen aus Sequenzen (Dialogen). Rein theoretisch könnte z. B. auch eine optische Metasprache funktionieren. So beherrschen Hunde z. B. durchaus Gesten, die metasprachliche Funktion haben: Ein Hund hebt den Schwanz, um zu zeigen, daß er die Situation beherrschen möchte. Ein anderer Hund, dem diese Drohgebärde galt, hebt daraufhin ebenfalls den Schwanz, um mitzuteilen, daß er die Mitteilung verstanden hat, sie aber nicht akzeptiert. Der erste Hund schätzt daraufhin sich selbst und den anderen ein, senkt den Schwanz und zieht ab. Er signalisiert damit, daß das Gespräch beendet ist.

Metasprache enthält durch die Möglichkeit des Redens über Zeichen die Grundfunktion, daß fremde Erfahrung kommuniziert werden kann, auch dann, wenn überhaupt keine Möglichkeit zu eigener Erfahrung besteht: man kann sich fremdes Wissen zu eigen machen.

Diese Möglichkeit, Erfahrungen anderer weiterzugeben, geschieht nun konkret dadurch, daß die Vorstellungen über mögliche Erfahrungen tradiert werden, über Begriffe, Phantasien, Geschichten, Mythen.

Durch diese metasprachliche Perspektive wurde der verbalen Sprache fast zu allen Zeiten auch eine transzendentale Perspektive zugesprochen, ganz gleich, ob man die Bibel auslegen wollte oder aber soziales Handeln über Textanalysen als „objektive Hermeneutik" verstehen will, die vom subjektiven Bewußtsein unabhängig sein soll (Oevermann et al. 1979; Schneider 1985). Da weder Denken an Sprache gebunden ist, noch Handeln an Denken, gibt es keinen Grund für derartige Spekulationen. Denken ist zuallererst immer auch Sensomotorik (Lorenz 1965; Piaget 1972) und auch Orientierung (semantisch, zeitlich, örtlich), bevor es auch verbal sein kann. Besonders junge und alte Menschen haben völlig andere Bewußtseinsformen, aber auch Kranke, wobei die Verbalisierungsmöglichkeiten bis hin zu Aphasien unentwickelt oder auch gestört sein können. Träume reden z. B. auch (Beckmann D 1984a), besonders Alpträume.

Metasprache setzt voraus, daß man dem Partner glaubt, was er sagt. Aus der Kommunikationsforschung ist hinreichend bekannt, daß die Aufhebung von Gegenseitigkeit von Gesprächspartnern durch die soziale Situation bestimmt wird, in der sich die Gesprächspartner befinden. Deshalb wird heute als Kernmerkmal der Metasprache der Beziehungsaspekt betont, da nur bei Gegenseitigkeit die Vorstellungen über mögliche Erfahrungen glaubwürdig erscheinen. Habermas (1968a) definiert die ideale Sprechsituation als Realisierung von „Wahrheit", „Gleichheit" und „Gerechtigkeit". Man könnte hinzufügen: Überschaubarkeit, Freiheit und

Kontrollierbarkeit des Sprechers sind auch notwendig, um den moralischen Aspekt dieser Auffassung zu karikieren.

Aus psychologischer Sicht erscheint es sinnvoller, nach Situationen zu forschen, die Gegenseitigkeit hervorbringen. In der Schizophrenieforschung hat sich der Begriff der Pseudogegenseitigkeit bewährt (Wynne et al. 1958). Er betont, daß Gruppenleistungen nicht möglich sind, wenn Vertrauen durch Kontrolle ersetzt wird. Gruppen sind in ihren Leistungen nur dann maximal dem Individuum überlegen, wenn die Partner voneinander unabhängig ihr Wissen erwerben und alle Informationen austauschen (Hofstätter 1957b). Bei Pseudogegenseitigkeit startet eine Gruppe jedoch von Gruppennormen, indem jedes abweichende Verhalten kontrolliert wird. Hierbei erzeugt nicht nur abweichendes Verhalten Kontrolle, sondern auch Kontrolle abweichendes Verhalten. Die Grupenmitglieder sind maximal voneinander abhängig und Informationen werden überhaupt nicht mehr ausgetauscht. Insofern kann eine „ideale Sprechsituation", in der Normen bestimmen, wie eine Gruppe sich verhalten soll, nur Pseudogegenseitigkeit bewirken.

Es ist vielmehr richtig, daß den größten Informationswert nicht gerade die verbalen Zeichen haben. Auch der philosophische „Diskurs" wird dadurch ganz wesentlich mitbestimmt, daß ein Seminar plötzlich aus der Rolle fällt und lacht, weil der Leiter die Stirn runzelt, zuviel geraucht wird usw. Warum gerade nonverbale Zeichen häufig einen hohen Informationswert haben, wurde dargestellt. Hierzu jedoch noch ein heute leider fast alltägliches Beispiel: Wenn ein arbeitsloser Jugendlicher aus Verzweiflung einen Selbstmordversuch macht, weist er gleichzeitig auf seine persönliche Resignation hin und auch auf eine unerträgliche soziale Situation. Er bittet um Hilfe, indem er die ausweglose Gesamtsituation nur durch ein letztes Mittel meint mitteilen zu können, den Einsatz des eigenen Lebens. Wenn man zu nichts mehr Vertrauen hat, kann man immer noch zeigen, daß es zumindest keinen vollständigen Kontrollverlust gibt. Man hat ja als letztes Mittel die Botschaft, daß die Selbstkontrolle über Leben und Tod nicht zu nehmen ist. Man betont damit eine Unabhängigkeit von Normen, wie es stärker nicht möglich ist.

„Metasprache" enthält bei Verlust der Gegenseitigkeit jedoch auch die Möglichkeit, die Situation in Kontrollierende und Kontrollierte aufzuspalten. In diesem Fall müßte man genauer von Pseudometasprache reden. Wenn jemand mitteilt, daß er Schmerzen hat, wird man diese Mitteilung für wahr halten. Tut man es nicht, geht eine Beziehungsstörung voraus. Dann kann man noch versuchen, die Beziehungsstörung anzusprechen, womit man aber den möglichen Partner zum Objekt reduziert. Man setzt z. B. ein normierendes Prinzip ein, dem sich der andere unterwerfen soll, das Prinzip der Wahrhaftigkeit, das man nur auf den anderen anwendet. Man selbst ist ja gar nicht gefragt worden, ob man weiß oder nur glaubt, daß der andere lügt. Wenn man darauf verzichtet, daß Verstehen immer möglich sein muß, wäre jede Metasprache überflüssig. Unter diesen Bedingungen wäre eine Mitteilung, die man nicht für wahr hält, nicht mehr als das persönliche Eingeständnis, das man nicht zuhören möchte. So gehört es ja auch zur Regel, daß man einfach den Raum verläßt, wenn man irgendein Gerede nicht ertragen kann. Durch Reden kann man Beziehungsstörungen nicht auflösen, allenfalls durch Selbstdarstellungen, die dem anderen das Gefühl des Fremden nehmen. Man kann dem anderen die Art der Schmerzen z. B. in einer Form schildern, daß er die Mitteilung für wahr halten muß. Hierzu gehören aber ganz wesentlich die nonverbalen Ebenen, die sehr viel geeigneter sind, die persönliche affektive Situation zum Ausdruck zu bringen. Wie oben gezeigt wurde, ist Affirmation letztlich nur auf der Ebene der reinen Empfindungen möglich.

Die Bedeutungen von Zeichen ergeben sich damit auch durch die metasprachliche Ebene, durch die Form der Beziehungsmuster. Deutungen können deshalb auch als Machtmittel benutzt werden. Ganz witzig ist die Situation, wie Psychoanalytiker offene Rivalitäten auskämpfen: Jeder versucht den anderen durch Deutungen zu übertrumpfen.

Verstehen ist also auf Vertrauen bezogen, weil andernfalls Wissen nicht tradiert werden kann. Das gilt insbesondere auch bei der Analyse von schritlichem Material. Der Autor muß Vertrauen vermitteln und der Leser sich zunächst vertrauensvoll den Mitteilungen überlassen können. Die methodische Grundregel der Historiker lautet: Wer sagt, was, wem, wann und warum. Die heutige Krise der Wissenschaften ist eine Vertrauenskrise, weil in unserer Gesellschaft die sozialen Voraussetzungen für Gegenseitigkeit nur selten gegeben sind, weil zuviele Abhängigkeiten bestehen und Informationen gemacht und nicht ausgetauscht werden. Hierbei ist insbesondere die Abhängigkeit von den Naturwissenschaften hinderlich, so daß es schon verständlich erscheint, daß sich Geisteswissenschaftler davon unabhängig fühlen möchten, indem sie Nichtverstehen demonstrieren.

Die riskanteste Form, Nichtverstehen zumindest teilweise zu unterlaufen, ist der Humor. Die beeindruckendste Arbeit hierzu stammt von Freud (1905/1970). Humor kommt nur an, wenn ein Vorverständnis vorhanden ist, wobei das Lachen als nonverbale Körpersprache das verbal Mitgeteilte nur dann bestätigen kann, wenn der Witz nicht zynisch auf die Partner gerichtet ist. Eine humorvolle Atmosphäre ermöglicht jedoch auch Mitteilungen, die in anderer Stimmungslage kränkend sein könnten (vgl. Bernhardt 1985). Letztlich ist das Lachen die stärkste Form der Mitteilung von Zu- oder Abwendung, je nach Absicht, nicht irgendeine verbale Mitteilung. Humor kann als eine gespaltene Beziehung aufgefaßt werden, indem Kontrolle und Vertrauen gegeneinander ausgespielt werden. Der zynische Witz nutzt bestehendes Vertrauen aus, um Kontrolle zu erreichen: Der Patient äußert die Phantasie, daß er sich aus dem Fenster stürzen möchte. Der Arzt fragt nach: Mit Salto oder einfachem Kopfsprung?

Aus Sicht der Kyniker (Sloterdijk 1983) sollte der Hermeneutiker darauf achten, wer über wen lacht. Das Lachen der Beherrschten ist kynisch, das der Herrscher zynisch. Deshalb ist dieser Witz zynischer Humor, da der Psychiater das Vertrauen des Patienten ausbeutet. Ein Beispiel für kynischen Humor in der Arzt-Patient-Beziehung hat Sartre (1971) publiziert: Der Patient des Psychoanalytikers spielt selbst mal den Freud. Hier sollte der Hinweis nicht fehlen, daß Sartre sich, leider bis heute fast unbemerkt, sehr produktiv mit hermeneutischer Lebenslaufanalyse auch methodologisch auseinandergesetzt hat (vgl. Zurhorst 1985).

Regel Nr. 28: Manche Körpersymptome sind Zeichen, die das Selbst nicht versteht (Konversionssymptome als Selbstbezug oder Ausdruck).

Regel Nr. 29: Gerüche deuten auf Sympathie oder Antipathie hin. Die Nahrungsform symbolisiert häufig Gruppengefühle.

Regel Nr. 30: Optische Zeichen symbolisieren meist Auto- und Heterostereotypien von Gruppen und Personen.

Regel Nr. 31: Über verbale Zeichen kann fremdes Wissen angeeignet werden, wodurch sich Vor- und Nachteile ergeben (Gegenseitigkeit vs.

Pseudogegenseitigkeit), da jeder Mensch „Zwangsmitglied" einer Sprachgemeinschaft ist.

Regel Nr. 32: Beim Humor herrscht eine gespaltene Beziehung vor, indem Vertrauen zum Partner und Kontrolle des Partners gegeneinander ausgespielt werden. Das Lachen als nonverbales Zeichen quittiert hierbei die ambivalente Situation. Der Humor kann kynisch oder zynisch sein.

Krisen

Psychologische Wissenschaft hat eine Vielzahl von Methoden hervorgebracht, wobei bis heute die Regeln hermeneutischer Interpretation sicher am wenigsten geklärt sind. Auch hier konnten nur vorläufige Anmerkungen gemacht werden, wie man auf dem Wege, Verstehen zu erklären, weiterkommen könnte (vgl. Dilthey 1894/1924).

Da sich Methoden von Gegenständen her bestimmen, sollen hier nur skizzenhaft einige Bereiche genannt werden, die der Methodenentwicklung dienen könnten. Hierbei wird unterstellt, daß der Mensch Teil der Natur ist. Er wird geboren, entwickelt sich heran, entwickelt sich zurück und stirbt. In der Zwischenzeit hat er eine Geschichte, die mit der Epoche vermischt ist, in die er hineingeboren wurde. Er ist Täter und Opfer seiner Zeit zugleich.

Lebensläufe sind also der zentrale Gegenstand hermeneutischer Methoden, aber auch die Zeiten, die Lebensläufe als mögliche Wendepunkte von Entwicklungen erklären könnten: Geburtssituation, Destabilisierung im 3. Monat, Beginn der Objektbeziehung ... Rückbildung, Umgang mit chronischer Krankheit, Sterben, Tod.

Hier muß ich die Ausführungen abbrechen, weil ich meine umfangreichen Forschungen der letzten Jahre zur Kritik der transzendentalen Grundsituationen von Kulturen nicht auch noch in diesen Aufsatz hineinpacken kann. Soviel sei jedoch angedeutet: Jede Kultur bemächtigt sich nicht im selben Umfang der Tiere und Pflanzen, um z. B. Zeugung heiligen zu können, um die Arbeitsfähigkeit mit Gesundheit gleichsetzen zu können, um das individuelle Sterben verleugnen zu können usw. Eine Grundmatrix aller möglichen transzendentalen Überzeugungen ist rein formal aus den typischen Lebenskrisen ableitbar. Sie ermöglicht auch, die Art der Transzendentalität aufzuzeigen, die als „Naturwisenschaft" allzuhäufig dogmatisiert wird.

Literatur

Albert H (1971) Plädoyer für kritischen Rationalismus. Piper, München (Serie Piper)

Anker K (1987) „von Heimat redet hier keiner ..." Dorfleben heute. Jonas, Marburg

Beckmann D (1974) Der Analytiker und sein Patient. Untersuchungen zur Übertragung und Gegenübertragung. Huber, Bern Stuttgart Wien

Beckmann D (1984a) Grundlagen der medizinischen Psychologie. Verlag für Medizinische Psychologie im Verlag Vandenhoeck & Ruprecht, Göttingen

Beckmann D (1984b) Geschichte der psychologischen Medizin. In: Lück HE, Miller R, Rechtien W (Hrsg) Geschichte der Psychologie. Ein Handbuch in Schlüsselbegriffen. Urban & Schwarzenberg, München Wien Baltimore, S 201–210, und: (1985) (erw. Fassung) Gruppendyn 16/2:143–155

Beckmann D (1986) Entwurf einer kindzentrierten Ethik. In: Beckmann D (Hrsg) Künstliche Befruchtung - psychosomatische und ethische Aspekte. Psychosozial 9/30. Psychologie-Verlags-Union, Weinheim, S 44–57

Beckmann D (1987) Metaphern der Medizinischen Psychologie. Psychother Med Psychol 37/8:266–271

Beckmann D (1988) Aktionsforschung zur Gegenübertragung - Rückblick auf ein Forschungsprogramm. In: Kutter P, Paramo-Ortega R, Zagermann P (Hrsg) Die psychoanalytische Haltung - Auf der Suche nach dem Selbstbild der Psychoanalyse. Verlag Internationale Psychoanalyse, München Wien, S 231–243

Beckmann D (1989a) Das Prolaktinsystem und Bewußtseinsformen. (Erscheint Ende 1989)

Beckmann D (1989b) Kulturgeschichte der Hexenkräuter. Spurensuche zu verteufeltem Alltagwissen der Renaissance. (Erscheint Ende 1989)

Beckmann G (1987) Europa und die Große Pest von 1348–1720. In: Keim C (Hrsg) Eine Zeit großer Traurigkeit. Jonas, Marburg

Beier KM (1988) Anthropologische Hintergründe der Medizinischen Psychologie in ihren Anfängen. (Vortrag beim VII. Kongreß „Psychologie in der Medizin" der Gesellschaft für Medizinische Psychologie vom 18. - 21.05. in Göttingen)

Bernhardt JA (1985) Humor in der Psychotherapie. Eine Einführung für Therapeuten und Klienten. Beltz, Weinheim Basel

Bitterli U (1976) Die „Wilden" und die „Zivilisierten". Die europäisch- überseeische Begegnung. Beck, München

Bühler K 81934) Sprachtheorie. Jena

Delort R (1987) Der Elefant, die Biene und der heilige Wolf. Die wahre Geschichte der Tiere. Hauser, München Wien

Dilthey W (1924) Ideen über eine beschreibende und zergliedernde Psychologie. Gesammelte Schriften Band V. Teubner, Leipzig (Orig. 1894)

Dioscorides P (1964) Kräuterbuch. (1610, Corthoys, Frankfurt am Main) Reprint: Kölbl, Grünwald bei München

Elias N (1978) Über den Prozeß der Zivilisation. Bd 1: Wandlungen des Verhaltens in den weltlichen Oberschichten des Abendlandes. Bd 2: Wandlungen der Gesellschaft, Entwurf zu einer Theorie der Zivilisation. Suhrkamp, Frankfurt am Main

Fölsing A (1984) Der Mogelfaktor. Die Wissenschaft und die Wahrheit. Rasch & Röhring, Hamburg Zürich

Frege G (1962) Funktion, Begriff, Bedeutung. Fünf logische Studien. Vandenhoeck & Ruprecht, Göttingen (Orig.: Funktion und Begriff. Jena 1891, II, 31 Seiten)

Freud S (1970) Der Witz und seine Beziehung zum Unbewußten. In: Freud S (Hrsg) Studienausgabe BD IV. Fischer, Frankfurt am Main, S 9–220 (Orig. 1905)

Giegel HJ (1969) Die Logik der seelischen Ereignise. Zu Theorien von L Wittgenstein und W Sellers. Suhrkamp, Frankfurt am Main

Graumann CF (1988) Kognitivismus in der Sozialpsychologie. Psychol Rundschau 39:83–90

Habermas J (1968a,[2] 1973) Erkenntnis und Interesse. Suhrkamp, Frankfurt am Main

Habermas J (1968b) Technik und Wissenschaft als „Ideologie". Suhrkamp, Frankfurt am Main

Heidegger M (1959) Gelassenheit. G. Neske, Pfullingen

Heidegger M (1960) Sein und Zeit. Niemeyer, Tübingen (Orig. 1927)

Herrmann T (1979) Psychologie als Problem. Herausforderung der psychologischen Wisenschaft. Klett, Stuttgart

Hofstätter PR (Hrsg) (1957a) Fischer-Lexikon: Psychologie. Fischer, Frankfurt am Main

Hofstätter PR (Hrsg) (1957b) Gruppendynamik. Rowohlt, Reinbek
Hubig C (1985) Rationalitätskriterien inhaltlicher Analyse. In: Jüttemann G (Hrsg) Qualitative Forschung in der Psychologie. Grundfragen, Verfahrensweisen, Anwendungsfelder. Beltz, Weinheim Basel, S 327–350
Huppmann G (1988) Ernst Freiherr von Feuchtersleben (1806–1849) und die Medizinische Psychologie. (Vortrag beim VII. Kongreß „Psychologie in der Medizin“ der Gesellschaft für Medizinische Psychologie vom 18. - 21. 05. in Göttingen)
Jaspers K (1957) Vom Ursprung und Ziel der Geschichte. Fischer, Frankfurt am Main
Jüttemann G (Hrsg) (1985) Qualitative Forschung in der Psychologie. Grundfragen, Verfahrensweisen, Anwendungsfelder. Beltz, Weinheim Basel
Kant I (1915) Kritik der reinen Vernunft. Reclam, Leipzig (Orig. 1787)
Kelly GA (1955) The psychology of personal constructs. Norton, New York
Krause R (1988) Eine Taxonomie der Affekte und ihre Anwendung auf das Verständnis der „frühen“ Störungen. Psychother Med Psychol 38/2:77–86
Krausser P (1968) Kritik der endlichen Vernunft. Diltheys Revolution der allgemeinen Wissenschafts- und Handlungstheorie. Suhrkamp, Frankfurt am Main
Kreppner K (1975) Zur Problematik des Messens in den Sozialwissenschaften. Klett, Stuttgart
Kutter P, Paramo-Ortega R, Zagermann P (Hrsg) (1988) Die psychoanalytische Haltung - Auf der Suche nach dem Selbstbild der Psychoanalyse. Verlag Internationale Psychoanalyse, München Wien
Lewontin RC, Rose S, Kamin LJ (1988) Die Gene sind es nicht ... Biologie, Ideologie und menschliche Natur. Psychologie-Verlags-Union, München Weinheim
Lorenz K (1965) Über die Entstehung von Mannigfaltigkeit. Naturwissenschaften 52:319–329
Lorenzen P, Schwemmer O (1973) Konstruktive Logik, Ethik und Wissenschaftstheorie. Bibliographisches Institut (BI - Wissenschaftsverlag), München Wien Zürich
Mayring P (1987) Neuere Ansätze qualitativer und interpretativer Analyse - ihre Bedeutung für die Unterrichtserforschung - Augsburger Berichte zur Entwicklungspsychologie und Pädagogischen Psychologie. Universität Augsburg
Morgenstern C (1961) Palmström, Palma Kunkel. Dtv, München (Orig. 1913)
Neeb G (1987) Räuber, Gauner und Vagabunden. Kriminalität im alten Oberhessen. Brühlscher Verlag, Gießen
Nigg W (1986) Das Buch der Ketzer. Diogenes, Züricht (Diogenes-TB)
Oevermann U, Allert T, Lonau E, Krambach J (1979) Die Methodologie einer „objektiven Hermeneutik“ und ihre allgemeine forschungslogische Bedeutung in den Sozialwissenschaften. In: Soeffner HG (Hrsg) Interpretative Verfahren in den Sozial- und Textwissenschaften. Stuttgart
Piaget J (1972) Erkenntnistheorie der Wissenschaften vom Menschen. Ullstein, Frankfurt Berlin Wien
Rudinger G, Chaselon F, Zimmermann EJ, Henning HJ (1985) Qualitative Daten. Neue Wege sozialwissenschaftlicher Methodik. Urban & Schwarzenberg, München Wien Baltimore
Russell B (1968) Warum ich kein Christ bin - über Religion, Moral und Humanität. Von der Unfreiheit der Christenmenschen. Rowohlt, Reinbek bei Hamburg
Sartre JP (1972) „Psychoanalytischer Dialog“. Kursbuch 29: 27 (Orig. 1968)
Schneider G (1985) Strukturkonzept und Interpretationspraxis der objektiven Hermeneutik. In: Jüttemann G (Hrsg) Qualitative Forschung in der Psychologie. Grundfragen, Verfahrensweisen, Anwendungsfelder. Beltz, Weinheim Basel, S 71–91
Schoeps HJ (1970) Religionen. Bertelsmann, Gütersloh
Schopenhauer A (1892) Die Welt als Wille und Vorstellung. Reclam, Leipzig (Orig. 1819)
Schuler H(1980) Ethische Probleme psychologischer Forschung. Verlag für Psychologie, Hogrefe, Göttingen
Sloterdijk P (1983) Kritik der zynischen Vernunft. Suhrkamp, Frankfurt am Main

Stammel HJ (1986) Die Apotheke Manitous. Wunderlich (Rohwohlt) Reinbek

Stegmüller W (1969) Probleme und Resultate der Wissenschaftstheorie und analytischen Philosophie. Band I: Wissenschaftliche Erklärung und Begründung. Springer, Berlin

Stern JP (1974) Lichtenbergs Sprachspiele. In: Promies W, Vierhaus R, Stern JP, Heißenbüttel H (Hrsg) Aufklärung über Lichtenberg. Kleine Vandenhoeck-Reihe. Vandenhoeck & Ruprecht, Göttingen, S 60–75

Titze M (1987) Warum der Depressive so humorlos ist. In: Mut und Schwermut. Gesellschaft für Logotherapie und Existenzanalyse. (Tagungsbericht 3/87)

Toynbee A (1988) Menschheit und Mutter Erde. Claassen, Düsseldorf

Topitsch E (1969) Mythos Philosophie Politik. Zur Naturgeschichte der Illusion. Rombach, Freiburg i. Br.

Weber M (1965) Die Protestantische Ethik. Siebenstern, München Hamburg (Orig. 1920)

Weber M (1968) Idealtypus, Handlungsstruktur und Verhaltensinterpretation (Nr. 7–17). In: Weber M (Hrsg) Methodologische Schriften. Fischer, Frankfurt/Main (Orig. 1906)

Westmeyer H (1973) Kritik der psychologischen Unvernunft. Probleme der Psychologie als Wissenschaft. Kohlhammer, Stuttgart Berlin Köln Mainz

Westmeyer H (1977) Verhaltenstherapie: Anwendung von Verhaltenstheorien oder kontrollierte Praxis? Möglichkeiten und Problem einer theoretischen Fundierung der Verhaltenstherapie. In: Westmeyer H, Hoffmann N (Hrsg) Verhaltenstherapie. Grundlegende Texte. Hoffmann & Campe, Hamburg, S 187–203

Wottawa H (1981) Psychologische Methodenlehre. Grundfragen der Psychologie, 2. Aufl. Juventa, München

Wynne LC, Ryckoff IM, Day J, Hirsch SI (1958) Pseudomutality in the family relations of schizophrenics. Psychiatry 21:205–220

Yutang L (1955) Laotse. Fischer, Frankfurt am Main Hamburg

Zurhorst G (1985) Die progressiv-regressive Methode. In: Jüttemann G (Hrsg) Qualitative Forschung in der Psychologie. Grundfragen, Verfahrensweisen, Anwendungsfelder. Beltz, Weinheim Basel, S 125–144

Hermeneutik und Psychologie

P. Novak

Es wird jemand aufgefordert, zum gleichen Gegenstand etwas zu schreiben, über den ein anderer an gleicher, nur früherer Stelle im selben Publikationsorgan schreibt. Was bedeutet das? Zunächst und ganz einfach bedeutet es, daß er erste Autor seinen Gegenstand anscheinend nicht vollständig behandelt hat oder zumindest so, daß Fragen offen geblieben sind. Wenn das stimmt, dann wäre zu fragen, ob es denn klar ist, um welchen Gegenstand es geht. Immerhin sind ja zwei davon im Gespräch: „Hermeneutik" und „Psychologie". Oder noch mehr? Der Titel von Dieter Beckmann lautet ja „Hermeneutik *in der* Psychologie". Aber ist denn dieses „in der" überhaupt wichtig? Es tritt doch gar nicht in gegenständlicher Form auf.

Immerhin: Zu denen gehörend, die den Sozialwissenschaften den Weg in die medizinischen Fakultäten bereitet haben - der medizinischen Psychologie der eine, der medizinischen Soziologie der andere - haben wir ein Stück spezieller historischer Überlieferung gemeinsam, wobei dieses „in der" als eine ganz besondere Art der Verbindung zwischen zwei praxisbezogenen Wissenschaften eine bedeutende Rolle gespielt hat; ich meine die bekannte begriffliche Prägung von Robert Strauss (1957) „Soziologie in der Medizin", der er die differentielle “Soziologie der Medizin" gegenübergestellt hatte. Diese Differenz sollte irgendwie Klarheit darüber verschaffen, was denn unter medizinischer Soziologie oder Medizinsoziologie zu verstehen sei. Darüber konnte man sich zwar nie wirklich einigen und ging verschwiegen zum medizinsoziologischen Alltagsgeschäft in Forschung, Lehre, Gremienarbeit, Berufspolitik und gelegentlich auch Krankenversorgung über. Aber ich erinnere mich deutlich, daß mit Blick auf diese unselige begriffliche Differenzierung auch unter den Psychologen Diskussionen geführt wurden, wie denn wohl medizinische Psychologie zu definieren sei.

Schon an dieser Stelle möchte ich darauf aufmerksam machen, daß das Bemühen um Verstehen und Verständigung, das diesen Artikel einer wissenschaftlichen Zeitschrift erst zu einem Korreferat machen kann, eben durch die Erinnerung an ein gemeinsames Stück Tradition bereits ein hermeneutisches Unternehmen ist. Mit dem uns geläufigen Begriff „Erinnerung" steht Platos Begriff der „anamnesis" im Zusammenhang; er ist ein hermeneutischer Schlüsselbegriff.

Doch bevor wir an diesem Hinweis wieder ansetzen, bleiben wir noch ein wenig bei der Formulierung der Verknüpfung zwischen „Hermeneutik" und „Psychologie", die im Anklang an ein vertrautes Stückchen Wissenschaftsgeschichte vielleicht nicht mehr belanglos erscheint. Soziologie „in der" Medizin: was sollte das bedeuten? Es sollte bedeuten, daß Soziologie in dieser Gestalt nicht „die Medizin" zum Gegenstand ihres theoretischen und analytischen Zugriffs macht und daß insofern auch medizinische Praxis, medizinische Institutionen, die wissenschaftlichen, theoretischen und normativen Orientierungen der Medizin sowie ihre Stellung in der Gesellschaft und deren Legitimation nicht in soziologische Fragestellungen einbezogen werden. Vielmehr sollte die Soziologie ihre Forschungsansätze, ihre Möglichkeiten der Hypothesenbildung und -prüfung in den Dienst von Problemen und Fragen stellen, die von der Medizin selbst gestellt und formuliert werden. Dies kann ganz pragmatisch einem Forschungsinteresse entsprechen, das sich Vorteile und Fortschritte für Erkenntnis gerade durch die Beschränkung des Aufgabenfeldes verspricht. So ist das aber nie verstanden worden.

Der Gegenbegriff „Soziologie der Medizin" als Inbegriff des Veränderungs- und Gestaltungswillens, den eine Disziplin der anderen entgegenbringt, wenn sie sich forschend und d. h. immer auch kritisch mit ihr auseinandersetzt – für die Soziologie galt das schon immer und gilt es noch – stand doch beständig im Raum als das eigentlich von der Soziologie Beabsichtigte bei ihrem Interesse für die Medizin; d. h. die Medizin ist ihren Argwohn gegen die Soziologie nicht leicht, vielleicht immer noch nicht losgeworden, daß sich hinter den angebotenen guten Diensten doch der Anspruch verschleiert, verändern und umgestalten zu wollen. Auch die Philosophie hatte ja durchaus der Theologie als Magd – widerwillig zwar – gedient, und doch hatte sie später auch die Rolle der Richter- und Legitimationsinstanz gegenüber der einstigen Herrin inne. Gleichwohl gibt es heute immer zahlreicher werdende besorgte und engagierte Ärzte, die keineswegs Bedenken haben, zur Unterstützung des eigenen Veränderungswillens der Medizin das Gespräch mit der Soziologie zu suchen.

Dürfen wir da eine gewisse Ähnlichkeit in der Funktion zwischen Soziologie und Medizin sehen, wenn wir verstehen wollen, welches das Verhältnis zwischen Hermeneutik und Psychologie ist? Was ist überhaupt Hermeneutik? Ist das nach heutigem Verständnis eine wissenschaftliche Disziplin, die bestimmte theoretische Ansätze kennt, um Interessenkonstellationen und Fragestellungen so zu definieren, daß sie speziellen und standardisierbaren Verfahren der Hypothesenprüfung zugänglich sind und insofern zu methodisch sicherbaren Erkenntnissen führen können? Immerhin legt ja auch die Soziologie Wert darauf, diesem Kanon der Wissenschaftlichkeit zu folgen.

Bevor ich gleich darangehen werde darzulegen, daß es der Hermeneutik nicht um methodisch sicherbare Erkenntnisse geht, und insbesondere, daß Hermeneutik gerade keine Methode ist, sei ein weiterer Hinweis auf die der alltäglichen Lebenspraxis nage Art des hermeneutischen Bemühens um Verstehen und Verständigung erlaubt. Um das nicht Vertraute oder Fremde oder noch Unverständliche gemeinsamem Verstehen näher zu bringen, hatten wir es zunächst in Zusammenhang mit bereits Vertrautem und schon eher Verstandenem gebracht, d. h. wir versuchten, zuerst der vertrauten Frage nachzugehen, was „Soziologie in der Medizin" bedeutet, ehe wir die nicht vertraute Frage stellten, was denn „Hermeneutik in der Psychologie" bedeute. Wir gingen dabei von der Antizipation, dem Vorentwurf, aus, es bestehe nicht nur formal, sondern auch in inhaltlicher Hinsicht eine gewisse Vergleichbarkeit oder Ähnlichkeit zwischen dem schon eher und dem weniger oder noch gar nicht Verstandenen. Das spielt auch in bestimmter Weise in der Psychologie eine Rolle, nämlich beim Lernen am Modell. Dieses Bemühen, Unverstandenes durch Bezug zum Bekannten und Vertrauten, vielleicht schon weitreichend Verstandenen, verstehbar zu machen, erinnert stark an das, was Plato unter den Begriff „mimesis“ gestellt hatte; und das hat bei Plato nichts mit der Absicht kopierender Nachahmung gemeint. Auch das mimetische Vorgehen in diesem Sinne ist eine Charakteristik hermeneutischen Verstehens bzw. „Mimesis“ ist ein Zentralbegriff der Hermeneutik.

Aber nun zu der Frage, was denn Hermeneutik sonst sei, wenn nicht eine spezielle wissenschaftliche Disziplin oder eine besondere Methodologie oder eine besondere Methode. Seit den in *Wahrheit und Methode* (1960) ausgearbeiteten Grundzügen einer philosophischen Hermeneutik immer wieder und auch kürzlich erst im Mai 1989 bei einer internationalen Psychiatriekonferenz in San Francisco in dem Vortrag „Hermeneutik und Psychiatrie“ hat Hans-Georg Gadamer immer wieder betont, Hermeneutik sei die *Kunst* des Verstehens, gerade aber nicht die *Technik* oder eine Technik oder Methode des Verstehens. Wo die bloße Anwendung von Regeln nicht hinreiche, um Unverständliches und Unberechenbarkeiten z. B. des seelisch-geistigen Lebenshaushalts zu verstehen, da setzte das Bemühen der Kunst des Verstehens an.

Ich betone extra „da setze das Bemühen der Kunst des Verstehens *an*“ und gerade nicht „da setze es *ein*“, denn ich möchte der platten Fehlinterpretation vorbeugen, es sei gemeint: „Wo die Wissenschaft nicht weiterkommt, muß die Kunst aushelfen.“

Das hermeneutische Bemühen als Kunst ist wie jede Kunst keine Hilfswissenschaft - als welche ja immer noch gelegentlich medizinische Psychologie und medizinische Soziologie verstanden werden - sondern eine besondere Weise menschlicher Praxis.

Zwar hat Kunst wie Technik auch etwas mit gekonntem Machen oder Herstellen zu tun, doch der entscheidende Unterschied besteht darin, daß das Kunstwerk nicht wie das Produkt der Technik der Logik der Zweck-Mittel-Rationalität gehorcht und mithin auch nicht das Tun, das es zuwege bringt. Das Kunstwerk steht als es selbst oder für sich selbst da und sonst nichts anderes. Dies gilt gerade auch für die Kunst im öffentlichen Raum oder am Bauwerk. Das Kunstwerk geht z. B. nicht darin auf, etwas anderes zu „verschönern“ - weder eine Fassade oder Lobby, noch ein Abendkleid oder dessen Trägerin. Es läßt sich nicht verbrauchen oder konsumieren wie Produkte der Technik, wenngleich man es zerstören kann, und selbst dann vermag es in der Überlieferung seine Unvergänglichkeit zu bewahren.

Es ist auch so, daß nicht die perfekte Beherrschung von Techniken allein jemanden zum Künstler werden läßt bzw. seine Produkte zu Kunstwerken. Dies gilt ebenso für den Musiker, den Maler, den Bildhauer, den Dichter und den Schriftsteller wie auch für den Tänzer. Vielmehr ist das Tun eines „wirklichen Künstlers“ so charakterisierbar, daß durch sein wirken etwas wie von selbst zustande kommt oder sich hervorbringt. Es ist das Kunstwerk selbst, das den Künstler zu dem macht, was er dann ist, und er trägt nur in offenbar geeigneter Weise dazu bei, daß ein Gegenstand als Kunstwerk ans Licht der Welt treten kann.

Keineswegs unabsichtlich versuche ich jetzt so zu sprechen, daß die Darstellung des künstlerischen Tuns und des Kunstwerks die Assoziation der geburtshilflichen Situation weckt. Auch der Geburtshelfer bzw. die Hebamme haben ja den Gegenstand ihres gekonnten Tuns nicht erzeugt, sondern sie verhelfen ihm nur „ans Licht der Welt“, was häufig lebenswichtig ist, wenn in dieser Situation einer der bedeutendsten Erzeuger, die Mutter, es von alleine nicht ganz oder gar nicht schafft. Denn erinnern wir uns: In dem typischen Lehrdialog, den wir von Plato kennen, belehrt Sokrates nicht nur seine Gesprächspartner und „bildet" sie so, sondern er sagt ja immer wieder, er lerne dadurch selber, d. h. er werde dadurch Lehrer, daß sich mit seiner Hilfe herausstellt, wie wissend, wie gebildet seine Gesprächspartner von sich aus sind. Die Art und Weise oder die Kunst, das fertigzubringen, daß aus dem anderen herauskommt, was er immer schon ist oder hat, daß er Einsichten als seine Einsichten versteht, daß er so besser versteht und sich selbst versteht, eben das bezeichnete Sokrates - immerhin ja auch Sohn einer Hebamme - als Hebammenkunst, als Maieutik.

Was im Zusammenhang hiermit Gadamer als die „maieutische Produktivität des sokratischen Dialogs, seine Hebammenkunst des Wortes" bezeichnet hat (Gadamer 1960, S. 350), das unterscheidet das hermeneutische Bemühen um Verstehen und Verständigung von einer Technik oder Methode oder Regel der Interpretation. Es ist, wie Gadamer in dem erwähnten Psychiatrievortrag sagte, die Kraft, auf den anderen hören zu können bzw. die Kunst, voneinander hören zu können. Hermeneutik ist somit die Kunst, miteinander, aber ebenso mit der geschichtlichen Überlieferung oder mit einem Text in ein wirkliches Gespräch zu geraten. Dieses eröffne eine Aussicht, die Aussagen, die uns beschäftigen, zu verstehen, soweit es uns gelingt, die eigenen Fragen darin wiederzuerkennen (Gadamer 1972 , S 341).

Insoweit kennzeichnet also, wie schon anfangs gesagt, Erinnerung oder „anamnesis" das um Verständnis bemühte Gespräch oder es hat stets anamnestische Funktionen. Doch: „Die erste Bedingung für die Kunst des Gesprächs ist, sich jeweils des Mitgehens des Partners zu versichern" (Gadamer 1986, S. 373). Dieses Mitgehen bedeutet gerade nicht „nachlaufen" oder „nachahmen", wohl dagegen darauf achten, daß der andere mit-kommt, zur gemeinsamen Sache kommt bzw. daß keiner der Gesprächspartner von der gemeinsamen Sache abkommt, soweit sie schon dabei sind; d. h. darin, in diesem „Mitgehen", äußert sich die erwähnte mimetische Funktion der hermeneutischen Bemühung um Verstehen.

Wessen bedarf es dazu? „Ein Gespräch führen verlangt, den anderen nicht niederzuargumentieren, sondern im Gegenteil das sachliche Gewicht der anderen Meinung wirklich zu erwägen." „Nicht jene Kunst des Argumentierens und Redens ist also damit gemeint, die auch eine schwache Sache zur starken zu machen vermag, sondern die Kunst des Denkens, die Einwände von der Sache her stärker zu machen weiß." „Wer die Kunst des Fragens besitzt, ist einer, der sich gegen das Niedergehaltenwerden des Fragens durch die herrschende Meinung zu wehren weiß" (Gadamer 1986, S. 373).

Mit seinen anamnestischen, mimetischen und maieutischen Merkmalen hat das hermeneutische Gespräch immer auch emanzipatorische Wirkungen gegenüber allen Zwängen. Deswegen spielt die Auseinandersetzung mit dem hermeneutischen Bewußtsein eine bedeutende Rolle in den Bemühungen um eine Theorie der kommunikativen Kompetenz (Habermas 1971) und im psychoanalytischen Verständnis der Sprache als Interaktion (Lorenzer 1973; Novak 1988).

Beständig seiner unaufhebbaren Geschichtlichkeit als einer besonderen Gestalt der Geschichtlichkeit allen menschlichen Daseins inne, ist sich das hermeneutische Bewußtsein darüber im klaren, daß es totale Emanzipation von allen Zwängen einschließlich der Aufklärung aller Motivationen und Situationsbedingungen ebensowenig geben kann wie einen erfolgreichen Versuch, Verstehen methodisch zu sichern, obwohl es daran festhält, daß keine dieser Begrenzungen unüberwindliche Schranken bildet. Auf Heideggers Einsicht in *Sein und Zeit* (1926) zurückgehend, dem Dasein liege stets und uneinholbar voraus, was all sein Planen und Entwerfen ermöglicht wie auch begrenzt, kann Gadamer daher sagen, wir seien auf eine unaufhebbare Art mehr Sein als Bewußtsein (Gadamer 1967, S. 127).

In der Besinnung auf seine Geschichte muß sich daher das hermeneutische Verstehen kritisch gegen die rationalistische Vernunft der Aufklärung wenden, die davon ausging, die Gültigkeit eines jeden Urteils wie die Wahrheit jeder möglichen Aussage seien im Zuge der sich selbst entfaltenden Vernunft zu sichern. Dieser Kritik, die im Kern jedem Herrschafts- oder Dominanzanspruch entgegentritt, ohne sich je einzubilden, den eigenen Anspruch endlich erfolgreich durchsetzen zu können, verfällt somit auch das Ideal der methodischen Sicherbarkeit von Erkenntnissen, das die modernen Wissenschaften der rationalistischen Vernunft der Aufklärung verdanken. Dieses Methodenideal ist dem hermeneutischen Bewußtsein ebenso und aus demselben Grunde verdächtig wie die Konstitutionsbemühungen des aristotelischen Gottes oder eines transzendentalen *ego* oder des Geistes bei Hegel. Seiner Endlichkeit stets inne, begreift es, daß eben deswegen „eine Unendlichkeit des auszufaltenden und auszulegenden Sinns in ihm angelegt ist" (Gadamer 1960, S. 434). Gerade die beständige Erfahrung der Grenzen des Verstehens, also seiner Endlichkeit, nötigt zur beständigen Bemühung um Verstehen. Die Erfahrbarkeit der Endlichkeit ist geradezu gebunden an die Universalität des hermeneutischen Verstehens. Die Erfahrung, es sei eine „unmögliche Vorstellung, daß man über seine Antriebe oder Frage-Interessen je volle Aufklärung erlange" (Gadamer 1972, S. 304f.), schränkt den Umfang des Gültigkeitsanspruchs methodisch sicherbarer Erkenntnis ein und begründet zugleich den Universalitätsanspruch der Hermeneutik, der dadurch eben gar kein Anspruch, sondern eine Tatsache ist.

Gegen Ende dieses Traktats – oder des Entwurfs zu einem solchen – möchte ich auf zwei „Rehabilitationsleistungen" der Hermeneutik zu sprechen kommen. Die eine betrifft die Rehabilitation des Vorurteils, die andere die der Autorität.

Vorurteile sind unterdrückend, einschränkend, diffamierend. Insofern müssen sie aufgeklärt und abgebaut werden. Wie schwer das ist und wie unvernünftig Mächtige wie Ohnmächtige dennoch an ihnen festhalten, wird an den Feindbildern deutlich, denen Mitglieder anderer Machtblöcke, anderer Nationalität, Sprache, Religion, Kultur usw. verhaftet sind. Feindbilder sind andererseits aber eine Perversion jener versuchsweisen Vorstellungen, Entwürfe und Antizipationen, die wir machen müssen, allein um zu überleben, um den nächsten Tag oder die nächste Stunde zu gestalten, um einander etwas zu sagen, um voneinander zu hören und vielleicht zu lernen. Um das tun zu können, d. h. um Zukunft vernünftig zu planen, ist es nötig, aus dem Gestern, aus dem Vergangenen überhaupt, aus der eigenen Geschichte, aus der Geschichte überhaupt, Lehren zu ziehen. Anders gesagt: Es ist nötig, seine Geschichte zu leben, um sie zum Sprechen zu bringen, um zu hören, was sie zu sagen hat, damit wir die Fragen besser verstehen, die sich uns jetzt mit Blick auf Morgen stellen oder gerade verbergen. Nicht nur, daß wir uns nie völlig unserer Vorurteile bewußt werden, weil wir eben doch immer mehr Sein als Bewußtsein sind, lehrt die hermeneutische Erfahrung, sondern auch, daß wir auf Vorurteile angewiesen sind, die es zu erkennen gilt. So wäre die Charakterisierung des Versuchs als utopisch, alles

Verstehen, alle Erkenntnisse methodisch zu sichern, ein Vorurteil, aber deswegen ein nötiges, weil es uns veranlaßt, uns nicht gegen die Aufklärung unseres eigenen Vorurteils zu sperren.

Autoritätsgläubigkeit hindert uns, eigene Meinungen zu bilden. Autoritäten haben Verbreitung und Entwicklung von Erkenntnissen behindert und unterdrückt, und sie tun es überall auch weiterhin. Aber wie steht es denn mit jener Autorität, die wir in den platonischen Dialogen von Sokrates erfahren im Umgang mit seinen Schülern und auch mit seinen Richtern? Ist da nicht spürbar eine „Handlung der Vernunft" am Werke, „die, ihrer Grenzen inne, anderen bessere Einsicht zutraut"? (Gadamer 1960, S. 263f.) Es ist durchaus eine Autorität, die dem anderen etwas zumutet, nämlich bessere Einsicht. Diese Autorität steht jenseits bloßer Herrschaft und hat diese längst aufgelöst im gewaltlosen Zwang von Einsicht und venünftiger Entscheidung (Gadamer 1967, S. 125). Charakterisieren anamnestische, mimetische und maieutische Wirkungen das hermeneutische Bewußtsein, so ist es mit Autorität und insofern auch mit Zwang verbunden. Aber das ist nicht der Zwang zur Unterwerfung, z. B. unter die Konventionen methodischer Disziplinierung von Rationalität, sondern der Zwang zur unabschließbaren Bemühung um Wahrheit im Diskurs.

Nun zum Schluß: Hermeneutik *in der* Psychologie.

Ist das möglich? Es ist nicht möglich. Aber wenn sich Psychologie von alltäglicher Lebenspraxis noch etwas sagen lassen kann, dann ist sie immer auch ein besonderes Bemühen um Verstehen und Verständigung, das sich durchaus wissenschaftlicher Methoden bedient, allerdings ohne von ihnen abhängig zu sein. Durch hermeneutische Erfahrung belehrte Psychologie - sei es psychologische Forschung, sei es therapeutische psychologische Praxis - wird ihre methodisch gesicherten Erkenntnisse immer in den Dienst praktischer Vernunft stellen, die uns aufeinander und voneinander hören läßt statt in den Dienst einer rationalistischen Vernunft, die meint, alles Verstehbare aus sich selbst entfalten zu können (Novak 1989).

Literatur

Gadamer H-G (1960) Wahrheit und Methode. Mohr, Tübingen

Gadamer H-G (1967) Rhetorik, Hermeneutik und Ideologiekritik. In: Kleine Schriften I (S. 113–130). Mohr, Tübingen

Gadamer H-G (1972) Hermeneutik als praktische Philosophie. In: Riedel M (Hrsg) Rehabilitierung der praktischen Philosophie. Rombach, Freiburg, S 325–344

Gadamer H-G (1986) Wahrheit und Methode. Gesammelte Werke Bd 2. Mohr, Tübingen

Habermas J (1971) Vorbereitende Bemerkungen zu einer Theorie der kommunikativen Kompetenz. In: Habermas J, Luhmann N: Theorie der Gesellschaft oder Sozialtechnologie - Was leistet die Systemforschung? Suhrkamp, Frankfurt am Main, S 101–141

Heidegger M ([9]1960, [1]1926) Sein und Zeit. Niemeyer, Tübingen

Lorenzer A (1973) Über den Gegenstand der Psychoanalyse oder: Sprache als Interaktion. Suhrkamp, Frankfurt am Main

Novak P (1988) Das Kommunikationsproblem zwischen Funktionalismus und Universalpragmatik. Hermeneutische Bemühung um einen Gegensatz. In: Ehlers W, Trane HC, Crogalik D (Hrsg) Bio-psychosoziale Grundlagen der Medizin. Springer, Berlin Heidelberg New York Tokyo, S 171–238

Novak P (1989) Die Gegensätzlichkeit von Praxis und Technik in der Psychosomatik. In: Wagner F (Hrsg): Medizin – Momente der Veränderung. Springer, Berlin Heidelberg New York Tokyo, S 209–212

Straus R (1957) The nature and status of medical sociology. Am Sociol Rev 22:200–204

C. Rezensionen

Aids, Sexualität und Gesellschaft

Der HIV-Komplex im Spiegel deutschsprachiger Fach- und Sachbuchproduktionen

H. Zenz

Vorbemerkungen

Die öffentliche Diskussion um Aids, die 1987 dermaßen das Tagesgespräch, die öffentliche und die veröffentlichte Meinung in Anspruch nahm, daß die Duden-Redaktion in Mannheim „AIDS“ zum Wort des Jahres erklären konnte, ist wie ein Strohfeuer abgebrannt. Aids hat seinen gesellschaftlichen Sexappeal eingebüßt. Die Allgemeinheit blickt sich nach anderen „süchtig machenden“ Erregungen um.

Im Gegensatz zur gesellschaftlichen Beruhigung an der „Aids-Front“ steht den professionellen und ehrenamtlichen Betreuern, aber auch den meisten Betroffenen und ihren Angehörigen, die eigentliche Belastung noch bevor. Die Zahl derer, die wirkliche Probleme mit dem Infekt bekommen, wird, wie zu erwarten war, nicht geringer, sondern größer.

Die gesellschaftliche Überreaktion auf den Aids-Komplex spiegelt sich, um Jahre verschoben, in der aktuellen fachwissenschaftlichen und populärwissenschaftlichen Veröffentlichungsflut zum Thema. Jedes Jahr werden mehrere hundert Artikel allein über psychologische Facetten der Immunschwächekrankheit in Fachzeitschriften publiziert. Die Zahl der in deutscher Sprache verlegten Aids-Bücher geht über ein halbes Hundert weit hinaus.

Für die anstehenden Rezensionen mußte ich eine Auswahl treffen, und zwar unter Berücksichtigung des Umstandes, daß psychosoziale und medizinische Kliniker, eventuell auch ehrenamtliche Helfer des Gesundheitsbereichs sich von den Besprechungen Entscheidungshilfen zur Auswahl ihrer Lektüre erhoffen könnten: Unbeachtet blieben zum einen fast alle belletristischen Abhandlungen über das Aids-Phänomen, vor allem auch die dramatische Produktion; zum zweiten die ausschließlich traktathafte, unkundige Reflexion des Themas; zum dritten die ausschließlich hochspezialisierte medizinische Fachliteratur z. B. die auf das Mikrobiologische begrenzte Buchproduktion der Virologen und der Immunologen. Es verblieben immer noch mehr als 30 Bücher für die Sichtung.

Da zu manchen Komplexen sich mehrere Bücher inhaltlich stark überschneiden, hätte eine bloße Beschreibung der jeweiligen Buchsubstanz dem Leser der Rezensionen kaum aus seiner Ratlosigkeit herausgeholfen. Ich habe also beherzt gewertet. Mein Standpunkt ist der eines erkenntnistheoretisch anspruchsvollen Radikaldemokraten, den die persönliche Erfahrung mit der HIV- und Aids-Betreuung einerseits für die Lage des betroffenen Individuums sensibilisiert, andererseits gegen die Interessen der sicherheitsbesorgten Allgemeinheit eher immunisiert hat. Um den

Besprechungen eine gewisse Gliederung zu geben, habe ich versucht, eine Gruppierung der Büchermenge vorzunehmen, räume aber ein, bei diesem Versuch zumindest teilweise gescheitert zu sein, weil die auf diese Weise entstandenen Untermengen sich keineswegs wechselseitig ausschließen. So enthalten die fachwissenschaftlichen Bücher zum Teil Aufsätze, die in Ansatz und Ausführung eher für Sachbücher typisch sind; die Aufsätze sind auch nicht immer von Fachwissenschaftlern geschrieben. Umgekehrt liefern die Sachbücher, vor allem in ihren Materialien und in ihrem dokumentarischen Teil, Fakten und Erkenntnisse, die jeder Wissenschaftskritik standhalten; zum Teil haben sich auch Wissenschaftler mit Beiträgen an den Sachbüchern beteiligt. Ein anderes Beispiel: Bücher die vorwiegend für Mediziner geschrieben sind, werden auch das Interesse von Nichtmedizinern finden, wie umgekehrt Ärzte die psychosoziale Literatur als wertvoll für sich erachten können, auch wenn Psychologen, Sozialarbeiter oder ehrenamtliche Betreuer offensichtlich die eigentliche Zielgruppe der Buchproduktionen sein mögen.

1 Fachwissenschaftliche Bücher

1.1 Bücher für eine vorwiegend ärztlich oder paramedizinisch tätige Leserschaft, die, wenn auch nicht ausschließlich, mit humanbiologischen Problemen konfrontiert ist

Unter den von Medizinern herausgegebenen Aids-Handbüchern und Aufsatzsammlungen gefällt mir das Ende 1988 von Jäger herausgegebene große Handbuch **AIDS und HIV-Infektionen** am besten. Diesem Buch hat der Ecomed-Verlag eine geradezu opulente Ausstattung gegeben: geleimtes Papier, annähernd DIN-A-4-Format, professionell gestaltete, zum Teil mehrfarbige Graphiken; das Bildmaterial, fast durchgängig ebenfalls farbig, von hervorragender Qualität und äußerst präzise in der Druckwiedergabe, was für medizinische Darstellungen auch gefordert werden muß.

Natürlich hat dies seinen Preis - 150 DM: eine Ausgabe, die sich Ärzte wohl leichter leisten können als Sozialarbeiter. Als Trost mag einigen erscheinen, daß die Ringbuchform des Bandes ermöglicht, die kurzfristig zu erwartenden Neubearbeitungen gegen die überholten Teile austauschen und Ergänzungslieferungen einfügen zu können, ohne daß gleich ein ganz neues Buch anzuschaffen wäre. Allerdings drohen die scharfen Kanten der die Seiten festhaltenden Ringe die Blätter auszufransen - ein offenbarer gestalterischer Nachteil des Werkes.

Die Hälfte des Buches ist medizinischen, die andere Hälfte psychosozialen Problemfeldern gewidmet. Wie immer bei Jäger sind fast alle Autoren kompetente Wissenschaftler und/oder gewiefte Praktiker, die sich in die jeweils behandelte Materie hervorragend eingearbeitet haben, auch wenn nicht alle von ihnen so bekannt sind, daß ihr Erscheinen in Jägers Handbuch quasi einen eigenen Auftrittsapplaus erzwingt. Solche Stars in der Manege des Aids-Zirkus finden sich in seinem Handbuch aber auch, etwa Rudolf Siegfried Dunde mit einem Beitrag über Homosexualität, Wolfram Eberbach über die rechtlichen Aspekte des HIV-Komplexes, Elisabeth Schiefer-Hoffmann zum Stand der Psychoimmunologieforschung, nicht zuletzt natürlich Jäger selbst.

Ebenfalls als Ringbuch, wenngleich im kleineren DIN-A-5-Format, zum gleichen Preis wie Jägers Handbuch, aber nur mit halber Informationsmenge: **AIDS und die Vorstadien,** *ein Leitfaden für Praxis und Klinik,* herausgegeben von Johanna L'age-Stehr Berlin; diese hat als Mitarbeiter(in) Brigitte Helm aus Frankfurt und Michael Koch aus Schweden gewinnen können. Die Berliner Gruppe setzt sich vor allem aus Wissenschaftlern des Robert-Koch Instituts im Bundesgesundheitsamt sowie aus Klinikern des Auguste-Viktoria-Krankenhauses zusammen; Pohle vom Virchow-Krankenhaus bearbeitet zusammen mit Eichenlaub aus München das Kapitel „Infektionen des Zentralnervensystems".

Das Frankfurter Universitätsklinikum ist als klinische Forschungsstelle für HIV besonders durch die Teilnahme an einer großen Retrovirenstudie bekannt geworden, für deren korrekten Ablauf Frau Helm und Herr Stille aus dem Zentrum der Inneren Medizin verantwortlich waren. Über Helm und Stille kammen weitere Mitglieder der Frankfurter Arbeitsgruppe für Aids in Frau L'age Stehrs Autorenliste hinein, unter ihnen Frau Rübsamen-Waigmann aus dem Chemotherapeutischen Forschungsinstitut und Herr Werner, Wissenschaftler im Paul-Ehrlich-Institut. Aus dem Kreis der Münchner Wissenschaftler möchte ich besonders hervorheben Herrn Braun-Falco und den Neurologen Eichenlaub. Damit sind aber nur die bekanntesten Persönlichkeiten der am Buch beteiligten Wissenschaftler genannt, denen das Geld des BMFT für die Aids-Forschung in den letzten Jahren zufloß.

Es ist der Theoretikerin L'age-Stehr anscheinend nicht aufgefallen, und ihre Mitherausgeber wollten wohl einfach nicht nur Kenntnis nehmen, daß der für Praxis und Klinik gedachte Leitfaden keinerlei Hinweise für den psychosozialen Umgang mit den HIV-Infizierten und Aids-Erkrankten enthält. So ist denn dieses Werk allenfalls, und nur eingeschränkt, Universitätsklinikern zu empfehlen, von denen nicht wenige sich ihr Lebtag nicht um die Lebenslage ihrer Patienten gekümmert haben.

Kliniker der Kommunalkrankenhäuser dürften sich eine solche Beschränktheit auf die rein körperlichen Aspekte schon nicht leisten, noch viel weniger der niedergelassene Praktiker, den die HIV-Infizierten in der langen Zeit ihres symptomlosen Zustandes vor allem als menschlichen Betreuer und so gut wie gar nicht als humanbiologischen Experten in Anspruch nehmen.

Zwei schmale Bücher, die sich an die niedergelassenen Ärzte wenden, berücksichtigen verständnisinnig, daß die medizinischen Kollegen in der Praxis auch und gerade dann, wenn es sich um Fortbildung in ihrem eigenen Berufsfeld handelt, nicht viel Zeit finden, um die Wissensmängel hinsichtlich neuer-Erkenntnisse auf gründliche oder umfassende Weise zu beseitigen.

Das Info des Zentralinstituts für die Kassenärztliche Versorgung in der BRD: **AIDS-Informationen für niedergelassene Ärzte,** herausgegeben von Flatten u. Allhoff, hat seinen Schwerpunkt in der Darstellung von Erhebungen an niedergelassenen Ärzten in Hessen, Nordrhein-Westfalen und Niedersachsen im Hinblick auf die Sicherstellung der kassenärztlichen Versorgung HIV-betroffener Patienten, seien sie in symptomlosen Zuständen oder mit Infektsymptomen. Ergänzt wird diese Darstellung durch eine auf 30 Seiten beschränkte Unterrichtung über das Krankheitsbild und die gängigen therapeutischen Strategien bei HIV-Betroffenen und Vorfeld- bzw.

Aids-erkrankten Patienten sowie eine knapp 10 Seiten umfassende Abhandlung der arztrechtlichen Probleme und eine Wiedergabe der Empfehlungen der Bundesärztekammer hinsichtlich der Bedeutung des Nachweises von HIV-Infektionen bei Erwachsenen. Psychosoziale Aspekte werden in dem Info nicht berücksichtigt; sie kamen auch in den durchgeführten Erhebungen an Ärzten nicht zum Tragen. Es interessiert nicht nur die niedergelassenen Ärzte, sondern auch Medizinsoziologen und Medizinpsychologen, zu erfahren, wie die ärztlichen Kollegen, die überhaupt HIV-Betroffene versorgen - während der Zeit der Erhebung etwa 6%, mittlerweile dürften es deutlich mehr sein - mit ihren Schützlingen konkret umgehen, auch wenn kein Wort darüber verloren wird, was sie oder ihre Patienten sich dabei denken und wie sie sich dabei fühlen.

Eine quasi steckbriefkurze Bekanntmachung mit dem Aids-Komplex sind die von Braun-Falco, Deinhardt und Goebel herausgegebenen **AIDS - Leitlinien für die Praxis**. Dieses Miniaturhandbuch empfiehlt sich für Kollegen des medizinischen oder sozialen Feldes, die nicht allzu intensiv gefordert sind, beruflich mit dem Problem umzugehen, sich aber gleichwohl für die Thematik interessieren. Man kennt die Herausgeber in der medizinischen Aids-Szene als kundige Spezialisten auf ihrem Gebiet (Braun-Falco als Dermatologe, Deinhardt als Mikrobiologe und Goebel als Internist). Auf gut 130 Seiten wird unter 30 Stichwörtern das Problemfeld HIV und Aids hinsichtlich der theoretischen Grundlagen, der klinischen Probleme, aber auch die psychosozialen Aspekte mit hohem Informationsgehalt abgehandelt. Für die Bearbeitung der Stichwörter ist es den Herausgebern gelungen, eine hervorragende Mannschaft zu gewinnen, sozusagen die Creme der Wissenschaftler, die sich bis 1987 um die Lösung der mit HIV und Aids verbundenen Probleme bemüht haben. Da die Halbwertszeit wissenschaftlicher Kenntnisse im HIV-Bereich besonders kurz ist, wäre jetzt eine überarbeitente Neuauflage für dieses Handbüchlein fällig.

Jeorga, Reisinger und Vogel, die den **Leitfaden zur Pflege von AIDS-Patienten** geschrieben haben, besitzen für eben dieses Buch eine besonders hohe Kompetenz. Die Krankenschwester Jeorga, der Arzt Reisinger und der Psychologe Vogel bilden nicht nur als Autoren für den „Leitfaden" ein Team, sie sind auch ein Arbeitsteam im Bernhard-Nocht-Institut für Schiffs- und Tropenkrankheiten, wo sie den psychosozialen Dienst für Aids-Kranke organisieren. Hamburg gehört zu den 4 großen Metropolen, die das Gros der HIV-Infizierten und Aids-Kranken zu versorgen haben, und innherhalb Hamburgs kommt dem Tropeninstitut in der Versorgung eine Schwerpunktbedeutung zu. Die Autoren des Buches gehören damit zu den Erfahrensten im alltäglichen professionellen Umgang mit von HIV und Aids Betroffenen. Zielgruppe des Buches sind die Pflegekräfte. Die bewirkt, daß in der Beschreibung der medizinischen Sachverhalte auf ein überspezialisiertes Vokabular verzichtet wird und daß in der Darstellung der Pflegeaspekte, einschließlich der psychosozialen Facetten Probleme nicht nur aufgeworfen, sondern auch praktisch gelöst werden. Die Beschränkungen auf pflegeorientierte Problemfelder ist die Stärke des Buchs - und gleichzeitig seine Schwäche. Einerseits bietet es für diejenigen, die auf Station Aids-Erkrankte zu pflegen haben, den eingehendsten Ratgeber für eben diese Pflegeaufgaben, andererseits werden in den Pflegekräften bei der Durcharbeitung des Buches Wünsche nach Hintergrundwissen geweckt werden, die das Buch aufgrund seiner strengen Beschränkung nicht liefern kann. Allerdings liefert es seinerseits anderen Zielgruppen, beispielsweise den Erkrankten, ihren Angehörigen sowie professionellen und ehrenamtlichen Betreuern ein nützliches Hintergrundwissen, um die spezifischen Pflegeabläufe, die mit Aids-Erkrankten vorgenommen werden, gut zu verstehen, so daß sie mit den eigenen individuellen Bedürfnissen leichter integriert werden können

1.2 Bücher, die auf Probleme psychosozialer Betreuung ausgerichtet sind

Das Taschenbuch **AIDS – Psychosoziale Betreuung von AIDS- und AIDS-Vorfeldpatienten**, 1987 von Jäger herausgegeben, ist immer noch stark in den Fachbuchhandlungen gefragt – und das mit Recht. Auf 250 Seiten bietet dieses psychosoziale Handbuch in Taschenbuchformat 16 Aufsätze zu den wichtigsten Aspekten, Bereichen und Problemen psychosozialen Umgangs mit HIV-Infizierten und Aids-Kranken. Konsequenterweise hat Jäger die medizinische Dimension in diesem Buch sehr kurz gehalten und dafür den sozialen und psychischen Kontext umfassend abgehandelt. Schwerpunktthemen des Handbuchs sind Homosexualität und Drogenabhängigkeit, zweckrationale und emotionale Probleme im professionellen und ehrenamtlichen Umgang mit den Betroffenen, wobei den Selbsthilfegruppen HIV-Positiver und den Aids-Hilfen eigene Kapitel eingeräumt werden. Zu den in Jägers Buch abgehandelten Facetten, die in anderen Büchern häufiger ausgespart bleiben, gehören „Aids im Strafvollzug" und „Frauen und Aids". Die Autoren, auf die sich Jäger in dem Buch stützen kann, sind vorwiegend kompetente Wissenschaftler und Praktiker der Münchner Region, nicht zuletzt solche seiner Arbeitsgruppe. Sophinette Becker, früher Heidelberg, jetzt Frankfurt, Dominique Höchli, Zürich, Johann-Christoph Student aus Hannover und andere setzen überregionale Akzente.

Ein psychosozialer Doktor, der Medizinprofessor Johannes Korporal, und ein Kanzleischreiber in Diensten des Senators für Gesundheit und Soziales Berlin, der Politologe Malouschek, haben zusammen mit 24 weiteren Autoren, von denen nur 6 nicht in Berlin leben und arbeiten, ein Aids-Buch geschrieben, **Leben mit AIDS – mit AIDS leben**, aus den Erfahrungen der professionellen und halbprofessionellen Aufsatzschreiber geboren, die diese mit ihrer HIV-Arbeit gerade in der insularen Metropole gewinnen konnten. Dieses Berliner Aids-Buch ist für die im HIV-Bereich Tätigen sehr lesenswert. Es verblüfft durch seine Mischung im Hinblick auf die am Buch Beteiligten: auf der einen Seite die medizinischen Hardliners, wie das Ehepaar Johanna L'age-Stehr und Manfred Stehr sowie Michael Koch aus Karlsborg/Schweden; auf der andern Seite die Aids-Hilfe Berlin; dazwischen die ärztlichen und psychosozialen Profis, die ihre altruistische Sensibilität in ihren alltäglichen Umgang mit den Infizierten und Erkrankten einbringen.

Die Herausgeberlinie, beim Schreiben der Artikel keine Fachbildungsallüren an den Tag zu legen, Fremdwörter zu meiden und vor allem den Erlebnisaspekt einzubringen, um die jeweils „innere Wahrheit" im Aids-Problem zu finden, macht die Aufsatzsammlung, insbesondere im psychosozialen Teil, fast zu einem literarischen Werk, in dem die einzelnen Bestandteile des HIV-Problems beschrieben werden, als „ein Stück Natur, gesehen durch ein Temperament". Mir haben in diesem Berliner Lesebuch, das ich zur Lektüre nachdrücklich empfehle, besonders gefallen:

- die einfühlsame Beschreibung des „typischen“, eher zur Verdrängung neigenden HIV- und Aids-Patienten durch den niedergelassenen Arzt Hans-Dieter Heil;
- Wolfgang Müllers Beschreibung des Coming-out-Prozesses Homosexueller sowie deren schwieriger gesamtgesellschaftlicher Rollenposition;
- die Problembeschreibungen klinischer und häuslicher Pflege der Aids-Patienten durch die Krankenschwester Marlies Wanjura (besonders ihre freimütig geschilderten Selbstbeobachtungen im Umgang mit den Patienten sind wertvoll);
- die sehr gute Problemanalyse der widersprüchlichen gesellschaftlichen Anforderungen in der Öffentlichkeitsarbeit durch Eva Luber.

Freunde der Frankfurter sexualwissenschaftlichen Arbeitsgruppe werden das von Erwin Häberle und Axel Bedürftig herausgegebene Buch **AIDS – Beratung, Betreuung, Vorbeugung** nur unter größten Vorbehalten in die Hand nehmen: Wären Worte eisenhaltig, läge Häberle längst niedergemäht auf der wissenschaftlichen Walstatt, meuchlings mit dem blanken Beil vom Kollegen Sigusch in dessen Aids-Buch erschlagen. Was die deutschen Sexualwissenschaftler mit einem solchen Haß gegen den im Bundesgesundheitsamt tätigen Deutschamerikaner erfüllt, ist für einen Außenstehenden nicht einsehbar. Das Aids-Buch Häberles und Bedürftigs verdient jedenfalls keine vernichtende Kritik, wenngleich es im deutschen Raum nur von begrenztem Wert ist: Die von den Herausgebern zusammengestellte Aufsatz- und Materialiensammlung bezieht sich auf den „American way of life“, und die praktischen Anleitungen, etwa die vorgeschlagene Sexualanamnese, sind im deutschen Raum weder dem Psychotherapeuten noch dem Patienten zumutbar. Wir sind eben doch nicht so wie die Überseemenschen in ihrem täglichen Handeln von der Philosophie des angelsächsischen Pragmatismus geprägt und geleitet. Indessen gibt die Materialiensammlung von Häberle und Bedürftig für Wissenschaftler, Sozialtechniker und Betreuer eine Anregung, gerade in der Auseinandersetzung mit den amerikanischen Ansätzen eigene Wege in der konkreten Präventions- und Betreuungsarbeit zu entwickeln. Natürlich interessieren auch die Informationen über die Präventions- und Betreuungspraxis Amerikas, die das Buch bietet: das Shanty-Modell, die Aufklärung im Betrieb, das Stop-Aids-Projekt und andere Safer-sex-Aktionen. In dem ganzen 400-Seiten-Buch findet man übrigens keinen genuinen Eigenbeitrag der Autoren.

1.3 Bücher mit spezieller HIV-Thematik

1.3.1 Gruppen spezieller Betroffenheit

Erst kürzlich erschienen ist das Thieme-Taschenbuch **AIDS bei Frauen und Kindern**, herausgegeben von Stück, Röhrig und Rudolph. Die Grundlage dieses 100 Seiten umfassenden Buches bildet der Kongreß „AIDS bei Frauen und Kindern – Leben mit der Krankheit“, Oktober 1987 Berlin. Es ist wohl so etwas wie eine Gedenkschrift für Bernd Röhrig, einen der Mitautoren, der im April 1988 verstorben ist, nicht an Aids, sondern an Herzversagen: Er hat sich mit seinem Einsatz für die Probleme HIV-

Betroffener kaputtgemacht. Seine besondere Anteilnahme galt den Aids-kranken Kleinkindern; zwei von ihnen konnte er zusammen mit seinem Freund Rudolph bis zu seinem Tod in Pflege nehmen. Das Leben Aids-kranker Kinder bildet deshalb auch den Schwerpunkt des Buches; Frauen spielen in ihm als prospektive oder reale Mütter infizierter Kinder eine Rolle. Autoren sind überwiegend Ärzte, deren medizinische ode psychosoziale Probleme im Umgang mit infizierten Kindern und deren (infizierten) Mütter vor allem abgehandelt werden. Wichtige Ergänzungen dieses medizinischen Teils sind ein Aufsatz von Wiedemann zur Fremdbetreuung HIV-infizierter und Aids-kranker Kinder sowie eine Abhandlung von Rex über die Haftsituation HIV-Infizierter und Aids-Kranker.

Daß 1987 im Orlanda-Frauenverlag ein Frauenhandbuch zum Aids-Komplex erschien, Diane Richardson: **Frauen und die AIDS-Krise**, mag den einen oder anderen Leser zu einem abschätzigen „Frauen? und Aids? – Was denn noch alles?“ veranlaßt haben. Leserinnen nehmen da mit Recht eine andere Position ein, und nicht nur diese: Im Frühjahr fand in München ein Symposion „Frauen und Aids“ statt. Ein Sammelband zu dieser Tagung unter der Herausgeberschaft von Jäger ist noch für 1989 in Aussicht gestellt. Frauen sind mittlerweile in einem beunruhigenden Ausmaß in den HIV-Komplex involviert. Nicht nur beträgt jetzt in der Schweiz der Anteil der Frauen an den HIV-Infizierten 31%, in Deutschland etwa 25%, HIV-Positive haben Mütter, haben Schwestern, Bluter haben Ehefrauen, Krankenschwestern betreuen stationäre Patienten mit der Immunschwäche. Die meisten HIV-positiven Frauen haben den Infekt als Drogenabhängige mit einer kontaminierten Nadel aufgenommen. Jedoch ein Drittel der Frauen mit HIV-Antikörpern ist nachweislich nicht drogenabhängig, sondern höchstwahrscheinlich heterosexuell infiziert worden. Das Frauenhandbuch der Engländerin Richardson hat Erika Parsa, Mitarbeiterin der Berliner Aids-Hilfe, für die deutsche Übersetzung aktualisiert. Seine Schwerpunkte liegen in der primären und sekundären Aids-Prävention und in der professionellen Pflegebetreuung von Aids-Kranken. Der Anhang des Buches leistet mehr, als der Begriff „Anhang“ wiedergibt: Eine ergänzende Aufsatzsammlung, in der beispielweise der Beitrag über die empörende kalte Ursachenzuweisung für die Entwicklung von Aids an den afrikanischen Kontinent zur Nachdenklichkeit zwingt. Aber auch die übrigen ergänzenden Stellungnahmen von Barbara Hack, Erika Parsa und Satrupa Kagel sind wichtig.

Kein Jahr vergeht, in dem nicht wenigstens 2 oder 3 von Jäger herausgegebene Aids-Schriften auf den Büchertisch gelangten. Bei einer dieser von ihm herausgegebenen Anthologien fragt man sich, ob sie wirklich Wert war, als eigenständige, in sich geschlossene Buchproduktion auf den Markt zu kommen: **AIDS-Phobie.** Entgegen dem, was dieser Terminus auszusagen scheint, handelt es sich bei der so beschriebenen Störung nicht um eine Form der übertriebenen Vermeidung von Kontakten mit allem, was mit HIV kontaminiert sein könnte, sondern um die keiner Einsicht zugängliche Überzeugung, Aids-infiziert zu sein. Würden sich diese Zweifel bzw. Überzeugungen nicht auf den Sachverhalt „Aids“ beziehen, bestünde überhaupt kein Recht, ein eigenes Krankheitsbild der Aids-Phobie zu definieren. Hinsichtlich der strukturellen Ausprägung unterscheiden sich Personen, die eine Aids-Phobie erleben, nicht von solchen Leidensgenossen, die eine Krebsphobie oder eine Herzneurose haben. Alle diese Erscheinungen sind Varianten einer auf ausgestanzte

Krankheitsbilder fixierten Hypochondrie. Aids-Phobiker lassen sich auch genauso schwer von ihren Zweifeln erlösen wie die Krebsphobiker und die Herzneurotiker, deren Krankenrollen die Aids-Phobiker nicht selten eingenommen haben, bevor sie in die aktuellere Symptomatik wechselten. Aber vielleicht spielte bei der Création der medizinischen Nouveauté „Aids-Phobie“ auch jene gewisse Firma eine Rolle, die schon im Spiele war, als Ende der 60er Jahre das gut ausgeforschte Krankheitsbild der Herzneurose unter dem emotional bewegenderen Terminus „Panikattacken“ wiederentdeckt wurde.

Diese Firma, die hierzu viel Forschung finanziert und ein Anxiolytikum produziert hat, finanzierte freundlicherweise auch das Symposium über Aids-Phobie, worauf Jägers Anthologie gründet. Immerhin: wer von Krebsphobie, Herzneurose und Panikattacken noch nichts gehört hat, erfährt von bekannten Psychotherapeuten und Psychiatern, u. a. Butollo, Hippius und Sasz, sowie von jenen Praktikern, die wirklich mit den Betroffenen zu tun haben, u. a. Bernadette Jäger-Collet und den Aids-Beratern Huttner und Zeemann, wie man auf zweckmäßige Weise mit den Klienten umgeht, die sich und den professionellen Betreuer ganz erheblich in Anspruch nehmen können.

1.3.2 Rechtswissenschaftliche Abhandlungen

Sozialwissenschaftliche Abhandlungen zum Thema Aids weisen nahezu geschlossen auf die sozial äußerst diskriminierte Position eines HIV-Infizierten oder gar Aids-Erkrankten hin und geben bekümmerte Kommentare zur gesellschaftlichen Überbesorgnis wegen Aids.

Die tatsächliche oder nur vermutete soziale Marginalisierung der Betroffenen fand interessanterweise bislang keine entsprechende Reform der Rechtssprechung. Die zum Schutze der vermeintlich äußerst gefährdeten Bevölkerung getroffenen Verordnungen waren angesichts der allgemeinen Angst vor Ansteckungen eher behutsam. Selbst der äußerst umstrittene bayerische Maßnahmekatalog verzichtete auf Vorkehrungen gegen die Hauptbetroffenengruppe der Homosexuellen und erklärte statt dessen – übrigens zu Unrecht – vor allem die Prostituierten und die aus „durchseuchten Ländern“ anreisenden Fremden zum Seuchenherd. Die Rechtssprechung definierte den ohne Einwilligung des Betroffenen durchgeführten HIV-Test als Körperverletzung.

Zwei Monographien setzen sich in Titel und Inhalt ausdrücklich mit der rechtlichen Problematik des HIV-Komplexes auseinander: die Anthologie von Schünemann und Pfeiffer von 1988 und die Monographie von Frankenberg von 1988. Schünemann u. Pfeiffers Buch: **Die Rechtsprobleme von AIDS** geht auf ein Rechtssymposium Ende 87 in Mannheim zurück, zu dem neben Rechtsgelehrten auch die Protagonisten konkurrierender staatlicher Maßnahmen zur Bekämpfung von Aids geladen waren, für Bayern Peter Gauweiler, für das Modell des BMJFFG Manfred Steinbach.

Die Sammlung beginnt mit einem Beitrag des Mediziners Günter Maas zur epidemiologischen Gefährdung der deutschen Bevölkerung und der Darstellung der bayerischen sowie der bundesregierungsamtlichen Position zur Aids-Bekämpfung. Daran schließt sich an die kluge, systematische, etwas steif gehaltene Analyse Uta Gerhardts eben dieser konkurrierenden Modelle aus medizinsoziologischer Sicht. Danach kommen die Herausgeber zur Sache und präsentieren teilweise divergente

Rechtsauffassungen zur verfassungsrechtlichen, polizeirechtlichen und strafrechtlichen Würdigung der HIV- und Aids-Problematik; ferner 2 Auffassungen zur privaten Haftung, die bei der iatrogenen Übertragung eine besondere Rolle spielt – man denke an die Vergleiche der Hämophilen mit den Pharmaversicherungen, die zu einer Quasientschädigung von im Durchschnitt zwischen 50000 und 100000 Mark Zahlungen im Einzelfall geführt haben dürften. Arbeitsrechtliche und familienrechtliche Erörterungen ergänzen das Spektrum der abgehandelten juristischen Felder.

Unter den Abhandlungen fällt die strafrechtliche Erörterung des HIV- und Aids-Komplexes von Bottke auf, der nach einer verschmockten Einleitung auf den interaktiven Charakter geschützten oder ungeschützten Sexualverkehr abhebt und dem potentiellen oder realen „Infektopfer" die Bereitschaft zur Risikoübernahme zuschreibt, sofern er vom Infektstatus seines Sexualpartners Kenntnis hat und dennoch den Sexualverkehr mit ihm will. (Der BGH hat kürzlich den (teilweise) ungeschützten Geschlechtsverkehr ohne „informed consent" pönalisiert, aber das ist auch eine qualitativ andere Begegnungssituation. Die kontraproduktive Folge dieses Urteils könnte sein, daß damit eine Hemmung aufgebaut wurde, sich testen zu lassen.)

Die abschließende Gesamtwürdigung der Aids-Rechtsproblematik durch den Mitherausgeber Schünemann, als Bilanz gedacht, rundet die Anthologie nicht etwa ab, sondern erregt vielmehr Anstoß aufgrund eines antiliberalen Bias des Autors, der ohne Rücksicht auf empirische Fakten die Durchsetzung gestrenger kontrollstaatlicher Interventionen für juristisch erforderlich deklariert.

Eine leidenschaftliche Parteinahme für das (HIV-betroffene) Individuum und gegen staatliche Interventionsrechte ist die Monographie von Frankenberg: **AIDS-Bekämpfung im Rechtsstaat**, die sich im wesentlichen mit der Problematik des Seuchenrechts und des Polizeirechts im Zusammenhang mit der Bekämpfung der Aids-Epidemie befaßt. Für den größten Teil von Frankenbergs Abhandlung liefert ein Rechtsgutachten die Basis, das er im Auftrag der Fraktion der Grünen im bayerischen Landtag angefertigt hat. Eine strafrechtliche Würdigung des geschützten oder ungeschützten Sexualverkehrs HIV-infizierter und deren Sexualpartner fehlt bedauerlicherweise in seiner Monographie.

1.3.3 Public-health-Studien

Was nicht jeder erwartet hatte: zwischen den staatlichen Stellen, die mit der Bewältigung des Aids-Komplexes zu tun haben, und den Aids-Hilfen als privaten Vereinen, kam es zu einer überwiegend guten Zusammenarbeit.

Hinsichtlich der Aufgaben der Prävention und der Betreuung besteht eine Übereinstimmung, die allerdings in Zukunft durch das Überangebot an staatlich gefördertem Aids-Management und dem sich daraus ergebenden Verteilungskampf um die zu Betreuenden aufgehoben werden könnte. Spannung zwischen Staat und Aids-Hilfen bestand von Anfang an dort, wo die Staatsaufgabe einer auf den Schutz der Allgemeinheit gerichteten Politik in Kollision geriet mit dem Schutz des Individuums, Zielrichtung der Aids-Hilfen-Politik.

Rosenbrocks scharfsinnige Public-health-Studie **AIDS kann schneller besiegt werden** begründet die Rationalität einer auf das Individuum ausgerichteten Pflege öffentlicher Gesundheit, als deren Anwalt er selber auftritt. Die Überzeugungskraft Rosenbrocks, die seine Rhetorik derjenigen seiner Antagonisten, also der Vertreter kontrollstaatlicher Maßnahmen, überlegen macht, besteht darin, daß er an keiner Stelle seines Buches den Boden logischer Argumentation verläßt und alle erkenntnistheoretisch abgesicherten Forschungsergebnisse in Erwägung zieht, selbst solche, die seinem Standpunkt zuwider zu laufen scheinen.

Rosenbrocks, der am Wissenschaftszentrum Berlin arbeitet, zieht 3 Bereiche staatlicher Gesundheitspolitik in Betracht: die medizinische Forschung, die Prävention und die Reihenuntersuchung auf HIV-Antikörper. Seine Forderungen als Resümee seiner Analyse: Beseitigung der epidemiologischen Forschungsmängel; hierbei insbesondere intensive Erkundung der Ansteckungswege, und Verfolgung mehrdimensionaler Ansätze bei Prozeßstudien im Hinblick auf die individuelle Aufnahme sowie die körperinnere Abwehr des Infekts im gesamten Verlauf bis zum möglichen Ausbruch des Immunschwächesyndroms; in der Prävention eine auf die Selbstverantwortung ausgerichtete Aufklärungspolitik; Testreihenuntersuchungen auf HIV-Antikörper sind zur Bekämpfung der Aids-Epidemie ungeeignet. Daß er am liebsten den HIV-Test verbieten würde bei Personen, die aus „nichtmedizinischen" Gründen wissen wollen, ob sie angesteckt sind – wobei für ihn ein Verbot natürlich aus seiner liberalistischen Position nicht in Frage kommt –, zeigt übrigens einen blinden Fleck hinsichtlich seiner motivationspsychologischen Kenntnisse: Für Sensitizer unter den gesunden Personen, die sich einem Infektrisiko ausgesetzt zu haben meinen, wird die Ungewißheit, ob sie sich angesteckt haben, zur unerträglichen existentiellen Qual. Nach einer eigenen Umfrage der Deutschen Aids-Hilfe haben Homosexuelle mehrheitlich sich einem Antikörpertest unterzogen, obwohl die Aids-Hilfen im Zweifelsfalle eher vom Test abrieten.

Die epidemiologischen Erkenntnisse, die Rosenbrock in seine Argumentation integriert, haben inzwischen zum großen Teil ihre Gültigkeit verloren. Deshalb ist eine Neuauflage seines Buches mit einer Aktualisierung gemäß dem neuesten epidemiologischen Forschungsstand wünschenswert.

Der Verlag Spektrum der Wissenschaft, Heidelberg, hat sich 1987 sehr viel Mühe gegeben, das Buch **AIDS – Vom Molekül zur Pandemie** in besonders üppiger Ausstattung zu publizieren. Entstanden ist ein in der äußeren Gestaltung faszinierendes Werk zu einem relativ erträglichen Preis. Leider hat der Verlag Pech mit seinem Autor, dem schwedischen Arzt Michael G. Koch, der seine zweifellos hohe Verbalintelligenz und seine ebensowenig bezweifelbare humanbiologische Gelehrsamkeit dazu verwendet hat, sein Konzept der „Aids-Pandemie" in den Dienst übertriebener Kontrollstaatlichkeit zu stellen. Die Kurven seiner epidemiologischen Infekt- und Erkrankungsprognosen wachsen hyperbolisch ins Unendliche. Schon jetzt ist angesichts drastisch zurückgegangener Raten an Neuinfektionen seine düstere Prophetie überholt. Dementsprechend vermögen auch seine Anregungen zur staatlichen Eindämmung der vermeintlichen Katastrophe nicht einmal mehr die bayerische Regierung zu überzeugen, die ihn Anfang 1989 cool als Berater wieder hinausstellte, nachdem sie ihn 2 Jahre zuvor in dieser Rolle eingestellt haben.

Das Buch von Masters, Johnson und Kolodny: **Das verdrängte Risiko** könnte Psychotherapeuten für Jahrzehnte in Lohn und Brot setzen für das erfolglose

Bemühen, leidende Menschen von der Vorstellung zu befreien, sie könnten infiziert sein. Man müßte nur dafür sorgen, das Buch zur Pflichtlektüre aller Menschen zwischen 6 und 80 Jahren zu machen.

Können Stechmücken AIDS übertragen? Kann das Aids-Virus beim Geschlechtsverkehr zwischen Frauen übertragen werden? Kann ein Arzt unwissentlich das Aids-Virus von einem Patienten auf einen anderen übertragen? Wie sicher sind heutzutage Bluttransfusionen? Gibt es noch andere Virustypen außer HIV? Kann man sich Aids durch eine infizierte Küchenhilfe oder einen infizierten Kellner holen? Kann man Aids auch auf der Toilette bekommen?

Auf jede dieser Fragen geben Masters, Johnson und Kolodny stereotyp zur Antwort, daß es nicht besonders wahrscheinlich, aber immerhin möglich sei und daß vermutlich doch eine weitaus größere Anzahl scheinbar risikofreier Personen infiziert sein, als sich die staatlich bestellten oder freiwillig tätigen Aids-Aufklärer träumen ließen. Die Autoren haben selbst eine anscheinend gut kontrollierte Erhebung an heterosexuell orientierten Personen vorgenommen, die sich zu einem häufig wechselnden Geschlechtsverkehr bekannt haben. Es erwies sich, daß 5% solcher Männer und 7% solcher Frauen HIV-positiv waren. Tatsächlich ist die Rate der Personen, insbesondere der Frauen, die sich nicht durch HIV-kontaminiertes Blut, sondern vermutlich durch heterosexuellen Geschlechtsverkehr infiziert haben, nicht einfach zu vernachlässigen. Nach den Erhebungen von Masters, Johnson und Kolodny birgt insbesondere der orale Geschlechtsverkehr ein erhebliches Risiko. Wie bekannt, gilt dies auch für den analen Geschlechtsverkehr, doch ist nach ihrer Erhebung das Risiko dieser Sexualpraxis nicht höher als das des oralen Verkehrs. Die präventive Schlußfolgerung der Autoren: strenge wechselseitige, dauerhafte Monogamie bei Paarbindungen und strenge sexuelle Enthaltsamkeit bei Singles. Die Frage, ob diese Abstinenz evtl. auch gegen Mückenstiche oder kontaminierte Toilettenbrillen immun macht, wird von den Autoren in diesem Zusammenhang nicht erörtert...

Seit Anfang 1989 gibt es ein Buch, das verspricht, Antwort zu geben auf die bedeutende Frage: **Was kostet AIDS?** Der neugierige Leser, der dieses Buch von Koock-Walewski erwerben will, wird freilich zunächst einmal erbleichen bei der Antwort auf seine Frage: Was kostet dieses Buch? – 250,–DM! Warum für diese Schrift dermaßen viel Geld bezahlt werden muß, bleibt rätselhaft. An den Herstellungskosten für 80 DIN-A-4-Seiten kann es nicht liegen. Es bleibt aber auch ein Rätsel, wenn man den Informationsgehalt des Bandes gegen den Preis abwägt: Geboten wird eine Kosten-Leistungs-Analyse stationärer Fälle HIV-Betroffener, die im Universitätsklinikum Frankfurt vom 01.01.85 – 30.01.87 stationär aufgenommen worden waren.

Soweit von außen erkennbar, hat sich die Doktorandin Anita Koock-Walewski unter ihrem Doktorvater Wolfgang Stille darangemacht, mit Hilfe der Klinikverwaltung herauszukommen, was die Leistungen der Klinikärzte und der Klinikapotheke nach der GOÄ wohl gekostet hätte, wenn dergleichen nicht üblicherweise schon pauschal durch den Pflegesatz abgegolten würde. Diese Leistungsanalyse ist gänzlich unrepräsentitativ, weil das, was in Frankfurt an den Patienten vorgenommen wird, im Krankenhaus München-Schwabing schon gänzlich anders gehandhabt werden dürfte. Somit hält das Buch im Inneren bei weitem nicht, was sein Titel verspricht, nämlich verläßliche Auskunft darüber zu geben, was der Krankenhausaufenthalt eines HIV-Betroffenen generell in der BRD an Kosten verursacht; daß die wahren – inklusive sozialen – Kosten sich ganz anders verrechnen, daß Arbeitsausfälle, frühzeitige Berentungen, daß Entschädigunsfelder iatrogen verursachter Infektionen in ganz anderem Ausmaß zu Buche schlagen, um auch nur einige Kostenfelder zu benennen, übersteigt natürlich die Vorstellungskraft von solchen Kliniken, für die die menschliche Existenz auf die Zeitspanne zwischen Aufnahme- und Entlassungstag aus dem Krankenhaus begrenzt ist.

Immerhin würde ich das Werk wenigstens als Frankfurter Feldstudie empfehlen, hätte ich nicht gleich in Tabelle 1 Schlampigkeiten beim Auszählen der Patientenzahlen feststellen müssen.

1.4 Gesellschaftswissenschaftliche Analysen

Klaus Parcharzina, Sexualwissenschaftler am Zentrum für Psychologische Medizin in der Medizinischen Hochschule Hannover, hat sich schon frühzeitig als Glanznummer in der Manege des Aids-Zirkus herausgestellt. Es gelang ihm nicht nur, beim Bundesgesundheitsministerium Aufmerksamkeit für seine groß angelegten sexualwissenschaftlichen Erhebungen zu wecken, sondern auch die Bereitschaft des BMJFFG, für diese Erhebung Finanzmittel in vielfacher Millionenhöhe auszuweisen. Sein bei Rowohlt verlegtes Taschenbuch **AIDS und unsere Angst** ist 1989, 4 Jahre nach seiner Entstehung, immer noch aktuell. Der Inhalt des Buches steht glücklicherweise für mehr als das, was der emotionalisierte Titel zu versprechen scheint: ein Materialienbuch, das von der Authentizität seiner Dokumente lebt, Interviews mit HIV-Infizierten, Fallberichte über Kriseninterventionen mit Betroffenen, aber auch deren Selbstzeugnisse, darüber hinaus die Dokumentation einer Befragung von Passanten zum Thema Aids und HIV; zwischen diesen Dokumenten überwiegend knappe Stellungnahmen von Sexualwissenschaftlern oder einschlägig kundigen Publizisten zu jenem weiten Feld, das mit der Devise „Aids und Gesellschaft“ abgesteckt ist.

Volkmar Sigusch hat zunächst im März 1986 im Konkret-Verlag ein Aufklärungsheft *Sexualität konkret* herausgegeben und, weil die Aktualität immer mehr danach drängte, auf der Basis dieses Heftes ein Aufklärungsbuch **AIDS als Risiko** herausgebracht, das den bezeichnenden Untertitel hat „Über den gesellschaftlichen Umgang mit einer Krankheit“. Das Buch wird gerade in den Beiträgen von Sigusch selber zu einem wahren Lesevergnügen.

Die Botschaft des Buches ist zunächst, die allgemeine gesellschaftliche Aids-Hysterie als einen großen Bluff zu entlarven, inszeniert, um die Sexualität und die Angst vor ihr als ein Mittel gesellschaftlicher Steuerung in der Hand zu behalten. Diesen menschenrechtsfeindlichen Bestrebungen setzen die Autoren von Siguschs Anthologie ihre aufklärerische Botschaft entgegen. Insgesamt sind es 23 Beiträge, die auf knappem Raum unmöglich beschrieben werden können, weil sie sich nicht unter Oberbegriffe subsumieren lassen, auch wenn Sigusch dazu den Versuch unternommen hat. Was die Autoren verbindet, sind: radikaler Liberalismus, der sich wie selbstverständlich hieraus ergebende Protest gegen die „Wendegesellschaft“, die Anteilnahme an den Leiden des Einzelnen.

Als die Aufsätze zum Buch geschrieben wurden, nahm die deutsche Aids-Hysterie erst noch Anlauf, um Ende 1987 wirklich Höhe zu gewinnen. Was die Autoren damals prophezeiten - Sigusch; „Kein vernünftiger Mensch wird eine tödliche Erkrankung verharmlosen. Kein vernünftiger Mensch aber wird in Aids eine der größten Bedrohungen der Menschheit sehen" -, ist eingetroffen. Die Menschheitstragödie Aids ist zu Ende gespielt, der Vorhang gefallen, die gute Gesellschaft ernüchtert nach Hause gegangen: Von allen unter psychosozialem Aspekt angefertigten Aids-Büchern ist dasjenige von Sigusch am aktuellsten.

Das Fischer-Paperback **AIDS - Was eine Krankheit verändert**, eine von Siegfried Dunde herausgegebene Aufsatzsammlung, ist ein Buch der ersten Stunde, das vielen von uns, die wir uns professionell mit dem Aids-Drama und seinem Hintergrund vertraut zu machen hatten, wichtige Orientierungshilfen bot. Die Auseinandersetzung der Autoren mit der Art und Weise, wie gesellschaftlich auf Aids reagiert wird, bilden den einen Schwerpunkt des Buches, den anderen, wie stark die Sexualkultur durch die infektuöse Bedrohung zerstört wird, nicht zuletzt auch die Trauerarbeit über diesen Untergangsprozeß. Die Kritik der konventionellen Sozialethik, insbesondere der Sexualethik der christlichen Gesellschaft, führt nicht zum Verzicht auf Ethik überhaupt. Vielmehr wird der alten bösen Ethik mit der Präsentation der neuen Ethik die Stirn geboten. Es ist kein Zufall, daß in diesem Buch manche „entlaufenen Seminaristen" oder „trutzigen Gottesstreiter" ihre nur vermeintliche revolutionären Botschaften herausschmettern. Kann man nicht zur Kenntnis nehmen, daß die allgemeine Sexualisierung der Gesellschaft längst zum staatlich anerkannten Schmiermittel unserer spätindustriellen Konsumentenökonomie geworden ist und einer Legitimierung durch die Ethiker gar nicht mehr bedarf?

Eine im wesentlichen theologische Auseinandersetzung mit dem HIV-Komplex bietet A. Walters Taschenbuch **AIDS als Versuchung**. Die Überlegungen des Einzelkämpfers Walter bringen nicht nur dem Seelsorger Gewinn, sondern jedem an ethischen Fragen Interessierten, für dessen Weltbild christliches Denken, und sei es auch nur zum Teil, den Hindergrund abgibt.

Der Wert des Buches liegt in seiner umfassenden Dokumentation kirchlicher Stellungnahmen zum Aids-Komplex und seiner kritischen Würdigung dieser Stellungnahmen. Walters eigener Ansatz zu einer sozialethischen Standortbestimmung und der Erfordernisse christlicher Nächstenliebe in den Gemeinden gerät freilich zu naiv und traktathaft. Es genügt nicht, die Kirchendienerschaft gleichsam in die Bänke des Kirchenschiffs zu zwängen und sich seinerseits nun auf die Predigerkanzel zu begeben, um die in der Kirchengeschichte gewachsenen und verfestigten dogmatischen Strukturen aufzuweichen. Es überzeugt auch nicht, die heutigen sexuellen Interaktionsformen, die aus dem sozialen Wandel und aus spätindustriellen Lagen erwachsene moderne Sexualkultur nachträglich mit pfiffigen Exegesen zu legitimieren. Und was hilft es schließlich, im Kanzelton den Mangel an Altruismus in den Gemeinden zu geißeln?

2 „Apokryphe" Sachbücher

2.1 Sachbücher mit humanbiologischem Schwerpunkt

Wer sich als medizinischer Laie ein umfassendes Bild von der Immunologie in ihren allgemeinen Grundlagen, ihren Problemfeldern, dem aktuellen Stand der Forschung, den Therapieansätzen und ihren Heilungsaussichten machen will, findet in dem Sonderheft *GEO-Wissen:* **Abwehr, AIDS, Allergie** von 1988 einen Ratgeber, der den Nichtmediziner durch eine verständliche Sprache besticht, und zusätzlich üppiges, sowohl veranschaulichendes, wie auch aufregendes Bildmaterial bietet. Die biologischen Darstellungen erhalten ihren menschlichen Bezug durch ihre Integration in den Alltagskontext, der erst den Bedeutungsraum für die Immunologie liefert.

Holger Strohm, den Freunden des Bundes für Umwelt und Naturschutz wohlbekannt, hat in einem gut lesbaren Deutsch eine fast 300 Seiten umfassende „Apokalypse" über AIDS verfaßt: **Die Ansteckung – Was Sie alles über AIDS wissen müssen**. Die Überschriften der einzelnen Kapitel: Eine Frage auf Leben und Tod – Das diabolische Virus – Die gnadenlose Schlacht – Der Flächenbrand – Unheilbar – Die Abwehr – usw. – versprechen dem Leser so etwas wie einen Thriller. Jedoch geht es im Text sehr viel sachlicher zu, wenn auch bei den schmückenden Adjektiven in der Beschreibung biologischer Sachverhalte die Negativkategorien überwiegen. Ein starker Mangel des Buches: Man erfährt über die Natur des Virus und der Immunschwächeerkrankung eigentlich mehr als man wissen will, dafür aber überhaupt nichts über die menschliche Situation der am nächsten oder im weitesten Sinne Betroffenen. Da nun allerdings gerade die biologischen Erkenntnisse zum Aids-Komplex eine besondere kurze Halbwertszeit haben, kann man, 2 Jahre nach seiner Auslieferung, dem Buch nicht mehr bescheinigen, zuverlässige Auskunft über das zu geben, was es sich zum Schwerpunkt seiner Informationsübermittlung gesetzt hat.

Von der Journalistin Baartmann geschrieben ist der **Ratgeber AIDS**, den der Falken-Verlag publiziert hat. Auf knapp 100 Seiten kann ein Interessent, selbst wenn er keine höhere Schulbildung erfahren hat, sich in einer ansprechenden Weise vor allem hinsichtlich der biologischen Seite von Aids kundig machen, ohne den Kopf allzusehr anstrengen zu müssen. Ich würde das Buch v. a. Personen empfehlen, die in direkter Weise von dem HIV-Problem betroffen sind: denen, die vor der Entscheidung stehen, sich testen zu lassen oder nicht; Infizierten, die sich auf unkomplizierte Weise die medizinische Seite ihres Problems klarmachen wollen; schließlich den Angehörigen HIV-Betroffener oder Aids-Erkrankter.

Auf der Aufschlagseite des Buches erfährt man, daß diese Aufklärungsschrift von Jäger und Scheidegger völlig überarbeitet wurde, wobei man auf der Rückseite des Buchdeckels erfährt, wer Herr Jäger, nicht aber, wer Herr Scheidegger ist. So beruhigend es ist, die medizinischen Fakten des Buches gut kontrolliert zu sehen, so befremdlich erscheint die Absicht, Frau Baartmanns Anteil am Buch als Autorin zu verkleinern. Jäger hätte es wohl nicht nötig gehabt, seine Leistung an dem Werk so deutlich heranzustellen. Aber dieser über alle Zweifel hinaus tüchtige Münchner Aids-Kliniker scheint unter einem unsäglichen Publikationsdruck zu stehen.

2.2 Beratende Sachbücher

1987 schrieben Rita Süssmuth und all die Ungenannten, die ihr dabei halfen, ein Buch über **AIDS - Wege aus der Angst**, das verschiedensten Zielen dienen mochte: zum einen - über den Kreis der einschlägigen Wissenschaftler hinaus - einer breiteren Leserschicht gebildeter Leute zu einem Verständnis der Aids-Erkrankung (Epidemiologie, Charakteristika, weiterer Verlauf) zu verhelfen; zum zweiten den Standpunkt der Bundesregierung in der öffentlichen Bekämpfung der Aids-Epidemie deutlich zu machen; zum dritten diejenigen Kenntnisse zu vermitteln, die in bevorzugtem Maß dem Bundesministerium für Gesundheit beispielsweise über das BGA zur Verfügung stehen.

Das ist 2 Jahre her. Die Verantwortung für die Aids-Bekämpfung liegt jetzt (ab 1989) bei Frau Lehr, und die in Rita Süssmuths Buch vorgelegten epidemiologischen Daten sind teilweise überholt. Andererseits ist das Buch außerordentlich sorgfältig ausgearbeitet, pädagogisch aufgebaut, behutsam aufklärerisch, in gutem Deutsch leicht verständlich geschrieben: ein vorbildliches Lesebuch beispielsweise in Gymnasialklassen; zu empfehlen für die Aufnahme in Stadtbibliotheken oder als Material für Volkshochschulkurse. Darüber hinaus gibt es natürlich immer noch die treuen Süssmuth-Fans als potentielle Leser.

2.3 Sachbücher mit soziologischen Analysen

Die Berichtssammlung von Matthias Frings, **Dimension einer Krankheit - AIDS**, 1986 erschienen, war für mich das erste Buch, das mit Herz und Verstand eine unmittelbare Anschauung von der Situation bot, mit dem Aids-Problem konfrontiert zu sein. Frings, als Homosexueller mittelbar betroffen, hat mit einer Reihe radikal-liberaler Journalistenkollegen und zwei, drei Fachwissenschaftlern ein Taschenbuch zusammengestellt, das im Leser Trauer, Zorn und Sorge auslöst. Auch 3 Jahre nach dem Erscheinen des Buches ist es größtenteils noch aktuell: nicht nur die persönlichen Erlebnisberichte aufgrund ihrer realen Authentizität, sondern auch der gesellschaftspolitische zweite Teil, in dem vor allem die Depersonalisation, die Instrumentalisierung und die Kommerzialisierung von Aids anschaulich nahegebracht werden. Unaktuell ist das Buch allenfalls in jenen Bereichen, wo es gesellschaftliche Mängel im Umgang mit Aids beklagt, denen es selbst durch sein Erscheinen schon abgeholfen hat.

Rühmann beschäftigt sich schon seit 1983 publizistisch mit dem Thema Aids, wobei sein Schwerpunkt auf der gesellschaftlichen Reaktion auf die Infektiosität von Aids und damit direkt auf der Hauptbetroffenengruppe der Homosexuellen liegt. Sein Buch **AIDS - eine Krankheit und ihre Folgen**, 1985 zuletzt erschienen, beschreibt - aus heutigem Blickwinkel - Historie: die Geschichte, wie die Standesblätter der Ärzteschaft, ihr medizinisches Feld transzendierend, Aids in ihr Gesellschaftsbild und darüber hinaus in ihre allgemeine Weltanschauung integrierten; die Geschichte der Spiegelung von Aids in den Medien, so nämlich, daß die Hauptbetroffenengruppe der Homosexuellen als ein unberechenbarer hochvirulenter Ansteckungsherd für die übrige Allgemeinheit herausgestellt wurde; die Geschichte schließlich, wie die

Homosexuellen ihrerseits auf die Abwehr und Ausgrenzungsreaktion der Öffentlichkeit reagierten. Heute, 5 Jahre später, reagiert alle Welt anders, nicht weil sich die Ärzte, die Medien und die Homosexuellen verändert hätten, sondern weil die gesellschaftliche Bedingung der Infektion sich entspannt hat: Die gefürchtete Invasion des Virus in die heterosexuelle Bevölkerung blieb aus.

Nicht nur Geschichte, sondern aktuell bewegend und zur Nachdenklichkeit zwingend ist Rühmann dort, wo er den konkreten Umgang homosexueller Freunde mit dem Aids-Problem beschreibt: die individuelle Auseinandersetzung mit HIV-Infizierten und Aids-Erkrankten; ihren Lebenssinn; die altruistischen Bewegungen der Homosexuellenszene zur Unterstützung der vom Infekt Betroffenen; natürlich auch die Abwehrhaltungen, Mißverständnisse, Gleichgültigkeiten: die nutzlosen Schuldgefühle und die noch unnützeren Problemlösungsansätze der Szene, die Homosexualität aufzugeben, als wäre nicht bekannt, daß es leichter ist, ganz auf Sexualität zu verzichten, denn die sexuelle Orientierung zu wechseln.

Überall da, wo das Schicksal Menschen die Chance einräumt, ein quälendes Siechtum mit viel Sinnfindung zu erfüllen, da tritt Elisabeth Kübler-Ross hervor. Und so ist nicht verwunderlich, daß auch mit der Entwicklung des HIV-Komplexes die fromme Ärztin zur Stelle sein würde. „Der Beginn meiner Arbeit mit AIDS-Patienten setzte schon am Anfang der Epidemie ein, und zwar ungeplant und spontan wie meine ganze Arbeit in den vergangenen zwei Jahrzehnten ....“ (**AIDS – Herausforderung zur Menschlichkeit**, S. 25). Die Autorin wollte eigentlich etwas ganz anderes. Sie hatte sich eine „schöne Farm in Virginia gekauft ... mit der Absicht, einen Ort der Ruhe und Erholung zu finden, Tiere zu züchten und Gemüse anzubauen ....“ (S. 67). Aber nun mußte sie ja doch ihre 250 Morgen Ackerland brachliegen lassen, dennn ab 1981 meldeten sich auch Aids-Kranke zu ihren berühmten Workshops an, was Frau Kübler-Ross letztlich nicht überraschte, denn diese, für jeweils 100 Todkranke organisierten 5tägigen Seminare sind im Blick der Autorin für die Teilnehmer „ihre letzt Chance, ihr Haus zu bestellen, ihre unerledigten Dinge in Ordnung zu bringen und Frieden mit den Menschen zu schließen, mit denen sie noch zerstritten sind“ (S. 25). Und so kam es, wie es kommen mußte: Frau Kübler-Ross spann nunmehr auch die Aids-Kranken in ihr „weltweites Netzwerk“ (Klappentext) ein.

Eindruck macht ihr Buch dort, wo es reine Dokumentation ist, z. B. wenn HIV-Infizierte in Interviews zu Wort kommen, wenn Briefe betroffener Angehöriger wiedergegeben werden. Insbesondere zähle ich dazu das Protokoll der öffentlichen Versammlung, in der Bürger der Stadt Monterey sich mit Frau Kübler-Ross' Plan auseinandersetzen, ein Hospiz für Aids-kranke Kinder in diesem Städtchen einzurichten. Die keinerlei Fachargumenten zugängliche Abwehrhaltung der Bürgermehrheit gegen diesen Plan könnte als Datenmaterial für eine sozialpsychologische Studie dienen. Auch die sich daran anschließende Dokumentation der schriftlichen Stellungnahmen von Bürgern des Städtchens in Form von Leserbriefen an die hiesige Zeitung macht deutlich, wie leicht Ängste einer unaufgeklärten Bevölkerung zum Bremsklotz gegen angemessene Formen von Hilfeleistungen werden können.

Für mich lächerlich wirkt die Autorin dort, wo sie kritiklos sich und ihre Mission in Szene setzt, nach der das Sterben als eine Art existentielle Glückserfahrung erlebt zu werden hat; wobei die Autorin und ihre Workshops als ein geradezu unumgängliches Stärkungsmittel auf dem Wege zu diesem Ziele präsentiert werden. Ohne Zweifel hat Frau Kübler-Ross sich für Edles eingesetzt, aber ihre eitle Selbstdarstellung als guter Mensch wirkt doch störend: „In meiner Verzweiflung, diesen [Aids-infizierten] Kindern zu helfen, bot ich ein Stück meines Farmlands an, um hier in Virginia ein Hospiz für so viele Kinder zu schaffen, wie ich unterbringen könnte. Der öffentliche Aufschrei war unvorstellbar. Man beschimpfte mich und behandelte mich, als wäre ich eine Hexe. Nur das Vorbild von Jesus und Damien – die sich beide um Aussätzige [!] kümmerten – hielt mich während dieser schwierigen Jahre aufrecht" (Kübler-Ross, S. 284). Viele setzen sich für die HIV-Betroffenen und Aids-Kranken ein; sie schaffen dies, ohne sich wie Jesus und Damien zu fühlen; und an Aussätzige denken sie dabei auch nicht.

2.4 Belletristische „Kultbücher"

Unter der Hauptbetroffenengruppe der Homosexuellen hat man vor allem die Tagebücher von Gabriel und von Zander gelesen und diskutiert, die quasi als belletristische Dokumentationen verlegt wurden.

Josef Gabriel beschreibt in **Verblühender Mohn** seine Trauer angesicht seines Aids-Kranken und sterbenden Freundes in einem Tagebuch über die Zeit von April bis Dezember 1985. Da ich mich in der Lebenswelt homosexueller Freundschaften nicht gut auskenne, gewann ich beim Lesen des Buches wertvolle Hinweise über alltägliche Probleme, mit denen homosexuelle Partner umzugehen haben. Gefühlsmäßig vermochte mich jedoch Gabriel nicht allzu sehr zu berühren, v. a. deshalb nicht, weil er seine Tagebuchnotizen zum Zwecke der Veröffentlichung zu sehr bearbeitet hat. Das Dokument über die eigene Trauer geriet dadurch zu einem Stück süßlicher Literatur. Einiges wirkt geradezu unglaubwürdig; so z. B. daß ihn, der im Hinblick auf das Leiden seines Freundes so sensibel reagiert, kalt läßt, wenn er erfährt, daß er selbst ebenfalls positiv ist. Als Pointe erfährt man zum Schluß des Buches, daß dieser Testbescheid falsch-positiv war, der Autor also nicht infiziert worden ist... Das Buch hat denn auch insbesondere unter den Lesern der HIV-infizierten eine zwiespältige oder gar ablehnende Aufnahme gefunden.

Diese Zurückweisung erfährt Helmuth Zanders Tagebuch **Der Regenbogen** nicht. Zander beschreibt unprätenziös und deshalb um so glaubwürdiger seine seelische Lage von Juli 1986, dem Zeitpunkt, zu dem er erfährt, antikörper-positiv zu sein, bis zum 30. September 1987, dem Zeitpunkt, von dem an die Krankheit ihn am Schreiben hindert. Wer dieses Tagebuch liest, erfährt authentisch, wie einem ganz normalen Menschen zumute ist, der mit den fortlaufend sich verschlimmernden Diagnosen über seine Immunschwächeerkrankung leben muß. Zander schreibt sein Tagebuch nicht für die Nachwelt; er muß es schreiben, weil dies *seine* Möglichkeit ist, mit seiner seelischen und sozialen Lage als HIV-Infizierter und Aids-Kranke fertig zu werden. Seine Aufzeichnungen rufen beim Lesen viele Gefühle hervor, Rührung, Mitleid, Trauer, Zorn und Angst, nicht zuletzt Zuneigung: eine wichtige Quelle qualitativer Erkenntnisse über den HIV-Komplex.

Nachbemerkung

Eine Konvention, die den Autor der Rezensionen hindert, sich in seinem Artikel über das eigene Buch zu äußern, motiviert uns, folgende Bemerkungen darüber anzuschließen:

Obwohl in einem wissenschaftlichen Fachverlag (Huber, Bern) erschienen, möchte das **AIDS-Handbuch für die psychosoziale Praxis**, herausgegeben von Zenz u. Manok, als Leser die Personen erreichen, die nicht nur professionell, sondern auch ehrenamtlich sich der Betreuung HIV-infizierter und Aids-Erkrankter verschrieben haben - und natürlich auch die unmittelbare HIV-Betroffenen selbst. Insofern ist es ein Fachbuch im Sachbuchstil. Neben einer Ulmer Kerngruppe von Autoren unterstützten eine Reihe bekannter HIV-Experten das Handbuch mit ihren Beiträgen; Siegfried Dunde, Hans Jäger, Manfred Bruns, Martin Dannecker, Hans Pohlmann und Wolfgang Schramm; hervorzuheben ist, wie Vonnegut als HIV-erfahrener Allgemeinarzt die Probleme in der ärztlichen Niederlassung beschreibt und löst. Den Schwerpunkt des Buches bilden Handlungstheorien und konkrete Hinweise zur psychosozialen Betreuung, während die medizinischen Informationen bewußt knapp gehalten wurden. Als eine Publikation, die erst im April 1989 erschienen ist, besitzt das **AIDS-Handbuch** besondere Aktualität.

H. P. Rosemeier (für die Rezensionen zuständiger Herausgeber)

Liste der besprochenen Bücher

Baartmann B (1987) Ratgeber AIDS. Falken-Verlag, Niedernhausen (96 Seiten, 16,80 DM)

Braun-Falco O, Deinhardt F, Goebel FD (1987) AIDS, Leitlinien für die Praxis. MMV Medizin-Verlag, München, und Vieweg, Braunschweig (151 Seiten, 22,80 DM)

Dunde SR (1986) Aids - Was eine Krankheit verändert. Fischer (Taschenbuchverlag), Frankfurt am Main (225 Seiten, 12,80 DM)

Flatten G, Allhoff PG (1988) AIDS-Informationen für niedergelassene Ärzte. Deutscher Ärzte-Verlag, Köln (127 Seiten, nicht im Buchhandel)

Frings M (1986) Dimensionen einer Krankheit. AIDS. Rowohlt (Taschenbuchverlag), Reinbek (252 Seiten, 12,80 DM)

Frankenberg G (1988) AIDS-Bekämpfung im Rechtsstaat. Nomos, Baden-Baden (202 Seiten, 35,- DM)

Gabriel J (1987) Verblühender Mohn. Fischer (Taschenbuchverlag), Frankfurt am Main (170 Seiten, 9,80 DM)

Geo-Wissen (1988) Abwehr - AIDS - Allergie. Gruner & Jahr, Hamburg (202 Seiten, kartoniert: 13,50 DM; gebunden: 16,80 DM)

Häberle EJ, Bedürftig A (1987) AIDS. De Gruyter, Berlin (433 Seiten, 44,- DM)

Jäger H (1987) AIDS - Psychosoziale Betreuung von AIDS- und AIDS-Vorfeldpatienten. Thieme, Stuttgart (280 Seiten, 33,- DM)

Jäger H (1988) AIDS-Phobie. Thieme, Stuttgart (82 Seiten, 39,- DM)

Jäger H (1989) AIDS und HIV-Infektionen. Ecomed, Landsberg (Loseblattsammlung, 148,- DM)

Jeorga I, Reisinger E, Vogel M (1988) Leifaden zur Pflege von AIDS-Patienten. Hippokrates, Stuttgart (160 Seiten, 36,- DM)

Koch MG (1987) AIDS - Vom Molekül zur Pandemie. Spektrum der Wissenschaft, Heidelberg (290 Seiten, 59,- DM)
Koock-Walewski A (1989) Was kostet AIDS? Schwer, Stuttgart, (80 Seiten, 248,- DM)
Korporal J, Malouschek H (1987) Leben mit AIDS - mit AIDS leben. EB-Verlag Rissen, Hamburg (322 Seiten, 28, 60 DM)
Kübler-Ross E (1988) AIDS - Herausforderung zur Menschlichkeit. Kreuz, Stuttgart (296 Seiten, 38,- DM)
L'age-Stehr J (1988) AIDS und die Vorstadien. Springer, Berlin Heidelberg New York Tokyo (Loseblattsammlung, 158,- DM)
Masters WH, Johnson VE, Kolodny RC (1988) Das verdrängte Risiko. Econ, Düsseldorf (252 Seiten, 29, 80 DM)
Pacharzina K (1986) AIDS und unsere Angst. Rowohlt (Taschenbuchverlag), Reinbek (133 Seiten, 7, 80 DM)
Richardson D (1987) Frauen und die AIDS-Krise. Orlanda-Frauenverlag, Berlin (289 Seiten, 22,- DM)
Rosenbrock R (1987) AIDS kann schneller besiegt werden. V.F.A.-Verlag, Hamburg (189 Seiten, 16, 80 DM)
Rühmann F (1985) AIDS - Eine Krankheit und ihre Folgen. Campus, Frankfurt am Main (204 Seiten, 28,- DM)
Schünemann B, Pfeiffer G (1988) Die Rechtsprobleme von AIDS. Nomos, Baden-Baden (557 Seiten, 79,- DM)
Sigusch V (1987) AIDS als Risiko. Konkret-Literatur-Verlag, Hamburg, (256 Seiten, 24,- DM)
Süssmuth R (1987) AIDS - Wege aus der Angst. Hoffmann & Campe, Hamburg (207 Seiten, 22,- DM)
Stück B, Röhrig B, Rudolph R (1989) AIDS bei Frauen und Kindern. Thieme, Stuttgart (108 Seiten, 19, 80 DM)
Strohm H (1987) Die Ansteckung. Was Sie alles über AIDS wissen müsssen. Rowohlt, Reinbek (287 Seiten, 22,- DM)
Walter A (1989) AIDS als Versuchung. Chr. Kaiser, München (182 Seiten, 12, 80 DM)
Zander H (1988) Der Regenbogen. Droemersche Verlagsanstalt, München (250 Seiten, 8, 80 DM)
Zenz H, Manok G (1989) AIDS-Handbuch für die psychosoziale Praxis. Huber, Bern (260 Seiten, 38,- DM)

D. Historische Seiten

Die Schicksalsgefühle*

P. Lersch

Nun liegt die allgemeinste und gemeinsame Thematik aller Strebungen darin, daß sie auf die *Zukunft* gerichtet sind. Das, worum es in den Strebungen geht, ist – ganz abgesehen vom Inhalt ihrer Ziele – immer ein Noch-nicht, das es zu verwirklichen gilt. Dieser Tatsache entsprechend gibt es auch Gefühlsregungen, in deren gegenständlichem Horizont die Zukunft als das Feld dieser Verwirklichung steht. Wir fassen sie zusammen unter den Begriff der »*Schicksalsgefühle*«. Denn das Noch-nicht-festgestellt-sein dessen, was auf uns zukommt, seine Ungewißheit im Hinblick auf Erfüllung und Versagung, seine Unbestimmtheit in bezug auf das, worum es in den Strebungen geht, sowie die Unausweichlichkeit seines Auf-uns-zukommens sind es ja, was wir mit dem Begriff des Schicksals verbinden.

Die Erwartung. – Die gleichsam neutralste Gefühlsregung, mit der wir im Vorblick auf die Zukunft leben, ist die *Erwartung.* Wenn wir von Erwartung reden, meinen wir gewöhnlich die vorstellungsmäßige Vorwegnahme und Vergegenwärtigung kommender Ereignisse in ihrem Bezug auf die Thematik unserer Strebungen. Das endothyme Quale liegt in einem Erlebnis der Spannung. Wir sprechen von Erwartungsspannung oder davon, daß wir auf etwas gespannt sind. Die Antriebsgestalt der Erwartung besteht in einer bestimmten Einstellung, worunter die Bereitschaft zu einem so oder so gearteten Verhalten zu verstehen ist, mit dem wir dem Erwarteten begegnen. Freilich kann die Antriebsgestalt variieren, je nachdem die Erwartung in *Geduld* oder *Ungeduld* durchlebt wird. Geduld und Ungeduld sind Einstellungen zum Verlauf der Zeit im Hinblick auf die Erwartungen, die wir an den Gang der Geschehnisse stellen. Dem Ungeduldigen vergeht die Zeit zu langsam, er möchte ihr Joch abschütteln und den Zeiger vorrücken. Der Geduldige dagegen besitzt die Fähigkeit, seine Erwartungen mit dem Gesetz des zeitlichen Verlaufs in Einklang zu bringen. Die Geduld erweist sich einerseits im bloßen Wartenkönnen auf etwas, wobei wir untätig bleiben und lediglich die Zeit heranreifen lassen. Diese passive Form der Geduld bewährt sich im Ertragen von Unzulänglichkeiten des Daseins, von Entbehrungen, Krankheiten usw. Es gibt aber auch eine aktive Variante

---

* Auszug aus P. Lersch ([9]1964) *Aufbau der Person.* J. A. Barth, München, S. 285–293

der Geduld, eine Geduld im Handeln. Sie bewährt sich in der Unermüdlichkeit tätiger Bemühungen, wobei die Erwartung des Erfolges sich durch auftauchende Schwierigkeiten oder Mißerfolge in den Teilvollzügen aktiver Bemühung nicht beirren läßt.

...

Hat das Angemutetwerden von der Zukunft in der Erwartung seine allgemeinste und gleichsam neutrale Form, so zeigt es in den Erlebnissen der *Hoffnung*, der *Befürchtung*, der *Sorge*, der *Resignation* und der *Verzweiflung* besondere Arten der Abwandlung. Gerade in diesen Erlebnissen erhält der Begriff der Schicksalsgefühle das volle Gewicht seiner Bedeutung.

Die Hoffnung. – Die Hoffnung ist jene Gefühlsregung, in deren gegenständlichem Horizont die Zukunft erscheint als das Feld der Verwirklichung von Lebens-, Bedeutungs- und Sinnwerten, auf die das menschliche Dasein angelegt ist. Darin liegt das gegenständliche Quale der Hoffnung. Zu ihrem endothymen Quale gehört ein Erlebnis des Getragenseins. Die Hoffnung wirkt als Antrieb und Aufruf in die Zukunft einzutreten, sie ist gleichsam ein *amor futuri*. Dadurch wird ihre Antriebsgestalt bestimmt.
Aus dieser ihrer Eigenart versteht sich die große Bedeutung, die der Hoffnung im seelischen Gesamtleben zukommt. Aus den Vorstellungen künftiger Möglichkeiten, die in ihrem gegenständlichen Horizont stehen und die immer Bezug haben zu dem, was wir erstreben, wird der Lebenswille des Menschen gespeist. Sie sind es, die den Menschen nicht selten erst instand setzen, das Joch des Augenblicks zu tragen. Die Hoffnung ist für den Menschen des ungebrochenen Lebensdrangs gleichsam der Atem seines Daseins, der rote Faden, der durch alles hindurchgeht, was er tut. Je kräftiger der Lebensdrang eines Menschen ist, desto lebendiger ist in ihm das Gefühl der Hoffnung, desto mehr Zukunft hat er. Und so ist die Hoffnung gerade der Puls des jugendlichen Daseins, dessen beneidenswertes Glück es ist, Zukunft zu haben und in einem gesteigerten Pathos des Werdens vom amor futuri erfüllt zu sein. Die Jugend lebt durch die Hoffnung ganz im Vorblick auf die reichen Möglichkeiten, mit denen die Natur in ihr, vorerst noch unentschieden und versuchend, spielt.
Wird in dieser Hinsicht gerade durch die Hoffnung die Lebensphase der Jugend vor allem von der Spätzeit des Alters unterschieden, so hebt die Hoffnung andrerseits auch die Jugendzeit gegen die Phase der Kindheit ab. Das Kind hat zwar schon Erwartungen, aber diese sind kurzatmig; mit ihnen sieht das Kind noch nicht weit über die Grenzpfähle der Gegenwart hinaus. Diese Geborgenheit und Abgeschlossenheit im gelebten Jetzt wird jedoch in der Entwicklungsphase der Reifezeit durchbrochen. Der Mensch beginnt jetzt sein Dasein zu leben und zu besorgen im Vorblick auf das Kommende, er sieht sich verwiesen auf die Zeit als die immerwährende Heraufkunft des Möglichen. Und so lernt er recht eigentlich erst dann, wenn er aus dem Paradies der Kindheit heraustritt und seine Geborgenheit

im Mantel der Gegenwart umschlägt in die prometheische Ausrichtung, die Hoffnung kennen, in deren Horizont die Zukunft steht als das Feld der Verwirklichung der Werte, auf die sein Dasein angelegt ist. – In den Erlebniszusammenhang der Hoffnung gehört auch jene Gefühlsregung, die wir *Enttäuschung* nennen. Nur wer hofft, kann enttäuscht werden.

Befürchtung und Sorge. – Das Gegenspiel der Hoffnung sind die Gefühlsregungen der Befürchtung und der Sorge. Erlebt der Mensch in der Hoffnung die Zukunft als Feld möglichen Wertgewinnes, so in der Befürchtung als das Feld möglichen Wertverlustes. In der Befürchtung erscheint die Zukunft nicht als Versagung erstrebter Werte, sondern als Bedrohung eines bestehenden Wertbesitzes.

. . .

In der Befürchtung sucht der Mensch die Gegenwart zu schützen gegen die Möglichkeiten, die im Schoße der Zukunft liegen. Deshalb gehört in den Erlebniszusammenhang der Befürchtung auch jene Regung, aus der heraus wir gegen das, was wir befürchten, mögliche Zurüstungen treffen: die *Sorge.* Das Befürchten ist ein Angemutetwerden von der Zukunft; zur Sorge gehört wesentlich auch die Vorkehrung, die planende Vorbereitung für die Begegnung mit der Zukunft. Und diese vollzieht sich nicht nur als rein gedankliche Überlegung, sondern auch, soweit es die Lebenslage zuläßt, als praktisches Eingreifen.
Die Befürchtung ist, wie gesagt, insofern das Gegenspiel der Hoffnung, als in ihr die Zukunft erlebt wird nicht als Feld des möglichen Wertgewinnes, sondern als Feld möglichen Wertverlustes, als Bedrohung des schon erreichten Wertbesitzes. Die Befürchtung ist also gleichsam die Umkehrung, der Gegenpol der Hoffnung.
Es gibt aber nun auch noch Gefühlsregungen, die zur Hoffnung insofern in einem gegensätzlichen Verhältnis stehen, als sie nicht Umkehrungen, sondern Negationen, Aufhebungen der Hoffnung, Weisen der *Hoffnungslosigkeit* darstellen und die dann auf den Plan treten, wenn Enttäuschungen nicht durch neue Hoffnungen überwunden werden. Dies sind *Resignation* und *Verzweiflung.*

Die Resignation. – Die Resignation ist jene Gefühlsregung, in deren Vollzug der Horizont der Zukunft nicht wie in der Hoffnung als das Verwirklichungsfeld erstrebter Lebens-, Bedeutungs- und Sinnwerte figuriert, sondern gerade als die Unmöglichkeit solcher Verwirklichung. Das endothyme Quale könnte am ehesten als Armut und Leere bezeichnet werden. Der Resignierende bzw. Resignierte ist ein Mensch ohne Möglichkeit, ohne Zukunft. In ihm sind gerade jene Bereitschaft und jene Liebe zur Zukunft gebrochen, die die Hoffnung auszeichnen. So hat die Resignation ein anderes Verhältnis zur Zeit als die Hoffnung. Während der Hoffende die Zeit, sofern sie der Austritt und das Fortschreiten in die Zukunft ist, als etwas erlebt, das ihn trägt, ist sie für die Resignation eine Last, die in der Unausweichlichkeit des Schicksals zu tragen ist. Und so sind Lebensführung und

Lebensgestaltung des Resignierten nicht die freie Entfaltung seiner eigensten Möglichkeiten wie beim Hoffenden. Dadurch wird die Antriebsgestalt der Resignation bestimmt. Sie hat die Geste der Müdigkeit, es fehlt ihr die der Hoffnung eigene Gebärde des Ausgriffs und des Ausschreitens in die Zukunft. Geht die Hoffnung wie ein roter Faden durch alles, was die Gegenwart eines Menschen erfüllt, und wird sie dadurch zum Aufruf für sein Handeln, so muß der Resignierte sich zu den Handlungen und Verrichtungen seines Lebens mehr oder weniger zwingen — sei es aus der Einsicht in unausweichliche Notwendigkeiten der Lebenshaltung, sei es aus dem Bewußtsein überpersönlicher Verbindlichkeiten bzw. der Verpflichtung gegenüber dem Sittengesetz. Dadurch verliert seine gesamte Lebensführung und Lebensgestaltung an Kraft und Unmittelbarkeit der Antriebe.
Wenn nun die Resignation zu verstehen ist als ein Angemutetwerden durch die Zukunft, in dem diese erscheint als die Unmöglichkeit der Verwirklichung erstrebter Werte und dadurch jenes impulsive Hineinschreiten in sie lähmt, das die Hoffnung auszeichnet, so wird — wie schon erwähnt — dennoch das Joch der Zeit als Last und Aufgabe getragen, der Schritt in die Zukunft getan, und zwar entweder aus Einsicht in Notwendigkeiten der rein biologischen Daseinserhaltung oder aus dem Bewußtsein der Verbindlichkeit sittlicher Forderung. Das Erlebnis der Enttäuschung, das die Resignation durchzieht, trifft also nicht jene ontische Tiefe menschlichen Lebens, aus der der Wille zum Dasein entspringt. Hierin nun liegt der Unterschied zwischen Resignation und Verzweiflung.

Die Verzweiflung. — In der Verzweiflung erscheint die Zukunft als absolute Ausweglosigkeit und wirkt zurück auf jenen Ursprung jeglichen Daseinswillens, den wir in der Unmittelbarkeit des endothymen Grundes erleben. In der Verzweiflung ist das Dasein, das angelegt ist auf die Verwirklichung von Werten, in eine Sackgasse geraten, durch die der Lebenswille in seiner Wurzel getroffen wird. Der Horizont der Zukunft erscheint als Mauer, hinter der der Mensch hoffnungslos gefangen ist. Im Bilde gesprochen gleicht der Verzweifelnde einem Menschen, der einem Brande zu entrinnen sucht. Er läuft unter Aufbietung seiner letzten Kräfte, aber in der gleichen Geschwindigkeit wie seine Füße läuft das Feuer mit ihm und wo er hintritt, schlägt ihm die Flamme, der er zu entrinnen sucht, aus dem Boden entgegen. In diesem Bilde der Unentrinnbarkeit wird die besondere Lage des Verzweifelnden anschaulich: sein Weg in die Zukunft ist unwiderruflich verbaut und verstellt, es gibt für ihn jedenfalls in seiner Vorstellung keine Überlegung und keinen Entschluß, die ihn aus der Umklammerung durch diese Ausweglosigkeit befreien könnten. So gehört zum endothymen Quale der Verzweiflung das Erlebnis des *Scheiterns.*
Wenn die Resignation durch den Begriff der Enttäuschung erläutert wurde, so reicht dieser Begriff nicht aus, um das in der Verzweiflung erlebte Schicksal erstrebter Werte zu kennzeichnen. In der Resignation werden aus Enttäuschung Werte aufgegeben, das Dasein aber geht weiter. In der Verzweiflung dagegen wird die Zukunft als Feld der Unmöglichkeit erstrebter Werte so erlebt, daß sie den Seinsgrund des Menschen trifft. Dieses Erlebnis drängt dazu, eben

nicht nur die in der Form der Hoffnung erstrebten Werte, sondern das Dasein selbst aufzugeben. Die Verzweiflung ist eine radikale, d. h. bis in die Wurzeln des Lebensgrundes hinabreichende Erschütterung und Krise des Daseins selbst. Liegt in der Resignation ein Stillstand jener in die Zukunft gerichteten Bewegung, die der Hoffnung eigen ist, so ist die Verzweiflung nicht eigentlich ein Stillstand, sondern eine Umkehr dieser Bewegung, eine radikale Verneinung der Zukunft, deren letzte Folgerung die Vernichtung des Daseins selber ist. Und zwar deshalb, weil das Dasein so sehr verbunden ist mit den erstrebten Werten, daß es sich von ihnen nicht wie bei der Resignation im Akte des Verzichtes zu lösen vermag. In der virtuellen Gebärde der Selbstvernichtung liegt die Antriebsgestalt der Verzweiflung.
Die Konstellationen des Lebens, in denen es zur Verzweiflung kommt, sind mannigfacher Art. Verzweiflung kann eintreten beim Verlust des rein biologisch-kreatürlichen Existenzminimums, aber auch bei absoluter Aussichtslosigkeit der Verwirklichung von Bedeutungs- und Sinnwerten; so beim Verlust der Ehre, der ein Leben in der Gesellschaft und Gemeinschaft unmöglich macht, oder beim Verlust jener Sinnwerte des Daseins, die wir in der Liebe zu einem Menschen oder im Einsatz für eine Idee erleben. Es besteht deshalb Anlaß, von verschiedenen Formen der Verzweiflung zu sprechen; so von einer *biologischen* und einer *existentiellen*.
Von *existentieller* Verzweiflung ist dann zu reden, wenn nicht die biologische Selbsterhaltung, sondern der Sinn des Daseins in die absolute Hoffnungslosigkeit verfällt. Je tiefer etwa die Liebe eines Menschen, je unbedingter und unmittelbarer sie ein Sinngehalt seines Daseins ist, desto mehr steht er in der Gefahr der Verzweiflung, wenn seiner Liebe ihr Gegenstand genommen wird. Und so kann andrerseits die Verzweiflung ein Akt werden, in dem die Tiefe der Existenz erst aufbricht. Wir wissen – und Goethes Wort vom »Stirb und Werde« deutet darauf hin –, daß im Leben des einzelnen die Verzweiflung zum Fegefeuer werden kann, in dem die letzten Sinngehalte seines Daseins wie in einem Hochofen ausgeglüht werden. Nicht selten muß der Mensch durch jenen krisenhaften Nullpunkt der Existenz, den die Verzweiflung darstellt, hindurchgehen, um sich selbst in seiner Eigentlichkeit kennenzulernen, um zu erfahren, auf welche Sinngehalte sein Dasein angelegt ist. Hierin liegen die positiven Möglichkeiten der existentiellen Verzweiflung. Vielleicht muß in diesem Sinne die Tatsache gedeutet werden, daß manche geniale Menschen nur dadurch ihre existentielle Eigentlichkeit gefunden haben, daß sie durch Zustände der Verzweiflung hindurchgegangen sind, in denen sie unmittelbar im Angesicht des Gedankens der Selbstvernichtung gelebt haben. Es geht durch die existentielle Verzweiflung ein sehr schmaler Grat, der den Schritt in den Tod von dem zur existentiellen Neugeburt trennt.

Hinweise für Autoren

In der Regel werden die Manuskripte von der Schriftleitung angefordert; daneben können Beiträge und Vorschläge für Schwerpunktthemen an die Adresse eines der Schriftleiter (siehe Seite I) eingereicht werden.

Bedingungen für die Einsendungen: Manuskripte sind in 2facher Ausfertigung 2zeilig maschinengeschrieben mit breiten Rand einzureichen. Sie müssen formal und inhaltlich einwandfrei sein und dürfen den Umfang von 25 Manuskriptseiten (2zeilig beschrieben, mit 33 Zeilen à 65 Anschläge einschließlich Literaturverzeichnis und Abbildungen nicht überschreiten. Die Schriftleitung behält sich das Recht vor, ihr notwendig erscheinende sprachliche Verbesserungen vorzunehmen. Gegebenenfalls wird das Manuskript zum Neuschreiben an den Autor zurückgeschickt. Voraussetzung für die Einreichung eines Manuskriptes an die Schriftleiter ist, daß die Arbeit noch nicht publiziert oder an anderer Stelle zur Publikation eingereicht wurde. Die endgültige Annahme des Manuskriptes kann erst erfolgen, wenn die obengenannten Bedingungen vollständig erfüllt sind.

Gestaltung der Manuskripte: Sie sollen kurz und präzise abgefaßt werden, überflüssige Literaturhinweise und doppelte Darstellungen in Abbildungen, Tabellen und Text sind zu vermeiden. Die Beiträge sollen durch Zwischenüberschriften gegliedert sein. Die gewünschte Position von Abbildungen und Tabellen ist am Rand der Manuskriptseite anzugeben.

Am Anfang des Beitrages – unter dem Titel – erscheint der Name des Autors (Vor- und Zuname) und seine komplette (Instituts-)Adresse, gefolgt von einer kurzen deutschen Zusammenfassung und einem englischen Summary.

Fußnoten werden fortlaufend numeriert. Ausnahme: Fußnoten, die sich auf den Beitragstitel oder auf den Autor beziehen; sie werden mit * versehen.

Literatur: Alle im Text zitierten Arbeiten – *und nur diese* – sind in einem Literaturverzeichnis aufzuführen. Im Text sollen Autorenname und Erscheinungsjahr angegeben werden. Arbeiten, die im selben Jahr erschienen sind, werden durch den Zusatz a, b, c etc. hinter der Jahreszahl (z. B.: 1981 a) gekennzeichnet. Das Literaturverzeichnis muß alphabetisch geordnet sein.

Bei Zeitschriftenbeiträgen sind anzugeben: Sämtliche Autorennamen mit nachgestellten Initialen, Jahreszahl, vollständiger Beitragstitel, abgekürzter Titel der Zeitschrift (gemäß Index Medicus), Bandnummer, erste und letzte Seitenzahl. Bei Monographien sind anzugeben: Sämtliche Autorennamen mit nachgestellten Initialen, Jahreszahl, vollständiger Buchtitel, Auflage, Verlag, Verlagsort. Bei Beitragswerken, Handbüchern, Reihen und Symposien sind anzugeben: Autorennamen mit nachgestellten Initialen, Jahreszahl, Beitragstitel, Herausgeber, Buchtitel, Verlag, Verlagsort, erste und letzte Seitenzahl.

Beispiele:

Beckmann D (1984) Grundlagen der Medizinischen Psychologie. Vandenhoeck & Ruprecht, Göttingen

Steingrüber HJ (1974) Grundlagen psychischer Störungen. In: Kerekjarto M von (Hrsg) Medizinische Psychologie. Springer, Berlin Heidelberg New York, S 219–251

Zenz H (1978) Professionelle Aspekte der Schwesternrolle. Med Psych 3:229–230

Abbildungen: Zahl und Größe der Abbildungen sind auf das zum Verständnis der Arbeit nötige Minimum zu beschränken. Erläuterungen zu Abbildungen, die als Bildlegenden gebracht werden, sollen nicht im Text wiederholt werden. Numerische Daten sollen nicht doppelt in Diagrammen und Tabellen erscheinen. Farbabbildungen werden in der Regel nicht veröffentlicht, es sei denn, der Autor trägt die Kosten. *Strichabbildungen:* Einzureichen sind qualitativ einwandfreie Hochglanzabzüge in der gewünschten Endgröße, mit deutlich lesbarer Beschriftung (Schrifthöhe 2 mm). *Halbtonabbildungen:* Einzureichen sind kontrastreiche Hochglanzabzüge, rechtwinklig in der gewünschten Endgröße beschnitten (Beschriftung: 3 mm Schrifthöhe).

Legenden: Jede Abbildung ist kurz und verständlich zu beschreiben. Bemerkungen wie „Erläuterungen siehe Text“ sind zu vermeiden. Legenden werden auf einem gesonderten Blatt aufgeführt.